消化病中西医诊疗手册

主　编　翟兴红

副主编　邓晋妹　王万卷

编　委（以姓氏笔画为序）

王　帅　王万卷　王思玉　尹成晨

邓晋妹　李　享　李晶莹　武汝林

孟　梦　韩　睿　翟兴红

全国百佳图书出版单位

中国中医药出版社

·北　京·

图书在版编目（CIP）数据

消化病中西医诊疗手册 / 翟兴红主编 . —北京：中国中医药
出版社，2022.10

ISBN 978 - 7 - 5132 - 7742 - 6

Ⅰ.①消⋯　Ⅱ.①翟⋯　Ⅲ.①消化系统疾病—中西医
结合疗法—手册　Ⅳ.① R570.5-62

中国版本图书馆 CIP 数据核字（2022）第 152861 号

中国中医药出版社出版

北京经济技术开发区科创十三街 31 号院二区 8 号楼
邮政编码　100176
传真　010-64405721
三河市同力彩印有限公司印刷
各地新华书店经销

开本 880×1230　1/32　印张 23.25　字数 603 千字
2022 年 10 月第 1 版　2022 年 10 月第 1 次印刷
书号　ISBN 978-7-5132-7742-6

定价　118.00 元
网址　www.cptcm.com

服务热线　010-64405510
购书热线　010-89535836
侵权打假　010-64405753

微信服务号　**zgzyycbs**
微商城网址　**https://kdt.im/LIdUGr**
官方微博　**http://e.weibo.com/cptcm**
天猫旗舰店网址　**https://zgzyycbs.tmall.com**

前　言

　　中医及中西医结合治疗消化系统疾病是我国医学的特色和优势之一，具有重要的临床价值。

　　《消化病中西医诊疗手册》作者在参阅大量最新的中英文文献基础上，理论结合临床实践，博选精编，内容既反映了近年来现代消化医学的研究进展、最新指南和诊疗方案，又比较全面地总结了中医治疗消化系统疾病的新观点、新方法和诸多医家的宝贵临床经验。

　　《消化病中西医诊疗手册》由首都医科大学附属北京中医医院、北京大学第三医院、广州中医药大学第一附属医院等相关有丰富临床经验的中西医结合专家撰写，全书共 36 章。该书以西医病名为纲，每个疾病下列概述，病因病机，临床表现，实验室和其他辅助检查，诊断要点，鉴别诊断，治疗，转归、预后、随访，生活调护，中西医最新研究进展等内容。其中治疗部分，分为西医治疗、中医治疗和中西医结合治疗等内容，结合中西医临床的实际经验，强调辨病与辨证相结合，既展现了传统中医药治疗的优势特点，又阐述了西医学最新的指南和建议，突出了中、西医两种思维模式在临床实践中的结合，切实反映了现代中西医结合治疗消化系统疾病的实际情况，使读者在宏观、微观两方面对消化系统疾病有更加深刻的认识。

　　该书内容丰富，资料翔实，阐述清晰，具有很强的实用性和参考价值。旨在为中医及中西医结合临床医生、在校研究生及相关研究人员提供消化系统疾病诊疗参考指导。

编者

2022 年 7 月

目 录

第一章　胃食管反流病

胃食管反流病（Gastro-esophageal reflux disease，GERD）是指胃内容物反流入食管引起的反流相关症状和并发症的一种疾病，其发病原因多样，主要与防御机制减弱有关，其中包括一过性食管下括约肌松弛等。目前 GERD 主要分为非糜烂性反流病（Non-erosive reflux disease，NERD）、反流性食管炎（Reflux esophagitis，RE）和 Barrett 食管（BE）三大临床类型。主要临床表现为反酸、烧心，胸骨后疼痛也是常见症状之一。GERD 是临床常见病，患病率在不同国家或地区差异较大。全球基于人群的研究结果显示，每周至少发作 1 次 GERD 症状的患病率为 13%。我国基于人群的流行病学调查显示，每周至少发作 1 次烧心症状的患病率为 1.9% ～ 7%。

中医药作为一种综合治疗手段，通过辨病与辨证论治相结合的方法对该病进行治疗，具有一定特色优势。

【病因病机】

（一）中医

1. 饮食因素　过食生冷，或过服寒凉药物，寒气蕴结中焦；或进食过快或过饱，使食滞于胃，中焦气机壅滞；或过食辛热煎炒之物，或醇酒厚味，或滥用温补之剂，燥热内生，胃火炽盛，腑气不行，以上诸因素均可致胃失和降，气逆于上，上犯食管。

2. 情志因素　忧愁思虑过度，以致精神抑郁，久则脾胃气机郁结不畅；或恼怒太过，则肝气过盛，疏泄太过，横逆乘脾犯胃，致脾胃气机动乱，郁结不畅，均可致气机升降失常，膈间之气不利，气郁日久，化火生酸。

3. 正气亏虚　素体虚弱，或年高体弱或大病、久病之后耗损中气；或热病，或吐下太过，耗损胃阴；或久病及肾，肾气亏虚，失于摄纳，虚气上冲，均可致胃失和降，上冲食管。病程日久，气病及血，则因虚致瘀或气滞血瘀。

（二）西医

多种因素和多个部位均参与了 GERD 的发生，而胃食管交界区域是 GERD 发生的初始部位，也是导致反流的最主要的解剖部位。胃食管交界区域由多个结构构成其抗反流功能，其中任一结构形态和功能异常引起的抗反流能力下降均可导致反流增加。常见原因包括：食管裂孔疝，食管下括约肌压力过低，食管下括约肌一过性松弛，胃食管交界顺应性增加，食管上括约肌压力下降。而贲门松弛是导致 GERD 慢性化的主要原因。胃食管低动力状态是 GERD 的主要动力学特征，也是胃食管反流常见的诱发或加重因素。GERD 总是伴有不同程度的内脏感受阈值降低（内脏高敏感）和组织反应性增强。GERD 亦可继发于胃肠排空障碍，胃酸袋储酸过多，不能及时排出，胆汁反流，进一步导致症状加重。与此同时，焦虑和抑郁等心理状态可增强患者对 GERD 症状的感受性并导致其生活质量进一步下降，形成恶性循环。

【临床表现】

GERD 临床表现多样，包括食管综合征和食管外综合征，这些表现可单独出现，也可伴随出现。需要指出的是，GERD 的不典型食管症状和食管外症状并非 GERD 的特异性症状，因此应先排除其他合并病因。特征性的临床表现，即烧心、反酸、嗳气等症状，与饮食和体位相关，在餐后、饱餐、进食不当、大量饮酒后多发或加重，卧位、下蹲、弯腰等可诱发，调整饮食或避免平卧可减少发作，口服质子泵抑制剂（PPI）等药物可有效控制症状。

（一）症状

1. 食管症状　典型症状为反酸、烧心、反食、嗳气。不典型症状为胸痛、背痛、吞咽困难、胸骨后不适、腹胀、上腹痛、呕吐、呃逆。

2. 食管外症状　咽喉反流性疾病、反流性鼻炎鼻窦炎、反流性中耳炎、反流性牙侵蚀、反流性咽喉炎、反流性发音障碍、反流性咳嗽、反流性哮喘、反流性喉痉挛、口苦、口酸、口臭。还可见心律失常、高血压、睡眠障碍、贫血、消瘦、菌群失调、自主神经功能紊乱、焦虑或抑郁。

（二）体征

GERD 的体征不明显，偶可见剑突下轻压痛。

【实验室和其他辅助检查】

（一）上消化道内镜检查

胃镜检查可排除上消化道恶性肿瘤，诊断 GERD、反流性狭窄和 Barrett 食管，是 GERD 重要的检查手段。胃镜检查还可以对糜烂性食管炎的严重程度进行分级。目前应用最广泛的分级方法是洛杉矶分级。

（二）食管反流监测

食管反流监测可提供反流的客观证据，以明确诊断 GERD。一般监测为 24 小时，单纯食管 24 小时监测可检测酸反流，食管阻抗 pH 监测可同时检测酸反流和非酸反流。可提供较全面的反流参数，包括酸反流、弱酸反流、弱碱反流、气体反流、混合反流、反流高度、症状–反流相关性等参数，已成为最主要的反流监测手段。它所提供的反流负荷和症状–反流相关性参数是诊断 GERD 亚型、GERD 不典型症状和食管外反流综合征的重要依据，如 NERD、食道高敏感、非心源性胸痛。可用于鉴别胃嗳气和胃上嗳气，联合测压可用于鉴别反食和反刍综合征。

（三）食管高分辨率测压

食管高分辨率测压可反映食管的动力状态，包括食管体部的动力障碍和胃食管交界处的形态特点，并作为抗反流内镜下治疗和外科手术前的常规评估手段。食管高分辨率测压诊断 GERD 价值有限，但可了解 GERD 常见的发病机制，包括瞬间食管下括约肌（LES）松弛、胃食管交界处低压和食管清除功能下降等。

（四）上消化道造影

食管钡剂造影检查不推荐作为胃食管反流的常规检查，但可用于食管裂孔疝的检查。在进行抗反流手术的患者中应用食管钡剂造影检查，可明确是否存在食管裂孔疝及其大小和位置。还可排除或诊断贲门失弛缓症、胃下垂、肠系膜上动脉压迫综合征等。

（五）喉镜

喉镜是五官科诊断咽喉反流的重要手段之一，还可用于评价咽喉炎特征，评价声带发音功能和发现咽喉部的其他病变。

（六）胃蛋白酶检测

食管外器官或组织胃蛋白酶的检出可以为分析反流性疾病与肺部疾病、耳鼻喉科疾病的相关性提供直接证据或线索。目前研究报道胃蛋白酶可在 GERD 患者的食管、咽喉部、气道、口腔、鼻腔、鼻窦、咽鼓管、中耳、泪液等被检出，从而支持 GERD 的诊断。

【诊断要点】

1.反酸、烧心是胃食管反流病的典型症状。胸痛、上腹烧灼感、上腹痛、上腹胀、嗳气等为 GERD 的不典型症状，当患者出现上述症状，可初步诊断为胃食管反流病。进行上消化道内镜检查，如果内镜检查出现反流性食管炎和 Barrett 食管表现，则 GERD 诊断成立。对于拟诊 GERD 的患者或有怀疑反流相关的食管外症状的患者，可采用 PPI 试验性治疗，如有明显效果，本病诊断一般可成立。

2. 诊断思路

（1）典型临床症状加上消化道内镜检查阳性，可明确诊断。如有典型症状，但不能进行上消化道内镜检查的患者，可进行 GERD 诊断问卷进行辅助诊断。常用问卷为：反流性疾病问卷（reflux disease questionnaire，RDQ），其灵敏度为 62%，特异度为 67%；胃食管反流病问卷（gastroesophageal reflux disease questionnaire，GerdQ），其灵敏度为 65%，特异度为 71%。诊断吻合如症状不典型或以食管外表现怀疑 GERD 的患者，因多种原因不能进行上消化道内镜检查的，可以进行 PPI 试验性治疗，治疗具体方案为服用标准剂量 PPI 一日两次，疗程 1 ～ 2 周。治疗有效亦可诊断。

（2）当患者缺乏典型症状、PPI 等抗酸用药症状缓解不明显时，需要采取多种诊断手段进一步确诊或排除 GERD。目前最常用于确诊 GERD 的客观检查包括胃镜、喉镜（耳鼻喉科）、高分辨率食管测压（high resolution manometry，HRM）和反流监测。其他检查如上消化道造影、CT 和唾液胃蛋白酶检测等亦可选择性使用。对于诊断困难的患者通常无法通过单一的检查得到确诊。

（3）以胸痛为表现的患者需先排除心脏因素后才能进行 GERD 评估。胃食管反流可引起类似于缺血性胸痛的表现并不伴典型的烧心和反流症状。因此在进行胃食管反流的评估包括食管反流监测和 PPI 试验前，需先排除心脏因素。

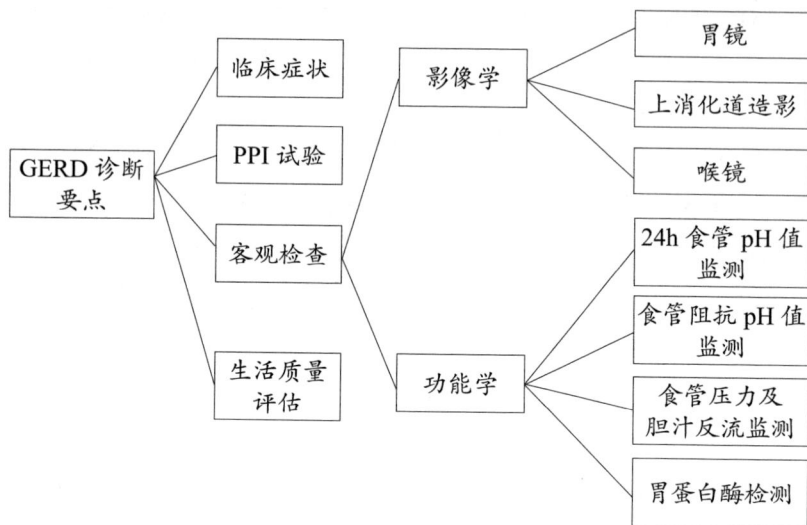

图1-1　GERD诊断要点

【鉴别诊断】

（一）胸痛需与心绞痛鉴别

胃食管反流病引起的胸痛也称食管源性胸痛，需与"卧位性"或"变异性"心绞痛鉴别。以下几点可资鉴别：①典型心绞痛位于中下段胸骨后及心前区，而食管源性胸痛为中下段胸骨后及剑突下。②前者多为压榨样痛、闷痛，后者多为灼痛。③去除诱因、休息、含服硝酸甘油后心绞痛可迅速缓解；食管源性胸痛则休息无效，服用碱性药物、PPI药物或站立时疼痛可缓解。④心电图有无与胸痛发作同步出现的ST段及T波缺血性改变，心肌酶谱检测有利于心肌梗死的排除。⑤食管X线钡剂造影、内镜、食管下端24h pH值、食管阻抗pH监测或（和）胆汁反流监测、LES压力测定等，可证实胃食管反流病存在与否。

（二）吞咽困难需与食管癌、贲门失弛缓症鉴别

胃食管反流病早期引起食管痉挛，可出现一过性吞咽困难；晚期则因食管壁结缔组织增生致管腔狭窄，需与其他原因的吞咽困难相鉴别。①食管癌常表现为由固体－软食－液体渐进性吞咽困难，进展速度较快，常伴明显体质量下降。食管 X 线钡剂造影示食管不规则狭窄及管壁僵硬感。内镜及活检对鉴别食管癌与 Barrett 食管、食管炎有重要价值。②贲门失弛缓症除因食管痉挛或食管扩张诱发胸痛外，吞咽困难为其常见症状。

（三）食管外症状需与呼吸系统症状、喉部症状鉴别

胃食管反流病与部分反复发作性哮喘、咳嗽、夜间呼吸暂停、间歇性声音嘶哑、咽部异物感、发音困难、喉痛等鉴别。对难以解释的慢性咳嗽、反复发作性支气管哮喘等，经长期抗炎、解痉等治疗效果不佳的患者，经夜间抬高床头，改善饮食习惯及 PPI 抗反流治疗 2 周，症状可以减轻或消失的应疑有胃食管反流病可能，胸片、喉镜、钡剂造影、内镜、24h 食管 pH 值监测、食管阻抗 pH 监测等可鉴别。

【治疗】

GERD 治疗的主要目标是以最具成本效益的方式达到以下效果：①缓解症状并提高患者生活质量；②治愈并发症并预防症状和并发症复发；③减少或停止长期药物治疗；④使反流负荷正常化。

GERD 的西医治疗原则以抑制胃酸，促进黏膜愈合修复为主。中医以畅达气机为要，分别给予疏肝泄热、和胃降逆、理气化痰、活血祛瘀、健脾化湿之法；兼见虚证，辨明气血阴阳，补而不滞。同时强调治疗应个体化，生活心理调理、西药治疗、中医中药和针灸治疗、胃镜下腔内治疗、腹腔镜抗反流手术治疗，相互补充、相辅相成，构成了目前相对完整的抗反流治疗体系。

（一）西医治疗

1. 基础治疗　调整生活方式是 GERD 患者的基础治疗手段，PPI 治疗同时纠正不良饮食生活方式，症状缓解率明显高于未纠正不良生活方式的单纯药物治疗者。体重的增加与 GERD 发生成正相关，减肥可明显减少 GERD 患者症状，BMI（体重指数）下降超过 $3.5kg/m^2$，无论是没有使用药物治疗的 GERD 患者，还是正在药物治疗的 GERD 患者，症状都明显减少。由于烟草对食管的刺激作用，戒烟后患者症状与每日反流次数能明显改善。另外，睡眠时抬高床头可明显缩短食管酸暴露时间，有效控制反流症状。

2. 抑酸剂治疗　质子泵抑制剂 PPI 是治疗 GERD 的首选药物，在缓解 GERD 症状与修复食管黏膜糜烂方面，都有无可替代的作用。治疗目标是胃内 pH 值＞ 4。PPI 的疗程通常为 4 ～ 8 周。

常见的口服 PPI 及标准剂量：奥美拉唑 20mg Qd，兰索拉唑 30mg Qd，泮托拉唑 40mg Qd，雷贝拉唑 10mg Qd，埃索美拉唑 20mg Qd，艾普拉唑 10mg Qd。注射剂 PPI 标准剂量：注射用奥美拉唑 40mg Qd，注射用兰索拉唑 30mg Qd，注射用泮托拉唑 40mg Qd，注射用埃索美拉唑 40mg Qd。

单剂量 PPI 治疗无效可改用双倍剂量，一种无效可尝试换用另一种。对于标准剂量 PPI 疗效不佳的反流患者，增加剂量可更有效地缓解反流症状和达到内镜下黏膜愈合。使用双倍剂量时服用时间应为早餐前与晚餐前。

PPI 的维持治疗包括按需治疗和长期治疗。考虑到长期服药的成本和可能发生的不良反应，需要综合疗效、安全性、成本、药物偏好和服药频率等进行选择。抑酸剂初始治疗有效的 NERD 和轻度 GERD（洛杉矶分级为 A 和 B 级）患者可采用按需治疗或间歇治疗。按需治疗即症状—服药—症状缓解—停药。间歇治疗指 PPI 剂量不变改为隔日一服。

PPI 停药后症状复发、重度 GERD（洛杉矶分级为 C 和 D 级）患者通常需要长期维持治疗，一般连续服用 6 个月后能使 85% 的患者维持镜下缓解。维持治疗指症状缓解后维持原剂量或半剂量 PPI，日一次。

值得注意的是，长期应用 PPI，胃内 pH 值升高，可能导致细菌过度增长，增加难辨梭状芽孢杆菌感染的机会。还有可能增加社区获得性肺炎、胃癌和慢性肾病风险。骨折、营养吸收不良、痴呆等风险也有病例报道，但限于观察性研究，无法确立因果关系，临床意义有限。

2013 年美国 GERD 诊治指南和 2015 年日本基于证据为基础的 GERD 临床实践指南均认为，PPI 与氯吡格雷联用不增加心血管事件的发生。

3. 抗酸剂治疗　抗酸剂指可快速中和胃酸的制剂，快速缓解反流症状，用于 GERD 的对症治疗，但不主张长期使用。临床上常用的抗酸剂有氢氧化铝、铝碳酸镁、海藻酸盐等。短期使用抗酸剂可改善患者反流、烧心症状。

4. 动力剂治疗　目前对于使用动力剂治疗 GERD，欧美国家与亚洲国家各指南中存在一定分歧，日本及欧洲指南推荐促动力药联合抑酸药物治疗部分 GERD 患者，在改善症状上有一定补充作用，但不推荐单独使用促动力药物，而美国指南则明确指出不推荐使用促动力药治疗 GERD。我国一项研究表明，促动力药联合 PPI 在症状缓解方面的疗效较单用 PPI 更佳，但两组内镜下黏膜愈合率无统计学差异。

常用促动力药物包括多巴胺 D2 受体拮抗剂如甲氧氯普胺，胃动素受体激动剂如红霉素和类似物，外周性多巴胺 D2 受体拮抗剂多潘立酮，选择性 5 - 羟色胺 4 受体激动剂如莫沙必利，多巴胺 D2 受体阻滞和乙酰胆碱酯酶抑制双重作用的伊托必利，以及 5- 羟色胺 4 受体激动剂和多巴胺受体拮抗剂西尼必利。

5. 内镜下治疗 GERD 的内镜治疗包括内镜下射频消融术、经口无切口胃底折叠术（transoral incisionless fundoplication，TIF）、抗反流黏膜切除术（anti-reflux mucosectomy，ARMS）。其中内镜下射频消融术已在临床应用近 20 年，技术成熟，长期疗效肯定。其他内镜下治疗获得了短期疗效，安全性较高，但相关的高质量研究报道不多。

内镜下射频消融术是指，在消化内镜直视下将不同类型射频消融电极贴敷于消化道扁平黏膜病变处，通过射频电流产生凝固坏死而消除病变的一种内镜下微创治疗术。在短期内能改善 GERD 患者的各项临床观察指标，包括食管酸暴露时间明显降低、烧心症状显著改善，可使糜烂性食管炎愈合，酸暴露时间百分比（AET）降低，LES 基础压力增加，烧心评分降低。随访 8 年以上，41%～76.9% 的患者完全停用 PPI，72% 的患者生命质量评分正常。

6. 手术治疗 对不愿长期使用 PPI 治疗的 GERD 患者，可以进行抗反流手术。在各种手术方式中，胃底折叠术被认为是最有效的手术方式。并且腹腔镜下胃底折叠术优于开腹胃底折叠术。

磁环下括约肌增强术（magnetic sphincter augmentation，MSA），是一种将磁珠环置于胃食管交界处，增强抗反流屏障的腹腔镜手术。纳入 19 项研究 MSA 治疗 GERD 的 mate 分析发现，MSA 和胃底折叠术均有明显的临床疗效，两者在减少 PPI 使用和生命质量改善方面比较差异均无统计学意义，仅 13.2% 的 MSA 患者需要继续服用 PPI。

（二）中医辨证论治

1. 肝胃郁热证

证候特点： 烧心，反酸；胸骨后灼痛，胃脘灼痛，脘腹胀满，嗳气反食，心烦易怒，嘈杂易饥。

舌脉： 舌红苔黄，脉弦。

治法：疏肝泄热，和胃降逆。

推荐方剂：柴胡疏肝散合左金丸加减。

基本处方：柴胡 15g，枳壳 10g，白芍（炒）10g，牡丹皮 10g，栀子（焦）10g，香附 6g，旋覆花 9g，赭石 10g，黄连 6g，吴茱萸 3g，甘草 6g。水煎服，一日 1 剂，150mL，一日 2 次。

加减法：泛酸多者，加煅瓦楞、乌贼骨、浙贝母；烧心重者，加珍珠母、玉竹。

2. 胆热犯胃证

证候特点：口苦咽干，烧心；脘肋胀痛，胸痛背痛，泛酸、嗳气或反食，心烦失眠，嘈杂易饥。

舌脉：舌红苔黄腻，脉弦滑。

治法：清化胆热，降气和胃。

推荐方剂：小柴胡汤合温胆汤加减。

基本处方：柴胡 15g，黄芩 9g，人参 9g，甘草 6g，半夏 6g，生姜 9g，大枣 9g，竹茹 15g，枳实 9g，陈皮 9g，茯苓 15g。水煎服，一日 1 剂，150mL，一日 2 次。

加减法：口苦呕恶重者，加焦山栀、香附、龙胆草；津伤口干甚者，加沙参、麦冬、石斛。

3. 中虚气逆证

证候特点：泛酸或泛吐清水，神疲乏力；胃脘隐痛，胃痞胀满，食欲不振，嗳气或反食，大便溏薄。

舌脉：舌淡苔薄，脉细弱。

治法：疏肝理气，健脾和胃。

推荐方剂：旋覆代赭汤合六君子汤加减。

基本处方：旋覆花 12g，代赭石 6g，人参 6g，白术（炒）9g，茯苓 9g，半夏 6g，陈皮 3g，生姜 6g，大枣 10g，甘草 6g。水煎服，一日 1 剂，150mL，一日 2 次。

加减法：嗳气频者，加砂仁、豆蔻；大便溏薄甚者，加赤石脂、山药。

4. 气郁痰阻证

证候特点：咽喉不适如有痰梗，胸膺不适；嗳气或反食，吞咽困难，声音嘶哑，半夜呛咳。

舌脉：舌苔白腻，脉弦滑。

治法：开郁化痰，降气和胃。

推荐方剂：半夏厚朴汤加减。

基本处方：半夏12g，厚朴9g，茯苓12g，紫苏叶6g，生姜15g。水煎服，一日1剂，150mL，一日2次。

加减法：咽喉不适明显者，加苏梗、玉蝴蝶、连翘、浙贝母；痰气交阻明显，酌加苏子、白芥子、莱菔子。

5. 瘀血阻络证

证候特点：胸骨后灼痛或刺痛；背痛，呕血或黑便，烧心泛酸，嗳气或反食，胃脘隐痛。

舌脉：舌质紫暗或有瘀斑，脉涩。

治法：活血化瘀，行气止痛。

推荐方剂：血府逐瘀汤加减。

基本处方：桃仁12g，红花5g，当归10g，赤芍10g，川芎10g，生地黄10g，桔梗6g，延胡索10g，柴胡9g，枳壳6g，半夏10g，陈皮10g。水煎服，一日1剂，150mL，一日2次。

加减法：胸痛明显者，加制没药、三七粉、全瓜蒌；瘀热互结甚者，加牡丹皮、郁金。

6. 寒热错杂证

证候特点：餐后反酸，饱胀；胃脘灼痛，胸闷不舒，不欲饮食，身倦乏力，大便溏滞。

舌脉：舌淡或红，脉细滑数。

治法：清化湿热，健脾和胃。

推荐方剂：黄连汤。

基本处方： 黄连 9g，甘草 9g，干姜 9g，桂枝 9g，人参 6g，半夏 9g，大枣 10g。水煎服，一日 1 剂，150mL，一日 2 次。

加减法： 大便溏滞严重者，加皂角刺、晚蚕沙、茯苓；胃脘灼痛甚者，加吴茱萸、煅瓦楞、乌贼骨。

（三）中医其他治疗

1. 中成药

（1）开胸顺气丸：消积化滞，行气止痛。用于气郁食滞所致的胸胁胀满、胃脘疼痛、嗳气呕恶、食少纳呆。

（2）达立通颗粒：清热解郁，和胃降逆，通利消滞。用于肝胃郁热所致痞满证，症见胃脘胀满、嗳气、纳差、胃中灼热、嘈杂泛酸、脘腹疼痛、口干口苦；动力障碍型功能性消化不良见上述症状者。

（3）越鞠丸：理气解郁，宽中除满。用于胸脘痞闷，腹中胀满，饮食停滞，嗳气吞酸。

（4）舒肝和胃丸：疏肝解郁，和胃止痛。用于肝胃不和引起的胃脘胀痛，胸胁满闷，呕吐吞酸，腹胀便秘。

（5）左金丸：清肝泻火，降逆止呕。用于胁肋胀痛、呕吐口苦、嘈杂吞酸等为表现的肝火犯胃证。

（6）加味左金丸：平肝降逆，疏郁止痛。用于肝郁化火、肝胃不和引起的胸脘痞闷、急躁易怒、嗳气吞酸、胃痛少食。

（7）乌贝散：制酸止痛。用于肝胃不和所致的胃脘疼痛、泛吐酸水、嘈杂似饥。

（8）胆胃康胶囊：疏肝利胆，清利湿热。用于肝胆湿热所致的胁痛，黄疸，以及胆汁反流性胃炎，胆囊炎见上述症状者。

（9）甘海胃康胶囊：健脾和胃，收敛止痛。用于脾虚气滞所致的胃及十二指肠溃疡，慢性胃炎，反流性食管炎。

（10）胃康胶囊：行气健胃，化瘀止血，制酸止痛。用于气滞血瘀所致的胃脘疼痛、痛处固定、吞酸嘈杂、胃及十二指肠溃疡、慢性胃炎见上述症状者。

2. 针灸 针灸治疗或针药联合治疗同样是治疗胃食管反流病的重要手段。它的调节主要在于对食管下括约肌压力的双向良性调节，可以增加食管下括约肌的压力，提升抗反流的能力，减轻患者的临床症状。如果同时配合艾灸或推拿，或进行复合针刺，可产生协同效应。

常用穴位：实证用内关、足三里、中脘；虚证用脾俞、胃俞、肾俞、膻中、曲池、合谷、太冲、天枢、关元、三阴交等，以泻法和平补平泻为主。

因胃食管反流病的病位于上焦，在神经解剖中，针刺胃的相应脊髓神经节段，通过内脏和躯体反射这一通路，也可取得一定疗效，常取用夹脊穴 T_{5-10} 段针刺。部分患者的胸骨后堵闷，哽噎感与胸椎小关节紊乱相关，可以在针刺治疗的基础上配合整脊疗法、推拿疗法。

（四）中西医结合治疗

双倍剂量 PPI 治疗 8 ～ 12 周后，烧心和（或）反流等症状无明显改善则被定义为难治性胃食管反流病（refractory gastro-esophageal reflux disease，RGERD）。中西医结合治疗，是治疗 RGERD 的有效途径。

难治性胃食管反流病的治疗困难在于如何控制气体或胆汁等非酸反流，非糜烂性胃食管反流病抑酸治疗症状缓解率低，难治性胃食管反流病抑酸治疗效果差，长期抑酸治疗可能导致不良反应，症状重叠时无明确的综合治疗手段，抑酸停药后导致病情反复。西医学在这些方面并没有令人满意的治疗方案，而中医药却可以发挥其作用。如可以通过降气和胃来抑制胃气上逆；通过疏利肝胆来缓解胆汁反流引起的症状；通过健脾和胃来改善脾胃功能，促进胃排空等。中医因其辨证与辨病结合，整体与局部兼治，可以弥补西医学对于难治性胃食管反流病、症状重叠等治疗方案的不足，减少长期服用西药带来的不良反应。

非酸或弱酸反流是 RGERD 应用 PPI 治疗效果不佳的因素之一，RGERD 患者中食管动力异常的比例较高，应考虑调节食管及胃肠道动力使反流物向下行等治疗对策。促动力治疗能增强胃肠道平滑肌蠕动，但可能无法完全解决食管对反流物敏感性增高、抗反流防御机制减弱等问题。而中医认为脾胃升降失司正是病机之一，胃气通降以脾气升发为基础，脾虚无力运化，清阳不升，则胃气壅塞，浊阴难降，中州升降失司，胃酸上逆；气机阻滞中焦，久则生变，如郁而化热，脾虚生痰成湿热、痰湿；痹阻血脉，脾阳困顿成血瘀等病理因素，导致 GERD 久治难愈。脾虚胃逆则升降失宜，痰浊内生，清浊不分，故治疗 RGERD 中虚气逆证应以益气健脾、和胃制酸、降逆化痰为大法，临证可选用旋覆代赭汤加减。反酸甚者，加乌贼骨、白及成"乌及散"抑酸护膜；痰湿甚者，加茯苓、薏苡仁、苍术、厚朴燥湿运脾；腹胀甚者，加陈皮、枳壳、木香理气和中。口有异味、大便黏腻不爽、苔黄腻等症状，宜用扁豆、砂仁、藿香、佩兰等健脾化湿之品，健运中焦，脾升胃降，湿热乃除。

肝主疏泄，抑郁则木气郁滞，久而横伐脾土；或忧思伤脾，久则脾失健运，生湿聚痰，壅塞中焦。肝肺有左升右降的气机运行规律，共同参与对脾胃升降的调节，故治疗 RGERD（气郁痰阻证）应调理肝肺气机为先，以解郁化痰、畅达气血、和胃降逆为大法，临证可选用柴胡疏肝散为主方疏肝解郁，行气活血，并配肃肺化痰、健脾和胃之品。肃肺化痰之品，如紫苏子、紫菀、款冬花、枇杷叶、桑白皮等，健脾和胃之品，如白术、茯苓、薏苡仁、太子参、山药等，与柴胡疏肝散相配，则肝肺气血升降畅达，脾胃清浊升降得宜。痰气交阻，气郁化热者，佐黄连、吴茱萸成"左金丸"清热制酸；若见热盛阴伤，则佐沙参、麦冬、石斛、玉竹等养阴生津；夜寐欠安者，佐酸枣仁、合欢皮、远志等养心安神。胁肋胀痛、胃胀、嗳气等症状，选用香附、佛手、木香、郁金、苏梗等疏肝理气之品，使肝气升发，调达舒顺，疏土通降，气机畅达，诸邪乃去。

心肾失交，水火不济，则胃不得心火温煦、肾气摄纳而失于和降，脾不得肾水充养、心气推行而难于升清，导致 RGERD 反复发作，同时伴焦虑、抑郁、失眠等精神心理病证，故治疗应在和胃降逆的基础上交通心肾，滋水降火，燮理阴阳，遣方当选黄连阿胶汤加减。肾阴虚衰者，加黄精、枸杞子、龟甲等滋阴填精；阴损及阳者，加肉桂补命门之不足，阳中求阴，与黄连成"交泰丸"增强交通心肾的作用。肾阴不足，虚火扰胃可见胃脘灼痛、嘈杂、口干、大便干结、潮热盗汗等症状，常选用知母、生地黄、牡丹皮、泽泻等。胃脘灼热、疼痛、口舌生疮、失眠等表现，此因心火亢盛，火郁土壅，胃失和降，郁而化火所致，常用莲子心、栀子、连翘等清心泻火、和胃降逆之品。温通心阳适用于心阳不足，心气内虚，血失推动，瘀血阻滞，母病及子，胃失通降，久郁化火之证，多选用郁金、姜黄、丹参、桂枝等温通心阳、通行血脉之品。

【转归、预后、随访】

本病与生活方式和情志变化等关系密切，病情容易复发，但一般预后较好。

目前尚无足够的临床随访资料阐明 NERD 的自然病程；RE 可以合并食管狭窄、溃疡和上消化道出血；BE 有可能发展为食管腺癌。这 3 种疾病形式之间相互关联及进展的关系需要进一步研究。GERD 初起为实证居多，随着病情的发展逐渐转变为虚实夹杂以及虚证表现，其虚以气虚为主，其实以气滞、痰阻、郁热、湿阻多见，且兼夹证多。本病因与生活方式和情志变化等关系密切，病情容易复发，但一般预后较好。除少数内镜下食管黏膜出现异型增生的患者需要密切随访，3～6 个月复查胃镜，大多数患者可根据症状定期随访。

【生活调护】

1. 生活方式　减轻体重。肥胖与 GERD 存在明确的正相关性，IBM（体重指数）越大，胃食管反流的症状越明显，因此对于肥胖患者，要控制饮食，均衡营养，尽快减轻体重。反流易发生在夜间，因进食后睡眠缺少了重力对胃食管反流的对抗作用，主动吞咽动作减少，唾液对酸的缓冲作用减弱，食管酸清除作用减弱，酸长时间滞留于食管内，反流引起的后果可能比白天更严重。因此睡眠时应抬高床头（15～20cm），将晚餐时间提前，戒掉宵夜，餐后避免剧烈运动，避免增加腹压的运动，控制便秘，避免穿紧束腰带等。

2. 饮食调整　由于胃食管反流病是一种酸相关疾病，因此直接接触胃食管黏膜，刺激消化道的饮品食物，常常是诱发反酸烧心等症状加重的导火索。根据长期临床调查，依次为酒、甜食、碳酸性饮料、浓咖啡及浓茶、葱或韭菜、辛辣食物、油腻食物。

酒精可能通过刺激胃泌素分泌、增加胃酸分泌，增加一过性食管下括约肌松弛，损害食管的动力和胃排空等途径诱发 GERD，即便在正常人群中亦可诱发反流症状。因此 GERD 患者应尽早戒酒。甜食与碳酸饮料 pH 值一般为酸性，食入以后通过刺激已损害的食管黏膜而诱发或加重已有的反流症状。此外，碳酸饮料可产生大量气体，使胃处于相对扩张状态，影响食管下括约肌静息压。高脂肪餐拮抗胃泌素作用，同时诱导胆囊收缩素的产生，增加一过性食管下括约肌松弛次数、降低餐后食管下括约肌压力、延长食管酸暴露时间。

因此在生活中应戒酒戒烟，戒浓茶浓咖啡，避免食用黏食、甜食、高脂饮食及生冷辛辣刺激的食物。

3. 心理干预　劳累，紧张，焦虑，抑郁等情绪状态都与胃食管反流病有着密切关系，其成因复杂，作用机制尚有一定争论，可能与肠易激综合征等相似，患者存在内脏感觉过敏，即食管高敏感性。

焦虑、抑郁等精神心理异常可能主要通过脑肠轴互动调节机制影响胃肠激素的异常分泌、异常动力反应，以及食管的易感知而诱发烧心等症状。精神心理因素可能是通过促肾上腺皮质激素释放激素介导的，下丘脑垂体肾上腺轴的激活来影响患者的症状。

总之，保持平和健康的心态，积极应对生活工作中的各种困难，出现焦虑抑郁等精神健康问题时尽快寻求专业帮助，将是缓解胃食管反流病的重要手段之一。

4. 用药指导 避免服用可降低食管下括约肌张力的药物，如溴丙胺太林、颠茄、阿托品、氨茶碱、烟酸、盐酸维拉帕米片、硝苯地平片、地西泮片等。如病情需要必须服用，请与医生咨询，增加抗反流药物。

【中西医最新研究进展】

1. 内镜治疗进展 目前内镜下治疗胃食管反流病的研究方向主要包括：内镜下注射治疗、内镜下射频消融术、内镜下胃底折叠术及缝合术。

内镜下注射治疗是指，黏膜下注射生物相容性物质或聚合物材料，以增加 LES 压力，达到抗反流的目的。根据注射材料的不同，分为 Enteryx 法、GateKeeper 法、Plexiglas 法和 Durasphere 法。但就研究显示，由于注射材料位移及脱落，注射部位的糜烂、溃疡或塌陷，甚至食管穿孔、胸痛等严重并发症等原因，现阶段仍在用的只有 Plexiglas 法及 Durasphere 法，但其治疗的有效性和安全性尚需进一步证实。

内镜下射频消融术是在内镜下将带有球囊探头的射频导管经活检孔道送至齿状线附近，将球囊上展开的 4 个针样电极刺入胃食管连接部（GEJ）固有肌层中，释放射频能量产生热能，约 60 秒后使该区域肌肉组织达到目标温度（85℃），射频发生器停止能量输入并启动散热，通过重复上述过程引起组织破坏、再生，从而增加 LES

的厚度和压力。同时，射频能量可破坏食管肌层迷走神经节，阻断一过性食管下括约肌松弛。因此，射频消融术可有效防止胃酸反流，降低食管对酸反流的敏感性。美国消化内镜医师协会指南建议在GERD患者中选择性使用射频消融术治疗。缺点是不同研究的治疗有效率存在较大差异，有术后长期随访表明，仅有约40%的患者能够停用PPI。同时，具有较大食管裂孔疝和严重食管炎的患者不宜行射频消融治疗。

我国已经投入临床应用的是经口无切口胃底折叠术（transoral incisionless fundoplication，TIF），目前有2种系统，分别为Esophy X（美国EndoGastric Solutions公司）和MUSE（Medigus ultrasonic surgical endostapler system，以色列Medigus公司）。

EsophyX装置由360°旋转的牵引器、固定器和可通过内镜的导管装置组成，内镜下将GEJ全层组织通过牵引器旋转下4～5cm并加固固定（一次手术约置入20枚固定器），从而增加LES长度，使食管和胃底组织相互融合并形成一个胃腔内全层折叠的抗反流瓣，然后通过270°～310°旋转，达到治疗食管裂孔疝、增加LES压力的目的。

MUSE主要由1个外科缝合器和1个微型超声内镜构成。在超声内镜引导下，将内镜置于指定位置，通过螺丝钉将铁砧和钉盒紧密锁在一起，将胃底与食管下段行浆膜对浆膜的折叠，发挥抗反流作用。

2.腹腔镜手术治疗进展 LES电刺激治疗（LES electrical stimulation therapy，LES-EST）是经腹腔镜将双电极脉冲式刺激器置于LES，通过电刺激方式维持正常的LES功能，增加LES压力，从而达到治疗GERD的目的。LinX抗反流系统用于食管下括约肌的磁性括约肌增强术（magnetic sphincter augmentation，MSA）治疗，由一连串钛珠和磁芯构成，通过腹腔镜置于LES，形成双重压力带（LES压力＋磁力带压力），增强LES抗反流屏障功能。

3. 药物研究进展 P–CAB 为钾离子竞争性酸阻断剂，是在研发二氢吡啶类钙离子通道阻滞剂（CCBs）的过程中发现的基于 CCBs 结构的新型化合物。起初因较大毒副作用及与 PPIs 无明显优势而被停止研发。直到 2015 年新型 P–CAB 富马酸伏诺拉生（vonoprazan，TAK–348）被开发，其被从肠道吸收入血后，以钾离子竞争方式抑制 H^+–K^+–ATP 酶，从而抑制胃酸分泌。具有首剂量即可达到最大抑酸效果、作用持久、服用不受进餐影响等优势。推荐剂量为 20mg，每日一次。其与 PPIs 在抑酸作用上大体相同，安全性也得到肯定，将广泛用于临床。PPIs 抵抗的 GERD 患者可改用 P–CABs 治疗。

（王思玉）

第二章　贲门失弛缓症

贲门失弛缓症（achalasia，AC）是一种罕见的原发性食管动力障碍性疾病，因胃 – 食管交界处神经肌肉功能障碍导致食管下括约肌（lower esophageal sphincter，LES）松弛受限，以致食物滞留于食管内，引起食管蠕动减弱或食管扩张。贲门失弛缓症发生率较低，为 1/100000 ～ 3/100000，儿童的发病率更低至约为 0.11/100000，其发病人群主要集中在 20 ～ 40 岁的中青年，男女发病率无明显差异。临床表现则以进行性吞咽困难为主，此外还表现为胸骨后不适或疼痛、反酸、烧心、咳嗽、哮喘、声音嘶哑、体质量减轻等，且患者罹患食管鳞癌的风险明显升高。放射学检查常表现为"鸟嘴征"、食管蠕动停止、食管扩张、食管钡剂排空差等。

根据贲门失弛缓症的临床特征，该病应该属于中医学"噎证""反胃""胃痛"等范畴。

【病因病机】

（一）中医

本病病因为气、痰、瘀胶结阻隔于食道、胃脘，与肝、脾密切相关。然本病起病急，而食道、胃脘之痰瘀非一日而成。

1. 饮食因素　长期食用腐烂变质（霉变）的食品，或腌制熏烤之物，其中之毒邪可直接刺激食管损伤络脉，同时亦可伏于体内，久留而致恶变；进食过热、过快，食物粗糙、质硬可直接刺激食管，损伤络脉，久则食管受损；恣食大队辛香燥热之品，助湿生痰，化热伤津凝痰，同时又易耗伤阴血，食道失于滋润；嗜饮烈酒无度，尤喜热饮，可损伤脾胃，蕴毒体内，并直接刺激食管，酒能助湿生热，郁热伤及津液，灼液为痰，顽痰滞留于食管，使之狭窄，而发为本病。

2. 情志因素 思虑过度则气结脾伤，络脉滞涩，气血津液不能流通，继而变生郁阻、痰结，气结与痰相搏，阻于食道，故吞咽困难；喜怒伤肝，肝郁气滞，气郁日久可致津液、血液运行不畅而成痰、瘀、气结，顽痰瘀血互结，滞涩于食道，妨碍饮食而发本病。

3. 正气虚亏 房劳太过，纵欲太甚，真精亏耗，致使阴津耗伤，精血枯涸，燥热结于下，食管失滋润而干涩，则为本病。年高体虚或久病失治，均可使气血亏乏，精血渐耗，食管失养，发为本病。

（二）西医

贲门失弛缓症是一种多因素、多基因控制的复杂疾病，现有的研究认为在某种遗传易感人群中，病毒感染或自身免疫造成免疫炎症失衡，肌间神经丛的抑制性神经元减少或缺失，最终导致疾病的发生。常见原因有病毒感染、自身免疫、遗传、炎症反应、精神心理因素。

1. 病毒感染 现阶段研究显示，麻疹病毒与水痘－带状疱疹病毒与贲门失弛缓症具有一定的相关性，在患者体内发现病毒滴度升高，但病毒感染后如何导致贲门失弛缓症发病尚不能明确，抗病毒治疗不是治疗贲门失弛缓症的首选方案。

2. 自身免疫因素 食管的蠕动及 LES 的松弛是由肠肌层神经元介导和协调的。在贲门失弛缓症患者的组织中可发现肠肌间神经元的数量下降甚至缺失，这种情况的出现多数是由慢性神经节炎引起的。由神经功能障碍引起的胃肠道运动方面的改变与免疫活化和炎症的发生有关，研究显示贲门失弛缓症存在类似的病理生理基础。近年来关于人类白细胞抗原（human leukocyte antigen，HLA）与贲门失弛缓症发病的关联研究，也证实贲门失弛缓症的发病过程与免疫介导存在密切的联系。

3. 遗传因素 绝大多数贲门失弛缓症为散发病例，但也存在家族聚集现象，单卵双生儿、同胞和父母子女均患病的报道使研究者们提出了关于遗传易感性的假说。近年来研究者采用候选基因研究策略发现，多个基因多态性与贲门失弛缓症的发病相关。

（1）血管活性肠肽受体 1（vasoactive intestinal peptide receptor 1，VIPR1）基因多态性。血管活性肠肽（vasoactive intestinal peptide，VIP）是一种具有抗炎特性的神经递质，存在于肠肌间神经丛中，调节远端食管壁及食管下括约肌的松弛。VIPR1 属于 G 蛋白偶联受体，可由 T 细胞、树突状细胞、巨噬细胞表达，位于远端食管壁及食管下括约肌的肠肌间神经元中。慢性炎症可导致 VIPR1 信号通路的损伤，影响 VIP 的作用，使神经元丢失、神经纤维化。

（2）一氧化氮合酶（nitric oxide synthase，NOS）的多态性。一氧化氮（nitric oxide，NO）是食管肠肌间神经丛的一种抑制性神经递质，由左旋精氨酸在 NOS 的作用下合成，参与食管括约肌的松弛。贲门失弛缓症的患者，其食管下括约肌中的 NOS 含量明显低于正常人。

（3）c-kit 基因多态性。c-kit 是一种原癌基因，可编码具有酪氨酸激酶活性的跨膜受体蛋白 KIT，后者对 Cajal 间质细胞（interstitial cells of Cajal，ICC）的发育及功能很重要。据报道，食管壁内 ICC 的减少与贲门失弛缓症患者 NOS 含量降低有关。

4. 炎症反应 最近有研究发现，贲门失弛缓症患者嗜酸性粒细胞及其脱颗粒产物在食管固有肌异常积聚，脱颗粒的嗜酸性粒细胞也会释放出可降解的有毒蛋白质和神经毒素，这些物质会损伤食管末端肌层的神经细胞，从而诱导贲门失弛缓症的发生。

5. 精神心理因素 贲门失弛缓症患者的症状受精神心理因素的影响，其症状有反复性、长期性等特征，生活质量不高，长期如此产生的负面情绪可能会引起机体各个系统的生理变化，甚至加重原有的症状。流行病学调查结果表明，贲门失弛缓症发病与精神因素有关，认为机制可能是通过多种脑肠肽和调节因子来影响食管的运动。

【临床表现】

贲门失弛缓症的常见表现包括对液体和固体食物的渐进性吞咽困难、胸骨后疼痛和胃灼热以及体质量下降。

（一）症状

1. 消化道表现　吞咽困难是该病最主要也是最常见的症状，常发生于进食后，常呈进行性加重。贲门失弛缓症常出现的症状表现为进食固体或液体食物后出现吞咽困难和反流、胸痛、胃灼热、夜间咳嗽和嗳气、吞咽痛和体质量下降。而以烧心、反流为主要症状的患者早期往往被认为是胃食管反流病而延误诊断。

2. 食管外表现　随着患者进食量增多，潴留的食物越来越多，反流加重，出现呕吐、烧心等症状，甚至于空腹或睡眠时也出现反流症状，同时可出现食管扩张。此时反流物易误吸进入呼吸道，引起咳嗽、哮喘、声嘶，甚至可引发肺炎。胸骨后疼痛多于进食后出现，可向肩胛区及胸背部放射。病程较长者可引起营养不良、体质量下降等症状，同时可诱发食管癌或者猝死，严重影响患者生活质量。

（二）体征

贲门失弛缓症无明显特异性体征，部分患者可出现上腹部轻压痛。

【实验室和其他辅助检查】

（一）内镜检查

1. 普通内镜　内镜下食管黏膜大致正常或因食物潴留呈现糜烂、充血水肿。内镜检查可用于排除食管良恶性肿瘤、食管机械性梗阻及假性贲门失弛缓症等。但据报道，40% ～ 50% 的贲门失弛缓症患者内镜表现无明显异常而无法通过内镜检查来诊断。贲门失弛缓症患者电子内镜检查可见食管壁蠕动减弱或消失，管腔内可见少量的食物残渣及液体残留，食管扭曲延长呈乙状结肠型，食管管腔不同程度扩张甚至伴憩室样膨出，可见胃－食管交界处痉挛性收缩、张力增大。与其他梗阻导致的狭窄不同的是，虽然插镜进入胃内阻力较大，但多数患者经充气或轻微用力仍可通过贲门。

2. 超声内镜（EUS） 能够对食管管壁层次结构精确地成像，可鉴别由淋巴结肿大、静脉瘤、瘢痕狭窄、系统性硬化症、肿瘤等所致的假性贲门失弛缓症或继发性贲门失弛缓症，避免误诊误治，还可用于经口内镜下肌切开术（POEM）术前术后了解肌层切开的具体情况。EUS 评价食管固有肌层厚度受多种因素影响，如食管蠕动、食管痉挛、超声探头与食管壁成角、图像伪影、测定时机等，因此对操作水平的要求较高，与胸腹 CT 联合应用，显示食管壁增厚、大的炎症性病变及发现转移的肿瘤。

（二）食管钡餐检测

食管钡餐检查可能会发现贲门失弛缓症患者食管的一些形态学改变，如会显示胃食管连接部出现经典的"鸟喙"外观等。其他影像学特征包括食管扩张、食管内充满造影剂、螺旋钻样外观和穿孔。食管明显扩张者胸部 X 线检查可见纵隔旁阴影，可见液平面，钡剂呈瀑布状或滴水样下沉，食管正常蠕动消失，狭窄部黏膜皱襞可见条状影，狭窄部上方食管明显扩张。但约 30% 的患者在吞咽钡剂中未显示异常，特别在疾病的早期阶段。

还有一种定时食管钡餐造影，其中患者检查过程中以直立姿势在 1min 内饮用 200mL 低密度钡剂，然后在 1min、2min 和 5min 后进行正面 X 射线照射，通过测量食管中残留钡柱的高度来评估食管排空的程度。定时食管钡餐造影最可靠的结果指标是钡柱在 5min 时的高度，建议的临界阈值范围为 2～5cm，阳性定时钡餐造影是证明胃食管连接部流出阻塞的证明。诊断准确性优于普通的食管造影。

（三）高分辨率食管测压（high-resolution manometry，HRM）

HRM 是诊断贲门失弛缓症的金标准，同时也是贲门失弛缓症的分型标准，无论是对贲门失弛缓症的诊断还是后续治疗的方法选择，都具有重要意义。可早期发现内镜或食管钡餐检查无明显改变者或临床表现不典型者。行 HRM 时，若 LES 综合松弛压（integrated relaxation pressure，IRP）＞ 15mmHg（1mmHg=0.133kPa），同时排除机械性梗阻，即可诊断为贲门失弛缓症。

根据 2014 年芝加哥食管动力障碍分类标准分为 3 型。Ⅰ型：经典型，LES 松弛受损、缺乏蠕动、食管压力正常，中位 IRP ＞ 15mmHg，食管 100% 为失蠕动或期前收缩伴远端收缩积分（Distal Contractile Integral，DCI）＜ 450mmHg·s·cm。Ⅱ 型：变异型，LES 松弛功能受损、缺乏蠕动、食管压力增高，中位 IRP ＞ 15mmHg，食管 100% 为失蠕动，伴 ≥ 20% 的吞咽过程为全食管腔内高压。Ⅲ型：痉挛型，LES 松弛受损、缺乏蠕动，＞ 20% 的吞咽伴有食管远端痉挛性收缩，中位 IRP ＞ 15mmHg，并有 DCI ＞ 450mmHg·s·cm。

【诊断要点】

1. 贲门失弛缓症的主要症状为进行性吞咽困难，但在疾病的早期，常出现很多不典型症状，如反酸烧心，胸骨后堵闷，非常容易漏诊，在临床工作中需要引起重视。

2.Eckardt 评分：虽然典型症状加 HRM 可明确诊断贲门失弛缓症，但在临床工作中很多地区受条件限制，并不能进行 HRM 检测，甚至不能进行定时食管钡餐造影检测，可以选择先进行 Eckardt 评分。Eckardt 评分是衡量贲门失弛缓症患者症状严重程度的简单工具，但应与食管和测压等客观测量相结合。Eckardt 评分是评估贲门失弛缓症结果的简单方法，主要针对 4 种症状：吞咽困难，反流，胸骨后疼痛，体质量下降。

3. HRM 对贲门失弛缓症分型的重要临床意义：HRM 能发挥其

独特的优势，甄别食管下括约肌的"假松弛"现象。

　　Ⅰ型贲门失弛缓症患者较其他两型患者更年轻，食管直径更大；Ⅱ型贲门失弛缓症患者 LES 总长度较其他两型患者更长；Ⅲ型贲门失弛缓症患者胸痛更常见，生存期也最短。其中，无论采用哪种治疗方式，Ⅱ型疗效最好，Ⅰ型其次，Ⅲ型最差。因此，术前行食管测压对术后疗效及患者预后具有重要的意义。

　　4. HRM 的局限性：HRM 在食管动力障碍方面可提供详尽数据，但仍存在若干局限性。首先，在非梗阻性吞咽困难方面应用有限。如假性贲门失弛缓症（如食管下段及邻近器官肿瘤、其他疾病等）也会出现 IRP、DCI 的相关改变，可被误诊为贲门失弛缓症，故强调内镜、食管造影、胸腹 CT、EUS 等检查相结合。其次在技术因素方面，除 HRM 装置特定的标准参数，如导管直径、压力偏移、空间解析度外，患者年龄、肥胖、种族、体位以及食管长度等因素均可影响 HRM 测量结果。

【鉴别诊断】

（一）假性贲门失弛缓症

　　假性贲门失弛缓症或称继发性贲门失弛缓症，在临床特点包括吞咽困难、胸骨后痛、反流和体重减轻，影像学表现，甚至食管测压等方面与原发性贲门失弛缓症难以鉴别。最常见的病因依次是恶性肿瘤性因素、反流性食管炎所致食管狭窄及巨大良性肿瘤性疾病。主要易造成误诊的原因包括吞咽困难、反流等症状，患者主观感觉个体差异大。在诊断不明确的情况下已进行多次球囊扩张治疗，为后续的正确诊断带来了干扰。食管测压在鉴别贲门失弛缓症 Heller 术后非复发患者及巨大食管黏膜下肿瘤患者的作用有限，因食管蠕动的消失及测压导管无法顺利通过贲门处，使测压结果的可信度降低。通常对于年长（＞50 岁）、病程较短（＜1 年）和体重下降大于 6.8kg 的患者，多考虑恶性肿瘤相关的假性贲门失弛缓症。诊断需进行全面的病史判断及完善的辅助检查，包括胃镜、上消化道钡餐及食管测压，必要时重复胃镜检查，及胸腹部 CT 检查。

（二）反流性食管炎

反流性食管炎可出现一过性食管痉挛，出现胸骨后哽噎感，随着病情进展导致食管下段黏膜瘢痕形成，结缔组织增生，引起吞咽困难。而贲门失弛缓症也常有反酸烧心的症状，尤其在疾病早期更易混淆，对于使用 PPI 治疗效果不明显，病程迁延不愈的患者。需完善胃镜、高分辨率食管测压、定时食管钡餐造影及胸腹 CT 进行鉴别。

（三）老年食管运动功能障碍

老年人中食管运动功能紊乱是器官的退行性变在食管上的表现。大多数老年人在食管测压检查中发现食管运动功能不良，原发性及继发性蠕动均有障碍，吞咽后或自发的经常发生无蠕动性收缩；食管下括约肌松弛的次数减少或不出现，但食管内静息压不增加。

【治疗】

近百年来，包括药物治疗、肉毒毒素注射、球囊扩张、外科手术、POEM 等在内的一系列方法被用于治疗贲门失弛缓症，这些方法各有其优、缺点。目前，外科手术和球囊扩张临床应用较为广泛。POEM 的普及为贲门失弛缓症的治疗提供了新的选择。

中医认为本病初起以邪实为主，随着病情发展，气结、痰阻、血瘀愈显，食管、贲门狭窄更甚，邪实有加；又因胃津亏耗，进而损及肾阴，以致精血虚衰，虚者愈虚，两种因素相合，而成噎膈重证。部分患者病情继续发展，由阴损以致阳衰，则肾之精气并耗，脾之化源告竭，终成不救。

（一）西医治疗

1. 常规治疗 目前最常用的口服药物是钙离子阻滞剂、硝酸酯类、磷酸二酯酶药物，其理论上目标是松弛平滑肌，降低食管下括约肌（lower esophageal sphincter，LES）压力，以缓解症状。除此之外，尚有应用马来酸曲美布汀和匹维溴铵等药物，以调节 LES 功能。虽然目前无明确证据能强有力地证明以上药物的确切疗效，但临床实践中仍建议可于餐前或症状加重时服用，用这些药物来暂时缓解吞咽困难和食管痉挛性疼痛等症状。因为，临床上可观察到仍有少部分患者对此类药物有部分反应。口服药物的使用并不能改变疾病的进程。故确诊贲门失弛缓症后应积极考虑内镜下治疗和手术治疗。

2. 内镜下注射肉毒杆菌毒素（botulinum toxin injection under endoscope，BTI）　肉毒杆菌毒素是肉毒梭状芽孢杆菌释放的一种神经毒素，A 型肉毒杆菌毒素目前多用于治疗各种肌张力障碍的骨骼肌疾病，通过阻断胆碱能神经末梢乙酰胆碱释放，缓解 LES 收缩，降低 LES 压力，从而治疗贲门失弛缓症。但 BTI 存在多种并发症，包括穿孔、黏膜损伤、出血、胸痛等。有研究报道神经毒素可扩散到注射部位附近和远处的肌肉，可能影响远处部位的神经肌肉传递。患者在注射肉毒杆菌毒素后出现了急性神经系统紊乱，最终呼吸循环衰竭死亡。局部肉毒杆菌毒素注射也可引起 Lambert-Eaton 肌无力综合征。因此 BTI 并非贲门失弛缓症的首选治疗方式，仅在患者没有机会、不愿（或不适合）接受手术或内镜扩张治疗的情况下考虑尝试性使用。

BTI 治疗应遵循以下原则进行：

BTI 在年轻患者（年龄小于 50 岁）中限制应用。

BTI 应用于不适合手术的患者或作为更有效治疗（如手术或内镜扩张）的一个桥梁。

用 BTI 重复治疗是安全的，但不如初始治疗有效。

没有证据表明，患有Ⅲ型贲门失弛缓症的患者，除了在 LES 注射外，还应在食管下段接受额外的 BTI，以改善功能和症状。

没有证据表明，接受 LES 重复 BTI 治疗的患者应接受增加剂量的肉毒杆菌毒素治疗。

3. 内镜下球囊扩张术（pneumatic dilation，PD） PD 是有效的非手术治疗方式。其原理为在 X 线透视下将圆柱形球囊置入食管内，穿过 LES，再使用手持压力计注气，在胃 - 食管连接处膨胀气囊，气囊膨胀至足够压力。具体从 30mm 球囊开始的一系列扩张，观察患者的反应后使用 35mm 球囊扩张，在某些情况下，使用 40mm 的球囊扩张，一般持续 15 ～ 60s，使括约肌肌纤维断裂无法收缩，从而降低贲门处压力，缓解食管远端梗阻并改善患者症状。扩张后 1 年有效率约为 85%，2 年后缓解率约为 80%，5 年后缓解率约为 50%，10 年后缓解率约为 40%。对于接受球囊扩张的贲门失弛缓症患者，术后评估是否发生穿孔的最佳检查是吞咽碘对比剂造影。建议在 PD 术后观察患者 4h，如果出现任何症状，应进行水溶性碘对比泛影葡胺（Gastrografin）食管造影（或经口腔对比 CT 扫描）。

目前研究显示，PD 适应证为：

（1）年龄：＞ 45 岁。

（2）性别：女性比男性更适宜。

（3）食管直径：与术后反应成反比。

（4）失弛缓症亚型：Ⅱ型优于Ⅰ型和Ⅲ型。

PD 的优点是可于门诊操作、费用低、可重复性、创伤小、术后食管反流发生率较低。但同时存在长期疗效差、复发率高的缺点。

4. 经口内镜下肌切开术（peroral endoscopic myotomy，POEM） POEM 是一种用于治疗贲门失弛缓症和痉挛性食管疾病等的微创内镜技术。具体方法为在距食管胃连接部约 14cm 处的食管壁做一黏膜小切口，利用类似于内镜黏膜下剥离术的技术建立黏膜下隧道，通过食管胃连接部到达近端胃约 3cm 处；在食管胃连接部上方约 10cm 处开始行食管环肌束切开，直至食管胃连接部远端约 2cm 处；最后以钛夹关闭黏膜切口。该治疗具有显著的近、远期疗效，并具有较好的安全性和可接受的并发症发生率。据统计，POEM 术后 1 年、2 年、5 年的治疗缓解率分别为 82% ～ 98%、77% ～ 94%、73% ～ 87%。

对于初治的贲门失弛缓症患者，POEM 是一种重要的治疗手段。同时对于采用 PD 和 BTI 治疗过的患者，POEM 仍然可行并具有良好的效果。甚至是在 Heller 肌切开术（LHM）后复发或症状改善不明显的患者，POEM 仍然可以作为一种有效的二线治疗手段。由于技术的局限性，POEM 不能做到胃底折叠以重建胃食管下端的抗反流屏障，其术后发生胃食管反流的概率比腔镜下 LHM 要高，甚至高过 PD。POEM 术后 GERD 的发生概率很高（20% ～ 46%），同时可能出现反流性食管炎等更严重的酸反流相关事件，术后可能需要制酸药物治疗等。对于不想承担 GERD 风险的患者，LHM 或 PD 可以作为首选。

5. Heller 肌切开术（laparoscopic heller myotomy，LHM） 自 Heller 第一次提出经开胸行 LES 切开术来治疗贲门失弛缓症距今已有一百多年，20 世纪 90 年代早期发展为腹腔镜或胸腔镜下 Heller 肌切开术。目前，LHM 成为治疗贲门失弛缓症的标准术式。但由于单纯的 Heller 肌切开术后食管反流症状明显，故常结合部分胃底折叠术防止胃酸反流。目前，普遍认为 LHM 联合 Dor 胃底折叠术（前 180° 胃底折叠术）是贲门失弛缓症的一线治疗方法。LHM 术后 1 年症状缓解率为 91% ～ 92%，2 年为 90% ～ 97%，5 年成功率为 65% ～ 92%，治疗 10 年成功率为 55% ～ 91%。Ⅲ 型贲门失弛缓症患者的有效率大于 90%，这可能是由于内镜下肌切开术中肌肉切开长度较长所致。

LHM 手术创伤大、手术与住院时间长、费用高、并发症多，但有效率较高、长期疗效好。LHM 的并发症除了食管反流外，还包括穿孔、出血、损伤神经、感染等，但发生率较低，多 < 2%，且这些意外损伤大多可在手术过程中发现并及时修复。

6. 儿童贲门失弛缓症治疗　疑似贲门失弛缓症的儿童应遵循与成人患者相同的诊断途径。没有系统研究确定儿童的最佳诊断方案。年龄较大的儿童（10～17岁）可以而且应该接受与成人相似的检查：内窥镜检查，高分辨率测压和标准或定时钡吞咽研究。年龄过小的儿童因无法配合检查，只能进行钡剂和内镜检查。与成人不同，GEJ 的活检对于儿科人群来说不是强制性的，因为该人群中患癌症的风险较低。外科或内镜下肌切开术（与扩张术相比）是特发性贲门失弛缓症患儿的首选治疗方法，特别是对于 5 岁或以上的患者。腹腔镜 Heller 肌切开＋胃底折叠术是对贲门失迟缓症最好的治疗方法。POEM 后的异常反流有可能导致后期食道发育异常或腺癌。对于患有贲门失弛缓症的幼儿，BTI 不适合作为一线治疗。

（二）中医辨证论治

1. 痰气阻膈证

证候特点：吞咽哽噎，胸膈痞满，泛吐痰涎，病情可随情绪变化而增减。

舌脉：舌淡红苔薄白，脉弦滑。

治法：开郁化痰，润燥消痞。

推荐方剂：启膈散。

基本处方：沙参 15g，贝母 10g，丹参 10g，茯苓 15g，郁金15g，砂仁 5g，荷叶蒂 12g。每日 1 剂，水煎服。

加减法：阴津伤者，加玄参、石斛、生地黄、天花粉、麦冬、蜂蜜以养阴生津润燥；气虚者，加西洋参；痰重者，加全瓜蒌、陈皮、法半夏；气郁较甚者，加莱菔子；有热毒者，加白花舌蛇草。

2. 瘀血内阻证

证候特点：饮食难下，食入即吐，胸膈疼痛，肌肤枯燥，形体消瘦，大便干硬。

舌脉：舌质暗红，少津，有瘀斑、瘀点，脉细涩。

治法：散瘀破结，滋阴养血。

推荐方剂：通幽汤。

基本处方：当归15g，红花5g，桃仁15g，生地黄15g，熟地黄15g，升麻5g，炒槟榔15g，炙甘草10g。每日1剂，水煎服。

加减法：瘀血甚者，加乳香、没药、䗪虫、水蛭、蛴螬、三七以散瘀通络；痰瘀互结者，去炙甘草，加海藻、昆布、牡蛎、瓜蒌、贝母、制半夏以软坚散结；呕吐物中见血重者，加仙鹤草、白及；食入即吐者，可先服玉枢丹以开膈降逆，随后服药；夹热毒者，加玄参、半枝莲、白花蛇舌草、天花粉；津亏血虚者，加白芍、石斛、芦根、山药；气虚者，加西洋参。

3. 津亏热结证

证候特点：食入格拒不下，入而复出，形体消瘦，口干咽燥，大便干结，五心烦热。

舌脉：舌红苔少，有裂纹，少津而干，脉弦细数。

治法：滋阴生津，清热散结。

推荐方剂：一贯煎和养胃汤加减。

基本处方：沙参20g，麦冬10g，生地黄15g，石斛10g，玉竹10g，当归12g，川楝子5g，地骨皮10g，盐知母10g，醋鳖甲15g。每日1剂，水煎服。

加减法：津亏重者，加鲜芦根汁、甘蔗汁；血燥者，加阿胶烊化冲服；便秘者偏重，加蜂蜜；热甚伤津口渴重者，加玄参、天花粉、五味子、麦冬、知母以养阴清热；胃阴不足者重用石斛；热结偏重加知母、黄柏。

4. 气虚阳微证

证候特点：水饮不下，泛吐多量黏液白沫，形瘦神衰，畏寒肢冷，面浮足肿。

舌脉：舌淡胖，舌质紫，苔白滑，脉弱。

治法：益气回阳，降逆开膈。

推荐方剂：生脉饮加味。

基本处方：党参 10g，麦冬 10g，五味子 10g，山茱萸 15g，石斛 10g，姜半夏 9g，旋覆花 10g，代赭石 15g。每日 1 剂，水煎服。

加减法：食欲不振，加砂仁、陈皮。

（三）中医其他治疗

1. 中成药

（1）通道散：硼砂 1g，硇砂 0.6g，冰片 0.1g，牛黄 2g，象牙屑 1.5g，玉枢丹 1.5g，共研细末并调成糊状，每次适量，令患者徐徐吞服。其功效为开膈降逆，适用贲门失弛缓症饮食难咽的患者。吞药后，患者涌吐大量黏痰而使食管腔开启，有助于顺利地进食。

（2）玉枢丹：化痰开窍，辟秽解毒，消肿止痛，用于气机闭塞，升降失常，以致脘腹胀闷疼痛，吐泻兼作。0.6 ～ 1.5g/ 次，2 次 / 日。

（3）开郁顺气丸：开郁理气，健胃消食。用于胸膈胀满，两胁攻痛，胃脘痞闷。1 丸 / 次，2 次 / 日。

（4）西黄丸：清热解毒，化痰散结，活血消肿，祛瘀止痛。1 瓶（3g）/ 次，2 次 / 日。

（5）紫金锭：辟瘟解毒，消肿止痛。用于脘腹胀痛，恶心呕吐，痢疾泄泻。1 锭 / 次，病重 2 锭，1 ～ 2 次 / 日，磨服或捣汁冲服。年老体弱孕妇忌内服。

（6）六神丸：清凉解毒，消炎止痛。用于治疗肺胃热盛，郁火热毒导致的咽喉、胸骨后疼痛，吞咽困难。10 粒 / 次，3 次 / 日。

2. 针灸

（1）主穴选取：天鼎、天突、膻中、上脘、内关、足三里、膈俞、合谷。

（2）加减：脾胃虚寒加用脾俞、胃俞、中脘、章门，毫针刺，补法，配合艾灸。肝胃不和加用中脘、期门、阳陵泉，毫针刺，泻法。痰气交阻，胸膈不舒加用期门、太冲、阳陵泉、支沟、中脘、丰隆，毫针刺，平补平泻法。噎膈梗阻，吞咽困难者加膈关，毫针刺，平补平泻。进食困难或滴水不进者重刺内关。胸骨后痛配华盖。背痛配外关、后溪。痰多者灸大椎、中府、中魁，针风门、肺俞、列缺、合谷。

3. 穴位贴敷

（1）黄芪20g，半夏、生姜各15g，砂仁、乌药、旋覆花、吴茱萸各10g，丁香9g，贴敷中脘、内关、足三里等穴位，治疗脾虚胃气不降引起的贲门失弛缓症的呕吐。

（2）金铠甲膏药（当归、阿胶、白术、人参、川芎、丹参各400g，鸡内金、瓜蒌、鳖甲、皂角刺各500g，水蛭、全蝎、细辛各600g，透骨草300g，冰片、明矾各100g，麝香10g）贴敷能缓解贲门失弛缓症胸骨后疼痛。

（3）整肠散（枳壳10g，厚朴6g，木香3g，槟榔10g，香附6g，冰片2g）贴敷神阙穴配合艾灸足三里，促进胃肠蠕动，缓解因进食减少引起的便秘。

（4）金仙膏（又名天郁消积膏）是由苍术、白术、川乌、生半夏、生大黄、生灵脂、生延胡索、枳实、当归、黄芩、巴豆仁、莪术、三棱、连翘、防风、芫花、大戟等百余种中药制成的药膏，按病情分次摊膏于纸上，外敷病处或选穴外贴。

（四）中西医结合治疗

1. 中药治疗的不同思路 本病初起标实为主，中期虚实夹杂，后期多为本虚。有的病例可因水谷不入，精微乏源，气血不能生化，五脏失养俱虚，最终致面色苍白，头晕目眩，形体羸瘦，肢体浮肿等阴伤血枯、阳气亏虚之危候。常治以疏肝理气、开郁化痰、养阴清热之法，可选用柴胡疏肝汤、半夏厚朴汤、沙参麦冬汤等。并认为辨证分型选药固然重要，但还应重视抓主证、定专法、用专药。其辨治本病的主要方法有以下几种：

（1）辛开苦泄法，常用辛开药有郁金、法半夏、橘皮、香附等；苦泄药有黄连、黄芩、蒲公英、枳壳等。

（2）降逆止呕法，常用药有法半夏、生姜、橘皮、藿香，适用于痰阻气滞者。若为燥热伤阴，则选用竹茹配芦根，或竹茹配花粉，以清润降逆。对于一般降逆止呕法不效者，常用重镇降逆法，选用代赭石配旋覆花。

（3）升阳降浊法，常用党参配柴胡、升麻以升清阳，用法半夏、陈皮、藿香、沉香以降浊阴。此乃"脾升促胃降"之理。

（4）祛风解痉法，常用白芍、威灵仙、僵蚕、干地龙、全蝎等。同时内服与外用相结合，欧阳坤根以旋覆代赭汤加减同时用香冰散0.5～1g 放在贲门痉挛的相应部位（下端胸骨后），外用麝香壮骨膏敷贴。疗效优于单纯口服普鲁卡因＋硝苯地平。

2. 针药结合 由于贲门失弛缓症是一种神经肌肉疾病，利用针灸相关穴位，有利于通经活络，调理脏腑阴阳，缓解 LES 痉挛，促进食管蠕动，使吞咽顺畅。许峰将贲门失弛缓症分为两型。肝郁胃热、湿热内蕴型治以理气宽胸，泄热祛湿；针刺选穴天突、膻中、中脘、太冲、足三里、丰隆、内关，电针选穴膈俞、肝俞、脾俞、胃俞等，配合旋覆代赭汤。阴伤气结、痰湿内阻型治以滋阴散结，豁痰除湿；针刺选穴天突、膻中、气海、中脘、足三里、内关、三阴交，电针选穴华佗夹脊穴、膈俞、脾俞，配瓜蒌薤白半夏汤加味。

3. 内镜治疗后与中药相结合 目前内镜下治疗以肉毒毒素注射，球囊扩张，POEM 术为主，但这三种治疗方法各有利弊。张学斌在患者使用球囊扩张术后，予中药三七粉、白及粉各 3g，日 3 次口服，服用 7 天；同时口服中药汤剂，肝胃郁热型用丹栀逍遥散合乌贝散加减，脾胃虚弱型用香砂六君子汤合乌贝散加减。减少了球囊扩张后常见出血症状，无患者出现穿孔、胃食管反流等并发症。

【转归、预后、随访】

贲门失弛缓症预后不良，目前中西医治疗方案都没有明确证据可以根治本病，内镜下或手术治疗虽然能有效缓解吞咽困难等症状，但也会出现多种并发症，严重影响患者生活质量。贲门失弛缓症自诊断起 10 年后罹患食管鳞癌风险是一般人群的 10 ～ 50 倍，终末期贲门失弛缓症有食管切除风险。临床医师对于贲门失弛缓症的治疗仍任重道远。

【生活调护】

保持良好心情，避免过度紧张焦虑；改变饮食习惯，如少吃多餐，饮食细嚼；避免过冷过热和刺激性饮食，避免暴饮暴食、进食过快，注意饮食卫生，进食后适量运动。

【中西医最新研究进展】

（一）西医研究进展

1. 贲门失弛缓症诊断进展 内镜下功能性腔道成像探针（endolumenal functional lumen imaging probe，EndoFLIP）技术主要用于食管胃连接处，由围绕具有阻抗电极导管的可扩张袋组成的装置构成，用于测量空腔器官及组织的横截面积和括约肌的张力功能，EndoFLIP 装置相对于 HRM 的优势在于术中实时评价食管下括约肌的扩张容量和直径，并且可以根据研究结果及时调整治疗方案。EndoFLIP 还可以使用新兴技术评估内窥镜检查期间的食管动力，称为 Panometry。该测量法涉及将 EndoFLIP 数据二次处理成食管区域直径变化与时间的地形图，对于 HRM 的补充具有重要意义。

2. 贲门失弛缓症药物及其他治法进展 有文献报道，伴有嗜酸性粒细胞浸润的贲门失弛缓症患者使用大剂量泼尼松龙（50mg qd）治疗可有效恢复食管动力，嗜酸性粒细胞浸润减少，吞咽困难症状消失。

研究提出，由分离自胃肠道活检黏膜组织的肠神经系统干细胞培养产生的神经球样体可用于治疗无神经节胃肠道疾病。Sasselli 等将源自小鼠胚胎干细胞的神经球样体与含有纵肌层及其肠肌间神经丛的胃肠道活检黏膜组织体外共培养，产生具有增殖能力并可分化为多种神经元亚型（包括 NOS 阳性神经元）的神经球样体，这些神经球样体可定植并克隆扩增生成神经节样结构、肠神经元和神经胶质细胞；然而体内实验显示，上述神经球样体移植入小鼠幽门后并未成功分化为神经元表型。因此，对于干细胞移植技术是否能成功应用于贲门失弛缓症的治疗，仍需进行更多研究探讨。

3. POEM 术式改进　Cai 等采用海博刀对 100 例贲门失弛缓症患者进行内镜下治疗，海博刀具有水束分离技术和内镜下电切技术，高压无针式水束可将黏膜抬起分离，无需频繁更换手术器械，与常规切除术相比，可明显缩短手术时间，该操作在切开内侧环形肌束的同时切开了外侧纵行肌束，但不增加食管穿孔率。Liu 等改进了术式，省略黏膜下隧道的建立过程，直接进行肌切开。改良后的 POEM 平均用时仅约 30min，与传统 POEM 术式相比，患者术中出血量明显减少。部分贲门失弛缓症患者食管黏膜发生炎症，质地较脆，POEM 最后进行入口关闭时难以采用钛夹夹闭，Yang 等在此情况下采用食管金属支架对切口进行封闭，避免了食管瘘的发生和需进一步进行的外科手术处理，且无严重并发症发生。POEM后 GERD 发生率高，为了克服这种潜在的不良事件，日本昭和大学 Koto Toyosu 医院进行了一项试验性研究，作为一种选择，其研发了"POEM+ 内镜下部分胃底折叠术"的治疗方法，并将其称为"POEM+ 胃底折叠术（POEM+F）"。

（二）中医研究进展

颜德馨教授认为食管贲门失弛缓症与《金匮要略·水气病》中"心下坚，大如盘，边如旋盘"之心下气坚凝证极其相似。用白术

60g，枳实大者 5 枚切片，水煎 7 剂，后改日服枳术丸 2 次，每次 6g，治疗贲门失弛缓症有效。叶琳用旋覆代赭汤加味配合拔火罐治愈了一例久病胃气因虚而上逆，痰湿不化致水气食物痞结于中焦患者。陈积慧用越鞠丸加味配合针刺治疗食管贲门失弛缓症 11 例，其中治愈 8 例，好转 2 例，无效 1 例（伴萎缩性胃炎）。

（王思玉）

第三章　食管癌

食管癌（carcinoma of esophagus）是主要起源于食管鳞状上皮和柱状上皮的恶性肿瘤，其中，食管鳞癌约占90%，食管腺癌约占10%，罕见有平滑肌肉瘤、黑色素瘤、淋巴瘤、浆细胞瘤及转移癌等。我国是食管癌的高发区，也是食管癌病死率最高的国家之一，19个县市年死亡率超过100/10万人以上，年死亡率最高者达303.37/10万人。食管癌最典型的临床表现为进行性吞咽困难。

目前我国尚无食管癌中医诊疗共识或指南，参照《中华脾胃病学》中食管癌内容，根据临床表现，可将此病归属于中医学"噎膈"范畴。

【病因病机】

（一）中医

1. 饮食不节　《医碥》中曾说"酒客多噎膈，饮热酒者尤多，以热伤津液、咽管干涩，食不得入也"；《医门法律》中阐释"噎膈"证型时亦谓"滚酒从喉而入，日将上脘饱灼，渐有热腐之象……此所以多成膈症也"，均突出"噎膈"证存在热邪伤津及热灼食管、腐血败肉的病机。这与西医学以饮食习惯不良为主要病因观点一致。中医认为嗜酒无度，或过食肥甘辛香燥热之品，可致胃肠积热，津液耗损，痰热内结；饮食过热，或食物粗糙，或常食发霉之物，则损伤食管，病久热炎津伤，气血不行，瘀郁内生，蕴化癌毒，故而凝结成块（甚至发生"腐血败肉"）而成本证；癌变形成后，又进一步耗气伤血，致使胃气不能和降、脾气亏虚而失于运化，气血精微生化无源，由脾及肾，阴阳并损。

2. 情志不畅　忧思恼怒则伤肝脾，致使气机郁滞，滋生痰浊瘀血，阻滞食管。

3. 久病体虚　久病年老，精血亏损，气阴渐伤，津气失布，痰气瘀阻，而成本病。

（二）西医

本病的确切病因尚未完全清楚，但某些理化因素的长期刺激和食物中致癌物质，尤其是硝酸盐类物质过多是食管癌的重要病因，同时食物中微量元素和矿物质的缺乏、酗酒、抽烟、基因突变、遗传因素等也可能参与本病发生。

1. 饮食和生活方式　真菌霉素的致癌作用早为人们所注意。镰刀菌、白地霉菌、黄曲霉菌和黑曲霉菌等真菌不但能将硝酸盐还原成亚硝酸盐，还能增加亚硝胺的合成。维生素 A、E、C 等缺乏可加强硝酸盐类物质的致癌作用。吸烟和饮酒因素：吸烟、饮酒是食管鳞癌明确的危险因素。口腔卫生因素：口腔卫生条件差，增加罹患食管鳞癌的风险。

2. 遗传背景　我国食管癌的发病有明显的家族聚集现象，这与人群的易感性与环境条件有关。已发现，高发区内与家族共同生活 20 年以上的食管癌患者占 1/2。在某些癌症高发家族中，常有抑癌基因，如 p53 基因的点突变或等位基因的杂合性丢失，在这类人群中，如有后天因素引起另一条等位基因的突变，使抑癌基因失活而形成癌肿。

3. 感染因素　人类乳头瘤病毒（human papilloma virus，HPV）感染是一些食管癌高发区的重要致病因素，尤其是 HPV-16 与食管鳞癌发生呈正相关，HPV 感染者罹患食管鳞癌的风险比常人升高近 3 倍。

4. 其他因素　Barrett 食管指食管下段的复层鳞状上皮被化生的单层柱状上皮所替代的一种病理现象，可伴有肠上皮化生，Barrett 食管相关异型增生则是腺癌的癌前病变。贲门失弛缓症患者进展为食管鳞癌的风险是正常人的 16 ～ 33 倍。

【临床表现】

（一）早期症状

在食管癌的早期，局部病灶刺激食管，如炎症、肿瘤浸润、食管黏膜糜烂、表浅溃疡引起食管蠕动异常或痉挛。症状一般较轻，持续时间较短，常反复出现，持续时间可达 1 ～ 2 年。临床表现为胸骨后不适、烧灼感或疼痛，食物通过时局部有异物感或摩擦感，吞咽食物有停滞感或轻度梗阻感。下段癌还可引起剑突下或上腹部不适、呃逆、嗳气。

（二）后期症状

1. 吞咽困难　吞咽困难是食管癌的典型症状。吞咽困难在开始时常为间歇性，可以因食物堵塞或局部炎症水肿而加重，也可因肿瘤坏死脱落或炎症消退而减轻。但总趋势呈持续性存在，进行性加重，如出现明显吞咽障碍时，肿瘤常已累及食管周径的 2/3 以上。吞咽困难的程度与食管癌的病理类型有关，缩窄型和髓质型癌较为严重。有约 10% 患者就诊时可无明显吞咽困难。

2. 反流　食管癌的浸润和炎症反射性地引起食管腺和唾液腺黏液分泌增加。当肿瘤增生造成食管梗阻时，黏液积存于食管内引起反流，患者可以表现为频繁吐黏液，所吐黏液中可混有食物、血液等，反流还可引起呛咳，甚至吸入性肺炎。

3. 疼痛　胸骨后或背部肩胛间区持续性疼痛常提示食管癌已向外浸润，引起食管周围炎、纵隔炎，疼痛也可由肿瘤导致的食管深层溃疡引起；下胸段或贲门部肿瘤引起的疼痛可位于上腹部。

4. 其他　肿瘤侵犯大血管，特别是胸主动脉而造成致死性大出血；肿瘤压迫喉返神经可致声音嘶哑，侵犯膈神经可致呃逆；压迫气管或支气管可致气急或干咳等。

（三）体征

早期体征不明显。晚期因患者进食困难，营养状况日趋恶化，患者可出现消瘦、贫血、营养不良、失水和恶病质。当肿瘤有转移时，可有大量腹水形成。

【实验室和其他辅助检查】

（一）影像学检查

1. 食管钡餐检查 目前较多指南不推荐使用上消化道钡餐检查进行早期食管鳞癌及癌前病变的诊断。

2. 食管 CT 检查 CT 是目前国内在进行食管癌临床分期时应用最为普遍的影像学手段。CT 扫描对食管癌术前 T 分期和 N 分期诊断的准确率超过 70%。对局部淋巴结及腹腔淋巴结转移诊断的敏感性均不如 EUS。CT 诊断远处转移的敏感性和特异性分别为 52% 和 91%。

3. 正电子发射计算机断层显像（PET-CT） 敏感性及特异性较低，分别为 57% 和 85%。

（二）内镜检查

1. 普通白光内镜 食管黏膜病灶有以下几种状态：①红区；②糜烂灶；③斑块；④结节；⑤黏膜粗糙；⑥局部黏膜上皮增厚的病灶。内镜医师应提高对上述特征的认识，在检查时注意观察黏膜的细微变化，锁定可疑区域是开展后续精查的基础。

2. 色素内镜 将各种染料散布或喷洒在食管黏膜表面后，使病灶与正常黏膜在颜色上形成鲜明对比，更清晰地显示病灶范围，并指导指示性活检。色素内镜包括：①碘染色；②甲苯胺蓝染色；③联合染色：如碘液-甲苯胺蓝染色法和碘液-亚甲蓝染色法对早期食管鳞癌及癌前病变检出的准确率高于单一碘染色，且对病变浸润程度评估也有一定价值。

3. 电子染色内镜 通过特殊的光学处理实现对食管黏膜的电子染色，比白光内镜能更清楚显示黏膜表面结构、微血管形态及病变范围，又可弥补色素内镜的染色剂不良反应及染色耗时长等不足。

窄带成像技术（narrow band imaging，NBI）已广泛应用于临床，其对早期食管癌的诊断价值已得到公认。NBI 在食管鳞癌筛查方面较普通白光内镜有明显优势。利用 NBI 结合放大内镜观察食管上皮乳头内毛细血管祥（intrapapillary capillary loops，IPCL）和黏膜微细结构有助于更好地区分病变与正常黏膜及评估病变浸润深度，已成为早期食管癌内镜精查的重要手段。智能电子分光技术（flexible spectral imaging color enhancement，FICE）将白光分解成不同波段，可进行多达 50 种光谱组合，从而获得不同黏膜病变的最佳图像，能较清晰显示 IPCL，可作为碘染色的重要补充。

4. 放大内镜（magnifying endoscopy） 有利于观察组织表面显微结构和黏膜微血管网形态特征的细微变化，尤其在与电子染色内镜相结合时，其对黏膜特征显示更为清楚，可提高早期食管癌诊断的准确性，指导治疗方式的选择。

5. 共聚焦激光显微内镜（confocal laser endomicroscopy，CLE） CLE 可将组织放大至 1000 倍，从微观角度显示细胞及亚细胞结构，在无须活检的情况下即可从组织学层面区分病变与非病变区域，实现"光学活检"的效果。

6. 蓝激光内窥镜系统（LASEREO） 蓝激光内窥镜系统可提供四种观察模式（白光、BLI、BLI-bright、FICE），为消化道疾病的诊疗提供全面的观察方法。

7. 超声内镜（endoscopic ultrasound，EU） EU 下早期食管癌的典型表现为局限于黏膜层且不超过黏膜下层的低回声病灶。可清楚显示食管壁层次结构的改变、食管癌浸润深度及病变与邻近器官的关系，分期准确性可达 74% ~ 86%，但对浸润深度诊断的准确性易受病变大小及部位影响。

【诊断要点】

依据临床表现和辅助检查，典型的食管癌诊断并无很大困难，但早期食管癌的诊断常因患者缺乏明显症状而延误。对食管癌高发区的高危人群进行普查是一项发现早期食管癌、降低食管癌相关死亡率的重要工作。各种内镜特别是超声内镜结合病理检查对早期食管癌的诊断价值最大。

【鉴别诊断】

（一）贲门失弛缓症

本病也有吞咽困难，但其达到一定程度后即不再加重，情绪波动可诱发症状的发作。食管钡餐检查时，可见食管下端呈光滑的漏斗状或鸟嘴状狭窄；食管测压对本病的诊断有重要价值。

（二）食管良性狭窄

本病可由误吞腐蚀剂、食管灼伤、异物损伤、慢性溃疡引起的瘢痕所致，食管钡餐检查可见食管狭窄、黏膜消失、管壁僵硬，狭窄与正常食管段逐渐过渡。内镜加直视下活检可明确诊断。

（三）食管良性肿瘤

主要为少见的平滑肌瘤。吞咽困难较轻，进展慢，病程长。食管钡餐、内镜及 EUS 检查有助于诊断。

（四）食管周围器官病变

如纵隔肿瘤、主动脉瘤、甲状腺肿大、心脏增大等均可造成食管不同程度的狭窄，食管钡餐等检查有助于鉴别。

（五）癔症球

癔症球又称梅核气。多见于青年女性，时有咽部异物感，但对进食无妨碍，其发病常与精神因素有关。

【治疗】

（一）西医治疗

食管癌的治疗方法主要为外科手术及包括放疗、化疗、经内镜治疗等在内的非手术治疗。目前，还推崇手术与放疗、化疗相结合的综合治疗方法。

1. 内镜下切除治疗 与传统外科手术相比，早期食管癌及癌前病变的内镜下切除具有创伤小、并发症少、恢复快、费用低等优点，且二者疗效相当，5 年生存率可达 95% 以上。原则上，无淋巴结转移或淋巴结转移风险极低、残留和复发风险低的病变均适合进行内镜下切除。早期食管癌常用的内镜切除技术主要包括内镜下黏膜切除术、内镜下黏膜剥离术等。

早期食管癌和癌前病变内镜下切除的绝对适应证：①病变局限在上皮层或黏膜固有层（M1、M2）；②食管黏膜重度异型增生。

早期食管癌和癌前病变内镜下切除的相对适应证：①病变浸润黏膜肌层或黏膜下浅层（M3、SM1），未发现淋巴结转移证据；②范围大于 3/4 环周、切除后狭窄风险大的病变可视为内镜下切除的相对适应证，但应向患者充分告知术后狭窄等风险。

早期食管癌和癌前病变内镜下切除的绝对禁忌证：①明确发生淋巴结转移的病变；②若术前判断病变浸润至黏膜下深层，有相当比例患者内镜下切除无法根治，原则上应行外科手术治疗；③一般情况差、无法耐受内镜手术者。

早期食管癌和癌前病变内镜下切除的相对禁忌证：①非抬举征阳性；②伴发凝血功能障碍及服用抗凝剂者，在凝血功能纠正前不宜手术；③术前判断病变浸润至黏膜下深层，患者拒绝或不适合外科手术者。

2. 手术 手术切除是食管癌治疗的首选方法。适应证：① UICC 分期中的 0、Ⅰ、Ⅱa、Ⅱb 及Ⅲ期中的 T3N1M0；②非手术治疗无效或复发病例，尚无局部明显外侵或远隔转移征象。禁忌证：①Ⅲ期中 T4 任何 NM_0 及Ⅳ期；②恶病质；③有心脏、肺等脏器功能不全者。影响手术治疗预后的因素有切除是否彻底、癌的分期、有无淋巴结转移及肿瘤外侵程度等。早期食管癌的手术切除率为 100%，手术死亡率为 0 ～ 2.9%，5 年和 10 年生存率分别可达 90% 和 60%。

3. 放疗　由于食管癌主要是鳞癌，对放疗较敏感。放疗的适应证较外科手术为宽，早、中期患者如因病变部位高而不愿手术，或因有手术禁忌证而不能手术者均可做放疗。对晚期患者，即使已有左锁骨上淋巴结转移者也应尽量做姑息治疗，但已穿孔或有腹腔淋巴结、肝、肺或骨的广泛转移时，则不宜再做放疗。放疗最常见的反应和并发症为放射性食管炎、气管炎、食管穿孔、食管气管瘘和出血。放疗中食管穿孔、食管气管瘘和出血大多为肿瘤外侵、放疗后退缩所致，并非超量放射损伤。

4. 化疗　化疗通常用于不能手术或放疗的晚期病例，其疗效虽仍不满意，但对于预防和治疗食管癌的全身转移，化疗是目前唯一确切有效的方法，因此化疗在食管癌的治疗中占有重要位置。单药化疗有效率在 6% ～ 37%，联合化疗的有效率在 10% ～ 86%。美国国立综合癌症网络（NCCN）推荐术前化疗采用 5-FU/DDP（顺铂）或紫杉醇为主的方案，术后化疗采用紫杉醇为主的方案。联合 5-U+DDP 或 5-FU+NDP（奈达铂）方案是研究最多和使用最多的方案，报道的有效率在 20% ～ 50%。如：DDP 80 ～ $100mg/m^2$，静脉滴注，d1 ～ d3；5-FU500 ～ $750mg/m^2$，d1 ～ d5；每一个疗程为 3 个周期；或 NDP 80 ～ $100mg/m^2$，静脉滴注 2 小时 d1；5-FU 500 ～ $750mg/m^2$，d1 ～ d5；每 4 周为 1 个周期，一个疗程为 3 个周期。

5. 综合治疗　食管癌的综合治疗主要有 4 种形式：术前或术后放疗，化疗后手术，化疗加放疗后再手术，放疗加化疗。资料表明，到目前为止，术前加化放疗的疗效最显著，其手术切除率达

49% ～ 91%，5 年生存率达 34%。有关研究的病例数均较少，随访时间也较短，其疗效有待进一步的研究。

（二）中医辨证论治

1. 痰气交阻证

证候特点：吞咽时自觉哽噎不舒，胸膈痞闷，甚则疼痛，情志舒畅时减轻，嗳气呃逆，呕吐痰涎，口干咽燥，大便秘结，形体日渐消瘦。

舌脉：舌红，苔薄腻，脉弦滑。

治法：开郁化痰，润燥降气。

推荐方剂：启膈散加减。

基本处方：丹参 10 ～ 20g，郁金 10 ～ 15g，砂仁 6g，沙参 10 ～ 20g，川贝母 5 ～ 10g，茯苓 10 ～ 15g，荷叶 10g。

2. 津亏热结证

证候特点：吞咽梗涩而痛，汤水可下，固体食物难入，进食后大部分食物吐出，夹有痰。胸背灼痛，形体消瘦，肌肤枯燥，五心烦热，口干咽燥，渴欲冷饮，或潮热盗汗，大便干结。

舌脉：舌质干红，或有裂纹，脉弦细数。

治法：滋养津液，泄热散结。

推荐方剂：沙参麦冬汤加减。

基本处方：沙参 10 ～ 15g，麦冬 10 ～ 20g，天花粉 10 ～ 30g，玉竹 10g，乌梅 10g，芦根 10 ～ 15g，白蜜 10g，竹茹 10 ～ 20g，生姜汁 10g，半枝莲 10 ～ 15g。

3. 痰血互阻证

证候特点：吞咽梗阻，胸膈疼痛，食不得下，甚则滴水难进。面色暗黑，肌肤甲错，形体消瘦，大便坚如羊屎，或吐出物如赤豆汁，或便血。

舌脉：舌质暗，或舌红少津，脉细涩。

治法：滋阴养血，破血行瘀。

推荐方剂：通幽汤加减。

基本处方：生地黄 10～30g，熟地黄 10～20g，当归 10～20g，桃仁 10～15g，红花 10～15g，丹参 10～20g，三七 10g，五灵脂 10g，乳香 5～10g，没药 5～10g，蜣螂 5～10g，海藻 10～15g，昆布 10～20g，贝母 10～20g。

4. 肝郁脾虚证

证候特点：吞咽梗阻，脘腹胀闷，疼痛，情志抑郁，四肢倦怠，两胁胀痛，大便溏。

舌脉：舌质暗红，舌体胖大，或有齿痕，脉弦。

治法：疏肝健脾。

推荐方剂：丹栀逍遥散加减。

基本处方：白术 10～20g，柴胡 10～20g，当归 10～20g，茯苓 10～20g，甘草 6～10g，牡丹皮 10～20g，山栀 3～10g，芍药 10～20g。

5. 气虚阳微证

证候特点：长期吞咽受阻，饮食不下，面色白，精神疲惫，形寒气短，面足浮肿，泛吐清涎，腹胀便溏。

舌脉：舌淡，苔白，脉细弱。

治法：温补脾肾。

推荐方剂：补气运脾汤加减。

基本处方：黄芪 10～30g，党参 10～20g，白术 10～20g，砂仁 6～10g，茯苓 10～20g，甘草 6～10g，陈皮 10～15g，半夏 9g，生姜 10g，大枣 10～15g。

在确定证型的基础上可考虑随症加减：嗳气呕吐明显者，酌加旋覆花、代赭石；泛吐痰涎甚多者，加半夏、陈皮、藿香、佩兰；大便不通，加大黄、枳实、槟榔、火麻仁、郁李仁；心烦口干，气郁化火者，加山豆根、栀子、玄参、龙胆草；呕吐物如赤豆汁者，另服云南白药；服药即吐，难以下咽，可含化玉枢丹；泛吐白沫加吴茱萸、丁香、白蔻仁。

（三）中医其他治疗

1. 针灸

（1）体针：主穴取天鼎、止呕、璇玑、膻中、上脘、中脘；配穴取内关、足三里、公孙、三阴交。天鼎穴双侧进针，针尖向天突穴斜刺；止呕穴横刺，针尖向下透向天突穴；其他穴位均常规取穴，以平补平泻手法留针 30～40 分钟，隔日 1 次，连续治疗 1 个疗程（2 个月）。进食梗阻，舌苔厚腻者，加艾条灸中魁、膻中穴，每穴 10 分钟。进食后突然梗阻，针刺双侧内关用泻法，针尖向上强刺激并令患者剧咳，让其呕出大量痰液及食物。胸背疼痛者，针刺头穴，上、中、下焦穴，从上焦穴进针，横刺，透向中、下焦穴，连续捻转手法 3 分钟，留针 30 分钟，每 10 分钟加强 1 次。背部疼痛明显者用皮内针埋于背部压痛点。

（2）耳针：主穴咽喉、食道、贲门、胃、肠、膈，配穴交感、神门、三焦、内分泌、肾上腺、肝、肾（每次选 2～3 穴）。

（3）穴位注射：取穴膻中、膈俞、胸椎夹脊穴。药用肿节风注射液，每次选 2～4 穴，隔日 1 次。

以上 3 种方法，每疗程以体针为主，耳针和穴位注射交替治疗。第 1 疗程有效再进行第 2、第 3 疗程，直至病情稳定。

2. 敷贴 软坚散结膏由归尾、瓜蒌、川羌活、白芷、元明粉、木鳖子、三棱、白及、白薇、生地黄、黄芪、天花粉、川乌等 20 余种药物组成，以麻油、广丹熬制成膏药，摊在布上均匀撒上散坚丹（明矾、冰片、樟脑等），贴于病灶对应处，也可贴于肿大的淋巴结处。一周一换，止痛效可。

（四）中西医结合治疗

参考《中西医结合食管癌治疗方案专家共识》（2021 年版），本病可采用的中西医结合治疗方案如下：

1. 中医药联合含紫杉醇类方案　中医药联合含紫杉醇类方案能够减轻紫杉醇类药物引起的周围神经毒性，改善末梢神经感觉异常，如肢端疼痛、麻木、无力等症状，提高患者生活质量。周围神经毒性的中医病机为寒凝血瘀，气血不达四末。

推荐通络散洗剂外用（中日友好医院协定方，"十一五"国家科技支撑计划研究验证）。功效为温经通络，活血化瘀。药物组成为老鹳草20g，川乌10g，桂枝15g，红花10g。用法为水煎400～500mL药液，将药液置于恒温足浴桶，加温水至1000mL，温度35～37℃，浸泡手足，每次20分钟，2次/天，14天为1个疗程。

2. 中医药联合含氟尿嘧啶类方案　中医药联合氟尿嘧啶类化疗药物如氟尿嘧啶、卡培他滨，能够改善其临床常见不良反应——手足综合征。手足综合征的中医病机为寒凝络阻，筋脉失养。温经通络中药能够降低患者美国国家癌症研究所NCI分级，减轻疼痛，提高化疗完成率。

推荐温络通洗剂外用（中日友好医院协定方，"十二五"国家科技支撑计划研究验证）。功效为温经活血，通络止痛。药物组成为黄芪30g，红花12g，紫草20g，当归20g。用法为水煎400～500mL药液，将药液置于恒温足浴桶，加温水至1000mL，温度35～37℃，浸泡手足，每次20分钟，2次/天，14天为1个疗程。

3. 中医药联合含伊立替康方案　伊立替康常见剂量相关性毒性为迟发性腹泻，其中医病机为脾虚湿盛，水谷不化，升降失调，清浊不分。

推荐生姜泻心汤口服（中日友好医院协定方，临床研究推荐）。功效为和中降逆，消痞散结。临床应根据尿苷二磷酸葡萄糖醛酸基转移酶1A1（UGT1A1）不同基因型调整伊立替康剂量：UGT1A1 6/6予正常剂量，UGT1A1 6/7予正常剂量＋密切观察，UGT1A1 7/7予减半剂量＋密切观察。并根据前一周期出现腹泻的程度，在下一周期减量用药。

4. 中医药联合含铂类方案 中医药联合含铂类方案主要解决其消化道反应，包括恶心呕吐、食欲不振等，以提高化疗耐受性和依从性。

（1）恶心呕吐：化疗所致恶心呕吐应以预防为主，根据化疗方案呕吐发生风险，推荐单独或联合应用 5-HT3 受体拮抗剂、糖皮质激素或 NK-1 受体拮抗剂等药物。恶心呕吐的中医病机为胃失和降，胃气上逆。推荐丁香柿蒂汤口服，功效为温中益气，降逆止呕，主要适用于化疗后恶心呕吐，伴有腹胀纳少、腹痛喜温喜按、大便溏泄的脾胃虚寒呕逆患者。

（2）食欲不振：建议口服营养制剂或增强食欲的药物如甲地孕酮等。中医药能够增进食欲，改善患者营养状态。食欲不振的中医病机为正气亏虚，脾运失健。推荐中成药健脾丸、香砂平胃颗粒口服。

5. 中医药防治其他常见化疗不良反应

（1）骨髓抑制：肿瘤化疗导致的白细胞或中性粒细胞减少：包括预防性或治疗性使用粒细胞集落刺激因子（G-CSF）；化疗相关贫血：主要包括补充铁剂、促红细胞生成素治疗和输血等；肿瘤化疗所致血小板减少症：主要包括输注血小板和促血小板生长因子。中医药能够预防化疗后骨髓抑制，化疗后出现轻中度骨髓抑制时，应用中医药治疗能够改善骨髓抑制的程度。骨髓抑制的中医病机为气血亏虚。推荐当归补血汤口服。功效为补气生血，主要适用于化疗后骨髓抑制的患者。推荐中成药地榆生白片、升白口服液、生血丸、健脾益肾颗粒。

（2）化疗后便秘：食管癌患者化疗后由于进食量减少，内脏神经功能紊乱，或 5-HT3 受体拮抗剂止吐等，容易发生便秘。推荐中成药芪蓉润肠口服液口服，腹胀者配合消胀散（中日友好医院协定方），外用敷脐或穴位按摩，症状改善不明显者配合西药缓泻剂及胃肠动力药。

芪蓉润肠口服液功效为益气养阴，健脾滋肾，润肠通便，主要适用于气阴两虚、脾肾不足的虚证便秘的患者。

消胀散功效为补气温阳，行气消胀，主要适用于腹胀明显的阳气亏虚、腑气不通的患者。药物组成为黄芪30g，大黄10g，莱菔子30g，附子10g，麝香3g。清洁脐部后予消胀散敷脐，每3天换1次，同时可配合穴位按摩，选择气海、天枢、曲池穴，每穴持续1min，每天重复3～5次。

【转归、预后、随访】

随着西医学对食管癌早期诊断水平的提高以及中西医结合综合治疗的开展，早期食管癌如能及时根治，预后良好，术后五年生存率高于90%；食管癌位于食管上段、病变长度大于5cm，已侵犯食管肌层、癌细胞分化程度差及已有转移者，预后不良。大多数食管癌患者发现时已属中晚期，经正规系统的治疗后，患者可获得长期"带瘤生存"的较理想的生存状态。但若症状出现后未经治疗，患者多在一年内死亡。

对于新发食管癌患者应建立完整病案和相关资料档案，治疗后定期随访和进行相应检查。治疗后前2年每4个月一次，2年后每半年一次，直到4年，以后每年一次。

【生活调护】

1. 改变不良饮食习惯，不吃霉变食物，少吃或不吃酸菜。

2. 改良水质，减少饮水中亚硝酸盐含量。

3. 推广微量元素肥料，纠正土壤缺乏硒、钼等元素的状况。

4. 积极治疗反流性食管炎、食管 – 贲门失弛缓症、Barrett 食管等与食管癌相关的疾病，同时积极应用维生素 E、维生素 C、维生素 B_2、叶酸等治疗食管上皮增生以阻断癌变过程。

5. 易感人群监测，普及防癌知识，提高防癌意识。

【中西医最新研究进展】

（一）部分现代医家中医或中西医结合治疗食管癌的经验

目前对于食管癌的临床辨证分型及治疗，各医家尚未形成统一的认识。郁仁存教授将食道癌分气痰互阻型、血瘀痰滞型、气虚阳微型，在治疗时郁老以解毒抗癌、降逆化痰、润肠通便为原则，常使用地龙、威灵仙、急性子、木鳖子等。呕吐嗳气者用旋覆花、代赭石、姜半夏、陈皮。呕吐黏痰者用瓜蒌、半夏、陈皮、胆南星、青礞石。呃逆者用威灵仙、老刀豆、丁香、柿蒂。顾奎兴教授认为，痰瘀互结，癌毒内蕴是食管癌的病机关键。食管癌早期如有手术指征，则以手术为先，不可贻误手术最佳时机，术后行中医药治疗，以八珍汤合逍遥散为主方，酌情加用益气养血之品；化疗期间以益胃汤为主方，加用健脾和胃之品；放疗期间则以沙参麦冬汤为主方，加用滋阴润燥之品；放、化疗间歇期，以六君子汤为主方，加用益气养胃之品。俞云教授治疗食管癌运用脐针，从奇经八脉中引气导气，并且根据食道癌的病变部位选穴。颈段可取天窗、人迎、伏突、气舍、大杼、肩中俞、风门、大椎、身柱、中府、压痛点；中段可取膻中、乳根、承满、膏肓、肺俞、心俞、魄户、神藏、压痛点；下段可取期门、不容、承满、梁门、肝俞、肾俞、压痛点等。

临床上除了辨证论治食管癌，很多医家基于疾病的病机特点也采用协定处方进行治疗，取得了较好的疗效，列举如下：

补益制癌饮：冯晓飞选取 2014 年 1 月～ 2015 年 12 月在医院治疗的中晚期食管癌患者 106 例，根据数字表法随机将患者分为单纯化疗组和中西药治疗组，每组 53 例。单纯化疗组患者接受单纯的顺铂氯化钠注射液进行注射，中西药治疗组患者在对照组的基础上给予补益制癌饮（人参 20g，茯苓 15g，黄芪 15g，当归 15g，白芍 12g，熟地黄 12g，白术 12g，甘草 10g，制首乌 10g，金银花 10g，蒲公英 10g，紫花地丁 10g）。治疗 7 天后，比较两组患者生存质量、中医证候积分、免疫功能指标、不良反应。结果显示补益制癌饮和化疗药联用治疗中晚期食管癌患者，可以有效提升患者的生存质量，改善患者的中医证候，改善患者的免疫功能，降低患者的不良反应。

食道通结方：杨茜雯等纳入中晚期食管癌鳞癌患者 71 例，随机分为对照组 36 例与治疗组 35 例。对照组给予紫杉醇加卡铂化疗方案治疗；治疗组同时配合食道通结方（党参 15g，枳实 15g，壁虎 9g，急性子 15g，石见穿 30g，制南星 15g，煨诃子 15g）内服，每日 1 剂，化疗结束后服用中药 4 个月。观察患者 3 年生存率及化疗结束 4 个月的行为状况、免疫指标及中医证候疗效，并观察不良反应。结果食道通结方辅助化疗治疗中晚期食管癌鳞癌患者，可以改善临床症状，减轻毒副反应，提高生活质量，改善机体的免疫功能。

（二）中西医结合食管癌治疗方案专家共识（2021 年版）推荐的食管癌放疗结合中医治疗增效减毒方案

中西医结合治疗放疗并发症方案如下：

1. 放射性食管炎 中成药推荐康复新液；中药推荐沙参麦冬汤加减、一贯煎加减。

2. 放射性皮炎 中成药推荐康复新液或复方维生素 B_{12} 溶液，适量湿敷，2～3 次/天；如意金黄膏或京万红软膏，适量外敷，1 次/天。

3. 放射性口腔炎 推荐双花百合片（0.6g/片）；中药口疮平水煎剂（中日友好医院协定方）含漱。

口疮平：紫草 10g，红花 10g，大黄 15g，生甘草 10g，水煎后含漱，10mL/次，3～5 次/天。

4. 放疗后疲乏 中成药推荐参芪扶正注射液静脉输注；中药推荐八珍汤。

（三）中国早期食管癌及癌前病变筛查专家共识意见（2019 年，新乡）

食管癌内镜筛查方法如下：

本共识推荐上消化道白光内镜检查联合 1.2% ～ 2.5% 卢戈液染色内镜或 NBI 作为食管癌内镜筛查首选方法，基于卢戈液染色内镜（Lugol Chromoendoscopy）或 NBI 的指示性活检病理学作为诊断金标准。对于不能耐受普通上消化道内镜检查者，超细经鼻胃镜联合 LCE 或 NBI 可作为筛查备选方案。内镜筛查前应完善检查前准备：禁食＞ 6h，禁水＞ 2h，可应用黏液祛除剂（如链酶蛋白酶）和祛泡剂（如西甲硅油）口服改善内镜观察视野，以保证内镜检查质量。LCE 检查完成后喷洒 3.2% ～ 3.8% 硫代硫酸钠溶液对卢戈液进行中和、清洗可降低碘液引起的刺激症状。筛查食管癌的同时，应避免漏诊食管 – 贲门连接处癌和下咽癌。

（四）中国食管鳞癌癌前病变及癌前状态处理策略专家共识陈述汇总

1. 定义

（1）贲门失弛缓症、食管腐蚀性损伤、食管白斑、食管乳头状瘤、食管憩室和弥漫性掌跖角皮症是食管鳞癌的癌前状态，我国大部分食管鳞癌并非在目前已知的癌前状态基础上发生。

（2）食管鳞状上皮内瘤变是食管鳞癌的癌前病变。

2. 诊断

（1）单独使用白光内镜诊断早期食管鳞癌及癌前病变灵敏度不高，易造成漏诊。

（2）内镜下卢戈染色联合异常区域靶向活检是目前诊断早期食管鳞癌及癌前病变的标准方法。

（3）组织病理学是诊断食管上皮内瘤变的金标准。

（4）推荐采用巴黎分型描述早期食管鳞癌及癌前病变内镜下

形态。

（5）卢戈染色分级、"粉色征"和"银色征"有助于区分食管鳞状上皮病变性质和级别。

（6）电子染色内镜联合异常区域靶向活检可有效诊断食管鳞状上皮 HGIN（高级别上皮内瘤变）及癌变，但诊断 LGIN（低级别上皮内瘤变）灵敏度不及卢戈染色。

（7）电子染色联合放大内镜观察 IPCL 形态可用于评估鳞状上皮癌前病变的级别及癌的浸润深度，推荐采用日本食道协会分型或井上分型。

3. 随访和治疗

（1）食管鳞癌癌前状态及癌前病变的内镜随访应使用卢戈染色或电子染色。

（2）贲门失弛缓症、食管腐蚀性损伤者发病 10 年后，食管白斑、食管憩室检出后，弥漫性掌跖角皮症患者 30 岁后均应考虑每 1～3 年进行 1 次上消化道内镜检查。

（3）食管乳头状瘤、长期存在或形态有变化的食管白斑应行内镜下切除治疗。

（4）病灶活检病理学显示鳞状上皮 LGIN，但内镜下有高级别病变表现，或合并病理学升级危险因素者可行内镜下整块切除，未行切除者应 3～6 个月内复查内镜并重新活检。

（5）病灶靶向活检病理学显示鳞状上皮 LGIN，不存在高级别病变表现或病理学升级危险因素者，推荐每 1～2 年 1 次上消化道内镜检查并进行靶向活检。

（6）病灶活检病理学显示鳞状上皮 HGIN，且 EUS/CT 评估无黏膜下浸润和淋巴结转移内镜/影像表现者，推荐内镜下整块切除。

（7）食管黏膜内鳞癌及癌前病变内镜下切除应首选内镜黏膜下剥离术（ESD），病灶直径 < 15mm 评估可一次整块切除者也可采用内镜黏膜切除术（EMR）。

（8）内镜下分片黏膜切除术和多环套扎黏膜切除术可作为不能开展 ESD 的机构切除食管大直径（＞20mm）癌前病变的备选方法。

（9）超过食管周径 3/4 的病灶行内镜切除术后应积极预防食管狭窄，推荐预防性球囊扩张、内镜下局部注射糖皮质激素或口服糖皮质激素。

（10）内镜下射频消融术可有效治疗平坦型食管上皮内瘤变和部分局限于黏膜固有层以内的鳞癌，因病灶过长、近环周等原因难以整块切除或患者不耐受内镜切除术时可考虑应用。

（11）因无法获得术后样本对病灶进行确切病理学分期诊断，应用内镜下非切除技术治疗早期食管鳞癌及癌前病变应更加谨慎。

（12）早期食管鳞癌及癌前病变，内镜治疗后第 1 年每 3～6 个月应复查上消化道内镜，若无明显异常，第 2 年开始可每年进行 1 次内镜随访。随访时应注意避免漏诊咽部病变。

（注：HGIN，高级别上皮内瘤变；LGIN，低级别上皮内瘤变；IPCL，上皮乳头内毛细血管袢；EUS，超声内镜检查术；ESD，内镜黏膜下剥离术；EMR，内镜黏膜切除。）

（五）食管癌的光动力治疗

光动力治疗（photodynamic therapy，PDT）是恶性肿瘤治疗的一种新方法，在临床应用中已取得了许多成果，具有独特的不可替代的优势，而且与手术、放疗和化疗等肿瘤的传统治疗方法有良好的增敏协同作用。其机制是：光敏剂在机体组织内注射后，经过一段时间循环后，在肿瘤组织内选择性富集，此时对肿瘤局部予以一定波长的激光照射，激发氧分子，从而产生活性单线态氧和自由基，破坏肿瘤细胞，引起肿瘤组织的坏死，进而达到治疗肿瘤的目的。

1. 根治性治疗适应证　根治性光动力治疗是指经光动力治疗后病变完全缓解的一种治疗方法。适应证：①食管癌的癌前病变，如：食管黏膜上皮内瘤变；②早期食管癌 T1N0M0 患者；③手术或放疗后局部复发的，或者经过内镜下微创治疗后局部复发的表浅肿瘤。

2. 姑息治疗适应证　姑息性光动力治疗是指经光动力治疗后改善患者生存质量的一种治疗方法。适应证：①不适宜手术、放化疗的患者及老年食管癌患者；②放化疗后或术后肿瘤复发食管梗阻者。

3. 光动力治疗的禁忌证　①对光敏剂过敏患者；②患有严重或未控制的心血管疾病及肺部疾病，或各种原因导致的生命体征不平稳者；③明显的凝血功能障碍者；④原有血卟啉病或伴随其他因光照而加重的疾病，如系统性红斑狼疮、皮肌炎等；⑤食管癌合并食管静脉曲张者；⑥食管癌合并食管气管瘘或食管纵隔瘘者；⑦溃疡型病灶并出血或估计病灶坏死后容易发生穿孔者；⑧超声内镜检查显示肿瘤侵犯食管全层，PDT 后可能发生食管瘘者；⑨存在眼部疾病，近 1 个月内需要接受眼科灯光检查的患者；⑩计划在 30 天内行手术治疗者；孕妇及哺乳期妇女慎用。

（王万卷）

第四章　急性胃炎

急性胃炎是由多种病因引起的急性胃黏膜炎症，是最常见的消化道疾病之一。临床上急性起病，常表现为上腹部的症状，如上腹部疼痛不适、恶心呕吐、食欲下降，微生物细菌及其毒素引起者可伴腹泻，部分患者出现呕血或黑便。内镜可见胃黏膜充血、水肿、出血、糜烂等病变。

急性胃炎属于中医"胃脘痛"的范畴，系指以上腹部近心窝处经常发生疼痛为主症的病证，多因外邪侵袭、情志所伤、饮食不节、起居失宜导致气机阻滞、胃失和降所致。

【病因病机】

（一）中医

胃脘痛病位主要在胃，与肝、脾关系最为密切。急性以邪实居多，慢性为正虚或虚实夹杂。临床常见病因包括：

1. 六淫侵袭　寒、湿等外邪内传胃脘，与胃内有形之物相搏，致胃脘气机阻滞，血行不畅而疼痛。

2. 情志所伤　过度思虑使脾气郁结，胃气不得宣通；肝郁不疏，气机不畅，影响脾胃升降功能；或肝气过盛，横逆克犯脾胃，引起脾胃升降失常等。总之，各种原因所致的情志失常均可导致胃腑气机郁结，引发胃脘痛。

3. 饮食失调　暴饮暴食，积滞胃脘；过食肥甘厚味，壅积胃脘，阻滞气机；或长期嗜酒，湿热积于胃脘，耗伤阴液，导致胃腑气机郁滞，血行不畅，胃失和降，引起胃脘疼痛。

4. 生活起居失宜　坐卧湿冷之地，或贪凉等因，导致寒湿之邪困脾，脾失健运，气血不畅引发胃脘痛。

5. 瘀血停滞　胃脘疼痛反复发作，气滞日久影响血液运行，而成血瘀；或久病、体虚之人，气虚不能推动血液运行，导致血瘀停着，瘀阻络脉引发胃脘痛。

6. 脾胃虚弱　素体阳虚，尤其是脾胃虚寒，胃脘失于温养而发为胃脘痛。

（二）西医

急性胃炎按病因及病理变化不同，临床上分为急性单纯性胃炎、急性糜烂性胃炎、急性腐蚀性胃炎和急性化脓性胃炎，以急性单纯性胃炎最为常见，而急性化脓性胃炎由于抗生素的广泛应用已罕见。引起急性胃炎的因素主要有以下几种：物理因素、化学因素、微生物细菌及其毒素。物理刺激如过冷、过热、过于粗糙的食物以及 X 线的照射，都可以损伤胃黏膜，引起炎症性改变。化学刺激主要有浓茶、咖啡、烈酒、香料及药物（如非甾体抗炎药、糖皮质激素等），其中急性腐蚀性胃炎多因吞服强酸、强碱或其他腐蚀剂所致。急性糜烂性胃炎以急性胃黏膜病变（acute gastric mucosal lesion，AGML）为主要表现，是指患者在严重创伤、大型手术、危重疾病、严重心理障碍等应激状态下或酒精、药物等理化因素直接刺激下，胃黏膜发生程度不一的以糜烂、浅表处溃疡和出血为标志的病理变化，严重者可以导致消化道穿孔，从临床角度出发可以分为出血性胃炎和应激性溃疡。

【临床表现】

急性胃炎常因饮食不当、酗酒、服用刺激药物等诱因，随后出现上腹部疼痛不适、恶心呕吐、饱胀、反酸、食欲不振，部分可见反复呕血与（或）黑便，伴肠炎者可出现腹泻，严重者可出现脱水、休克以及中毒等症状。

（一）症状

1.上腹痛：正中偏左或脐周压痛，呈阵发性加重或持续性钝痛，若伴有慢性胃炎急性发作或者消化性溃疡则疼痛较明显。

2.消化不良：多数急性胃炎患者可出现恶心呕吐、饱胀、嗳气、食欲不振、反酸、烧心等症状，呕吐物为未消化的食物，吐后症状可缓解。

3.腹泻：伴肠炎者出现腹泻，可为稀便或水样便等症状。

4.脱水：反复呕吐或腹泻者，可出现皮肤弹性差、口渴、尿少等症状，严重者可出现血压下降、四肢发凉。

5.伴有胃黏膜糜烂者，部分可见反复呕血与（或）黑便。对于没有显性出血的患者，胃液或粪便潜血试验阳性、不明原因血红蛋白浓度降低，应考虑有 AGML 伴出血的可能。AGML 多见于原发疾病发生后的数天内。

（二）体征

急性胃炎无特异性的体征，可出现上腹部的轻压痛，伴肠炎者可有下腹部压痛，肠鸣音活跃。

【实验室和其他辅助检查】

（一）血常规

多数患者血常规的白细胞在正常范围内或轻度增高，沙门氏菌属感染者可轻度减少。

（二）胃镜检查

胃镜检查可直接观察胃黏膜病变及程度，见黏膜广泛充血、水肿、渗出，甚至出现糜烂、斑点状出血，有时可见黏膜表面的黏液斑或反流的胆汁，幽门螺杆菌（Hp）感染胃炎时还可见胃黏膜微小结节形成（即胃窦小结节增生）。同时取病变部位组织进行幽门螺杆菌和病理学检查。

（三）X 线钡餐造影

大多数胃炎病变在黏膜表层，钡餐造影很难发现异常。胃窦部位有浅表炎症者可呈现胃窦部激惹征，可见胃黏膜纹理增粗、迂曲、锯齿状，幽门前区呈半收缩状态，可见不规则的痉挛收缩，气、钡双重造影效果较好。

（四）幽门螺杆菌检测

1. 胃黏膜组织切片染色与培养　Hp 培养需要在微氧环境下用特殊的培养基进行，3～5 天可出结果，是最精确的诊断方法，但会受到取病理部位的影响而发生漏诊。

2. 尿素酶试验　尿素酶试剂中含有尿素和酚红，Hp 产生的酶可分解尿素产生氨，后者可使试剂中的 pH 值上升，使酚红颜色由棕黄色变为红色，此法快速、简单，特异性和敏感性可达 90% 以上。

3. 核素标记尿素呼吸试验　口服一定量同位素 ^{13}C 标记的尿素，如果消化道内含有 Hp，则 Hp 产生的尿素酶可将尿素分解产生 CO_2，由肺呼出，通过测定呼出气体中 ^{13}C 含量即可判断胃内 Hp 感染程度，其特异性和敏感性均＞90%。

【诊断要点】

（一）西医诊断

根据患者的病史和临床特征进行临床诊断，根据内镜特点进行确定性诊断。

1. 临床诊断

（1）病史：有过冷、过热及粗糙饮食，药物，激素，酒精，手术，烧伤或脑血管意外等应激因素。

（2）临床表现：起病急，轻症主要有上腹部疼痛不适、恶心呕吐、饱胀、反酸、食欲不振，部分可见反复呕血与（或）黑便，伴肠炎者可出现腹泻。

2. 确定性诊断　内镜检查是诊断急性胃炎和明确出血来源的最可靠的方法。

（二）中医诊断

诊断依据：参照 2008 年中华中医药学会发布的《中医内科常见病诊疗指南·中医病证部分》。

1. 胃脘部疼痛，常伴痞闷、胀满、吞酸嘈杂、嗳气、呃逆、恶心呕吐等局部症状，以及神疲乏力、倦怠懒动等全身症状。

2. 发病与情志不畅、饮食不节、劳累过度、受寒等因素有关。

3. 好发于青壮年，常反复发作。

4. 胃镜检查、胃肠 X 线钡剂造影、B 超、肝功能等有助于诊断。

【鉴别诊断】

（一）消化性溃疡

一般将胃溃疡和十二指肠溃疡总称为消化性溃疡。胃溃疡好发于中老年人，十二指肠溃疡常常以中青年人为主。男性患消化性溃疡的比例高于女性。消化性溃疡病程长，有长期反复发作性上腹部疼痛，并有规律性及节律性，疼痛也可在夜间发作，可伴反酸、烧心等症状。X 线检查可见溃疡龛影，胃镜检查可见到活动期溃疡。

（二）急性胰腺炎

急性胰腺炎上腹部疼痛剧烈且常向腰背部放射，甚至可引起休克。可伴恶心、呕吐，但呕吐后腹痛不缓解，而急性胃炎呕吐后腹痛常缓解，腹痛程度也轻。检查血和尿淀粉酶或做腹部 B 超及 CT 可明确诊断。

（三）急性阑尾炎

本病早期可出现上腹痛、恶心、呕吐。但随着病情的进展，疼痛逐渐转向右下腹，且有固定的压痛及反跳痛，多伴有发热、白细胞增高、中性粒细胞明显增多。

（四）急性心肌梗死

本病的疼痛一般为压迫样、绞榨样疼痛或闷痛，发作程度重，多伴有大汗，有时可放射至左上臂或左后肩部，可能还有不典型的症状，如头晕、恶心、呕吐等。而急性胃炎发病部位多在剑突下，程度较心梗轻，多为绞痛或空腹痛。且二者的病因不同，心梗多合并冠心病，存在高血压、糖尿病、高脂血症、吸烟、肥胖等心脑血管高危因素。急性胃炎多有诱因，如进食不洁饮食等，通过病史、查体和辅助检查，如心电图、心肌酶、冠状动脉造影等，能够鉴别两者的情况。

【治疗】

（一）西医治疗

1. 急性腐蚀性胃炎　为最严重的内科急症之一，需及早抢救，严密监测生命体征，剧痛患者给予哌替啶及吗啡等镇痛药物；静脉滴注法莫替丁及奥美拉唑抑制胃酸分泌；对于继发感染者选择合适的抗生素治疗；及时纠正酸碱平衡失调及水、电解质紊乱。

2. 急性糜烂出血性胃炎　控制、去除诱因，积极治疗原发病是早期 AGML 治疗的关键。而针对性治疗 AGML 的原则首先是抑制胃黏膜损害因素，如抑制胃酸、升高胃内 pH 值；其次，加强胃黏膜的保护机制；再次，调整止凝血功能，预防消化道出血加重。呕血期间，暂时禁食，呕血停止后可进流食。

（1）抑酸剂：主要有质子泵抑制剂（PPI）和 H_2 受体拮抗剂（H_2RA），对危重症患者推荐经验性使用 PPI 针剂，以防止 AGML 病情进展。

（2）抗酸药：主要有氢氧化铝、铝碳酸镁、5% 碳酸氢钠溶液等，可口服或从胃管内注入。静脉滴注法莫替丁及奥美拉唑抑制胃酸分泌；应用保护胃黏膜的药物，如米索前列醇；少部分急性糜烂出血性胃炎的患者可出现休克，甚至死亡，因此要及时处理原发病，去除病因，出血量小的患者，可在胃镜下行金属夹子止血、高频或激光凝固止血，如不见效可转外科手术治疗。

3. 急性单纯性胃炎 是临床最常见的类型，首先应进食清淡易消化饮食，或暂时禁食，注意休息；其次可使用有效的药物治疗，关键在于减轻胃黏膜损伤和缓解不适症状，一般不需要抗感染治疗，只有明确感染时需要使用抗生素，需注意足量、足疗程用药。使用药物包括：

（1）抑制胃酸分泌的 H_2 受体拮抗剂：如西咪替丁、雷尼替丁等；或质子泵抑制剂：奥美拉唑、雷贝拉唑、泮托拉唑等。

（2）抗酸药或黏膜保护药：如铝碳酸镁、硫糖铝或铋剂。

（3）改善胃动力药物：如莫沙必利、多潘立酮等。

（二）中医辨证论治

1. 寒邪客胃

证候特点：胃脘冷痛，畏寒喜暖，遇寒痛甚，口不渴，大便溏，舌淡苔白，脉弦紧。

治法：温中和胃，散寒止痛。

常用方药：高良姜汤加减。

药物组成：高良姜 6g，桂枝 10g，厚朴 15g，当归 10g，生姜 10g。

临证加减：寒甚者加炮姜、川椒、吴茱萸；兼食滞者加焦三仙、鸡内金；痛甚者加延胡索、荜茇。

2. 肝胃不和

证候特点：胃脘胀痛，嗳气得舒，胸脘痞闷，情志不畅，食欲减退，大便不调，舌红苔薄白，脉弦。

治法：疏肝和胃，理气止痛。

常用方药：柴胡疏肝散加减。

药物组成：苏梗 15g，香橼 15g，柴胡 10g，白芍 10g，枳壳

12g，陈皮 10g，香附 15g，炙甘草 10g。

临证加减：痛甚者加川楝子、延胡索以疏肝理气止痛；反酸烧心者可加浙贝母、海螵蛸、煅瓦楞子制酸止痛；嗳气较重者可加旋覆花、煅代赭石；胀甚者加厚朴、炒莱菔子、大腹皮；气滞血瘀者加五灵脂、生蒲黄、莪术、丹参。

3. 饮食伤胃

证候特点：胃脘胀痛，嗳腐吞酸，或呕吐不消化食物，吐后痛减，不思饮食，大便不爽，苔厚腻，脉滑。

治法：消食导滞，和胃止痛。

常用方药：保和丸加减。

药物组成：生麦芽 30g，炒神曲 20g，生山楂 10g，炒莱菔子 30g，厚朴 15g，陈皮 10g，连翘 15g。

临证加减：胃胀不减加枳实理气止痛；大便不畅加瓜蒌、牛蒡子。

4. 脾胃虚寒

证候特点：胃脘隐痛，遇冷痛甚，喜温喜按，疲倦乏力，纳少便溏，舌淡苔白，脉沉细。

治法：温中健脾，益气止痛。

常用方药：黄芪建中汤加减。

药物组成：炙黄芪 20g，桂枝 10g，土白芍 10g，炙甘草 10g。

临证加减：虚甚者加党参、白术益气健脾；寒甚者加炮姜、川椒温中止痛；泛酸多者加吴茱萸、煅瓦楞子；便溏者加肉蔻、诃子肉、芡实。

5. 胃阴亏虚

证候特点：胃脘灼痛，口咽干燥，手足心热，食少，大便干燥，舌红少津，脉细数。

治法：滋阴养胃。

常用方药：益胃汤加减。

药物组成：麦冬30g，生地黄10g，北沙参30g，玉竹10g，炙甘草6g。

临证加减：热象明显者，可加石斛、知母；吐酸重者可加吴茱萸、黄连；口咽干燥甚者，加玄参、天花粉；大便干燥可加当归、白芍。

（三）中医其他治疗

1. 中成药

（1）气滞胃痛颗粒：疏肝理气，和胃止痛，用于肝郁气滞引起的胃脘痛，每次1袋，每日3次。

（2）小建中胶囊：温中祛寒，缓急止痛，适用于脾胃虚寒，脘腹疼痛，喜暖喜按，嘈杂吐酸，食少，心悸，每次2～3粒，每日3次。

（3）养胃舒胶囊：滋阴养胃，用于胃热阴虚引起的胃脘灼热胀痛，隐隐作痛，手足心热，口干，纳差，消瘦等症。每次3粒，每日2次。

（4）枳术宽中胶囊：健脾和胃，理气消痞，适用于胃痞（脾虚气滞），症见呕吐、反胃、反酸等，每次3粒，每日3次。

（5）藿香正气软胶囊：解表化湿，理气和中，用于外感风寒、内伤湿滞或夏伤暑湿所致的感冒，症见头痛昏重、胸膈痞闷、脘腹胀满、呕吐泄泻，胃肠型感冒见上述症状者，每次2～4粒，每日2次。

2. 针灸

（1）针刺：主穴选中脘、内关、足三里。寒邪客胃者加神阙、梁丘等；肝气犯胃者加期门；饮食伤胃者加梁门；湿热蕴胃者加内庭；瘀血阻胃者加膈俞、血海；脾胃虚寒者加神阙、气海、脾俞、胃俞等；胃阴亏虚者加太溪、三阴交。急性胃脘痛及实证者均用泻法；虚证采用补法。

（2）灸法：寒邪客胃和脾胃虚寒者，取中脘、气海、神阙、足三里、脾俞、胃俞，行艾条灸或隔姜灸。

【转归、预后、随访】

1. 转归 除急性腐蚀性胃炎及急性糜烂出血性胃炎不能得到及时救治可危及生命，急性单纯性胃炎以实证居多，如气滞、寒凝、食积、阴虚等，治疗及时无误，多能向愈；若失治误治，延误病情，则可转为慢性胃炎。

2. 预后 急性胃炎只要治疗及时，一般都能治愈，但复发率比较高，从而形成反复发作的特点，若形成慢性宿疾，虚实夹杂，则治疗不易，往往病程迁延。

3. 随访 急性胃炎根据病情变化进行随访，如果转化为慢性萎缩性胃炎可 1～2 年进行一次胃镜检查，如有异型增生，则需 3～6 个月复查胃镜。

【生活调护】

1. 饮食 切忌暴饮暴食或饥饱不均，勿食生冷、辛辣及刺激食物，宜清淡易消化饮食，戒酒，疼痛持续且剧烈者，在一定时间内禁食，之后再进流食或半流食。

2. 生活起居 避免风、寒、暑、湿等外邪侵袭脾胃。

3. 情志调护 保持精神愉快，避免生气、紧张，开导患者，克服不良情绪影响，避免忧思恼怒，树立战胜疾病的信心。

【中西医最新研究进展】

1. 中医 急性胃炎可通过中医四诊合参，分析辨证，利用中药以及针灸等治疗方法，在缓解症状、修复胃黏膜组织、预防疾病的发展中效果明显，且几乎没有不良反应，安全可靠。魏玮提出益胃活血汤治疗气滞血瘀型急性胃炎，中医治疗后可有效改善患者症状，抑制血清胃泌素以及胃动素分泌，增强胃肠功能运动。

2.西医 应激性黏膜病变（stress related mucosal disease，SRMD）又称应激性溃疡、急性胃黏膜病变、急性糜烂性胃炎和急性出血性胃炎等，内脏血流灌注不足（或胃肠道黏膜缺血）是导致危重病人发生 SRMD 的主要原因。对于非重症病人也应综合评估 SRMD 的风险，必要时加以预防。预防措施的核心是减轻应激，包括损伤控制、快速康复、微创技术和药物干预等现代医学理念和手段的综合应用。早期给予肠内营养可增加胃肠道黏膜血流量，为胃肠道黏膜提供能量和代谢底物，促进黏液和具有细胞保护作用的前列腺素 E 的释放，是预防 SRMD 的有效措施之一。

（尹成晨）

第五章　慢性浅表性胃炎

慢性浅表性胃炎即慢性非萎缩性胃炎（chronic non-atrophic gastritis，CNAG），是指在致病因素作用下胃黏膜发生的不伴有胃黏膜萎缩性改变，以淋巴细胞和浆细胞浸润为主并可伴有糜烂、胆汁反流的慢性炎症性病变，是慢性胃炎中最常见的一种类型。在临床上慢性浅表性胃炎是内镜下一种常见的诊断名称，镜下表现为黏膜充血、水肿，色泽较红，充血和水肿区相间或呈麻疹样表现，有灰白色或淡黄色分泌物附着，可有小片糜烂或出血点。其临床表现多无特异性，多数患者表现为中上腹的不适、胀痛、隐痛，餐后可加重，缺乏节律性，还可有食欲减退、嗳气、反酸、恶心、呕吐等消化不良症状，伴有胃黏膜糜烂出血者可有黑便或血便。慢性浅表性胃炎属于临床常见病、多发病，严重影响患者的生活质量，如长期反复发作迁延日久不愈，或失治误治，可发展为慢性萎缩性胃炎，因此防治措施尤为重要。

慢性浅表性胃炎根据其临床表现多属于中医学的"胃脘痛""痞满""呕吐""呃逆""反酸""纳呆"等病证范畴。

【病因病机】

（一）中医

本病病因主要为外感六淫，入侵于胃；饮食失宜，损伤脾胃；情志不遂，气机郁滞；脾胃素虚，运化失司等。脾胃虚弱是其发病的内在原因，李东垣认为"百病皆由脾胃衰而生"。本病病位在胃，主要病机为胃气阻滞、纳化失常、运化失司、胃失和降，但与肝、脾、肺的关系最为密切，早期多由外邪、饮食、情志所伤，病属邪实，后期迁延失治，治不得法，常由实证转化为虚证。实则邪扰胃腑，虚则胃失所养，虚实可互相转化。另外诸多病理变化交叉重叠，如气滞日久可导致血瘀，胃气不降，饮食不化，聚湿生热。痰、气、湿、热、瘀、饮食互阻于胃中，互为因果，出现本虚标实、虚实兼见、寒热错杂等证。常见的原因包括：

1. 外邪侵袭 六淫之邪均可内客脾胃，损及脾胃功能而引发本病。正如《脾胃论》所言："肠胃为市，无物不受，无物不入，若风、寒、暑、湿、燥，一气偏盛，亦能损伤脾胃"，导致胃脘气机阻滞，气血失和，胃失和降而生胃痛、胃胀、恶心、呕吐诸证。

2. 饮食不节 《脾胃论》有载："夫饮食不节则胃病"，《素问·痹论》亦云："饮食自倍，肠胃乃伤"。脾胃同为后天之本，共主受纳、腐熟水谷和运化输布水谷精微之功。故饮食不当，节制失度，极易损伤脾胃。暴饮暴食，饥饱无常，壅塞脾胃气机；或过食生冷，寒积胃脘，败伤中阳，气血凝滞；或纵恣口腹，嗜食辛辣、刺激食物，湿热内生，湿热阻滞中焦，均可使脾胃纳化升降失常，进而影响脾胃运化，导致气机升降失调，难以腐熟水谷而积滞于胃肠，使胃黏膜受损，出现胃脘疼痛、痞满等症状。

3. 七情所伤 脾在志为思，思虑伤脾，脾失健运，胃失和降，气机不得宣通。《素问·六元正纪大论》云："木郁之发……故民病胃脘当心而痛。"肝主疏泄，有调畅情志及促进中焦脾胃运化的功能，其为刚脏，喜调达恶抑郁。若肝气郁结，木失调达，木不疏土，气机不畅，影响脾胃斡旋升降功能。或暴怒伤肝，肝气横逆，疏泄太过，横逆犯胃，引起脾胃升降失常。《素问·至真要大论》载："太阴不收，肺气焦满，诸气膹郁，皆属于肺……"肺司治节，主一身之气，气舒则脾运得健，胃气和降，悲忧过度则耗伤肺气，则肺失其治节，其调升降、运枢机功能失常，进而影响中焦脾胃升降之机，使中焦气滞，胃失和降。以上各种原因均可影响脾胃的生理功能，致胃腑气机郁结，失于和降，引起本病的发生。

4. 脾胃素虚　脾胃虚弱是本病发作的重要内在因素，先天禀赋不足或长期饮食不节，损伤脾胃，脾失健运，不能运化水谷，则水反为湿，谷反为滞，导致痰、气、湿、热、瘀、饮食阻于胃中，胃失和降，引发或加重本病的发作。

（二）西医

西医认为慢性浅表性胃炎的病因主要有：

1. 感染因素　幽门螺杆菌感染是慢性浅表性胃炎的主要病因，幽门螺杆菌感染后均可导致胃黏膜活动性炎症。

2. 非感染因素　①物理因素：不良生活习惯，吸烟、酗酒，饮食过冷、过热、粗糙刺激食物，均可导致胃黏膜损伤而发生慢性浅表性胃炎。②化学因素：长期服用非甾体抗炎药（阿司匹林、吲哚美辛等），十二指肠液反流，破坏胃黏膜屏障功能，引起慢性浅表性胃炎。

3. 其他　系统性疾病、营养不良、年龄、遗传因素和胃黏膜营养因子（胃泌素、表皮生长因子等）缺乏均可引起慢性浅表性胃炎。

【临床表现】

（一）症状

慢性浅表性胃炎无典型与特异性的临床症状，其症状与病变程度也会表现为不一致性。多数患者表现为反复或持续性中上腹不适、隐痛、钝痛、烧灼痛、饱胀，餐后较重，但无明显节律性。另外有食欲减退、嗳气、反酸、恶心等消化不良症状。伴胃黏膜糜烂者可有少量出血而出现大便潜血阳性或排黑便。病程较久、反复发作者可出现营养不良、贫血等并发症。

（二）体征

慢性浅表性胃炎多无明显体征，或有上腹压痛，轻重不一。

【实验室和其他辅助检查】

（一）血清胃蛋白酶原测定

胃蛋白酶原（pepsinogen，Ⅰ、Ⅱ，PGⅠ、PGⅡ）反映主细胞数量，是反映胃体黏膜泌酸功能的良好指标，慢性浅表性胃炎可正常或轻度降低，萎缩性胃炎则减少。

（二）血清促胃泌素测定

胃泌素 –17（Gastrin–17）是反映胃窦分泌功能的敏感指标，慢性浅表性胃炎患者正常或轻度升高。

（三）幽门螺杆菌（Hp）检测

Hp 感染是导致慢性浅表性胃炎的主要致病因素，Hp 感染与慢性浅表性胃炎的发病率大致平行，其检出率随年龄增长与慢性浅表性胃炎发病率也是一致的。伴有 Hp 感染的慢性浅表性胃炎，经抗菌治疗 Hp 根除后，临床症状和病理学改变也随之好转。因此需要常规检测 Hp。Hp 检测方法分侵入性和非侵入性两类，侵入性检测指通过胃镜检查获取胃黏膜标本的相关检查，包括快速尿素酶试验、胃黏膜组织学检查、Hp 培养和组织 PCR 技术。非侵入检查不通过胃镜检查获取标本，包括血清抗体检测、^{13}C 或 ^{14}C 尿素呼气试验、粪便 Hp 抗原检测。^{13}C 或 ^{14}C 尿素呼气试验为临床常用检测方法。

（四）内镜及病理学检查

慢性浅表性胃炎的诊断主要依靠内镜及病理学检查，尤其判定慢性炎症的程度、炎症的活动性，有无肠上皮化生与异型增生、有无 Hp 感染和排除早期恶性病变具有重要意义。慢性浅表性胃炎的胃镜表现为：黏膜红斑、黏膜出血点或斑块、黏膜粗糙伴或不伴水肿、充血渗出等基本表现，同时可存在糜烂、胆汁反流等征象。病理学检查主要观察浆细胞、淋巴细胞浸润黏膜的程度以及中性粒细胞的出现判定其活动性炎症，对临床治疗、判定转归预后有一定的指导意义。内镜下血红蛋白指数（index of hemoglobin，IHB）测定可判断慢性胃炎的类型、严重程度以及 Hp 感染，提高慢性浅表性胃炎诊断的准确性。

（五）上消化道 X 线钡剂检查

该检查对慢性浅表性胃炎的诊断意义不大，但有助于鉴别诊断。

【诊断要点】

1. 反复或持续出现的中上腹不适、隐痛、钝痛、烧灼痛、饱胀，餐后较重，但无明显节律性。或伴有食欲减退、嗳气、反酸、恶心等消化不良症状。多因情绪波动、劳累过度、气候变化、饮食不慎等因素诱发或加重。体征为反复发作性上腹部压痛，轻重不一。胃镜及胃黏膜活检提示慢性炎症征象。超声及其他检查排除肝胆胰腺疾病。

2. 诊断思路

（1）首先明确慢性浅表性胃炎的诊断：根据患者长期反复发作的上腹胃脘部饱胀疼痛及食欲减退、嗳气、反酸、嘈杂等消化不良症状，结合胃镜及病理组织学检查以明确诊断本病。

（2）其次排除慢性萎缩性胃炎：慢性萎缩性胃炎与慢性浅表性胃炎均常无特异性的临床表现，临床需通过内镜及病理组织学检查排除其诊断。内镜下慢性萎缩性胃炎可见胃黏膜色泽变淡，红白相间以灰白为主，黏膜变薄，皱襞变细，黏膜下血管可见，可有上皮增生或肠化形成的细小颗粒或较大结节，散在糜烂灶，黏膜易出血，黏液量极少或无等表现。病理学可见胃黏膜固有腺体萎缩减少，伴有不同程度的肠上皮化生、上皮内瘤变等病理改变。若怀疑自身免疫性胃炎，结合内因子测定及血清壁细胞抗体检查以明确诊断。

（3）排除特殊类型胃炎：如感染性胃炎、化学性胃炎、巨大肥厚性胃炎、嗜酸性粒细胞性胃炎、放射性胃炎、残胃炎等特殊类型胃炎。

（4）临床上慢性浅表性胃炎常同时合并其他消化系统疾病，如胃食管反流病、反流性食管炎、功能性消化不良、慢性胆囊炎、胆结石、慢性胰腺炎等，应注意鉴别诊断并给予相关干预。另外根据胃癌发生的 Correa 模型（正常胃黏膜→浅表性胃炎→萎缩性胃炎→肠上皮化生→异型增生→胃癌）对慢性浅表性胃炎年龄＞40 岁，或伴有贫血、消瘦、大便潜血试验持续阳性及有胃癌家族史的患者，应定期复查胃镜及检查相关的肿瘤标志物，以动态观察治疗效果及病情进展情况。

【鉴别诊断】

（一）消化性溃疡

消化性溃疡也表现为上腹部疼痛、饱胀、嗳气、烧心、反酸、食欲减退等消化不良症状，但消化性溃疡上腹部疼痛呈周期性与节律性，与进食有关，X 线钡餐及胃镜检查有助于鉴别诊断。

（二）慢性胆囊炎、胆石症

其主要临床表现为反复发作性右上腹部疼痛或胀闷不适，并向右肩胛区或右腰背部放射，进食油腻及高脂肪食物后发作或加剧。体征为右上腹部压痛或叩击痛，莫菲征阳性。当胆囊肿大时，右上腹可扪及囊性包块。超声检查及腹部 X 线平片可以鉴别。

（三）慢性胰腺炎

慢性胰腺炎是由多种原因导致的胰腺组织和功能持续性损害。胰腺可有不同程度的腺泡萎缩或胰管畸形，有部分或广泛的胰腺组织纤维化或钙化，有轻重不一的胰腺外分泌或内分泌功能障碍。临床表现一是由慢性胰腺炎本身引起的腹痛、腹胀等；二是胰腺外分泌功能不全的表现，如腹泻、吸收不良、食欲减退、消瘦等。相关实验室检查及腹部 CT、超声、经内镜逆行胰胆管造影（ERCP）等可明确诊断。

（四）胃癌早期

胃癌或有消化不良症状，随着病情的进展，上腹部疼痛失去规律性，呈进行性加重，伴有明显的食欲减退、体重下降、乏力、贫血等症状。中晚期胃癌可出现上腹部肿块，呈结节状，质地坚实，有压痛。X线钡餐及胃镜、病理组织学检查可明确诊断。

（五）不典型心绞痛

冠状动脉粥样硬化性心脏病引起的心绞痛，一部分患者可出现胃部疼痛等消化道症状，但多伴有心慌、心悸，劳累后发作或加重等。舌下含服硝酸甘油或丹参滴丸可缓解。可做心电图检查以区别。

【治疗】

慢性浅表性胃炎的西医治疗主要是针对病因，遵循个体化原则。治疗目的包括祛除病因、保护胃黏膜、改善症状。同时要改善胃黏膜炎症，以阻止慢性浅表性胃炎的进展，减少或防止胃黏膜萎缩、肠化生、上皮内瘤变和胃癌的发生。

中医认为慢性浅表性胃炎的病机特点为虚实夹杂，寒热交错。虚重在脾胃气（阳）虚；实主要是气滞、血瘀、湿阻等。寒多由饮食生冷，积冷成寒，或素体阳气虚弱，寒从中生；热多由嗜食辛辣酒醴，湿热内蕴，或脾胃阴分不足，阴虚而生内热。慢性浅表性胃炎的中医治疗当须辨证审因，相机立法，投以方药。

（一）西医治疗

1. 一般治疗　慢性浅表性胃炎治疗主要原则是缓解临床相关症状，改善胃黏膜炎症，遵循个体化原则，尽可能针对病因治疗。首先应祛除致病因素，戒烟酒，避免使用对胃黏膜有损害的药物及控制口腔咽部的慢性感染，改变不良饮食习惯，饮食规律、清淡、细嚼慢咽，避免暴饮暴食及刺激性食物。同时应避免长期服用引起胃黏膜损伤的药物，如非甾体抗炎药（NSAIDs）。对胃脘痞闷、嗳气明显的患者少食豆类和奶制品。对无症状 Hp 阴性的慢性浅表性胃炎无需特殊治疗。Hp 感染伴有胃黏膜糜烂活动性炎症患者给予根除 Hp 及对症治疗。

2. 根除 Hp 感染，改善胃黏膜炎症　Hp 感染者给予根除 Hp 治疗，根除 Hp 采用我国第 5 次 Hp 感染处理共识意见，标准四联 Hp 根除方案：质子泵抑制剂 PPI（奥美拉唑、艾司奥美拉唑、兰索拉唑、雷贝拉唑、泮托拉唑、艾普拉唑）加铋剂加两种抗生素（阿莫西林、四环素、甲硝唑、呋喃唑酮、克拉霉素、左氧氟沙星），疗程 2 周。用药期间应注意肝功能、肾功能损害，肾功能不全者慎用铋剂。

3. 对症治疗

（1）促胃肠动力：以上腹饱胀、恶心呕吐为主要症状的患者可加用胃肠动力药以促进胃蠕动，减少反流。促动力药可选用莫沙必利、依托必利、西沙必利等。对伴有胆汁反流者可合用铝碳酸镁，以减轻胆汁反流对胃黏膜的损伤。有胃痉挛者可用解痉剂。

（2）抗酸或抑酸治疗，保护胃黏膜：慢性浅表性胃炎伴有糜烂或出血或以上腹部疼痛、烧灼感症状为主者给予抗酸剂、H_2RA 或 PPI 和胃黏膜保护剂。胃黏膜保护剂（铝碳酸镁、硫糖铝、铋剂、吉法酯、替普瑞酮、瑞巴派特）可改善胃黏膜屏障，促进胃黏膜糜烂愈合。PPI 在慢性浅表性胃炎治疗中具有举足轻重的作用，虽然安全性较高，但仍然存在出现不良反应的风险，如低镁、骨质疏松。长期使用 PPI 可能导致腺息肉、类癌肿瘤的发展，增加社区获得性肺炎、铁和维生素 B_{12} 缺乏、腹泻和慢性肾病的风险。因此在临床使用过程中，要严格把控适应证，综合考虑患者病情、基础病、合并症、危险因素后，制定个体化治疗方案。使用过程中，还应注意药物之间的相互作用，进行定期评估，使患者获得最大的受益。另外对老年和联合用药较多的患者，建议选择药物相互作用风险较小的 PPI。

（3）补充消化酶制剂：对胃酸偏低、餐后饱胀、食欲减退等消化不良症状明显患者，可给予消化酶制剂。如多酶片、胰酶肠溶胶囊、复方消化酶胶囊、复方阿嗪米特肠溶片、米曲菌胰酶片等。

（4）精神心理治疗：常规治疗不效且伴有精神症状者，可进行精神心理治疗，必要时加用抗焦虑抑郁药物。在服用抗焦虑药物期间，要坚持规律用药，定期复诊，调整用药方案，并监测药物不良反应。

（二）中医辨证论治

1. 肝胃不和证

证候特点： 胃脘部胀满作痛，连及两胁，其痛走窜不定，频发嗳气，或呃逆不休，心烦易怒，善太息，或伴有吞酸嘈杂，发病与情志不遂有关。

舌脉： 舌质淡红，苔薄白或薄黄，脉弦。

治法： 疏肝和胃，理气止痛。

推荐方剂： 香苏饮合柴胡疏肝散加减。

基本处方： 醋香附 10g，紫苏梗 15g，陈皮 10g，柴胡 10g，枳壳 12g，白芍 10g，郁金 10g，佛手 10g，海螵蛸 15g，炙甘草 6g。每日 1 剂，水煎服。

加减法： 胃胀气甚加木香、厚朴、砂仁理气和胃；呃逆不休加旋覆花、代赭石、橘皮、竹茹和胃降逆。若见胃脘嘈杂，灼热疼痛，呕吐泛酸，口干口苦，烦躁易怒，舌质红苔黄脉弦数，为肝郁日久化热，治宜疏肝泄热，加黄芩、吴茱萸、牡丹皮、栀子等以清肝泄热，和胃止痛，或改投化肝煎。若兼见食少乏味，嗳气频繁，头晕神疲肢倦，大便不调，舌淡苔白，脉细弦，为脾虚气滞，治宜补中健脾，理气和胃，方用四君子汤合四逆散加减治疗。

2. 脾胃湿热证

证候特点： 胃痛，胃胀，嘈杂不适，胸膈满闷，身重肢倦，不思饮食，恶心呕吐，口中黏腻或口有异味，大便黏滞不畅，小便黄。

舌脉：舌质红，苔黄腻或黄白腻相间，脉濡数或滑数。

治法：清化湿热，宣通壅滞。

推荐方剂：温胆汤加味。

基本处方：半夏 10g，枳壳 12g，竹茹 10g，陈皮 10g，厚朴 10g，黄芩 10g，藿香 10g，佩兰 15g，生薏苡仁 30g，滑石 15g，冬瓜皮 15g，焦三仙 15g。每日 1 剂，水煎服。

加减法：吞酸嘈杂加左金丸、煅瓦楞子、海螵蛸制酸；呕吐加枇杷叶、生姜以和胃止呕；胃痛甚加延胡索、郁金活血止痛；大便不通者加大黄、枳实以行气通便；纳呆加炒鸡内金、谷芽、麦芽以开胃助消。

3. 脾胃虚弱证

证候特点：胃脘胀满或胀痛，进食后胀闷加重或因饮食不慎而引发，或兼见食欲减退，嗳气，泛酸，恶心呕吐，口淡乏味，矢气多，大便溏薄或不畅。此证时轻时重反复发作，可数年不愈，因气恼、劳累、食伤而诱发，出现食滞不化虚中夹实证。

舌脉：舌淡或淡红偏暗，苔薄白，脉细弱或细弦。

治法：补中健脾，和胃止痛。

推荐方剂：香砂六君子汤加减。

基本处方：人参 10g，炒白术 15g，茯苓 15g，陈皮 10g，半夏 10g，木香 10g，砂仁 5g，麦芽 20g，炙甘草 10g，大枣 10g。每日 1 剂，水煎服。

加减法：若脘腹痞满加厚朴、紫苏梗理气除满；大便稀溏，舌苔厚腻为脾虚夹湿加苍术、藿香、佩兰、炒山药、炒薏苡仁以芳香醒脾，化湿止泻；因气恼加重者加木香、乌药、合欢花以疏肝解郁，理气行滞；若兼见纳呆乏味，体倦乏力，头晕眼花，懒言少动，或自汗，便溏或结，或腹部有下坠感，面色少华，舌质淡嫩边有齿痕，舌苔薄白而润，脉见沉细弱为脾胃气虚证，治宜补中益气，健脾和胃，方用补中益气汤加减。

4. 脾胃虚寒证

证候特点： 胃脘隐痛绵绵不断，喜温喜按，肢冷畏寒，便溏，进食寒凉或受寒后发作或加重，或出现泛吐清水，神倦乏力，食欲不振，面色㿠白。

舌脉： 舌质淡胖边有齿痕，脉沉细弱或迟缓。

治法： 温中散寒，健脾和胃。

推荐方剂： 香砂六君子汤合理中汤加减。

基本处方： 太子参 15g，炒白术 15g，茯苓 15g，木香 10g，砂仁 10g，桂枝 10g，陈皮 10g，炮姜 6g，炙甘草 10g。每日 1 剂，水煎服。

加减法： 喜暖畏寒甚加高良姜、吴茱萸温胃散寒；恶心呕吐加半夏、生姜降逆止呕；泛酸加瓦楞子、海螵蛸制酸；便溏加干姜、补骨脂、肉豆蔻温中健脾止泻。若中虚里寒，阳虚不化，食饮水液，停蓄胃脘，舌淡胖苔水滑，脉沉弦，治宜温中健脾，和胃化饮，方用苓桂姜甘汤加减治疗。若兼见倦怠乏力，口淡多涎，喜热饮食，纳少便溏，舌淡苔白，脉沉细弦，治宜温中健脾，益气止痛，方用黄芪建中汤。

5. 寒热错杂证

证候特点： 胃脘胀满疼痛，喜温喜按，同时兼有胃脘灼热，泛酸口苦，恶心呕吐，不思饮食，肠鸣便溏。

舌脉： 舌质淡红，苔薄黄或黄白相间，脉弦细。

治法： 辛开苦降，平调寒热。

推荐方剂： 半夏泻心汤加减。

基本处方： 半夏 10g，干姜 10g，黄连 5g，黄芩 10g，党参 10g，炙甘草 10g，大枣 10g。每日 1 剂，水煎服。

加减法： 泛酸胀满加煅瓦楞子、甘松、苏梗、蒲公英制酸；胀甚嗳气加木香、苏梗、白豆蔻理气和胃；胃中冷者加干姜或肉桂温胃散寒；食少难消加鸡内金、炒谷麦芽消食化滞。

6. 胃阴不足证

证候特点： 胃脘隐痛，进食后饱胀感明显，胃中嘈杂，似饥非饥，食少干呕，口干舌燥，五心烦热，大便干结。

舌脉： 舌红少苔或无苔或有裂纹，脉细数。

治法： 甘寒养阴生津，理气和胃。

推荐方剂： 沙参麦冬汤合益胃汤加减。

基本处方： 沙参 15g，麦冬 15g，生地黄 15g，枇杷叶 10g，石斛 10g，玉竹 10g，天花粉 15g，白芍 10g，炒谷、麦芽各 15g，乌梅 10g，炙甘草 10g。每日 1 剂，水煎服。

加减法： 胃脘胀满加川楝子、白梅花、枳壳、苏梗以理气开郁；大便干结者加火麻仁、紫菀、瓜蒌、黑芝麻、当归、白芍润肠通便；心烦口渴加天冬、知母生津止渴；心烦少寐加酸枣仁、柏子仁、合欢皮安神解郁；胃脘灼痛者加蒲公英、木香清热和胃。肝阴不足，胃液亏耗，伴见口干，舌红光绛少苔，胸胁不舒或疼痛者，用一贯煎加减；阴虚夹湿，见胃脘痞闷灼痛，口干不欲饮，纳呆作呕，舌红苔腻，或见咽干烦躁，大便溏泻不爽，脉濡数，治宜酸甘养阴益胃，佐以燥湿理气，用芍药甘草汤合二陈汤加减；阴虚夹瘀，胃脘灼痛，烦躁易怒，舌红少津或见瘀斑瘀点，舌底脉络迂曲，口干漱水不欲咽，纳少干呕，治宜养阴益胃，活血化瘀，用通幽汤加减。

7. 瘀阻胃络证

证候特点： 胃脘痛有定处，痛如针刺拒按，或大便色黑，滑而易出，口干漱水不欲咽。

舌脉： 舌质紫暗或有瘀斑瘀点，脉沉涩或细弦。

治法： 活血散瘀，理气和胃。

推荐方剂： 失笑散合丹参饮加味。

基本处方： 蒲黄 10g，五灵脂 10g，丹参 20g，檀香 6g，砂仁 5g，延胡索 10g，川楝子 6g，当归 10g，赤芍 10g，桃仁 10g，香附 10g，枳壳 10g，炙甘草 6g。每日 1 剂，水煎服。

加减法： 若兼脘腹两胁胀满者，为气滞血瘀，加三棱、莪术行气活血；嘈杂泛酸者加煅瓦楞子、黄连、吴茱萸制酸；口燥咽干，思水不欲咽加生地黄、玄参、牡丹皮养阴生津；大便下血加炒槐花、炒地榆止血。

（三）中医其他治疗

1. 中成药

（1）气滞胃痛颗粒：疏肝理气，和胃止痛。适用于慢性浅表性胃炎肝郁气滞证，胃脘胀满疼痛，痛无定处，连及两胁，胸闷不舒，因情志不畅诱发加重。5g/次，3次/天。注意事项：本品含行气活血之药，孕妇慎用。

（2）木香顺气丸：行气化湿，健脾和胃。用于慢性浅表性胃炎气滞湿阻证，症见脘腹胀痛，恶心嗳气，纳差食少，口淡不渴，舌淡苔白腻。6g/次，2次/天。注意事项：肝胃郁热之胃痛痞满表现为胃脘胀痛灼热，连及两胁，口干口苦，口渴喜饮，大便干，小便黄，舌红，阴液亏损者慎用。

（3）香砂和胃丸：温中散寒，和胃止痛。适用于脾胃阳虚，湿阻气滞所致的胃脘隐痛不舒，反酸呕吐，不思饮食，胃中似有饥饿感，倦怠乏力，口淡无味，舌淡苔白的患者。6g/次，3次/天。注意事项：手足心热，舌红少苔的胃阴不足者及胃部灼热，舌红苔黄腻的湿热中阻患者慎用。

（4）三九胃泰颗粒：清热燥湿，行气活血，柔肝止痛。用于湿热内蕴，气滞血瘀所致的胃痛及 Hp 阳性，辨证为湿热内蕴的慢性浅表性胃炎。20g/次，3次/天。注意事项：表现为胃脘冷痛、喜温喜按的虚寒性胃痛及胃脘冷痛甚或痛如针刺的寒凝血瘀型胃痛均忌用。

（5）温胃舒颗粒：温中养胃，行气止痛。适用脾胃虚寒所致的胃痛。症见胃脘冷痛，喜温喜按，遇寒加重，食后不舒，纳差，倦怠乏力，舌淡苔白。10g/次，3次/天。注意事项：表现为胃脘胀痛灼热，口干口苦，渴不喜饮，大便臭秽或黏滞不畅，肛门灼热，舌红苔黄腻的湿热中阻型胃痛忌用。

（6）养胃舒颗粒：益气养阴，健脾和胃，行气导滞。用于脾胃气阴两虚所致的胃痛，症见胃脘灼痛，胀闷不适，口干口苦，纳少，消瘦，手足心热，神疲乏力，舌红少苔，脉细弦。10g/次，3次/天。注意事项：表现为胃脘隐痛，喜温喜按，倦怠乏力，手足不温，大便稀溏，舌淡苔白，脾胃虚寒型胃痛忌用。

（7）四磨汤口服液：顺气降逆，消积止痛。用于饮食停滞，胃失和降所致的慢性浅表性胃炎。症见脘腹胀满疼痛，厌食纳差，便秘，舌苔厚腻，脉弦。20mL/次，3次/天。注意事项：脾胃虚弱所致的脘腹胀满，大便不畅慎用。

（8）摩罗丹：和胃降逆，健脾消胀，通络定痛。用于脾胃虚弱，健运失司所致的胃痛，胃胀，痞闷，纳呆，嗳气，烧心等。9g/次，3次/天。注意事项：胃脘胀痛灼热，口干口苦，渴不喜饮，大便臭秽或黏滞不畅，纳呆食少，口中黏腻或有异味，舌红苔黄腻，湿热中阻型胃痛忌用。

（9）荆花胃康胶丸：理气散寒，清热化瘀。用于寒热错杂，气滞血瘀所致的胃部胀闷疼痛，嗳气，反酸，嘈杂，口苦等症。2粒/次，3次/天。注意事项：过敏体质、孕妇忌用。

（10）胃苏颗粒：理气消胀，和胃止痛，用于肝胃气滞所致的胃痛证，症见胃部胀痛，连及两胁，得嗳气或矢气则舒，情绪郁怒则加重，胸闷食少，大便欠畅等。15g/次，3次/天。注意事项：表现为手足心热，舌红少苔的胃阴虚患者忌用。

2. 针灸 针灸治疗可明显增加胃黏膜血流量，从而维持胃内酸碱平衡，促进胃黏膜上皮细胞更新和胃黏膜分泌，抑制胃黏膜损伤，增强机体抗氧化能力，从而促进胃黏膜修复。

常用穴位有中脘、内关、足三里、脾俞、胃俞。肝胃不和加肝俞、太冲、行间、期门、日月；脾胃虚寒加关元、气海；胃阴不足加三阴交；胃络瘀阻加肝俞、膈俞、血海、期门、公孙；脾胃湿热加下脘、天枢、内庭、丰隆。对脾胃虚寒明显的患者可用灸法，其他证型根据虚则补之、实则泻之的原则或补或泻或用平补平泻法。

（四）中西医结合治疗

中西医结合治疗慢性浅表性胃炎较单独中医或西医治疗效果更佳，不良反应少，能较好发挥西药疗效快、中药安全低毒的优势。临床上运用中医辨证治疗与西医辨病相结合，将传统中医的辨证论治与西医的诊断相结合，充分运用现代技术与中医理法方药相融合，达到优势互补，减毒增效的作用，使临床疗效更加显著。

1.辨病与辨证相结合治疗：西医认为慢性浅表性胃炎主要由于不同原因所引起的胃黏膜的炎症，其主要病变为胃黏膜充血、水肿，可伴有局限糜烂或黏膜出血等病理改变。针对此病理变化可选择采用清热消炎、祛腐生肌、保护胃黏膜和止血作用的中药，如黄芩、栀子、连翘、黄芪、茯苓、白芍、白及、延胡索、木香、砂仁、败酱草、鱼腥草、甘草等给予治疗；Hp感染为慢性浅表性胃炎的主要原因，在中医辨证治疗的基础上可选用具有杀菌、抑菌的中药，如蒲公英、虎杖、连翘、半枝莲、仙鹤草、黄连等中草药；对胃动力障碍的患者可选用藿香、白术、香橼、枳实、枳壳、青皮、木香等中药调节胃肠动力。

2.运用西医学理论揭示并阐明中医证的本质与胃黏膜病变关系，针对每个患者具体的辨证并结合胃镜下胃黏膜的功能、形态、结构方面的改变，实行病证合参的个体化治疗。

一般肝胃不和的患者多有抑郁易怒等情志方面、胃运动功能失调、胆汁反流等改变，则给予疏肝和胃、理气止痛与心理疏导抗抑郁、调节胃肠动力、结合胆酸等相结合的治疗；肝胃郁热证多有胃黏膜充血水肿明显，可见糜烂或散在出血点，则给予清肝泄热、和胃止痛与护膜生肌、消炎止血相结合治疗；脾胃湿热证多表现为胃黏膜充血水肿糜烂，多伴有Hp感染，则给予清化湿热、理气和中与抑酸护膜、抗菌消炎相结合治疗；寒热错杂常寒热并见，治疗宜温清并用，以温补辛开健运脾胃，苦降清泄开解郁热与促胃肠动力相结合；脾胃气虚、脾胃虚寒证多表现为胃黏膜炎症缓解，脾胃功能低下，体质虚弱，可给予温中益气健脾、和胃止痛与护膜生肌，增强功能相结合的治疗；胃络瘀阻证胃黏膜多呈颗粒状或结节状，可伴有陈旧性出血，治疗给予理气活血、化瘀止痛与改善微循环相结合的治疗；胃阴不足证常有胃黏膜充血水肿或伴有少许糜烂，则给予养阴健脾、益胃止痛与抑酸消炎相结合治疗。

同时借助纤维胃镜观察，根据胃黏膜的改变，在中医辨证的基础上加用相应的药物治疗。表现为浅表糜烂，充血水肿明显者加入连翘、蒲公英、半枝莲；有出血或陈旧性出血者加入大黄、白及、黄芪、当归、仙鹤草等；胃黏膜呈颗粒状或结节状者加入丹参、半夏、山慈菇、莪术等；胃黏膜苍白者加入黄芪、当归、丹参；胃黏膜分泌物黏稠者加生薏苡仁、冬瓜仁、浙贝母、瓜蒌等。

以上仅是一般规律，针对每个患者要根据中医理论进行具体辨证，同时根据病史及症状，内镜所见及实验室相关检查结果进行辨病，明确每个患者胃黏膜病变和病理改变，进行病证合参个体化中西医结合治疗。

【转归、预后、随访】

慢性浅表性胃炎经积极规范治疗多数患者可好转或痊愈，预后良好，少数患者可能随着疾病的反复发作可出现胃黏膜萎缩或肠上皮化生与上皮内瘤变，严重者可发生胃癌，故对本病应该高度重视，同时进行早期胃癌筛查及内镜治疗。如近期出现进行性加重的消化不良症状、消瘦、黑便、贫血等原发病不能解释的报警症状，应检测相关肿瘤标志物，定期进行内镜及胃黏膜组织病理学检查，可准确判断胃黏膜炎症程度，有无 Hp 感染，同时排除慢性萎缩性胃炎和早期发现恶性病变。

【生活调护】

对慢性浅表性胃炎患者除药物治疗外，合理正确的饮食调摄和生活方式干预对巩固疗效和防止复发起至关重要作用。平素选择易消化食物，少食生冷辛辣之品，避免吸烟、酗酒、咖啡、浓茶等不良生活方式，以免损伤脾胃。避免服用对胃黏膜有损伤的药物如非甾体抗炎药，如必须服用此类药物，应同时应用 PPI 或 H_2RA，以减少对胃黏膜进一步损伤。已有多项研究显示，PPI 是预防和治疗 NSAIDs 相关消化道损伤的首选药物，疗效优于 H_2RA 和胃黏膜保护剂。另外要保持良好情绪，避免精神刺激，适当运动，帮助患者建立治愈本病的信心，树立健康积极的生活态度。

【中西医最新研究进展】

1. Hp 感染对胃黏膜的影响：Hp 感染是慢性浅表性胃炎主要致病因素，大量研究证实，Hp 感染几乎都存在胃黏膜活动性炎症，慢性浅表性胃炎也与 Hp 感染密切相关。Hp 毒力致病因子具有显著的基因多态性，有助于适应宿主的定植环境并且有利于菌株持续感染。Hp 感染早期多表现为慢性浅表性胃炎，感染后一般难以自发清除，如长期感染部分患者可发生胃黏膜萎缩和肠化，甚至异型增生和胃癌，根除 Hp 后可降低胃黏膜炎症水平，改善消化不良症状，阻止胃黏膜病变进一步发展等。因此根据我国最新 Hp 感染处理共识，推荐 Hp 阳性的慢性浅表性胃炎，无论有无症状和并发症，均应进行根除治疗，除非有抗衡因素存在（包括患者伴有某些疾病、社区高再感染率等）。同时根除治疗后所有患者均应在治疗完成至少 4 周后进行尿素呼气试验，评估根除疗效。另外，《幽门螺杆菌胃炎京都全球共识》提出，Hp 胃炎实际是一种传染病，具有明确的传播途径，人群普遍易感。因此根据 Hp 的传染源、传播途径、易感人群而采取相应的预防措施，是预防慢性浅表性胃炎最有效和经济的手段。

2.随着医学发展，在历代医家对慢性浅表性胃炎认识的基础上，现代医家对慢性浅表性胃炎的病因病机及辨证思路研究有了新的认识，为拓宽慢性浅表性胃炎的治疗途径，提高临床疗效提供了丰富的临床经验，经查阅近期相关文献叙述如下：

（1）张学文提出瘀毒致病理论，认为肝郁脾虚是慢性浅表性胃炎的发病基础，饮食不节，邪毒内聚是诱发本病的重要因素，病位在胃，与肝脾关系密切，"毒邪"贯穿疾病始终。治疗上重视脏腑辨证，明辨证候虚实，灵活运用祛邪或扶正祛邪治疗原则。

脏腑虚证多见于脾胃虚弱，治则应健脾和胃；脏腑实证多见于肝气郁滞，治则应疏肝理气。邪气性质多为寒、热、湿、食、瘀，根据病情，合理使用温散、清热、除湿、消食、化瘀之品。邪毒可自外来，也可内生，致病力强，严重危害人体。另外邪毒具有秽浊之性，最易化热化火。针对"毒邪"贯穿疾病全过程这一病机，在具体辨证治疗中，皆应加入解毒之品。所用解毒之品主要为芳香化浊解毒，如草果仁、白蔻仁、藿香、佩兰、石菖蒲等；以及清热解毒，如黄连、黄芩、栀子、连翘、蒲公英、白花蛇舌草等。在治疗过程中，应结合具体辨证，随证变法，如寒者温之、热者清之、湿者燥之、食者消之、瘀者化之。

（2）栗德林治疗慢性浅表性胃炎寒热错杂证的学术思想，提出慢性浅表性胃炎的发生发展的根本原因是脾胃气阴两虚，是贯穿始终的病理变化，逐渐发展可致阴虚加重，瘀血内阻，蕴毒恶变。寒热错杂证是脾胃气阴两虚引发的表现形式，临床最为常见。提出核心病机为"气阴两虚，寒热错杂"，并将"治未病"思想应用于慢性浅表性胃炎的治疗。制定了"辛开苦降，益气养阴"为主针对慢性浅表性胃炎，"活血化瘀"为辅防止进展的治疗方法和预防策略，为临床治疗慢性浅表性胃炎及防治慢性浅表性胃炎到胃癌发展演变提供了新的思路。

（3）临床治疗慢性浅表性胃炎除了要用辛开苦降法针对寒热错

杂证之外，还应重视其产生和发展的根本原因是脾胃气阴两虚，治疗必须固本求源，顾护脾胃气阴，只有标本兼顾，才能提高和巩固慢性浅表性胃炎的治疗效果。又因"久病必瘀"出现瘀血内阻，要同时并用活血化瘀之品，以防止内生瘀血，变生他病。

基于对慢性浅表性胃炎的以上认识，自拟连夏芪麦汤（黄连、半夏、黄芪、麦冬、黄芩、党参、干姜、葛根、丹参、延胡索、枳壳、甘草）。此方以半夏泻心汤为基础化裁，方用半夏、干姜辛温开结散寒，黄芩、黄连苦寒降泄除热，党参、甘草甘温益气补虚，六味相配，寒热并用，辛开苦降，益气补中，调和脾胃，使气得升降，寒热自除，痞满自消。另外加用黄芪补气升清，麦冬养阴生津，葛根升清生津，共奏健脾益气、养胃滋阴之功。脾胃气阴充盛，清升浊降顺畅，邪气难以入侵，痞满自愈。更加丹参凉血活血，延胡索活血行气，枳壳行气宽中，三味合用养血凉血，活血行气，脾胃气血运行顺畅，不致瘀热蕴毒恶变，谙合慢性浅表性胃炎的核心病机及发展趋势。

现代药理研究方中诸药具有调节免疫功能，促进胃黏膜血液循环，调节胃肠道蠕动，抑制胃酸分泌，保护和修复胃黏膜，杀菌，抗病毒作用，使患者临床症状明显缓解，而且胃镜下病理改变也得到明显改善。

（4）李培主张在辨治慢性浅表性胃炎时将中医学辨证论治体系与西医学理化检查指标相结合，全面获得疾病信息，并提出"审机"概念，阐述疾病发生发展的全过程，在病证结合模式的基础上，通过分析病理因素和脏腑病变，最终形成病证兼顾的治疗方案，并针对夹杂证候进行个体化的治疗。如内镜检查提示胃黏膜充血水肿或糜烂，病理提示炎症细胞浸润，Hp（+），症见上腹部疼痛或烧灼感，胸脘痞闷，嗳气等则辨为湿热内蕴兼有邪毒。据此确定益气行滞，运脾除湿，清热解郁，活血化瘀之基础方——理气调中方（柴胡、醋香附、法半夏、太子参、茯苓、白芍、炒白术、炙甘草、黄连、吴茱萸、苍术、陈皮、厚朴、三七粉）。方中太子参、茯苓、白芍、炒白术、炙甘草益气养阴；柴胡、醋香附、半夏理气解郁；苍术、陈皮、厚朴运脾化湿；黄连、吴茱萸解郁清热；三七粉活血定痛，祛瘀生新。是集补、理、化、清、活为一体治疗慢性浅表性胃炎的基本方。

（武汝林）

第六章　慢性萎缩性胃炎

　　慢性萎缩性胃炎（chronic atrophic gastritis，CAG）是慢性胃炎的一种类型，系指胃黏膜上皮遭受反复损害导致固有腺体的减少，伴或者不伴肠腺化生和（或）假幽门腺化生的一种慢性胃部疾病，是重要的胃癌前疾病。该病症状易反复发作，严重影响患者的生活质量。多数患者可无明显临床症状，有症状者主要表现为非特异性消化不良，如上腹部不适、饱胀、疼痛、食欲不振、嗳气、反酸等。慢性萎缩性胃炎患病率随年龄的增长而升高，慢性萎缩性胃炎与幽门螺杆菌（Hp）感染有关，年龄越大者的发病率越高，但其与性别的关系不明显。

　　慢性萎缩性胃炎是一种胃癌癌前状态，1988 年 Correa 首次提出了肠型胃癌（占胃癌 80% 以上）的发病机制，认为胃癌的发展过程（Correa 模式）为正常胃黏膜→慢性非萎缩性胃炎→慢性萎缩性胃炎→肠上皮化生→异型增生→胃癌（肠型）的连续进展。普通正常的胃黏膜反复受到多种刺激后会产生慢性炎症，形成慢性非萎缩性胃炎。非萎缩向萎缩的过程是一个相对比较漫长的过程，而其中幽门螺杆菌（Hp）的感染是非常重要的独立致病因素，一旦出现了萎缩、肠化、异型增生就逐渐出现，最终导致胃黏膜的癌变。早期治疗慢性萎缩性胃炎对预防胃癌具有重要意义。

　　慢性萎缩性胃炎多属于中医学"胃脘痛""痞满""呃逆""反酸""嘈杂"等病证的范畴。

【病因病机】

（一）中医

慢性萎缩性胃炎的病因主要是外感六淫、饮食不节、情志不畅、劳逸不调、素体脾虚、外邪（幽门螺杆菌感染）等因素，损伤脾胃，致运化失司，升降失常。病位主要在胃，与肝、脾关系密切。由于慢性萎缩性胃炎病程较久、反复发作、久病多虚，往往表现为本虚标实、虚实夹杂证，亦有虚寒夹有湿热。在疾病的发展过程中，脾胃虚弱与气滞血瘀互为因果，交错出现，贯穿始终。最常见的包括：

1. 寒邪犯胃 外感寒邪，邪犯于胃，或过食生冷，寒积于中，可致寒凝气滞，不通则痛，尤以脾胃虚寒者更易感受寒邪而发病。

2. 饮食伤胃 饮食不节，过食肥甘，湿热内生，或过饥过饱，食滞不化，损伤脾胃，或恣饮酒浆，湿热蕴结中焦，气机失和。

3. 肝气犯胃 忧思恼怒，气郁伤肝，肝失于疏泄，横逆犯胃，气机郁滞。

4. 脾胃虚弱 素体脾胃虚弱，或劳倦过度，或久病脾胃受伤，可致虚寒中阻。若脾阳不足，寒邪内生，脉络失于温养，则为虚寒胃痛；若胃阴受伤，胃失濡养，则为阴虚胃痛。

（二）西医

西医认为 Hp 感染是慢性萎缩性胃炎最重要的病因。Hp 感染后可出现慢性非萎缩性胃炎、萎缩性胃炎（萎缩、肠上皮化生）、异型增生及癌变。自身免疫功能异常，血和（或）胃液壁细胞抗体和（或）内因子抗体阳性，胃酸和内因子分泌下降，严重者因维生素 B_{12} 缺乏而有恶性贫血表现，表现为以胃体弥漫萎缩为主的慢性萎缩性胃炎，属于自身免疫性胃炎，在我国相对少见。胆汁反流、长期服用非甾体抗炎药（NSAIDs）（包括阿司匹林）等药物和吸烟、乙醇摄入是慢性萎缩性胃炎相对常见的病因。

【临床表现】

慢性萎缩性胃炎的临床表现无特异性，可无明显症状，有症状者主要表现为上腹部不适、饱胀、疼痛等非特异性消化不良症状，可伴有食欲不振、嘈杂、嗳气、反酸、恶心、口苦、便秘或腹泻等消化道症状。患者症状之有无及其严重程度与内镜所见及病理的严重程度并无肯定的相关性。

（一）症状

1.疼痛：一般为中、上腹部隐痛，也可发生在右上腹，多于进食后发作。若伴有慢性胃炎急性发作或者消化性溃疡则疼痛较明显，部分慢性萎缩性胃炎患者可无上腹隐痛。

2.消化不良：多数慢性萎缩性胃炎患者有消化不良证候，如上腹胀满不适（以进食后多见）、恶心、反胃、食欲不振、便秘或腹泻等症状。部分患者可同时存在胃食管反流病，表现为反酸、烧心等。部分患者可存在胆汁反流样表现，如口苦、嗳气、嘈杂。

3.伴有胃黏膜糜烂者，可呈现粪便隐血阳性，出现呕血或黑便者并不多见。因长期食欲不振或少量出血时，可引起缺铁性贫血。胃体萎缩的 A 型慢性萎缩性胃炎易发生恶性贫血，常有全身衰弱、疲软、神情淡漠、隐性黄疸，一般消化道症状较少。

4.消化道外表现：少数患者伴有舌炎、消瘦。部分患者可以合并有健忘、焦虑、抑郁等精神心理症状。

（二）体征

慢性萎缩性胃炎患者无特异性体征，患者可出现上腹部轻度压痛或按之不适感。

【实验室和其他辅助检查】

（一）血清胃蛋白酶原Ⅰ、Ⅱ（pepsinogen Ⅰ、Ⅱ，PGⅠ、PGⅡ）以及胃泌素-17（Gastrin-17）

其有助于判断有无胃黏膜萎缩及萎缩部位。PG 和 Gastrin-17 测定有助于判断萎缩的范围，胃体萎缩者，PGⅠ、PGⅠ/PGⅡ比值降低，血清 Gastrin-17 水平升高；胃窦萎缩者，血清 Gastrin-17 水平降低，PGⅠ、PGⅠ/PGⅡ比值正常；全胃萎缩者则两者均降低。通常使用 PGⅠ ≤ 70g/L 且 PGⅠ/PGⅡ ≤ 3.0 作为慢性萎缩性胃炎的诊断临界值。

（二）血清 Gastrin、维生素 B_{12}、抗壁细胞抗体、抗内因子抗体

自身免疫所致的慢性萎缩性胃炎（auto-immune gastritis，AIG）的主要特点为壁细胞抗体阳性，胃体萎缩而胃窦不受累，胃酸分泌减弱或者缺失，部分患者存在内因子抗体，影响维生素 B_{12} 吸收，导致巨幼细胞性贫血。

（三）幽门螺杆菌（Hp）

Hp 感染是引起慢性萎缩性胃炎最重要的病因，有促进慢性萎缩性胃炎发展为胃癌的作用，建议常规检测。

非侵入性 Hp 检测试验包括尿素呼气试验、粪便抗原试验和血清学试验。尿素呼气试验包括 ^{13}C 尿素呼气试验和 ^{14}C 尿素呼气试验，是临床最常应用的非侵入性试验，操作方便，准确性相对较高。

基于单克隆抗体的粪便抗原试验检测 Hp 准确性与尿素呼气试验相似，在尿素呼气试验配合欠佳人员（儿童等）检测中具有优势。

常规的血清学试验检测 Hp 抗体 IgG，其阳性不一定是现症感染，不能用于根治治疗后复查。

侵入性 Hp 检测试验，胃镜活组织检查（活检），推荐快速尿素酶试验检测 Hp，最好从胃窦和胃体各取 1 块组织进行活检。不推荐快速尿素酶试验作为根除治疗后的评估试验。

活组织病理学检查时行胃黏膜常规染色（HE 染色）就可做出有无 Hp 感染的诊断。也可进一步行特殊染色检查，包括吉姆萨染色、Warthin-Starry 银染色或免疫组织化学染色等。

（四）内镜及病理检查

慢性萎缩性胃炎的诊断包括内镜诊断和病理诊断。而普通白光内镜下判断的萎缩与病理诊断的符合率较低，确诊应以病理诊断为依据。

胃镜下慢性萎缩性胃炎可见黏膜红白相间，以白相为主，皱襞变平甚至消失，部分黏膜血管显露；可伴有黏膜颗粒或结节状等表现。

早期或多灶性萎缩性胃炎的胃黏膜萎缩呈灶性分布。即使活检块数少，只要病理活检显示有固有腺体萎缩，即可诊断为慢性萎缩性胃炎，而不必考虑活检标本的萎缩块数和程度。肠化生范围和肠化生亚型对预测胃癌发生危险性均有一定的价值。异型增生（上皮内瘤变）是最重要的胃癌癌前病变。临床医师可根据病理结果并结合内镜表现，最后做出萎缩范围和程度等诊断。

【诊断要点】

1. 长期反复发作或间断发作上腹部隐痛，腹胀，进食后加重，伴嗳气、恶心、食欲减退、腹泻或便秘，可有上腹部或剑突下深压不适感或深压痛，也有的患者临床症状体征不明显，慢性萎缩性胃炎的确诊主要依赖于内镜检查和胃黏膜活检组织学检查，尤其是后者的诊断价值更大。

2. 诊断思路

（1）对怀疑有慢性萎缩性胃炎的患者应进行胃镜和病理学检查，白光胃镜是判断胃黏膜萎缩的基本方法，采用放大内镜、NBI、共聚焦内镜等内镜新技术，可提高诊断的准确性，最终确定依靠病理检查。

（2）应用胃镜检查进行判断、多处活检病理，以及结合血清 PG 和 Gastrin-17 测定，评估萎缩（及肠化）的程度和范围。

（3）内镜下可采用 Kimura-Takemoto 分型：根据胃镜下萎缩的部位和范围，将慢性萎缩性胃炎分为闭合型（C-Ⅰ——C-Ⅲ）和开放型（O-Ⅰ——O-Ⅲ）（见表 6-1，图 6-1）。萎缩边界是幽门和胃底腺区域之间的边界，萎缩界限从胃窦开始至小弯，未超过贲门者为闭合型（close type，C 型），超过者为开放型（open type，O 型）。每个型再各自分为 3 个亚型：C-Ⅰ、C-Ⅱ、C-Ⅲ型；O-Ⅰ、O-Ⅱ、O-Ⅲ型。黏膜萎缩从 C-Ⅰ 逐步进展到 O-Ⅲ。

表 6-1　Kimura-Takemoto 分型

闭合型		开放型	
C-Ⅰ	萎缩界限局限在胃窦部	O-Ⅰ	萎缩界限刚超过贲门
C-Ⅱ	萎缩界限超过胃角	O-Ⅱ	萎缩界限已经遍及整个胃底
C-Ⅲ	萎缩界限超过胃角接近贲门	O-Ⅲ	萎缩界限延伸到胃体

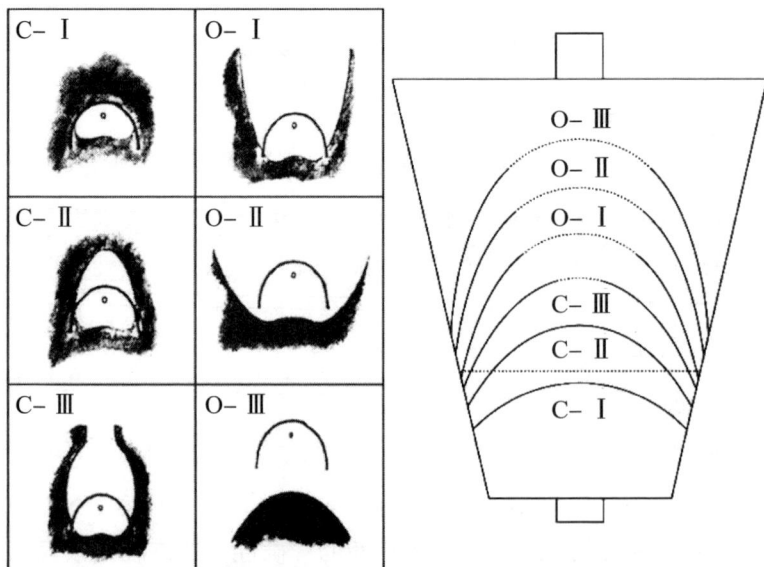

图 6-1　Kimura-Takemoto 分型示意图

（4）评估是否感染 Hp：引起胃黏膜萎缩最重要的病因是 Hp 感染，长期 Hp 感染所致的炎症反应、免疫反应可使部分患者发生胃黏膜萎缩和肠化，Hp 感染患者中慢性萎缩性胃炎、肠化的发生率明显高于阴性者，且 Hp 感染可使肠化发生提前 10 年左右。Hp 感染与胃癌密切相关，1994 年被世界卫生组织列为胃癌的 I 类致癌原。

（5）评估癌变风险：慢性萎缩性胃炎多数稳定，但有一定的癌变概率，有必要对其进行胃癌发生风险评估。结合萎缩程度和范围 ［胃黏膜炎性反应和萎缩程度的分期标准（OLGA）（见表 6-2）、胃黏膜肠化的分期标准（OLGIM）（见表 6-3）、血清 PG 等 ］、Hp 感染状况、危险因素、年龄、胃癌家族史等综合判断，进行风险评估。

表 6-2　胃黏膜炎性反应和萎缩程度的分期标准（OLGA）

萎缩	胃体			
	无	轻度	中度	重度
无	0	I	II	II
轻度	I	I	II	III
胃窦　中度	II	II	III	IV
重度	III	III	IV	IV

表 6-3　胃黏膜肠化的分期标准（OLGIM）

萎缩	胃体			
	无	轻度	中度	重度
无	0	I	II	II
轻度	I	I	II	III
胃窦　中度	II	II	III	IV
重度	III	III	IV	IV

3. 自身免疫所致的慢性萎缩性胃炎（AIG）的特点：病因多为自身免疫或者遗传因素导致，以全身衰弱和贫血为主要表现，而上消化道症状往往不明显，内镜和活组织检查显示胃体黏膜弥漫性萎缩，胃窦黏膜不受累，血清胃泌素明显升高，胃酸分泌减弱或缺失，自身免疫抗体（血清壁细胞抗体和内因子抗体）阳性率达到 90%，恶性贫血发生率达到 90%。

【鉴别诊断】

（一）消化性溃疡

胃和（或）十二指肠球部溃疡有长期反复发作性上腹部疼痛，并有规律性及节律性，疼痛也可在夜间发作，并可伴反酸、烧心等证候。X 线检查可见溃疡龛影，胃镜检查可见到活动期溃疡。

（二）慢性非萎缩性胃炎

临床表现与萎缩性胃炎的表现有一致，症候均不特异，可有上腹部隐痛、腹胀、嗳气、烧心等，无规律性，亦无特殊体征，通过胃镜检查和病理组织学检查可明确诊断。

（三）胃癌

胃癌患者临床多表现为上腹部隐痛、腹胀、嗳气、痞满不适、食欲减退等，老年人或晚期患者出现消瘦、体重下降、消化不良、隐性胃肠道出血等，胃镜检查可见到癌肿病灶。但有 2% ～ 5% 的良性胃溃疡特别是胃角部，较大溃疡中存在胃癌病灶，因此对上述胃溃疡应结合活组织检查，警惕溃疡型胃癌的发生。

（四）慢性胆道系统疾病

慢性胆囊炎、胆石症等均可表现为上腹隐痛，上腹饱胀，嗳气，食欲减退等，但上述症候无明显规律性，且女性多于男性，主要为右上腹隐痛，钝痛或右肩胛区疼痛，右上腹不适或腹胀，进行油煎或多脂食物后加剧。慢性胆囊炎急性发作或结石进入胆囊管或胆总管导致梗阻时，可出现高热、寒战、恶心、呕吐及胆绞痛的典型表现；慢性胆囊炎患者右上腹压痛及叩击痛为重要体征，莫菲征阳性，超声波检查与 X 线胆囊造影可明确诊断。

（五）慢性胰腺炎

由于各种因素造成的胰腺组织纤维化，常伴有钙化、假性囊肿及胰岛细胞减少或胰腺萎缩，表现为胰腺功能的持续性、永久性损害。临床主要表现为腹痛、消瘦、营养不良、脂肪泻，后期可出现腹部包块、黄疸和糖尿病等。CT 检查确定胰腺体积变化、主胰管内结石、胰实质的钙化、主胰管扩张和胰实质萎缩，组织学检查可明确诊断。

【治疗】

慢性萎缩性胃炎的治疗目标是延缓或阻滞病变的进展、降低癌变风险，改善患者的临床症状，改善胃黏膜炎症，延缓进展。对于 Hp 阳性的患者，根除治疗目前仍是慢性萎缩性胃炎和肠化最基本的治疗。根除 Hp 可以逆转或减缓萎缩的进展，虽不能逆转肠化，但可以延缓肠化进展。按照我国 Hp 共识意见，推荐铋剂 +PPI+2 种抗生素组成的四联疗法。

慢性萎缩性胃炎病程较久、反复发作、久病多虚，往往表现为本虚标实、虚实夹杂证。本虚主要是脾胃虚寒，胃阴亏虚为主，邪实重在气滞血瘀、湿热、肝郁。在疾病的发展过程中，脾胃虚弱与气滞血瘀常常互为因果，交错出现，贯穿于整个疾病的始终。中医治疗主要根据辨证论治。

（一）西医治疗

1. 一般治疗　建议慢性萎缩性胃炎患者尽量避免长期大量服用引起胃黏膜损伤的药物（如 NSAIDs），改善饮食和生活习惯（如避免大量饮酒和长期大量吸烟），避免长期过度劳累，在冬春季节尤需注意生活调摄。慢性萎缩性胃炎患者应规律饮食，多食新鲜蔬菜、水果等，优质蛋白质饮食，低盐，少食或忌食腌制、熏烤和油炸等食物。对患者进行科普宣教，保持乐观向上的心态，正确认识慢性萎缩性胃炎的风险，提高监测、随访的依从性。

2. 改善胃黏膜炎症，延缓进展　对于 Hp 阳性的患者，根除治疗目前仍是慢性萎缩性胃炎和肠化最基本的治疗。多项 Meta 分析显示根除 Hp 可以逆转萎缩，虽不能逆转肠化，但可以延缓肠化进展，可明显减缓癌前病变的进展，并可能减少胃癌发生的危险。

补充叶酸、维生素 C、β－胡萝卜素等可作为慢性萎缩性胃炎预防胃癌的方法，但仍有争议。

3. 根治 Hp　根治 Hp 采用我国第五次 Hp 感染处理共识推荐的标准铋剂四联 Hp 根除方案，即质子泵抑制剂（PPI）＋铋剂＋两种抗生素，疗程为 10 ～ 14 天。

Hp 根除治疗后所有患者均应常规行 Hp 复查，评估根除治疗的效果；最佳的非侵入性评估方法是尿素呼气试验（$^{13}C/^{14}C$）；评估应在治疗完成后不少于 4 周进行。

4. 对症治疗

（1）促进胃肠动力、保护胃黏膜：上腹饱胀、恶心或呕吐等为主要症状者可用促动力药，而伴胆汁反流者则可应用促动力药和（或）有结合胆酸作用的胃黏膜保护剂。

促动力药如盐酸伊托必利、莫沙必利和多潘立酮等可防止或减少胆汁反流。而有结合胆酸作用的铝碳酸镁制剂可增强胃黏膜屏障并可结合胆酸，从而减轻或消除胆汁反流所致的胃黏膜损伤。有条件时，可酌情短期应用熊去氧胆酸制剂。

（2）补充消化酶制剂：具有明显的进食相关的中上腹饱胀、纳差等消化不良症状者，可考虑应用消化酶制剂，推荐患者餐中服用，在进食同时提供充足消化酶，以帮助营养物质的消化、缓解相应症状。如米曲菌胰酶片、复方阿嗪米特肠溶片、胰酶肠溶胶囊、复方消化酶胶囊等。

（3）抗酸或抑酸治疗、保护胃黏膜：有胃黏膜糜烂和（或）以上腹痛和上腹烧灼感等症状为主者，可选用胃黏膜保护剂、抗酸剂、H_2RA 或 PPI，对愈合糜烂和消除症状有效。

胃黏膜保护剂如吉法酯、替普瑞酮、铝碳酸镁制剂、瑞巴派特等可改善胃黏膜屏障，促进胃黏膜糜烂愈合。抗酸剂起效迅速但作用相对短暂。奥美拉唑、艾司奥美拉唑、雷贝拉唑、兰索拉唑、泮托拉唑和艾普拉唑等在内的 PPI 抑酸作用强而持久。建议 PPI 的应用需遵循个体化原则，对于长期服用者应掌握适应证、有效性和患者的依从性，并全面评估获益和风险。

5. 精神心理治疗　伴有精神心理因素、睡眠障碍或有明显精神因素者，常规治疗无效和疗效差者，可考虑进行精神心理治疗。慢性萎缩性胃炎患者常见的心理障碍包括丧失治疗信心、恐癌心理及对特殊检查的恐惧等。加强对慢性萎缩性胃炎患者的心理疏导对缓解慢性萎缩性胃炎的发病、减轻症状，提高生活质量有一定的帮助，对改善预后有一定意义。

（二）中医辨证论治

1. 肝胃气滞证

证候特点：胃脘胀满或胀痛，胁肋胀痛，症状因情绪因素诱发或加重，嗳气频作，胸闷不舒。

舌脉：舌淡红，苔薄白或白，齿痕，脉弦细。

治法：疏肝理气，和胃降逆。

推荐方剂：柴胡疏肝散加减。

基本处方：柴胡 12g，白芍 10g，枳壳 10g，川芎 6g，香附 10g，陈皮 10g，佛手 10g，苏梗 15g，炙甘草 6g。每日 1 剂，水煎服。

加减法：偏寒者加高良姜或荜茇温胃散寒；偏热者加川黄连或山栀子清热泻火。嗳气者加柿蒂降逆止呃；胀甚者加广木香、厚朴、砂仁理气除满；吞酸者加浙贝母、乌贼骨、煅瓦楞子制酸；痛甚者加延胡索活血化瘀，理气止痛。

2. 肝胃郁热证

证候特点：胃脘饥嘈不适或灼痛，心烦易怒，嘈杂反酸，口干口苦，大便干燥。

舌脉：舌红，苔黄，脉弦或弦数。

治法：清肝泄热，和胃止痛。

推荐方剂：化肝煎合左金丸加减。

基本处方：牡丹皮10g，栀子10g，青皮10g，陈皮10g，泽泻10g，浙贝母10g，白芍10g，黄连3g，吴茱萸3g，延胡索10g，炙甘草6g。每日1剂，水煎服。

加减法：嘈杂泛酸明显者，加乌贼骨、煅瓦楞子制酸；嗳气频繁者，加旋覆花、广郁金降气止呕，行气解郁。烦躁易怒者，加龙胆草清热泻肝胆火。

3. 脾胃气虚证

证候特点：胃脘胀满或隐痛，餐后加重，倦怠乏力，食少纳呆，四肢不温，大便溏薄。

舌脉：舌淡或有齿痕，苔薄白，脉虚弱。

治法：益气健脾，和胃止痛。

推荐方剂：四君子汤和参苓白术散加减。

基本处方：广木香10g，砂仁5g，陈皮10g，法半夏9g，党参10g，白术10g，茯苓15g，炙甘草6g。每日1剂，水煎服。

加减法：痞满者加香橼、佛手疏肝理气消痞；气短汗出者加炙黄芪温中补气；四肢不温者可加桂枝、当归。

4. 脾胃虚寒证

证候特点：胃脘痛隐隐，绵绵不休，喜温喜按，劳累或受凉后发作或加重，泛吐清水，精神疲倦，四肢倦怠，腹泻或伴不消化食物。

舌脉：舌淡胖，边齿痕，苔白滑，脉沉弱。

治法：温中健脾，和胃止痛。

推荐方剂：黄芪建中汤合理中汤加减。

基本处方：生黄芪 15g，桂枝 10g，白芍 18g，生姜 15g，大枣 4 枚，党参 10g，白术 10g，干姜 3g，茯苓 10g，陈皮 10g，法半夏 9g，广木香 10g，砂仁 3g，炙甘草 6g。每日 1 剂，水煎服。

加减法：胃脘怕冷明显者，加良附丸或肉桂温中散寒；大便稀溏者，加炮姜、炒扁豆、炒薏苡仁健脾止泻。

5. 脾胃湿热证

证候特点：胃脘痞胀或疼痛，口苦口臭，恶心或呕吐，胃脘灼热，大便黏滞或稀溏。

舌脉：舌质红，苔黄厚或腻，脉滑数。

治法：清热化湿，和中醒脾。

推荐方剂：连朴饮加减。

基本处方：黄连 6g，厚朴 10g，法半夏 6g，石菖蒲 6g，茯苓 10g，陈皮 10g，芦根 20g，蒲公英 10g，生薏苡仁 15g，炙甘草 6g。每日 1 剂，水煎服。

加减法：胃痛甚者加延胡索、金铃子、郁金行气止痛；大便不爽者加苍术、白术健脾燥湿；恶心呕吐者加枳实、竹茹、生姜化痰止呕；纳呆者加鸡内金、谷芽、麦芽消食和中，健脾开胃。

6. 胃阴不足证

证候特点：胃脘痞闷不适或灼痛，饥不欲食或嘈杂，口干，大便干燥，形瘦食少。

舌脉：舌红少津，苔少，脉细。

治法：养阴和胃，理气止痛。

推荐方剂：一贯煎合芍药甘草汤加减。

基本处方：北沙参 10g，麦冬 10g，生地黄 30g，枸杞子 12g，当归 10g，白芍 10g，香橼皮 10g，佛手 10g，鸡内金 10g，炙甘草

6g。每日 1 剂，水煎服。

加减法：嘈杂似饥，饥不欲食者，加左金丸泻火和胃；口干甚、舌红赤者加天花粉、石斛清热生津，滋养胃阴；大便干结者加枳实、全瓜蒌、火麻仁行气润肠通便；纳呆者加谷芽、麦芽、乌梅、山楂生津消食健胃。

7. 胃络瘀血证

证候特点：胃脘痞满或痛有定处，胃痛拒按，黑便，面色暗滞。

舌脉：舌质暗红或有瘀点、瘀斑，脉弦涩。

治法：理气活血，化瘀止痛。

推荐方剂：失笑散合丹参饮加减。

基本处方：五灵脂 10g，蒲黄 10g，丹参 15g，檀香 5g，砂仁 5g，三七粉 3g（冲服），延胡索 10g，郁金 10g，枳壳 10g，炙甘草 6g。每日 1 剂，水煎服。

加减法：大便色黑者，加白及、血余炭收敛止血化瘀。气短、乏力者可加黄芪、党参补中益气健脾。

（三）中医其他治疗

1. 中成药　中成药对于逆转、减缓萎缩进展有一定疗效。

（1）胃复春：健脾益气，活血解毒。用于胃癌癌前病变，属脾虚气滞或胃络瘀阻证，4 片 / 次，3 次 / 天。

（2）摩罗丹：和胃降逆，健脾消胀，通络定痛。适用于慢性萎缩性胃炎症见胃痛、胀满、纳呆、嗳气等症。55 ～ 110 颗 / 次，3 次 / 天。

（3）荆花胃康胶丸：理气散寒，清热化瘀。适用于寒热错杂，气滞血瘀所致的胃脘胀闷疼痛、嗳气、反酸、嘈杂、口苦。2 粒 / 次，3 次 / 天。

（4）气滞胃痛颗粒：疏肝理气，和胃止痛。适用于肝郁气滞，胸痞胀满，胃脘疼痛。1 袋 / 次，3 次 / 天。

（5）温胃舒胶囊：温中养胃，行气止痛。适用于脾胃虚寒所致胃痛，症见胃脘冷痛、腹胀嗳气、纳差食少、畏寒无力；慢性萎缩性胃炎、慢性非萎缩性胃炎（CNAG）见上述证候者。3 粒 / 次，2次 / 天。

（6）小建中胶囊：温中祛寒，缓解止痛。适用于脾胃虚寒证，见脘腹疼痛，喜暖喜按，嘈杂吐酸，食少，心悸。2 ～ 3 粒 / 次，3次 / 天。

（7）养胃舒胶囊：扶正固体，滋阴养胃，调理中焦，行气消导。用于胃热型慢性萎缩性胃炎所引起的胃脘灼热胀痛，隐隐作痛，手足心热，口干，纳差，消瘦等症。3 粒 / 次，2 次 / 天。

（8）枳术宽中胶囊：健脾和胃，理气消痞。适用于胃痞（脾虚气滞），症见呕吐、反胃、反酸等，3 粒 / 次，3 次 / 天。

（9）胃苏颗粒：理气消胀，和胃止痛。适用于气滞胃痛证，症见胃脘胀痛，窜及两胁，得嗳气或矢气则舒，情绪郁怒则加重，胸闷食少，排便不畅等症，1 袋 / 次，3 次 / 天。

（10）虚寒胃痛颗粒：益气健脾，温胃止痛。用于脾胃虚弱所致胃痛，症见胃脘隐痛、喜温喜按、遇冷或空腹加重；十二指肠球部溃疡、慢性萎缩性胃炎见上述证候者。1 袋 / 次，3 次 / 天。

2. 针灸　针灸治疗可以改善免疫功能，调节中枢神经通路，调节胃肠激素，增加胃血流量，调节细胞因子，增加胃动力，控制胃酸分泌，改善炎症反应，调节细胞增殖和凋亡，增强胃黏膜屏障，是临床上有效治疗慢性萎缩性胃炎的方法之一，对慢性萎缩性胃炎的症状改善有作用。用温针配合艾灸，可有效地缓解慢性萎缩性胃炎脾胃虚寒证患者的症状，提高生活质量。

针灸治疗常用取穴有足三里、中脘、胃俞、脾俞、内关等。

（1）实证：肝胃气滞加肝俞、太冲、期门；伴郁热加天枢、丰隆。

（2）虚证：脾胃虚弱者加梁丘、气海；胃阴不足者加三阴交、太溪；脾胃虚寒重者，可灸上脘、中脘、下脘、足三里；兼有恶心、呕吐、嗳气者，加上脘、膈俞；痛甚加梁门、公孙；消化不良者加合谷、天枢、关元、三阴交；气滞血瘀证加太冲、血海、合谷；气虚血瘀证加血海、膈俞等。兼有实证者用针刺，虚证明显者用灸法；虚实夹杂，针灸并用。

（四）中西医结合治疗

中西医结合改善慢性萎缩性胃炎较单纯西医治疗有优势，中西医结合治疗慢性萎缩性胃炎是符合中国国情的治疗模式，也是今后发展的必然趋势。

1. 西医理论，中药治疗　慢性萎缩性胃炎是固有腺体减少，伴或不伴有肠上皮化生和上皮内瘤变等胃癌前病变，可选用具有逆转萎缩和癌前病变作用的中成药，如胃复春、摩罗丹、三九胃泰等进行治疗，或根据病情辨证选药组方个体化治疗。

另外，Hp 阳性的慢性萎缩性胃炎患者，在中医辨证论治基础上，可选用黄连、连翘、败酱草、蒲公英、半枝莲、白花蛇舌草、乌梅、仙鹤草等具有较好的抑菌和杀菌作用的中药。

针对胃动力障碍或胆汁反流者，可选用枳实、白术、莱菔子、藿香、广木香、香橼、香附、青皮等具有调节胃肠道动力作用的中药。

针对病理方面伴有肠上皮化生和上皮内瘤变等癌前病变者，可选用白花蛇舌草、半枝莲、半边莲、藤梨根等具有抗肿瘤作用的中药。

2. 中医理论，西医治疗　慢性萎缩性胃炎属中医学"胃脘痛""痞满"等范畴，多又肝郁气滞、肝郁化火、湿浊内阻致郁热、虚热、湿热等证所引起，可按中医辨证论治给予中药治疗；也可按中医"证"的本质内涵给予西药治疗：

肝郁证即肝疏泄情志的功能障碍，可给予心理疏导或酌情应用抗抑郁药治疗。

痞满气滞证即胃运动功能失调，给予胃肠运动调节剂或促胃肠动力剂。

热证指胃黏膜炎症活动、充血水肿糜烂明显，或有 Hp 感染，可给予抑酸剂、黏膜保护剂、根除 Hp 三联或四联疗法，也可在应用中成药基础上，联合应用西药，如荆花胃康胶丸联合三联疗法等。

3. 病证合参，中西医结合治疗　根据中医证型与胃黏膜病变关系，进行病证结合治疗，对每个患者要进行具体的辨证与辨病，实行病证合参个体化治疗。

肝郁气滞证常有抑郁易怒等情志变化、胃肠运动功能失调、胆汁反流等改变，可给予疏肝解郁、理气导滞与心理疏导抗抑郁、调节胃肠动力、结合胆酸等相结合的治疗。

肝胃郁热证胃镜下多有胃黏膜充血水肿，可见糜烂或散在出血点，可给予清肝泄热、和胃止痛与护膜生肌、消炎止血相结合的治疗。

脾胃湿热证胃镜下胃黏膜多有显著充血水肿糜烂和 Hp 感染，可给予清热化湿、和中醒脾与抑酸护膜、抗菌消炎相结合的治疗。

胃络瘀阻证胃镜下胃黏膜常见萎缩、癌前病变和陈旧性出血，给予理气活血，化瘀止痛与改善微循环、抗癌止血相结合的治疗。

脾胃虚弱证胃镜下见胃黏膜炎症缓解，胃肠功能低下，体质虚弱，给予温中健脾，和胃止痛与护膜生肌、增强功能相结合的治疗。

胃阴不足证胃镜下胃黏膜常有充血水肿或兼少许糜烂及萎缩性病变，给予养阴健脾、益胃止痛与抑酸消炎、逆转萎缩相结合的治疗。

对每个患者要根据具体辨证，按病史症状、内镜病理和实验室检查结果进行辨病，病证合参进行个体化的中西医结合治疗。Hp 阳性的慢性萎缩性胃炎患者，可采用中医辨证施治联合西药三联、四联疗法，在临床症状、胃镜和病理等方面提高临床疗效。

【转归、预后、随访】

慢性萎缩性胃炎的进展和演变受多种因素影响，伴有上皮内瘤变者发生胃癌的危险性有不同程度的增加。反复或持续 Hp 感染、不良饮食习惯等均为加重胃黏膜萎缩和肠化生的潜在因素。水土中含过多硝酸盐，微量元素比例失调，吸烟，长期饮酒，缺乏新鲜蔬菜、水果和所含的必要营养素，经常食用霉变、腌制、熏烤和油炸食物等快餐食物，过多摄入食盐，有胃癌家族史，均可增加慢性萎缩性胃炎的患病风险或加重慢性萎缩性胃炎甚者癌变的可能。

慢性萎缩性胃炎常合并肠化生，少数出现上皮内瘤变，经历长期的演变后少数病例可发展为胃癌。慢性萎缩性胃炎绝大多数预后良好，少数可癌变。目前认为慢性萎缩性胃炎若早期发现，及时积极治疗，尤其是 Hp 阳性的慢性萎缩性胃炎患者，根除 Hp 可以逆转萎缩，虽不能逆转肠化，但可以延缓肠化进展。根除 Hp 可明显减缓癌前病变的进展，并可能降低胃癌发生的风险。

中重度慢性萎缩性胃炎有一定的癌变率。活检有中重度萎缩并伴有肠化生的慢性萎缩性胃炎患者 1 年左右随访 1 次，不伴有肠化生或上皮内瘤变的慢性萎缩性胃炎患者可酌情行内镜和病理随访。伴有低级别上皮内瘤变并证实此标本并非来于癌旁者，根据内镜和临床情况缩短至每 6 个月左右随访 1 次；而高级别上皮内瘤变需立即确认，证实后行内镜下治疗或手术治疗。

【生活调护】

1. 精神调护　情志失调是慢性萎缩性胃炎发病的一个重要因素。慢性萎缩性胃炎患者常因该慢性病病程长、反复发作和恐"癌"心理而焦虑紧张，对此应对患者进行有关慢性萎缩性胃炎治疗方法、病情发展、预后等常识教育，耐心疏导。嘱患者尽量保持心情舒畅，避免不良情绪的刺激，必要时可向心理医师咨询。

2. 饮食调护　合理的饮食调养，不但能辅助药物治疗，还能保证患者有足够的营养，使体质得到加强。叮嘱患者饮食适量，避免暴饮暴食或过饥过饱，按时进餐，温热适当，避免过凉过烫，保证食物新鲜洁净，禁食不洁、过夜变质、陈腐、腌制、熏制食品。忌食煎炸、辛辣、油腻食物，戒酒，忌浓茶、碳酸饮料等。

3. 生活调护　注意起居调护，运动适量，劳逸适度，按时休息，保证充足的睡眠，注意保暖，避风寒，戒烟，慎服对胃有刺激的药物（如非甾体抗炎药等）。

【中西医最新研究进展】

1. Hp 感染对胃黏膜的影响

（1）Hp 感染是一种感染性疾病，是我国胃癌的主要病因，是胃癌最重要的、可控的危险因素。肠型胃癌（占胃癌绝大多数）发生模式为：正常胃黏膜→浅表性胃炎→萎缩性胃炎→肠化生→异型增生→胃癌，已获得公认。Hp 不是一种人体共生细菌，更不是益生菌，除非有抗衡因素，对所有的感染者均应予以根治。研究证实，除非采取主动干预措施，Hp 感染不会自行消除。

（2）根除 Hp 可改善胃黏膜炎症反应，阻止或延缓胃黏膜萎缩、肠化的发生和发展，部分逆转萎缩，但难以逆转肠化生。在胃萎缩和（或）肠化生前根除 Hp，消除了炎性反应，胃黏膜不再发生萎缩和（或）肠化生，阻断了 Correa 模式"肠型胃癌演变"进程，几乎可完全消除肠型胃癌发生风险。已发生胃黏膜萎缩和（或）肠化生者根除 Hp，可延缓胃黏膜萎缩、肠化生的进展，也可不同程度降低胃癌的发生风险。最佳的干预时间为胃癌前变化（包括萎缩、肠化生和上皮内瘤变）发生前。

（3）Hp 感染可导致胃黏膜炎症，内镜下有相应表现，Hp 根除可减轻胃黏膜炎症，改善胃癌前病变，可降低胃癌发生风险。

根除 Hp 感染越早，对胃黏膜的获益越大。根除 Hp 可预防胃癌，但仍难以幸免，需注意根除后胃癌的识别。

2. 血清胃蛋白酶原（Ⅰ和Ⅱ）、促胃液素 -17 和 Hp 抗体等一组血清学试验联合检测，已被证实可筛查胃黏膜萎缩，包括胃窦或胃体黏膜萎缩，被称为"血清学活组织检查"。胃黏膜萎缩特别是胃体黏膜萎缩者是胃癌发生高危人群，非侵入性血清学筛查与内镜检查结合，有助于提高胃癌筛查效果。

3. 在胃黏膜发生萎缩和（或）肠化生前根除 Hp 几乎可完全预防肠型胃癌发生，但已发生胃黏膜萎缩和（或）肠化生时根除 Hp 就不足以完全消除这一风险，因此需要对这些个体进行随访。OLGA 或 OLGIM 分级分期系统能反映慢性胃炎患者胃黏膜萎缩程度和范围，有利于胃癌风险分层，Ⅲ期和Ⅳ期的高风险个体需要定期内镜随访。

4. 中药治疗：某些中药提取物被发现可以通过抑制一氧化氮、前列腺素 E2、环氧合酶 -2、TNF-α、IL-6 和 IL-1β 有效地显示出抗炎活性，缓解消化道症状，逆转癌前病变。治疗主药包括太子参、茯苓、白术、甘草、浙贝母、海螵蛸、大腹皮、枳壳、紫苏梗、白花蛇舌草、半枝莲、醋莪术，方剂的制定应注重补气化瘀、活血化瘀、清痰化浊、清热解毒。

5. 西药治疗

（1）叶酸：既往研究认为叶酸治疗胃癌前状态能使抑癌基因 p53 表达明显升高，Bcl-2 癌基因蛋白的表达下降，即叶酸通过增强癌前病变上皮细胞的凋亡而预防胃癌发生。我国慢性胃炎共识中指出对于部分体内低叶酸水平者，适量补充叶酸可改善慢性萎缩性胃炎组织病理学状态而减少胃癌的发生。

（2）替普瑞酮：替普瑞酮为萜烯类化合物，是应用于临床的胃黏膜保护剂，具有明显改善胃黏膜病变、组织修复、抗溃疡的作用，且不影响胃部的正常生理功能。药理研究表明，替普瑞酮可以增强胃黏膜保护能力，加速胃黏膜修复，第一种途径是通过提高花生四烯酸的合成，促进内源性前列腺素的合成，间接保护胃黏膜；第二种途径是促进胃黏液的分泌，提高黏膜上皮细胞的复制能力，加快胃黏膜的修复，直接保护胃黏膜。丰艳以110例慢性萎缩性胃炎患者为研究对象，对照组给予三联疗法及叶酸治疗，观察组在三联疗法及叶酸治疗基础上给予替普瑞酮，结果各项指标观察组均优于对照组，能够明显改善胃黏膜的病理情况。证实了替普瑞酮联合三联疗法及叶酸治疗慢性萎缩性胃炎能够很好地发挥药物间的协同作用，减少胃黏膜组织异型增生，对增强胃黏膜的分泌功能、促进损伤的胃黏膜的修复具有积极的治疗意义，且通过调整紊乱的胃肠激素水平、SIL-2R水平、T细胞亚群，恢复胃肠功能和机体免疫功能。文玉龙观察胃复春联合替普瑞酮治疗慢性萎缩性胃炎有较好疗效，可作为慢性萎缩性胃炎较为理想的联合用药方案。

（3）选择性环氧合酶-2抑制剂：选择性环氧合酶-2（COX-2）抑制剂（如塞来昔布）可能具有一定减缓癌前状态发展的作用，但尚无证据支持人群的大规模使用。一项包括52161例胃癌高危患者的回顾性研究表明，长期使用NSAIDs（包括阿司匹林）可降低相关胃癌发生率，推测环氧合酶抑制剂可通过抑制与癌症相关的前列腺素、细胞因子和血管生成因子，从而降低癌变发生率。目前尚无高质量的前瞻性试验确定环氧合酶抑制剂对癌前状态有抑制作用。选择性环氧合酶-2抑制剂预防胃癌发生的作用也未得到证实，仍需进一步研究确定环氧合酶-2抑制剂（如塞来昔布）在药物干预癌前状态中的作用。

（邓晋妹）

第七章　胃癌前病变

胃癌前病变（Precancerous lesions of gastric cancer，PLGC）是指一类容易发生癌变的胃黏膜病理组织学变化，即胃黏膜的异型增生和肠上皮化生，主要伴存于慢性萎缩性胃炎。是一个病理学概念，由世界卫生组织提出，包括肠上皮化生（Intestinal Metaplasia，IM）和异型增生（Dysplasia，Dys），是胃癌转化的关键节点。胃癌的发生是多阶段的，医学界广泛认可这种由慢性浅表性胃炎→胃黏膜萎缩→肠上皮化生→异型增生→胃癌的发病模式。异型增生也称上皮内瘤变。据最新数据显示，73% 的胃癌病例发生于亚洲，47% 的胃癌病例发生在中国，胃癌是全球第二大癌症致死病因，仅次于肺癌。胃癌在我国常见恶性肿瘤中发病率排列第 2，致死率排列第 3，严重威胁着人们的健康，故尽早阻断或逆转胃癌前病变的发生发展对于预防胃癌和降低胃癌发病率具有重要意义。该病具有起病隐匿、病程长、症状无特异性的特点，有症状者主要表现为胃脘痞满不适、胀闷、痛或不痛、嗳腐吞酸、食少、纳呆、乏力、大便不正常等症状。患病率随年龄的增长而升高，年龄越大者的发病率越高，但其与性别的关系不明显。

中医学尚无胃癌前病变这一病名，根据其临床证候，可将其归属于中医学中的"胃脘痛""嘈杂""反酸""呃逆""胃痞""呕吐"等脾胃系病证范畴。

【病因病机】

（一）中医

胃癌前病变的病因与饮食习惯、外邪侵袭、情志不调及先天禀赋等危险因素有密切关系。胃癌前病变的病机属本虚标实，虚实夹杂，脾胃虚弱，运化无力，则水、食、气、血停而为湿、为积、为滞、为瘀、为毒，瘀毒为重要致病因素及病理产物。胃癌前病变脾虚为本，标实有血瘀、气滞、毒邪、痰凝、湿阻等，其中血瘀为常见证型，是一种虚实相兼、寒热错杂之病证，病变主要累及脾、胃、肝。在胃癌前病变发展及演变的过程中，内外之邪共同作用于人体，由虚致瘀，在脾胃气阴两虚基础之上，邪气积聚（气滞、湿阻、痰结、毒聚），瘀血内生，致痰瘀错杂，从而形成虚实夹杂，使病情循环往复，迁延难愈。

外感邪气、情志不遂、饮食失节、药物伤中等因耗损脾胃，中焦气机失调，运化无力，气、血、津液化生乏源，致胃腑失养，胃黏膜失润，久之则变薄成萎；同时脾虚运化水谷精微失职，日久生湿浊、痰饮，甚或无力推动血液运行，于胃黏膜内积聚成湿浊痰瘀等病理产物，日久则成肠上皮化生、胃上皮内瘤变等胃癌前病变。胃癌前病变最常见病因包括：

1. 饮食习惯 饮食的饥饱不调，恣意嗜食肥甘厚腻和寒热五味偏嗜之品、烟酒辛辣等刺激性食物，俱损伤脾胃，致运化失司、饮食停滞、尽吐而出或久而蕴成癥瘕积聚，从而可能导致胃癌前病变的发生，增加了胃癌发生的可能性。

2. 外邪侵袭 外邪侵袭，风、寒、暑、湿、燥、火太过，侵袭人体，久滞不去，脾胃升降失常，运化失司，积聚成块。六淫常兼夹杂至，内生痰湿、瘀血等病理产物，阻滞气机，导致机体微环境平衡失调，产生易生癌变的肿瘤微环境。

3. 情志不调 情志失调，忧思伤脾，气滞郁结，致脾胃升降失调，水谷运化不畅，使进食难下或食入反吐。情志失常同时也易伤肝、脾二脏，恼怒伤肝，肝火横逆犯胃，脾胃气机升降失调，气机搏结，合兼夹病邪，发病积聚。平素情志不畅，不仅降低了生活质量，还增加了胃癌前病变的发生率，并可促进胃癌进展，导致病死率升高。

4. 先天禀赋 禀赋强者，正气充足；禀赋弱者，正气亏虚。遗传因素是胃癌的重要发病因素，也是防治胃癌前病变的重点之一。有胃癌家族史人群的胃癌患病风险增加。

（二）西医

胃癌前病变的形成是一个多因素、多阶段、多基因作用的复杂过程，是一种长期发展逐渐演变的进行性疾病，西医学认为胃癌前病变病因及发病机制主要涵盖以下几个方面：幽门螺杆菌感染、胆汁反流、免疫因素、年龄因素等。而 Hp 感染可造成胃黏膜的损伤，是引发胃上皮内瘤变甚至癌变的重要病理因素。

1. Hp 感染 大量的研究调查发现，Hp 感染是引起慢性萎缩性胃炎的重要原因之一，也是导致慢性萎缩性胃炎恶变的原因之一。Hp 是一种需氧革兰阴性杆菌，主要通过定植在胃黏膜上起致病作用，目前研究发现胃黏膜肠上皮化生与 Hp 感染呈正相关。李志茹等对 101 例慢性萎缩性胃炎患者的 Hp 感染总检出率为 66.34%，其中活动性炎症占 82.14%，异型增生占 76.32%。Hp 的检出率越高，其胃镜下胃黏膜损伤程度也越严重。有研究表明，根除 Hp 可延缓或阻止胃黏膜萎缩和（或）肠化生发生、发展。根除 Hp 可使部分患者的胃黏膜萎缩逆转，最终使胃癌前病变的状态得到改善。

2. 胆汁反流 胆汁反流对胃黏膜具有非特异性的病理损害作用，可诱导肠化生的形成，在胃癌的发生发展中起着重要的作用。当机体幽门括约肌出现松弛时，十二指肠内的胆汁可反流进入胃内，刺激胃炎的发生或加重，同时胆汁内的脱脂酸卵磷脂对胃黏膜有损伤的作用，引起胃黏膜细胞的破坏，继发萎缩性胃炎，成为胃癌前病变的危险因素。长期胆汁反流可促使胃黏膜柱状上皮和鳞状上皮增生，逐渐导致胃癌前病变的发生。

3. 免疫因素 慢性萎缩性胃炎患者目前已发现有三种自身免疫

抗体即壁细胞抗体（PCA）、内因子抗体（IFA）及胃泌素分泌细胞抗体（GCA）。A 型即自身免疫性胃炎，是发生在自身免疫基础上以胃体的黏膜炎症和萎缩为病理特征的胃炎。其病理特征表现为胃体部位弥漫性萎缩，而胃窦部基本正常，PCA 检测呈阳性。当致病因子侵入后，壁细胞抗原释出，引起迟发型细胞免疫反应，再发生体液免疫，从而造成壁细胞的破坏，胃黏膜萎缩。

4. 年龄因素　刘京运等研究表明慢性萎缩性胃炎的发病率与年龄呈正相关，在不同人群中，老年人的患病率最高，且萎缩及肠上皮化生程度最严重。

【临床表现】

胃癌前病变是一个病理学概念，作为一种病理诊断与临床症状无必然相关性，可以完全没有任何临床症状，亦可出现胃脘痞满不适、胀闷、痛或不痛、嗳腐吞酸、食少、纳呆、乏力、大便不正常等症状，患者症状之有无及其严重程度与内镜所见及病理的严重程度并无肯定的相关性。

（一）症状

本病可有胃脘痞满不舒（或胃脘隐痛）、嗳腐吞酸、纳差食少、乏力、大便溏、口干等症状。部分患者可以合并有焦虑、抑郁等精神心理症状。

（二）体征

本病无特异性体征，患者可出现上腹部轻度压痛或按之不适感。

【实验室和其他辅助检查】

（一）血清胃蛋白酶原Ⅰ、Ⅱ和胃泌素 -17

血清胃蛋白酶原Ⅰ与胃蛋白酶原Ⅱ比值（pepsinogen Ⅰ to pepsinogen Ⅱ ratio，PGR）和胃泌素 -17 有助于判断胃黏膜萎缩的范围和程度。PGR 和胃泌素 –17 联合检测已被证实可用于筛查胃黏膜萎缩，包括胃窦或胃体黏膜萎缩，被称为"血清学活检"。胃黏膜萎缩特别是胃体黏膜萎缩者，是胃癌的高危人群，非侵入性血清学筛查与内镜检查结合有助于提高胃癌筛查效果。

（二）幽门螺杆菌

对于慢性萎缩性胃炎、肠化生和异型增生，建议常规检测 Hp 感染，可采用尿素呼气试验、组织学或血清学检测方法。Hp 感染可引起慢性活动性胃炎，在胃黏膜萎缩和肠化生的发生和发展中也起重要作用。Hp 感染是目前预防胃癌最重要的可控危险因素。

（三）内镜和病理检查

内镜及内镜下活组织检查是目前诊断胃癌前病变的金标准，胃镜下可见亚甲蓝染色呈阳性及黏膜粗糙不平等表现。组织病理检查主要表现为胃部黏膜异型增生，包括细胞异型性、结构紊乱和分化异常，可分为轻度、中度、重度。

传统白光胃镜对早期胃癌的检查缺乏特征性，在传统的白光内镜基础上改良的化学染色内镜提高了病理组织监测的阳性率，并能准确地反映病变的范围和程度，奠定下一步手术的成功率。电子染色内镜是电子染色与内镜的结合，对黏膜的萎缩程度判断得更加准确，不仅可鉴别既有黏膜病变的良、恶性，还可预判出未来恶性病变的边界和范围。

【诊断要点】

长期反复发作或间断发作胃脘痞满不舒（或胃脘隐痛）、嗳腐吞酸、纳差食少、乏力、大便不正常、口干等，部分患者合并有焦虑、抑郁等精神心理症状，可有上腹部或剑突下深压不适感或深压痛，也有患者临床症状体征不明显，胃癌前病变主要依赖于内镜检查和胃黏膜活检组织学检查，尤其是后者的诊断价值更大。

（一）诊断标准

胃癌前病变是指一类容易发生癌变的胃黏膜病理组织学变化，即胃黏膜的异型增生和肠上皮化生，主要伴存于慢性萎缩性胃炎，诊断依靠胃镜及病理检查。而内镜下判断的萎缩与病理诊断的符合率较低，确诊应以病理诊断为依据。

1. 内镜诊断标准　慢性萎缩性胃炎可见黏膜红白相间，以白相为主，皱襞变平甚至消失，部分黏膜血管显露；可伴有黏膜颗粒或结节状等表现。

2. 病理诊断标准

（1）萎缩：萎缩是指胃固有腺体的减少，分为两种类型：①化生性萎缩：胃固有腺被肠上皮化生腺体或被假幽门化生腺体替代；②非化生性萎缩：胃固有腺被纤维或纤维肌性组织替代，或炎性细胞浸润引起固有腺数量减少。

萎缩程度以胃固有腺减少各 1/3 来计算。轻度：固有腺体数减少不超过原有腺体的 1/3；中度：固有腺体数减少介于原有腺体的 1/3～2/3 之间；重度：固有腺体数减少超过 2/3，仅残留少数腺体，甚至完全消失。局限于胃小凹区域的肠上皮化生不能计入萎缩。黏膜层出现淋巴滤泡的区域不用于评估萎缩程度，应观察其周围区域的腺体情况来决定。所有原因引起黏膜损伤的病理过程都可造成腺体数量减少，如活检取自溃疡边缘，腺体减少不一定代表萎缩性胃炎。标本过浅未达黏膜肌层者可参考黏膜层腺体大小和密度以及间质反应情况推测是否萎缩，同时加上取材过浅的评注，提醒临床医师仅供参考。

早期或多灶性萎缩性胃炎的胃黏膜萎缩呈灶性分布。萎缩性胃炎的诊断标准：只要慢性胃炎的病理活检显示固有腺体萎缩，即可诊断为慢性萎缩性胃炎，而不需考虑活检标本出现萎缩的标本块数和萎缩程度。临床医师可根据病理结果并结合内窥镜所见，最后做出萎缩范围和程度的判断。

（2）肠上皮化生：肠化上皮细胞与胃型上皮有明显不同，胃型上皮主要由分泌细胞组成，而肠化上皮主要由吸收细胞组成，夹杂杯状细胞，底部可见潘氏细胞，其形态、黏液特性、酶组织化学及超微结构等方面均与小肠或大肠相似。

根据肠化的形态及分泌黏液种类不同，把肠化分为完全性肠化生和不完全性肠化生，或小肠型化生和结肠型化生，一般认为不完全结肠型肠化或Ⅲ型肠化与胃癌的关系更为密切。按照肠化细胞占胃腺体和表面上皮总面积的比例，将肠化分为轻、中、重三级。研究表明，癌变的危险性与肠化的程度和范围呈正相关。

肠上皮化生区占腺体和表面上皮总面积 1/3 以下为轻度；1/3 ～ 2/3 为中度；2/3 以上为重度。AB-PAS 染色或免疫组织化学 CD10、MUC2 对不明显肠上皮化生的诊断很有帮助。以 AB-PAS 黏液染色区分肠上皮化生亚型预测胃癌发生危险性的价值仍有争议。

重视肠化生范围，肠化生范围越广，发生胃癌的危险性越高。meta 分析提示肠化生分型对胃癌的预测亦有积极意义，不完全型 / 大肠型肠化生与胃癌发生更相关。但从病理检测的实际情况来看，慢性胃炎的肠化生以混合型多见，不完全型 / 大肠型肠化生的检出与活检数量密切相关，即存在取样误差的问题。

（3）异型增生（上皮内瘤变）：是最重要的胃癌癌前病变。应注明有异型增生（上皮内瘤变）者，可分为轻度、中度和重度异型增生［或低级别上皮内瘤变（LGIN）和高级别上皮内瘤变（HGIN）］。轻度、中度异型增生相当于低级别上皮内瘤变，重度异型增生和原位癌相对于高级别上皮内瘤变。

轻度、中度异型增生黏膜结构和上皮细胞的异型程度较轻，可以确定是良性病变。镜下表现为腺管结构不规则，呈分支状，形状不整，迂曲，排列紊乱和疏密不均。常呈一定的病灶状并且与周围组织有较清楚的界限。病灶深部常见囊状扩张的腺管，或为异型增生的腺管，或为残存的原有胃腺。弥漫型，其上皮细胞呈高柱状，胞浆内可残存黏液分泌物，甚至保存着正常的状态。肠型，则杯状细胞减少。核为长圆形或杆状，体积增大，深染。核排列较密集，位于细胞基底部，但排列稍显紊乱。上皮细胞呈柱状，杯状细胞甚少或仅见痕迹，几乎不见潘氏细胞。

重度异型增生则结构异型及细胞异型非常明显，腺管结构严重紊乱，形状及大小不整，可见"背靠背"、分支或"出芽"及共壁现象。

高级别上皮内瘤变的诊断需满足两个条件，其一为细胞结构高度异型性，其二为无间质浸润的证据。重度异型增生与癌的鉴别有时甚为困难。

（二）诊断思路

（1）对怀疑有胃癌前病变的患者应进行胃镜和病理学检查，普通白光内镜检查对胃黏膜癌前病变的诊断与组织学检查结果之间的吻合率较低。高清染色内镜包括化学染色内镜（chromoendoscopy，CE）、电子染色内镜［窄带成像技术（NBI）、内镜电子分光图像处理（Fuji intelligent chromo endoscopy，FICE）、放大内镜、蓝光成像］等。胃黏膜转化为恶性病变的过程中，黏膜上的腺管开口及其微血管形态会发生变化，应用高清染色内镜使病灶与周围正常组织界限的对比性得到明显改善，可清晰显示黏膜微血管和黏膜腺管开口形态，观察黏膜表面的微细形态变化，发现普通内镜下难以发现的平坦型病变或微小病灶，有助于辨认病变，提高活检阳性率。因此，以高清染色内镜为辅助的活检是检测胃黏膜癌前状态或癌前病变的最佳方法。

高清染色放大内镜下的"亮蓝嵴"有助于判断肠化生的存在和范围。

为能精准判断病变的范围和程度，建议内镜检查时至少于胃窦、胃体和胃角各取 1 块胃黏膜组织，并分瓶标注，有其他可疑病变时单独活检。放大内镜联合 NBI 观察病灶局部细微结构变化，可引导靶向活检，有助于提高癌前病变的检出率。

（2）血清胃蛋白酶原 I 与胃蛋白酶原 II 比值和胃泌素 –17 有助于判断胃黏膜萎缩的范围和程度。

（3）对于慢性萎缩性胃炎、肠化生和上皮内瘤变，建议常规检测 Hp 感染，可采用尿素呼气试验、组织学或血清学检测方法。

（4）评估癌病风险：判断病情严重程度建议采用 OLGA 系统或 OLGIM 系统。OLGA 系统包含胃窦和胃体的全胃范围，依据萎缩范围和程度的不同，可将胃黏膜萎缩分为 0 ～ IV 期，其中 III 和 IV 期具有更高的胃癌发生风险。采用 OLGA 系统或 OLGIM 系统均能有效判断胃黏膜萎缩的严重程度，并可对患者的胃癌风险度进行分层，有助于对萎缩的监测和随访。

【鉴别诊断】

（一）胃癌

胃癌患者临床多表现为上腹部隐痛、腹胀、嗳气、痞满不适、食欲减退等，老年人或晚期患者出现消瘦、体重下降、消化不良、隐性胃肠道出血等，胃镜检查可见到癌肿病灶。但有 2% ～ 5% 的良性胃溃疡特别是胃角部，较大溃疡中存在胃癌病灶，因此对上述胃溃疡应结合活组织检查，警惕溃疡型胃癌的发生。

（二）消化性溃疡

胃和（或）十二指肠球部溃疡有长期反复发作性上腹部疼痛，并有规律性及节律性，疼痛也可在夜间发作，并可伴反酸、烧心等证候。X 线检查可见溃疡龛影，胃镜检查可见到活动期溃疡。

【治疗】

胃癌前病变的防控目标是延缓或阻滞癌变进展、降低癌变风险，避免其发展为胃高级别上皮内瘤变和早期胃癌，改善患者的临床症状，改善胃黏膜炎症。对于 Hp 阳性的患者，根除治疗是胃癌前病变最基本的治疗。西医学对胃癌前病变的治疗主要包括内镜下治疗和药物治疗两方面。内镜下治疗主要是内镜下黏膜切除，包括内镜黏膜切除术（endoscopic mucosal resection，EMR）和内镜黏膜下剥离术（endoscopic submucosal dissection，ESD）。通过内镜技术，可以对病变部位的胃黏膜精准治疗，对病变处黏膜有效剥离。药物治疗方面，对于 Hp 感染的患者，可以给予 Hp 根除治疗。对于 Hp 的根除治疗，包括三联、四联等方案。除了根除 Hp 治疗，胃癌前病变的药物治疗还包括叶酸与抗氧化剂治疗、抗胆汁反流药物等。

胃癌前病变病程长，反复发展，属本虚标实，虚实夹杂，脾虚为本，标实有血瘀、气滞、毒邪、痰凝、湿阻等，其中血瘀为常见证型，是一种虚实相兼、寒热错杂之病证，病变主要累及脾、胃、肝。胃癌前病变在发展及演变的过程中，内外之邪共同作用于人体，由虚致瘀，在脾胃气阴两虚基础之上，邪气积聚（气滞、湿阻、痰结、毒聚），瘀血内生，致痰瘀错杂，从而形成虚实夹杂，使病情循环往复，迁延难愈。西医学对防治胃癌前病变尚无有效的手段，而中医药以其辨证论治、个体化、多靶点干预、毒副作用小等特点，以及整体观、天人合一、未病先防等传统理论，根据胃癌前病变的中医病机进行有效干预，可以极大地阻断癌变发展，预防胃癌，在胃癌前病变的逆转及预防上具有独特优势。中医治疗主要根据辨证论治。总结历代医家及现代临床研究的相关文献，胃癌前病变中医证型可分为脾胃虚弱型（脾胃虚寒）、肝郁脾虚型、气虚夹瘀型、脾胃湿热型、胃阴不足型 5 个证型。

（一）西医治疗

1. 一般治疗　最近的一项研究表明，家族癌症史、高盐饮食、水果摄入量过少、Hp 感染和慢性萎缩性胃炎被确定为胃上皮内瘤变的独立危险因素。因此，为降低胃癌发生率及病死率，应加强对 Hp

感染的防治，改善日常饮食习惯，并倡导戒烟、酒。此外，根据胃癌发病过程中发生相关基因突变及其表达产物的变化，可进行基因检测评估胃癌的发生及预后，以指导胃癌的诊治。

2. 根治 Hp　根除 Hp，能减轻胃黏膜病变严重程度，可部分逆转胃黏膜萎缩，亦有可能逆转胃低级别上皮内瘤变，从而降低胃癌前状态进展为胃癌的风险。根除 Hp 尽管很难短期逆转肠化生，但是对于并存肠化生的萎缩有干预作用。若能在慢性胃炎发生、发展的早期阶段根除 Hp 对预防胃癌的发生可能更有益。根治 Hp 采用我国第五次 Hp 感染处理共识推荐的标准铋剂四联 Hp 根除方案。

Hp 根除治疗后所有患者均应常规行 Hp 复查，评估根除治疗的效果；最佳非侵入性评估方法是尿素呼气试验（$^{13}C/^{14}C$）；评估应在治疗完成后不少于 4 周进行。

三联、四联等 Hp 根除方案是有效的治疗手段，但易复发。我国属于抗生素药物大国，目前抗生素的耐药率极高，如何提高根除 Hp 的效率成为难点。

3. 抗胆汁反流治疗　胆汁具有很强的腐蚀特性，能溶解和破坏胃黏液 - 碳酸氢盐屏障。有研究表明，胆汁反流性胃炎患者将出现胃黏膜萎缩、糜烂，以及胃溃疡、肠化生、胃上皮内瘤变等，进而诱发胃癌的发生，而给予胆汁转流术能显著改善残胃炎患者的胃上皮内瘤变，提示抑制胆汁反流可逆转胃上皮内瘤变，进而阻断胃癌的发展进程。因此，抗胆汁反流治疗能阻止胃低级别上皮内瘤变的进展，甚至逆转病变，降低胃癌发生率。

4. 抗氧化剂治疗　维生素 C 具有强大的抗氧化性，能清除氧自由基，从而抑制癌变的发生、发展；类胡萝卜素可通过抑制过氧化应激抑制癌变发生，维生素 E、叶酸亦具有很强的抗氧化作用，能维护 DNA 甲基化状态及使 Fas 等致癌基因表达下调，抑制癌基因的表达；长期缺乏抗氧化可能造成胃壁萎缩进而导致胃癌前病变。有研究表明，长期补充抗氧化剂、维生素和叶酸等能在一段程度上逆转胃上皮内瘤变。因此，对胃低级别上皮内瘤变患者适当补充维生素、叶酸等抗氧化剂有可能逆转胃癌前病变，甚至可抑制胃癌的发生。

5. 对症治疗

（1）促进胃肠动力、保护胃黏膜：上腹饱胀、恶心或呕吐等症状可用促动力药，如盐酸伊托必利、莫沙必利和多潘立酮等，胆汁反流者则可应用促动力药和（或）有结合胆酸作用的胃黏膜保护剂，如铝碳酸镁制剂。

（2）抗酸或抑酸治疗、保护胃黏膜：有胃黏膜糜烂和（或）以上腹痛和上腹烧灼感等症状为主者，可选用胃黏膜保护剂，如吉法酯、替普瑞酮、铝碳酸镁制剂、瑞巴派特等；抗酸剂起效迅速但作用相对短暂；奥美拉唑、雷贝拉唑等 PPI 抑酸作用强而持久。

6. 心理干预治疗　胃癌前病变发展为胃癌需经历相当长的演化过程，且并非所有胃癌前病变患者都会发展为胃癌。然而，部分患者受对疾病认知程度低、心理弹性差等影响，可能伴随恐惧、焦虑、抑郁等情绪，长期处于心理应激状态。徐明等指出，胃癌前病变及癌症患者心理应激状态，对癌症进程、疾病恢复、免疫功能等均有不同程度的负性调节。因此，临床应重视对胃癌前病变患者的心理干预。加强对胃癌前病变患者的心理疏导对缓解其发病、减轻症状、提高生活质量有一定的帮助，对改善预后有一定意义。

7. 内镜治疗　参考 2002 年修订的维也纳分类共识，胃低级别上皮内瘤变可选择内镜黏膜切除及内镜随访。目前，临床上较常用的内镜治疗技术包括内镜下黏膜切除（ESD 和 EMR）、内镜下黏膜毁损（高频电凝技术、氩离子凝固术、射频消融术、钬激光治疗、微波凝固治疗）等。近年来，由于组织毁损术在治疗消化道早癌方面复发率较高，无法获得完整的病理组织标本，该类方法单独用于消化道肿瘤及胃癌前病变的治疗逐渐减少。

目前，ESD 和 EMR 是临床应用最广泛的内镜微创治疗，该2

种治疗方法均是采用内镜对病变黏膜完整切除的技术，二者在治疗消化道早癌及胃癌前病变方面具有重要的作用，不仅是通过内镜切除病变的治疗，且能取得完整标本送检，提高病理诊断的准确性。EMR 由于其自身的局限性，仅适于对直径＜ 2cm 的消化道病变黏膜进行切除，而 ESD 则可对直径≥ 2cm 的消化道病变黏膜进行完整剥离。通过内镜技术，可以对病变部位的胃黏膜精准治疗，对病变处黏膜有效剥离，但是出血和穿孔是 ESD 治疗中的常见并发症。

（二）中医辨证论治

1. 脾胃虚弱证（脾胃虚寒证）

证候特点： 胃脘痛隐隐，绵绵不休，喜温喜按，食后胀满，纳呆少食，大便稀溏，神疲乏力。

舌脉： 舌质淡有齿痕，苔薄白，脉沉细。

治法： 补气健脾，燥湿和胃，升阳益气。

推荐方剂： 升阳益胃汤。

基本处方： 黄芪 30g，半夏 15g，党参 10g，炙甘草 10g，白芍 9g，防风 6g，羌活 6g，独活 6g，陈皮 10g，茯苓 15g，泽泻 10g，柴胡 6g，白术 10g，黄连 3g。每日 1 剂，水煎服。

加减法： 加三棱 10g，莪术 10g，活血化瘀理气，可治疗"一切血凝气滞之症"。大便稀溏者，加炮姜、炒扁豆、炒薏苡仁健脾止泻。

2. 肝郁脾虚证

证候特点： 胃脘胀满或胀痛、隐痛，胁肋胀痛，胃部喜按或喜暖，症状因情绪因素诱发或加重，嗳气频作，胸闷不舒，食少纳呆，大便稀溏，倦怠乏力，气短懒言，食后脘闷。

舌脉： 舌质淡，苔薄白，脉细弦。

治法： 疏肝健脾，化瘀解毒。

推荐方剂： 柴芍六君方加减。

基本处方：党参 12g，白术 12g，茯苓 12g，炙甘草 6g，陈皮 10g，法半夏 9g，柴胡 6g，白芍 15g。每日 1 剂，水煎服。

加减法：加莪术 8g，丹参 12g，活血通络，使脾胃脉络通畅，瘀滞消除；白花蛇舌草 12g，半枝莲 12g，蒲公英 10g，清热祛毒，促进黏膜病变的修复。

3.气虚夹瘀证

证候特点：胃部胀痛，痞闷不舒，嗳气反酸，纳呆少食，嘈杂，肢体倦怠，神疲懒言，咽干口苦，潮热盗汗，大便稀溏或者大便干结。

舌脉：舌质暗红或有瘀点、瘀斑，舌下络脉瘀阻，脉弦涩。

治法：益气养胃，解毒化瘀。

推荐方剂：胃转安方。

基本处方：人参 5g，黄芪 15g，党参 10g，白术 15g，丹参 15g，莪术 15g，桃仁 10g，厚朴 10g，虎杖 30g，刀豆 15g，姜半夏 10g，半枝莲 15g。每日 1 剂，水煎服。

加减法：大便色黑者，加白及、血余炭收敛止血化瘀。

4.脾胃湿热证

证候特点：胃脘痞胀或疼痛，口苦口臭，恶心或呕吐，胃脘灼热，吐酸嘈杂，食少纳呆，大便黏滞或稀溏。

舌脉：舌质红，苔黄厚或腻，脉滑数。

治法：清热化湿，和中醒脾。

推荐方剂：连朴饮加减。

基本处方：黄连 6g，厚朴 10g，法半夏 6g，石菖蒲 6g，茯苓 10g，陈皮 10g，芦根 20g，蒲公英 10g，生薏苡仁 15g，炙甘草 6g。每日 1 剂，水煎服。

加减法：胃痛甚者加延胡索、金铃子、郁金行气止痛；大便不爽者加苍术、白术健脾燥湿；恶心呕吐者加枳实、竹茹、生姜化痰止呕；纳呆者加鸡内金、谷芽、麦芽消食和中，健脾开胃。

5. 胃阴不足证

证候特点：胃脘痞闷不适或灼痛，饥不欲食或嘈杂，口干，大便干燥，形瘦食少。

舌脉：舌红少津，苔少，脉细。

治法：清热滋阴，生津养胃。

推荐方剂：石斛养胃汤加减。

基本处方：石斛 12g，沙参 20g，麦冬 12g，竹茹 20g，瓜蒌皮 10g，炙甘草 10g，炒麦芽 25g，炒白芍 20g。每日 1 剂，水煎服。

加减法：若伴大便干燥，则加火麻仁、郁李仁润肠通便；若胃镜示严重的萎缩者，加薏苡仁、黄芪健脾益气；若胃脘部疼痛较甚，加九香虫止痛。

（三）中医其他治疗

1. 中成药

（1）胃复春：健脾益气，活血解毒。用于胃癌前病变，属脾虚气滞或胃络瘀阻证，4 片 / 次，3 次 / 天。胃复春片是由红参、香茶菜和麸炒枳壳等组成，对胃癌前病变治疗效果较好，具有行气活血解毒之效，并且可抑制 Hp，减轻炎性反应，促进胃黏膜再生。

（2）摩罗丹：和胃降逆，健脾消胀，通络定痛。适用于慢性萎缩性胃炎症见胃痛、胀满、纳呆、嗳气等。55 ～ 110 颗 / 次，3 次 / 天。

2. 针灸 陈家伟等认为胃癌前病变的基本病机以脾胃虚弱、正气不足为主。足三里穴作为足阳明胃经的下合穴，通过艾灸可起到健脾和胃扶正的作用，并且艾灸足三里穴还可以提高机体免疫功能、抑制胃黏膜损伤，成为抑制胃癌前病变发展的新治疗靶点。

（四）中西医结合治疗

黄桢等人总结近年来临床治疗经验，认为治疗胃癌前病变主要以阻断胃黏膜的继续损伤，如根除 Hp、抗胆汁反流治疗、抗氧化治疗，以及病灶的去除与逆转治疗为主。联合中药制剂会产生更加显著的效果。

1. 根除 Hp 治疗 根除 Hp 可阻断、延缓肠化生和胃上皮内瘤变的发展。耐药菌株的不断增加，使得抗 Hp 治疗亦越来越困难。西药抗生素治疗还存在不良反应发生率高、停药后易复发的特点。相比之下中药抗 Hp 具有不良反应少、长期应用无耐药性的优点。近年来，大量临床观察和实验研究已证明具有抑制 Hp 作用的单味中药已达 100 多种，以清热解毒类药物黄连、黄柏、苦参、大黄等抑菌作用最强。但是，单纯应用中药治疗想要快速彻底地根除 Hp 显然存在一定困难，发挥中西药各自的优势采用中西医结合方法治疗成为新的趋势。史继波发现在标准三联疗法（奥美拉唑、甲硝唑、阿莫西林）的基础上加用中药泻心汤（黄芩 12g，黄连 6g，厚朴 10g，人参 10g，大枣 10 枚，生甘草 6g，大黄 6g）加味治疗 2 周后，治疗组 Hp 转阴率 95%，而单用西药标准三联疗法的对照组 Hp 转阴率 63%（$P < 0.01$）。华志民等研究证实，应用四联疗法（奥美拉唑、胶体次枸橼酸铋、阿莫西林、呋喃唑酮）联合以黄芪建中汤为主的中药，治疗原 Hp 根除治疗失败的患者可显著提高 Hp 根除率，且中药通过辨证论治的组方治疗，还可明显改善临床症状，减少药物不良反应，增加患者依从性。

2. 抗胆汁反流的治疗 胆汁反流对胃黏膜具有非特异性的病理损害作用，可诱导肠化生的形成，在胃癌的发生发展中起着重要的作用。目前对胆汁反流的治疗主要集中在两方面：促进胃排空，减少胆汁在胃内的停留时间；络合胆酸，保护胃黏膜。但一些西药胃黏膜保护剂如铋剂、硫糖铝、铝碳酸镁等因长期服用可致体内蓄积，故不适宜长期维持性治疗。中药虽在抑酸和中和胆酸的起效上不及西药，但同样能通过强化胃黏膜黏液屏障作用，改善胃黏膜血流，诱导胃黏膜内源性保护因子的合成和释放等机制达到保护胃黏膜的功能。以枳实、木香、厚朴、陈皮为代表的许多中药也都具有较好的促胃肠动力的作用。张颖应用小柴胡汤加铝碳酸镁片治疗胆汁反流性胃炎患者，总有效率达96%。郎立和应用中西医结合的方法，用西药硫糖铝、西沙必利和利胆和胃汤（半夏、柴胡、枳壳、党参、赤芍等）治疗胆汁反流性胃炎患者，总有效率达98.33%。但胆汁反流，特别是手术后的继发性胆汁反流，因停药后便无法阻止胆汁反流和对胃黏膜的损伤，在治疗上仍非常棘手。

3. 逆转治疗 中医认为胃癌前病变之形成多属病程较长，缠绵日久，治不得法而成。病位在脾胃及肝，属本虚标实之证。本虚以脾胃气阴两虚为主，标实主要指气滞、血瘀、热毒。各家治法虽有差异，但多以健脾益气、滋阴养液、活血化瘀为主要治则。

（1）中药单药逆转胃低级别上皮内瘤变：目前关于中药单药逆转胃低级别上皮内瘤变的报道较少，大多集中于益气、养阴、活血、解毒等范畴。黄芪益气健脾，黄芪多糖可有效逆转胃癌前病变模型大鼠的胃上皮内瘤变，下调 p53、p65、血管内皮生长因子（VEGF）蛋白表达，降低细胞凋亡指数（AI），从而抑制胃癌前病变进展。王高玉等研究发现，铁皮石斛能够逆转胃癌前病变模型大鼠的胃低级别上皮内瘤变，其干预机制可能与卟啉Ⅸ代谢及褪黑素、新蝶呤、黄曲霉毒素 B_1 有关。吴时胜指出，丹参能通过改善胃黏膜局部微循环，消除胃上皮慢性炎性反应，修复胃黏膜屏障，促使胃低级别上皮内瘤变病灶减少或消失，从而起到治疗胃癌前病变的作用。白花蛇舌草、蒲公英、半枝莲具有清热解毒的效果，可促进病变黏膜修复，阻断或逆转部分肠化生和胃低级别上皮内瘤变。

（2）中药复方逆转胃低级别上皮内瘤变：目前有关中药复方逆转胃低级别上皮内瘤变的报道较多。胃癌前病变病机复杂，但不外乎本虚标实；而中药复方往往能切合病机，标本同治，疗效明显。邓铁涛教授认为，胃癌前病变实为本虚标实的虚损病。大部分医家也持相似观点，治疗应标本同治。本虚多为素体亏虚，脾胃虚弱；对于标实各医家有不同的观点，但大多集中于气滞、血瘀、痰凝、热毒。根据胃低级别上皮内瘤变病机的不同，治疗方法亦有不同。

单兆伟教授认为，胃低级别上皮内瘤变患者脾胃气虚为其本，胃络瘀血为其标，采用益气活血汤（党参 10g，炒白术 10g，法半夏 6g，黄芩 10g，莪术 10g，仙鹤草 15g，蛇舌草 15g，麦冬 15g，半枝莲 15g）治疗，可使 68% 的胃低级别上皮内瘤变患者出现逆转。

张声生教授认为，胃低级别上皮内瘤变是在脾胃虚弱的基础上形成的气机郁滞、湿痰内蕴、瘀毒交结所致，采用健脾益气、防癌消癥方，包含炙黄芪 15g，炒白术 10g，薏苡仁 25g，三七粉 6g（冲服），八月札 20g，木香 10g，延胡索 15g，白芍 25g，柏子仁 25g，白花蛇舌草 25g，瓦楞子 25g，凤凰衣 10g，珍珠母 10g（先煎），藤梨根 10g，玉米须 15g，能有效逆转胃低级别上皮内瘤变。

总之，不同医家针对胃低级别上皮内瘤变病机的不同方面，辨证论治，采用切合病机的相应治疗方法，在益气健脾的基础上，或理气消瘀，或化瘀解毒，或消痰祛癥，均能有效逆转胃低级别上皮内瘤变。

（3）中西医结合逆转胃低级别上皮内瘤变：针对中西医结合治疗胃低级别上皮内瘤变，目前报道多集中于胃复春联合叶酸的治疗方面。朱燕华等对 332 例胃低级别上皮内瘤变患者予以胃复春联合叶酸治疗 3 ～ 6 个月，胃低级别上皮内瘤变总消退率为 62.95%，提示胃复春联合叶酸治疗能有效消退胃低级别上皮内瘤变。张永强等对确诊胃癌前病变的患者应用胃复春联合叶酸治疗，结果显示其可明显改善萎缩与肠化生，可部分消退胃低级别上皮内瘤变。因此，胃复春联合叶酸治疗是逆转胃低级别上皮内瘤变的有效治疗措施。

胃癌前病变应当遵循综合治疗和个体化治疗相结合的原则。临床实践显示中西医结合治疗胃癌前病变具有良好的疗效和广阔的发展前景。在治疗理念上，西医学消除"致病因子"、加强"保护因子"的思路与中医学"扶正祛邪"的理论不谋而合，如运用得当在治疗上完全可以得到 1+1 ＞ 2 的疗效。西医治疗有其快速简便、起效迅速、疗效确定的优势，而中医治疗则整体调理与个体化用药相结合，具有双向调节和多靶点作用的特点。将中西医治疗取长补短，以提高临床疗效为中心，制定出有效、安全、经济的中西医结合治疗胃癌前病变的方式。

4. 心理干预治疗 中医学认为，情志因素与胃肠功能在生理、病理方面互相影响，故心理干预治疗也已成为研究热点。李凯等应用宁肝调中方（陈皮、半夏、茯苓、旋覆花、煅瓦楞子、郁金、枳壳、白芍、小麦、大枣、甘草）联合心理干预治疗慢性萎缩性胃炎40 例。每日 1 剂，同时配合认知疗法、森田疗法，并帮助患者建立缓解不良情绪的方法，疗程 12 周。结果发现中药治疗基础上配合心理干预可有效缓解慢性萎缩性胃炎患者临床症状，提高生活质量。提示心理负担、压力过大等负面的心理因素对患者的治疗和预后均会产生不良影响。

【转归、预后、随访】

胃癌前病变是胃癌防治研究的重点。若在胃癌前病变这一时期进行相关干预治疗可阻碍肿瘤进展。胃癌前病变一般以药物治疗结合内镜随访为主，必要时给予内镜治疗；而胃黏膜高级别上皮内瘤变与胃癌的关系更为密切，往往需要内镜治疗或手术切除。鉴于胃癌的高发病率及高病死率，胃癌前病变的早期逆转是预防胃癌发生的重要手段。胃癌前病变大多数预后良好，少数可癌变。

不同分级的胃上皮内瘤变，进展为胃癌的风险也存在差异。Sung 等研究显示胃低级别上皮内瘤变 38% ～ 75% 消退，19% ～ 50% 持续存在，0% ～ 23% 恶变，胃高级别上皮内瘤变 60% ～ 85% 会发生恶变，中位间隔时间为 48 个月。对接受内镜切除的 149 例胃上皮内瘤变长期随访显示，同时胃癌发生率为 8.7%，异时胃癌发生率为 5.4%。因此，胃低级别上皮内瘤变的预后优于胃高级别上皮内瘤变，前者可接受长期的内镜随访，评估病变消退或进展情况，后者需要及时内镜切除，并警惕基于钳夹活检的病理诊断造成低估病情的风险。在随访过程中，由于 2/3 的同时及异时病变再发于原发灶的相似部位，因此，建议复查内镜时仔细检查原发病变部位，以避免漏诊。

胃黏膜癌前状态和胃癌前病变的监测和随访：

萎缩和肠化生的严重程度与胃癌发生存在相关性，OLGA 系统和 OLGIM 系统分期为 Ⅲ 和 Ⅳ 期患者的胃癌发生风险显著增加，胃窦和胃体黏膜广泛萎缩也是胃癌的危险因素。目前认为肠型胃癌的发生包括从 Hp 相关性胃炎、慢性萎缩性胃炎、肠化生到上皮内瘤变的多步过程，对处于癌前阶段的胃癌高危人群进行监测随访有助于早期胃癌的诊断与治疗。累及全胃的重度慢性萎缩性胃炎（OLGA 系统和 OLGIM 系统分期为 Ⅲ 和 Ⅳ 期）建议每 1 ~ 2 年复查高清内镜，轻中度、局限于胃窦的慢性萎缩性胃炎建议每 3 年复查胃镜。

肠化生的随访策略取决于胃黏膜萎缩的严重程度，伴有肠化生的轻中度萎缩性胃炎可每 2 ~ 3 年复查胃镜。

高清染色内镜显示边界不清的胃低级别上皮内瘤变建议每年复查高清染色内镜，边界清晰、未行内镜治疗的胃低级别上皮内瘤变建议每 6 个月复查高清染色内镜。上皮内瘤变或早期胃癌于 ESD 或 EMR 治疗后出现复发和异时性肿瘤的风险很高，建议对行内镜下治疗上皮内瘤变或早期胃癌的患者于术后 3 ~ 6 个月复查高清染色内镜，如未发现病变，则按照胃黏膜萎缩或肠化生的状态确定复查间隔，必要时每年进行复查。

合理的胃黏膜癌前状态和胃癌前病变的监测、随访，对于胃癌发生风险较高的对象尤其具有较好的卫生经济学效益。我国为胃癌高发地区，成本效益可能较高。基于我国国情，初步制定了我国胃黏膜癌前状态和胃癌前病变的处理和监测流程（见图 7-1）。

```
          ┌─────────────────────────────┐
          │      胃黏膜癌前状态和癌前病变      │
          └─────────────────────────────┘
                        ↓
          ┌─────────────────────────────┐
          │        高清染色内镜            │
          │  （CE、NBI、FICE、放大内镜等）   │
          └─────────────────────────────┘
                        ↓
          ┌─────────────────────────────┐
          │        病理活组织检查          │
          │  （胃窦、胃体、胃角病变）        │
          └─────────────────────────────┘
                        ↓
          ┌─────────────────────────┐  H.pylori 阳性   ┌──────────────┐
          │      H.pylori 检测       │───────────────→│ H.pylori 根除 │
          │ （UBT、尿素酶、病理等）    │                 └──────────────┘
          └─────────────────────────┘
```

（胃癌前状态和癌前病变：萎缩性胃炎 / 肠化生 / LGIN；HGIN 或早期胃癌）

- 萎缩性胃炎 → 胃炎评价系统或 OLGIM 系统分期 → PG、胃泌素 17 检测 → 药物治疗（黏膜保护剂、叶酸、中成药等）
- 肠化生
- LGIN → 内镜边界不清 / 内镜边界清晰
- HGIN 或早期胃癌 → 内镜下微创治疗（ESD 等）

监测和随访：
- 重度 CAG → 每 1～2 年复查
- 轻中度 CAG → 每 3 年复查
- 肠化生 → 每 2～3 年复查
- LGIN（边界不清）→ 每年复查
- LGIN（边界清晰）→ 每 6 个月复查

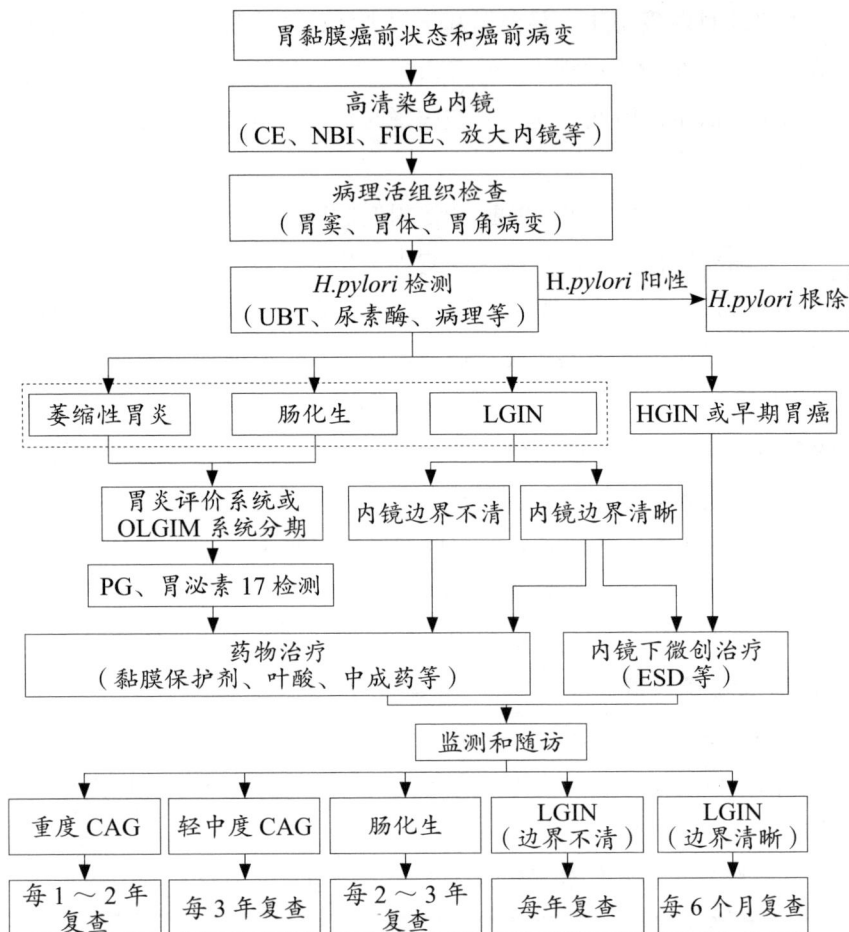

图 7-1　胃黏膜癌前状态和癌前病变的处理和监测流程

注：CE 为化学染色内镜；NBI 为窄带成像技术；FICE 为内镜电子分光图像处理；H.pylori 为幽门螺杆菌；UBT 为尿素呼气试验；LGIN 为低级别上皮内瘤变；HGIN 为高级别上皮内瘤变；OLGIM 为基于肠化生的胃炎评价；PG 为胃蛋白酶原；ESD 为内镜黏膜下剥离术；CAG 为慢性萎缩性胃炎；虚线框内为胃癌前状态和癌前病变。

【生活调护】

1.保持身心健康，特别强调心理健康。

2.注意饮食卫生，进食定时定量，避免暴饮暴食、过冷过热的进食习惯，戒烟酒，少食辛辣、腌制、熏制食品，提倡低盐饮食，进食新鲜洁净食物。

3.早期发现，早期诊断，早期治疗，综合治疗，有机会定期复查，并定期、长期随访。

【中西医最新研究进展】

1. 经方治疗 袁红霞教授在胃癌前病变的治疗上善用经方，对于阴虚胃热、气阴两虚的重度慢性萎缩性胃炎伴肠化生的患者，结合《伤寒论》194条，给予小柴胡汤证和半夏泻心汤证加减治疗，临床效果显著。王捷虹教授在临床上善于应用经方半夏泻心汤治疗慢性萎缩性胃炎，认为对于半夏泻心汤的应用不必仅拘泥于寒热错杂型，对于脾胃虚弱素体胃脘怕凉、气滞湿阻脘腹胀满、湿热阻滞中焦舌苔黄腻的患者均可使用半夏泻心汤加减治疗。章文庚临床用方谨遵仲景之学，善用苓桂术甘汤治疗脾胃素虚，寒从中生的呕吐。

2. 经验效方 近代医家针对胃癌前病变创作了大量的经验效方，刘德山教授团队认为本病的发生与本虚脾气亏虚、胃阴不足，标实痰浊、瘀血有密切关系，自创扶正消瘕方。王道坤教授团队认为胃癌前病变总属本虚标实、虚实夹杂，脾胃亏虚是发生的内因，瘀毒是重要致病因素及病理产物，自创化瘀消痞汤。国医大师李佃贵团队认为该病乃脾胃虚弱，气机不利，脾胃升降失司，水津不布，水湿痰饮食积不化。因积成浊，积滞不消，郁久化热，蕴热则生毒，自创化瘀解毒汤。

3. 胃癌前病变逆转的分期治疗 随着临床研究的深入，中医对胃癌前病变的病机多样性的辨证已渐趋一致，认为胃癌前病变病位主要在脾、胃，与肝、胆相关，病机总体属本虚标实，以脾胃虚弱、气阴不足为病理基础，以血瘀、热毒、痰湿等为主要的损害因素。因此在疾病的发生发展和诊疗过程中，认清本虚标实及疾病分期，进行精准的辨证治疗，可提高逆转的成功率。

对近期相关文献整理归纳，对胃癌前病变逆转的分期治疗综述如下：

（1）早期

1）化痰消瘀，祛邪解毒治其标。胃癌前病变早期阶段以邪毒为主要致病因素，依据中医"急则治标"理论原则，邪盛以祛邪为急，祛邪解毒，去除主要的致病因素方能更好地修复胃黏膜，阻止疾病的进一步发展。

2）气机逆乱，疏肝和胃为先导。中医认为"治肝可以安胃""治胃病不理气非其治也"，故在治疗胃癌前病变的早期阶段，疏肝理气和胃这一治则为众多医家所重视。

（2）中期

1）虚实夹杂，辨证分型论其治。胃癌前病变为虚实夹杂者，应当辨证分型施治，扶正祛邪，虚则补之，实则泻之，寒者热之，热者寒之。辨证分型治疗，将疾病的治疗和体质调理结合在一起，在体质改善的同时，客观病理也得到了改善。

2）标本同治，扶正祛邪需兼顾。徐力教授认为，胃癌前病变病性是虚实相兼，本虚标实，本虚为脾胃虚弱，标实为气滞、血瘀、湿热，病机转化规律可概括为"因虚感邪，因邪致虚，虚实夹杂"，治病求本，首要健脾，兼顾标实，辨证辨病。临床治疗以四君子汤为主方加减，辅以清热利湿、活血化瘀、行气疏肝、祛邪抗癌之药及调和药或引经药。扶正祛邪在胃癌前病变治疗的中期尤为适合，祛邪可以祛除各种病理因素对机体造成的进一步伤害，扶正则有助于胃黏膜的修复和更好地祛邪，两者相辅相成，为胃癌前病变中期治疗的主要治则。

（3）后期：益气健脾，养阴和胃培其本。胃癌前病变的治疗应以补虚祛实为大法，但更注重于补虚，以期达到养正积自除的目的。从整体出发，着重调整人体状态是治疗的关键。中医治疗疾病离不开扶正。胃癌前病变的逆转离不开胃黏膜自身的修复能力，这种自我修复能力在中医理论中属于正气的范畴。胃癌前病变病程长，病情缠绵，从起病原因看，胃癌前病变多在脾胃虚弱的基础上而发，在胃癌前病变后期虚多于实，因实致虚，虚证贯穿于全过程，后期治疗本病多以补虚而固本，扶正为先。

总结各家经验可发现，胃癌前病变存在着分期治疗的原则：早期祛邪利气；中期辨证论治，扶正祛邪；后期扶正为主。大量文献证实，这一精准化治疗能够取得满意疗效，显示了中医药在治疗胃癌前病变上的优势。

4. 临床试验研究　中药辨证方及摩罗丹联合运用治疗慢性萎缩性胃炎伴胃上皮内瘤变的临床研究中发现，在改善上腹疼痛堵闷、嗳气等临床表现上均优于叶酸；在病理组织学和胃镜下黏膜病变改善方面也显示出了较好疗效，较叶酸有一定的临床优势。黄铭涵等人通过收集符合标准的 85 例胃癌前病变患者，观察复方胃炎合剂治疗胃癌前病变的临床疗效，对复方胃炎合剂组（治疗组）与叶酸组（对照组）进行中医证候疗效比较、电子胃镜疗效比较以及病理组织学改善情况比较发现，治疗组疗效均优于对照组，表明复方胃炎合剂具有改善患者临床症状，逆转胃癌前病变患者病理学组织改变的作用。复方胃炎合剂由炙黄芪、党参、麸炒白术、茯苓、枳壳、白芍、法半夏、砂仁、佩兰、黄连、陈皮、地龙干、莪术、甘草组成。具有健脾清化、祛痰理气、散瘀通络之功。诸药合用具有增强胃黏膜防御因子的保护功能。丹芪祛瘀止痛颗粒明显改善气虚血瘀型慢性萎缩性胃炎患者的临床症状较实验组有更好的临床疗效，可能通过下调肿瘤坏死因子 $-\alpha$（TNF$-\alpha$）、白介素 -6（IL-6）、TNFR I 水平，提高生长激素（GH）、表皮生长因子（EGF）水平而减轻胃黏膜炎性反应，修复胃黏膜，从而逆转胃黏膜萎缩。加味七方胃痛颗粒治疗胃癌前病变较对照组胃复春治疗有更好的疗效，与 CDK2/4 蛋白表达显著降低（$P < 0.01$）相关。胃康宁可显著改善患者临床

症状，抑杀 Hp，逆转胃黏膜不完全肠化生和胃上皮内瘤变，临床疗效确切；降低胃黏膜 Ki-67 蛋白表达可能为机制之一。

5. 胃癌前病变的疗效评价　中医药治疗胃癌前病变的临床及基础研究，由于缺乏统一的疗效评价标准，导致试验设计缺乏科学性、合理性，研究结果难以为中医药的疗效提供有力的证明。唐旭东团队从中医症状、实验室指标、内镜下胃黏膜表现及病理组织学改变、基于患者报告的临床结局、循证医学以及综合疗效评价 6 个角度对中医药治疗胃癌前病变的疗效评价方法进行了探究，他们首次将体腔黏膜定标活检钳技术应用到胃癌前病变干预研究中，将症状改善、病理改善（异型增生、肠上皮化生、萎缩及病理总分）及镜下改善（出血、糜烂、红斑、胆汁反流）作为中医药治疗慢性萎缩性胃炎伴胃上皮内瘤变的疗效评价方法，为中医药治疗胃癌前病变的疗效评价体系建设提供了循证医学证据。

6. 诊断性 ESD 切除　高清染色放大内镜检查若可见胃低级别上皮内瘤变病变具有明确的边界，且表面腺管开口形态和（或）微血管形态存在异常，即提示存在进展为胃高级别上皮内瘤变的可能。随着对上皮内瘤变认识的加深，目前认为仅凭活检来区分胃低级别上皮内瘤变与胃高级别上皮内瘤变存在一定分级判定过低的风险。西方的一项 ESD 术后病理研究发现，有 33% 的病例术后病理等级提高。因此，对于有明显内镜下可视病变并且范围清晰的胃低级别上皮内瘤变，单纯活检的诊断是不足的，建议行诊断性 ESD 切除。

7. 内镜治疗　目前，对胃高级别上皮内瘤变的管理方案是无争议的，鉴于胃高级别上皮内瘤变的高度恶性，建议行内镜干预或外科治疗。胃黏膜胃高级别上皮内瘤变和早期胃癌建议首选 ESD 治疗。治疗早期胃癌传统的方法是外科根治切除术，手术切除病变以后 5 年生存率可达 90% 以上，但外科手术破坏了胃的正常解剖结构，导致患者的远期生理功能受到很大影响。ESD 具有创伤小、恢复快、费用低和并发症少等优势，是治疗消化道早期肿瘤安全、有效的方式。对于内镜下有清晰边界的胃黏膜胃低级别上皮内瘤变，可考虑内镜微创治疗。

胃癌前病变和早期胃癌行 ESD 治疗后，仍有部分患者在胃内其他部位发生新的胃癌（异时性胃癌），此外，早期胃癌内镜治疗后原发部位仍有可能复发。其中，Hp 感染与病变复发存在密切的相关性。因此，推荐早期胃癌行 ESD 术后伴 Hp 感染者行 Hp 根除治疗，防止胃癌复发和异时性胃癌的发生。

8. 目前对胃癌前病变是否可以逆转的相关认识

（1）根除 Hp 尽管很难短期逆转肠化生，但是对于并存肠化生的萎缩有干预作用。

尽管大量证据表明根除 Hp 有助于逆转胃的癌前状态，阻断 Correa 肠型胃癌演变进程，但部分研究认为 Hp 根除对 Correa 进程的阻断可能存在"不可逆点"，即 Hp 根除仅对某阶段病变有逆转效应，超过该阶段则失去逆转效应。韩国近期一项对 598 例受试者进行为期 10 年随访的队列研究认为，Hp 根除对萎缩和肠化生均有逆转作用，Hp 根除后 3 ～ 5 年胃窦和胃体的肠化生可消失。尽管对肠化生患者行 Hp 根除的获益仍存在争议，目前认为其对延缓并存肠化生的萎缩和减轻胃部炎症均有积极作用。

（2）多数学者认为大部分胃黏膜低级别上皮内瘤变可发生逆转，仅有少部分发展为浸润癌。如 Raftopoulos 研究显示，低级别上皮内瘤变会自然消退，逆转率为 38% ～ 75%，持续存在为 9% ～ 50%，随访 1 ～ 4 年后癌变率为 0 ～ 23%。

低级别上皮内瘤变有很大的逆转空间，对这部分患者的临床处理一般以药物治疗结合内镜随访为主，必要时给予内镜治疗。研究发现，根除 Hp、长期补充抗氧化剂、维生素、叶酸、中药及 COX-2 抑制剂等可以将其逆转。

而胃黏膜高级别上皮内瘤变与胃癌的关系更为密切，且界限较为模糊，目前认为对于高级别上皮内瘤变患者应积极行内镜下治疗或手术切除。吴云林等对胃黏膜活组织检查诊断为高级别上皮内瘤变后行手术治疗的44例患者进行研究，将其内镜下胃黏膜病灶的特点与手术切除标本的病理检查结果进行比较，病理结果显示维持高级别上皮内瘤变诊断者仅有6例（13.6%），其余38例（86.4%）均为胃癌，提示高级别上皮内瘤变发生逆转的概率较小，因此认为对于内镜下具有明确病灶、胃黏膜病理检查显示为高级别上皮内瘤变者应采取相对积极的治疗措施，并及时行胃镜复查，或尽早行内镜及手术治疗。

（邓晋妹）

第八章　消化性溃疡

消化性溃疡（peptic ulcer，PU）指在各种致病因子的作用下，黏膜发生炎性反应与坏死，脱落，形成溃疡，溃疡的黏膜坏死缺损穿透黏膜肌层，严重者可达固有肌层或更深。病变可发生于食管、胃或十二指肠，也可发生于胃–空肠吻合口附近或含有胃黏膜的麦克尔憩室内，其中以胃、十二指肠最常见。临床表现特点主要是周期性、节律性上腹部疼痛及反酸、嗳气，可分为胃溃疡、十二指肠溃疡及特殊溃疡（如复合溃疡、幽门管溃疡、球后溃疡、巨大溃疡、老年人溃疡等）。是常见的消化系统疾病之一，可见于任何年龄，以20～50岁居多，男性多于女性，临床上十二指肠溃疡多于胃溃疡。

消化性溃疡多属于中医学"胃痛""嘈杂""胃疡"等范畴。《消化性溃疡中医诊疗专家共识意见》（2017年）中指出，因本病病理性质主要为黏膜损害形成溃疡，故"胃疡"更能准确描述本病特点。

【病因病机】

（一）中医

消化性溃疡的病因主要有外邪犯胃、饮食不节、情志内伤、素体脾胃虚弱或后天失养等，导致胃之气机阻滞或脉络失养，致胃失和降，不通则痛，失荣亦痛，病位在胃，与肝、脾密切相关，病性有虚实寒热之异，实为寒凝、气滞、食积、湿热、血瘀等，虚为气虚、阴虚、阳虚，具体如下：

1. 外邪犯胃　寒、湿等外邪可通过口鼻内客胃脘，或经皮毛、经络内传胃脘，阴虚之人易感湿热，阳虚之人易受寒湿，邪气所犯，阻滞气机，血行不畅，胃气不和而发病。

2. 饮食不节 暴饮暴食，胃纳过盛，饥饱失常，损伤脾胃，或脾胃素虚，消化力弱，均可致食滞胃腑，气机不畅，胃失和降。过食肥甘厚腻、嗜饮烈酒，易内生湿热，食积日久也可有生痰化热的变化。

3. 情志内伤 忧思恼怒，情绪失调，脾气郁结，或肝失疏泄，横逆犯胃，致使胃失和降，气机郁结；肝郁化热，可耗伤胃阴，胃络失于濡润；气郁日久，血行不畅，致瘀血阻胃。

4. 脾胃虚弱 素体脾胃虚弱或后天失养，损伤脾胃，脾胃气虚不能运化或阳虚胃络失于温养；气虚推动血行无力，可致脉络瘀阻。

（二）西医

消化性溃疡的发病机制主要与胃、十二指肠黏膜的损伤因素和黏膜自身防御 – 修复因素之间失平衡有关。其中幽门螺杆菌、NSAIDs（包括阿司匹林、布洛芬、吲哚美辛等）是引起消化性溃疡最常见的损伤因素，胃酸和（或）胃蛋白酶引起黏膜自身消化亦是导致溃疡形成的损伤因素。另外如糖皮质激素、抗凝药、部分抗肿瘤药等也可诱发消化性溃疡，大量饮酒、长期吸烟、遗传、应激与心理因素、饮食因素、胃及十二指肠运动异常等在消化性溃疡的发生中也起一定作用。

【临床表现】

（一）症状与体征

1. 典型症状 中上腹痛、反酸是消化性溃疡的典型症状。腹痛特点：①慢性过程，可达数年或 10 余年。②反复或周期性发作，发作期可为数周或数月，发作有季节性，典型者多在季节变化时发生。③部分患者有与进餐相关的节律性上腹痛。腹痛发生与进餐时间的关系是鉴别胃与十二指肠溃疡的重要临床依据，胃溃疡的腹痛多发生于餐后 0.5 ～ 1.0 小时，而十二指肠溃疡的腹痛则常发生于空腹时。

2. 不典型症状　部分患者仅表现为上腹胀、上腹部不适、厌食、嗳气等消化不良症状，少数患者无症状，或以出血、穿孔等并发症的发生作为首发症状。

3. 体征　发作时剑突下、上腹部或右上腹部可见局限性压痛，缓解后可无明显体征。

（二）常见并发症

《消化性溃疡病诊断与治疗规范》（2016 年，西安）中指出：消化性溃疡的主要并发症包括上消化道出血、穿孔和幽门梗阻等，而胃溃疡是否会发生癌变则尚无定论。

1. 上消化道出血　上消化道出血是消化性溃疡尤其是 NSAIDs-溃疡最常见的并发症。在我国，占非静脉曲张破裂出血病因的 50% ～ 70%。轻者表现为大便隐血阳性、黑便，重者出现大出血，表现为呕血或暗红色血便。

2. 穿孔　多见于老年患者，考虑可能与老年患者临床症状较隐匿，以及 NSAIDs 应用率较高等因素有关。临床常有三种后果：①溃破入腹腔引起弥漫性腹膜炎。②穿透于周围实质性脏器，如肝、胰、脾等（穿透性溃疡）。③穿破入空腔器官形成瘘管。

3. 幽门梗阻　幽门梗阻的发生目前已较少见，这可能与临床上早发现、早治疗、早期根除幽门螺杆菌和质子泵抑制剂的广泛应用有关。发生幽门梗阻时临床可见上腹胀痛，餐后加重，呕吐后腹痛可稍缓解，呕吐物可为宿食；严重呕吐可致水、电解质紊乱；体重下降，营养不良；查体可见胃蠕动波及振水音。

4. 癌变　从临床统计学角度来看，普遍认为十二指肠溃疡并不增加胃癌的发生，胃溃疡与胃癌尤其是非贲门部位的胃癌则呈正相关，但从病理组织学角度而言，胃溃疡是否会发生恶变尚无定论。

【实验室和其他辅助检查】

（一）胃镜

胃镜检查是诊断消化性溃疡最主要的方法。可以用来确定有无病变、部位、形态、大小、深度、分期以及溃疡周围黏膜的情况；鉴别良恶性溃疡；评估治疗效果；进行内镜下治疗如止血、扩张或支架治疗；超声胃镜可评估胃或十二指肠壁、溃疡深度、病变与周围器官的关系、淋巴结数目和大小等；对胃溃疡应常规在溃疡边缘做活组织检查，治疗后应复查胃镜，必要时再次活检和病理检查，直至溃疡愈合。

目前，广泛采用的是畸田隆夫的分期法。将溃疡分为活动期（Active Stage，A期）、愈合期（Healing Stage，H期）、疤痕期（Scarring Stage，S期）三期，每期又分2个阶段，即A1、A2，H1、H2，S1、S2期。A1期：溃疡呈圆形或椭圆形，中心覆盖厚白苔，可伴有渗血或血痂，周围潮红，充血水肿明显；A2期：溃疡覆盖黄色或白色苔，无出血，周围充血水肿减轻。一些十二指肠溃疡表现为多个散在、浅表溃疡，斑点状或小片状，内镜下酷似白霜覆盖在充血、水肿黏膜上，称为"霜斑样溃疡"，可能是溃疡处于A期进展过程或愈合中的一种表现。H1期：溃疡处于愈合中，其周围充血、水肿消失，溃疡苔变薄、消退，伴有新生毛细血管；H2期：溃疡继续变浅、变小，周围黏膜皱襞向溃疡集中。S1期：溃疡白苔消失，呈现红色新生黏膜，称红色瘢痕期；S2期：溃疡的新生黏膜由红色转为白色，有时不易与周围黏膜区别，称白色瘢痕期。

（二）X线钡剂造影

其用于了解胃的运动情况，胃镜禁忌者，不愿接受胃镜检查者和没有胃镜检查条件时。溃疡的钡剂直接征象为龛影、黏膜聚集，间接征象为局部压痛、胃大弯侧痉挛性切迹、狭窄、十二指肠球部激惹及球部畸形等。

（三）CT 检查

其对于穿透性溃疡或穿孔有价值，对幽门梗阻也有鉴别诊断的意义。

（四）实验室检查

1. 幽门螺杆菌检测　消化性溃疡应常规做尿素酶试验、组织学检测，或 ^{13}C 或 ^{14}C 呼气试验，或粪便抗原检测等以明确是否存在幽门螺杆菌感染。

2. 其他检查　大便隐血试验阳性，提示溃疡活动或者并发上消化道出血；血常规也有助于了解溃疡有无活动性出血。

【诊断要点】

（一）一般要点

上腹痛是消化性溃疡最突出的症状，典型的腹痛特点是具有慢性、周期性、节律性，电子胃镜是确诊的首选方法，对于不能耐受电子胃镜检查者，可行 X 线钡餐检查。

（二）诊断思路

参照《消化性溃疡中西医结合诊疗共识意见》（2017 年）具体如下：

1. 明确有无溃疡　对怀疑有消化性溃疡的患者，应进行电子胃镜、上消化道 X 线钡餐检查等明确有无溃疡。

2. 排除恶性溃疡　观察胃镜下溃疡形态，于溃疡边缘取活检病理检查是区分溃疡良、恶性的关键。

3. 确定溃疡类型　根据溃疡发生的部位明确是胃溃疡、十二指肠溃疡、复合性溃疡或是特殊类型的溃疡。

4. 判断溃疡分期　应根据溃疡的特点判断溃疡所处的分期和阶段，一般采用的是畸田隆夫的分期法，临床分为 A1 期、A2 期、H1 期、H2 期、S1 期、S2 期。

5. 明确消化性溃疡的病因 检查是否存在幽门螺杆菌感染，了解有无 NSAIDs 等药物服用史。

6. 了解有无并发症 根据血常规、胃镜结果、影像学、腹部 B 超、病理学等结果，判断有无活动性出血、穿孔、梗阻，甚至癌变等并发症。

【鉴别诊断】

（一）胃癌

胃镜发现胃溃疡时应注意与癌性溃疡鉴别，主要手段为内窥镜活组织病理检查，典型的胃癌溃疡形态多不规则，常 > 2cm，边缘呈结节状，底部凹凸不平、覆污秽状苔。

（二）Zollinger-Ellison 综合征

该综合征由促胃液素瘤或促胃液素细胞增生所致，临床以高胃酸分泌，血促胃液素水平升高，多发、顽固及不典型部位消化性溃疡及腹泻为特征；当溃疡多发或位于不典型部位、对正规抗溃疡药物疗效差、病理检查已除外胃癌时，应考虑此病；临床疑诊时，应检测血铬粒素 A 及促胃液素水平，增强 CT 有助于发现肿瘤。

（三）慢性胰腺炎

慢性胰腺炎是由于各种不同原因造成的胰腺组织和功能持续性损害，特征为胰腺发生广泛纤维化，并最终导致胰腺内、外分泌组织的破坏，临床上常表现为反复发作的腹痛、内外分泌功能不全以及后期胰石和假性囊肿的形成；患者大多数经常反复发作，每次发作均较前一次加重，腹痛及进行性体重下降是慢性胰腺炎的主要临床表现，疼痛多位于左上腹，可呈间歇性或持续性；腹部 CT、B 超、磁共振胰胆管造影（MRCP）、ERCP、超声内镜等有助于诊断。

（四）慢性胆囊炎和胆石症

疼痛与进食油腻有关、位于右上腹并放射至背部，且伴发热、黄疸的典型病例不难与消化性溃疡做出鉴别；对不典型的患者，鉴别需借助腹部 B 超或内镜下逆行胆管造影检查。

（五）慢性胃炎

该病可表现为中上腹部不适、饱胀、疼痛，或食欲不振、嗳气、泛酸、恶心等，可有上腹部轻压痛，其症状可类似消化性溃疡，但发作的周期性与节律性一般不典型，胃镜检查是主要的鉴别方法。

（六）功能性消化不良

该病有上腹痛、上腹部烧灼热感、餐后饱胀和早饱症状之一种或多种，呈持续或反复发作的慢性过程，便后上述症状不能缓解，排除可解释症状的器质性疾病方可诊断。部分患者症状酷似消化性溃疡，易与消化性溃疡相混淆，内镜检查则示完全正常或轻度胃炎。

【治疗】

消化性溃疡的治疗目标是去除病因、控制症状、促进溃疡愈合、预防复发和避免发生并发症。治疗的药物包括抑制胃酸分泌（H_2 受体拮抗剂、质子泵抑制剂）、根除幽门螺杆菌、保护胃黏膜（铋剂、弱碱性抗酸剂）等。抑制胃酸治疗是缓解消化性溃疡症状、愈合溃疡的最主要措施，质子泵抑制剂是首选药物；对于幽门螺杆菌阳性的患者应根除幽门螺杆菌治疗，抗幽门螺杆菌治疗结束后仍应继续使用质子泵抑制剂至疗程结束；联合应用胃黏膜保护剂可提高消化性溃疡的愈合质量。大多数消化性溃疡经药物治疗后可愈合，外科手术的概率已大大下降。

针对消化性溃疡的发生机制，治疗以健脾理气，和胃止痛为主要原则。本病初起活动期，以实证为主要表现者，主要采用理气导滞，清热化瘀等法；溃疡日久反复发作不愈者，多为本虚标实之候，临床宜标本兼顾，健脾与理气并用，和胃与化瘀同施。对有幽门螺杆菌感染，巨大溃疡或有上消化道出血等并发症者，宜采用中西医结合方法进行综合治疗。

（一）西医治疗

参照《中华消化杂志》编委会编写并发布的《消化性溃疡诊断与治疗规范》（2016 年，西安）和《内科学》整理如下：

1. 一般治疗　积极治疗消化性溃疡可能的病因，同时注意改善饮食规律、避免刺激性饮食、戒烟、戒酒、少饮浓茶咖啡、注意休息等。

2. 抑制胃酸分泌　抑制胃酸分泌与溃疡尤其是十二指肠溃疡的愈合存在直接关系。

（1）质子泵抑制剂：有抑制质子泵 H^+-K^+-ATP 酶的作用，抑制壁细胞内部胃酸分泌的最终过程，抑酸时间长，是首选药物。消化性溃疡治疗通常采用标准剂量质子泵抑制剂，每日 1 次，早餐前 0.5 小时服药。常用的药物有奥美拉唑、雷贝拉唑、埃索美拉唑、泮托拉唑、兰索拉唑等。治疗十二指肠溃疡的疗程为 4 ～ 6 周，胃溃疡为 6 ～ 8 周。对于存在高危因素和巨大溃疡患者，建议适当延长疗程。

胃泌素瘤或 G 细胞增生等致促胃液素分泌增多而引起的消化性溃疡也推荐应用质子泵抑制剂治疗。通常应用双倍标准剂量的质子泵抑制剂，分为每日 2 次用药。对于行胃泌素瘤根治性手术的患者，术后仍需继续采用抑酸治疗，维持一段时期。

（2）H_2 受体拮抗剂：抑酸效果逊于质子泵抑制剂，常规采用标准剂量，每日 2 次，对十二指肠溃疡的疗程需要 8 周，用于治疗胃溃疡时疗程应更长。常用的药物有法莫替丁、雷尼替丁等。

3. 根除幽门螺杆菌　1994 年全球首次幽门螺杆菌感染处理共识推荐的根除指征就包括消化性溃疡。我国《第五次全国幽门螺杆菌感染处理共识报告》指出：幽门螺杆菌感染是消化性溃疡的主要病因，不管溃疡是否活动和是否有并发症史，均应该检测和根除幽门螺杆菌。根除幽门螺杆菌可促进溃疡愈合，显著降低溃疡复发率和并发症发生率。同时推荐铋剂四联作为主要的经验性治疗根除幽门螺杆菌方案，推荐经验性铋剂四联治疗方案疗程为 10 或 14 天。治疗后可采用非侵入性方法检测幽门螺杆菌，尿素呼气试验是其中的最佳选择。评估应在根除治疗结束后 4 ～ 8 周进行，此期间服用抗菌药物、铋剂和某些具有抗菌作用中药或质子泵抑制剂均会影响检测结果。

4. 保护胃黏膜　联合应用胃黏膜保护剂可提高消化性溃疡的愈合质量，有助于减少溃疡的复发。胃黏膜保护剂包括铋剂、弱碱性抗酸剂（如铝碳酸镁、硫糖铝、磷酸铝、氢氧化铝凝胶等）。

（二）中医辨证论治

参照 2019 年中华中医药学会脾胃病分会发布的《消化系统常见病消化性溃疡中医诊疗指南（基层医生版）》，具体如下：

1. 肝胃不和证

证候特点：胃脘胀痛，窜及两胁，遇情志不畅加重，嘈杂，嗳气频繁，反酸。

舌脉：舌质淡红，舌苔薄白或薄黄，脉弦。

治法：疏肝理气，和胃止痛。

推荐方剂：柴胡疏肝散。

基本处方：柴胡 10g，香附 10g，川芎 10g，陈皮 10g，枳壳 10g，白芍 15g，炙甘草 6g。

加减：肝火旺者，加栀子 10g，牡丹皮 15g；阴虚者，加石斛 15g，沙参 10g；阳虚者，加高良姜 10g，肉桂 5g；反酸者，加浙贝母 10g，瓦楞子 15g。

2. 脾胃虚弱（寒）证

证候特点：胃脘隐痛，喜暖喜按，空腹痛重，得食痛减，畏寒肢冷，倦怠乏力，泛吐清水，纳呆食少，便溏腹泻。

舌脉：舌淡胖、边有齿痕，舌苔薄白，脉沉细或迟。

治法：温中健脾，和胃止痛。

推荐方剂：黄芪建中汤。

基本处方：黄芪 30g，白芍 15g，桂枝 10g，炙甘草 10g，生姜 10g，饴糖 30g，大枣 15g。

加减：阳虚明显、腹痛较剧者加吴茱萸 5g，椒目 5g 或制附片 10g（先煎）；吐酸者加海螵蛸 10g；伴肠鸣腹泻者加防风 10g，猪苓 10g；阴血亏虚明显者加枸杞子 10g；睡眠不佳者加生龙骨 15g，生牡蛎 30g。

3. 脾胃湿热证

证候特点：胃脘灼热疼痛，身重困倦，口干口黏，恶心呕吐，食少纳呆。

舌脉：舌质红，苔黄厚腻，脉滑。

治法：清利湿热，和胃止痛。

推荐方剂：连朴饮。

基本处方：黄连 5g，厚朴 10g，石菖蒲 10g，半夏 10g，淡豆豉 15g，栀子 10g，芦根 15g。

加减：偏热者，加蒲公英 20g，黄芩 10g；偏湿者，加白扁豆 15g，苍术 10g，藿香 10g；恶心偏重者，加橘皮 10g，竹茹 10g；反酸者，加瓦楞子 15g，海螵蛸 10g。

4. 肝胃郁热证

证候特点：胃脘灼热疼痛，口干口苦，胸胁胀满，泛酸，烦躁易怒，大便秘结。

舌脉：舌质红，苔黄，脉弦数。

治法：清胃泄热，疏肝理气。

推荐方剂：化肝煎合左金丸。

基本处方：陈皮 10g，青皮 10g，牡丹皮 10g，栀子 10g，白芍 15g，浙贝母 10g，黄连 5g，吴茱萸 3g。

加减：口干明显者，加北沙参 10g，麦冬 15g；恶心者，加姜半夏 9g，竹茹 10g；舌苔厚腻者，加黄连 5g，苍术 10g；便秘者加火麻仁 15g，郁李仁 10g。

5. 胃阴不足证

证候特点：胃脘隐痛或灼痛，饥不欲食，纳呆干呕，口干，大便干燥。

舌脉：舌质红，少苔，脉细。

治法：养阴益胃。

推荐方剂：益胃汤。

基本处方：沙参 10g，麦冬 10g，细生地 10g，玉竹 10g。

加减：情志不畅者，加柴胡 10g，佛手 10g；食滞者，加炒麦芽 10g，鸡内金 10g；口干口苦者，加黄芩 10g，知母 10g；胃痛明显者，加延胡索 15g，川楝子 9g；恶心呕吐者，加竹茹 9g，姜半夏 9g。

6. 胃络瘀阻证

证候特点：胃脘胀痛或刺痛，痛处不移，夜间痛甚，口干不欲饮，可见呕血或黑便。

舌脉：舌质紫暗或有瘀点、瘀斑，脉涩。

治法：活血化瘀，行气止痛。

推荐方剂：失笑散合丹参饮。

基本处方：生蒲黄 10g，五灵脂 15g，丹参 15g，檀香 5g，砂仁 10g（后下）。

加减：呕血加黑便者，加三七 3g，白及 15g，地榆炭 15g，蒲黄炭 10g；阳虚者，加炮姜 10g，桂枝 10g；气虚者，加黄芪 30g，党参 20g，白术 15g；阴虚者，加沙参 10g，生地黄 15g，麦冬 15g。

（三）中医其他治疗

临床除中药汤剂外，还有中成药、针灸、穴位埋线等疗法适用于不同证型的消化性溃疡，参照 2019 年中华中医药学会脾胃病分会发布的《消化系统常见病消化性溃疡中医诊疗指南（基层医生版）》

及 2017 年中华中医药学会脾胃病分会发布的《消化性溃疡中医诊疗专家共识意见（2017）》整理如下：

1. 中成药

（1）气滞胃痛颗粒：疏肝理气，和胃止痛。用于肝郁气滞，胸痞胀满，胃脘疼痛。开水冲服，一次 5g，3 次 / 日。

（2）胃苏颗粒：理气消胀，和胃止痛。主治气滞型胃脘痛，见胃脘胀痛，窜及两胁，得嗳气或矢气则舒，情绪郁怒则加重，胸闷食少，排便不畅等证候者。一次 1 袋，3 次 / 日。

（3）健胃愈疡片：疏肝健脾，生肌止痛。主治肝郁脾虚，肝胃不和所致的胃痛，症见脘腹胀痛，嗳气吞酸，烦躁不适，腹胀便溏。口服，一次 4～5 片，4 次 / 日。

（4）东方胃药胶囊：疏肝和胃，理气活血，清热止痛。用于肝胃不和，瘀热阻络所致的胃脘疼痛，嗳气，吞酸，嘈杂，饮食不振，烦躁易怒等，以及胃溃疡、慢性浅表性胃炎见上述证候者。口服，一次 4 粒，3 次 / 日。

（5）甘海胃康胶囊：健脾和胃，收敛止痛。用于脾虚气滞所致的胃及十二指肠溃疡、慢性胃炎、反流性食管炎。口服，一次 6 粒，3 次 / 日。

（6）香砂六君丸：益气健脾和胃。用于脾虚气滞，消化不良，嗳气食少，脘腹胀满，大便溏泄。口服，浓缩丸一次 12 丸（每 8g 相当于原生药 3g），3 次 / 日。

（7）安胃疡胶囊：补中益气，解毒生肌。主治胃及十二指肠球部溃疡。对虚寒型和气滞型患者有较好的疗效。并可用于溃疡愈合后的维持治疗。口服，一次 2 粒，4 次 / 日。

（8）小建中胶囊（颗粒）：温中补虚，缓急止痛。脾胃虚寒，脘腹疼痛，喜温喜按，嘈杂吞酸，食少心悸。胶囊：口服，一次 2～3 粒，3 次 / 日；颗粒：口服，一次 15g，3 次 / 日。

（9）虚寒胃痛冲剂：温胃止痛，健脾益气。用于脾虚胃弱，胃脘隐痛，喜温喜按，遇冷或空腹痛重等症。一次5g，3次/日。

（10）三九胃泰颗粒：清热燥湿，行气活血，柔肝止痛，消炎止痛，理气健脾。用于湿热内蕴、气滞血瘀所致的胃痛，症见脘腹隐痛、饱胀反酸、恶心呕吐、嘈杂纳减。开水冲服，每次2.5g，2次/日。

（11）胃热清胶囊：清热理气，活血止痛。用于郁热或兼有气滞血瘀所致的胃脘胀痛，有灼热感，痛势急迫，食入痛重，口干而苦，便秘易怒，舌红苔黄等症；胃及十二指肠溃疡见上述证候者。口服，一次4粒，4次/日。

（12）养胃舒胶囊：滋阴养胃。用于症见胃脘灼热胀痛，隐隐作痛者。口服，一次3粒，2次/日。

（13）元胡止痛片：制酸止痛，理气化瘀，温中健脾。用于胃脘痛，胃酸过多；慢性浅表性胃炎见上述症状者。口服，一次4～6片，3次/日。

（14）康复新液：通利血脉，养阴生肌。用于瘀血阻滞，胃痛出血，胃、十二指肠溃疡。口服，一次10mL，3次/日。

（15）荆花胃康胶丸：理气散寒，清热化瘀。用于寒热错杂、气滞血瘀所致的胃脘胀闷，疼痛，嗳气，反酸，嘈杂，口苦；十二指肠溃疡见上述证候者。饭前服，一次2粒，3次/日。

（16）胃乃安胶囊：补气健脾，活血止痛。用于脾胃气虚、瘀血阻滞所致的胃痛，症见胃脘隐痛或刺痛、纳呆食少；慢性胃炎、胃及十二指肠溃疡见上述证候者。口服，一次4粒（每粒0.3g），3次/日。

（17）复方田七胃痛胶囊：制酸止痛，理气化瘀，温中健脾，收敛止血。用于胃酸过多、胃脘痛、胃溃疡、十二指肠球部溃疡及慢性胃炎。口服，一次3～4粒，3次/日；维持用量：症状消失后，继续用药15天，一次2粒，2次/日。

（18）金胃泰胶囊：行气活血，和胃止痛。用于肝胃气滞、湿热瘀阻所致的急慢性胃肠炎、胃及十二指肠溃疡等。口服，一次 3 粒，3 次 / 日。

（19）胃康胶囊：行气健胃，化瘀止血，制酸止痛。用于气滞血瘀所致的胃脘疼痛、痛处固定、吞酸嘈杂，胃及十二指肠溃疡、慢性胃炎见上述症状者。口服，一次 2 ～ 4 粒（每粒 0.3g），3 次 / 日。

2. 穴位埋线 常用穴位为中脘、胃俞（双）、脾俞（双）、足三里（双）、肝俞（双）。采用羊肠线埋于这些穴位皮下。治疗间隔及疗程根据所选部位对线的吸收程度而定，通常每 2 周治疗 1 次，3 次为 1 个疗程。

3. 针灸 主穴取中脘、足三里。

根据不同证型选择相应的腧穴进行针灸治疗：①脾胃虚寒配伍胃俞、脾俞、内关；②气滞血瘀配伍胃俞、脾俞、内关、膈俞；③肝郁气滞配伍胃俞、脾俞、期门；④肝气犯胃证配伍内关、太冲穴；⑤脾胃虚弱证配伍胃俞、脾俞；⑥胃寒证配伍胃俞、脾俞、内关、公孙穴；⑦胃阴不足证多配伍胃俞、脾俞、内关、三阴交穴；⑧痰湿壅滞证多配伍胃俞、脾俞、内关、阴陵泉、肝俞穴。

根据不同症状配穴：①泛酸多配伍胃俞、脾俞、内关、太冲；②腹胀多配伍胃俞、内关、天枢、公孙；③胃痛难忍多配伍胃俞、内关、梁丘、公孙；④乏力多配伍胃俞、脾俞、内关、气海、公孙。

（四）中西医结合治疗

李军祥教授等在《消化性溃疡中西医结合诊疗共识意见》（2017年）中对消化性溃疡的中西医结合治疗要点做了很好的总结，参照文中内容及 2019 年中华中医药学会脾胃病分会发布的《消化系统常见病消化性溃疡中医诊疗指南（基层医生版）》中提及的中医证型，具体整理如下：

1. 西医为主，中医按需治疗 本病西医治疗的要点是降低胃酸、保护黏膜和根除幽门螺杆菌。反酸明显时应使用更有效的质子泵抑

制剂或者联合 H_2 受体拮抗剂；胃脘不适、饱胀、嗳气明显时，则可结合中医药治疗，或者在动力药基础上加中成药治疗。对于难治性溃疡、体虚迁延反复或寒热瘀湿证候明显者，可按需要分别给予辨证论治、中成药或针灸治疗。对于四联疗法仍然根除效果不佳患者，或者对抗生素比较恐惧或反应较大的患者，应强调进行中西医结合根除幽门螺杆菌治疗，具体可参照我国 2018 年由胡伏莲及张声生教授发布的《全国中西医整合治疗幽门螺杆菌相关"病 – 证"共识》。

2. 中医为主，西医对症治疗 对于无明显并发症，而体质比较虚弱或年龄较大患者，可首先考虑进行中医辨证论治，给予相应的中药方剂加减治疗，同时加上质子泵抑制剂或者联合 H_2 受体拮抗剂。若患者有些症状不能迅速缓解则可辅以动力药、解痉止痛的西药对症治疗。如有精神紧张、抑郁、焦虑者应予心理治疗，调节心态、疏导情志，必要时适当加用抗抑郁药；如有饮食不当致症状加重者应避免刺激性饮食、烟酒和对胃有伤害的药物；如有反酸疼痛或饱胀、嗳气显著者则应分别给予抑酸、解痉止痛药或促胃肠动力药。中医辨证联合西医对症治疗，常可收到标本兼治的效果。

3. 病证结合，中西医结合治疗 病证结合，一方面指在抑酸、根除幽门螺杆菌的基础上，进行因人而异的中医辨证论治。另一方面是指将西医对消化性溃疡的分期结合辨证进行诊治，如肝胃不和证、肝胃郁热证大致相当于溃疡病早期，应疏肝理气、清胃泄热与抑酸等相结合；脾胃湿热证相当于溃疡病急性活动期幽门螺杆菌阳性者，应清利湿热与根除幽门螺杆菌相结合；胃络瘀阻证多为溃疡充血明显伴有出血倾向者，应予活血化瘀与抑酸、止血相结合的治疗；胃阴不足证相当于溃疡病活动缓解但仍有炎症反应或伴萎缩病变者，应予养阴益胃与改善微循环相结合的治疗；脾胃虚弱（寒）证相当于活动程度减轻趋向于愈合过程者，应予温中健脾与促进愈合相结合的治疗。

【转归、预后、随访】

有效的药物治疗可使消化性溃疡愈合率达 95% 以上，青壮年患者十二指肠溃疡死亡率接近于零，老年患者主要死于严重并发症，尤其是大出血和急性穿孔，病死率 < 1%。

影响溃疡预后的因素很多，应注意调护，预防并发症的发生，防止复发，定期复查胃镜。

【生活调护】

消化性溃疡患者饮食要有节制，三餐定时，急性活动期以少食多餐为宜，食用新鲜、干净的食物，选择好消化的食物（如面条、粥、发面饼等），忌暴饮暴食、辛辣刺激（如辣椒、大蒜、胡椒粉等）、油腻厚味、过冷过热、过硬不易消化（粗粮、干果等）等食物，进食要细嚼慢咽。咖啡、浓茶、烈酒等容易刺激胃酸分泌、损害胃黏膜，建议平时不要长期饮用，消化性溃疡活动期患者也不建议饮用。

避免不必要的长期服用 NASIDs 等容易导致消化性溃疡的药物，幽门螺杆菌是消化性溃疡的致病原因之一，建议根除后注意分餐、避免交叉感染。中医说"正气存内，邪不可干"，平时要注意劳逸结合，避免过度的紧张劳累、熬夜，保持心情舒畅等，适当进行体育锻炼，提高身体素质。

【中西医最新研究进展】

（一）消化性溃疡中医证型与胃镜征象相关性的研究

中医通过"望、闻、问、切"四诊进行辨证，消化性溃疡胃镜下征象与传统中医辨证分型具有一定的相关性。何钢等对确诊的 163 例消化性溃疡患者，根据传统中医辨证分为肝胃不和、脾胃虚弱（寒）、脾胃湿热、胃阴不足、胃络瘀阻型，通过电子胃镜下观察胃黏膜改变、溃疡苔颜色、胃壁蠕动等镜下局部表现分析与中医传统辨证的关系。结果显示：胃镜下局部表现为充血、水肿者多为肝胃不和及脾胃湿热证；糜烂多为脾胃湿热证；黏膜出血或血痂多为胃络瘀阻及脾胃湿热证；溃疡苔为黄色者多为肝胃不和及脾胃湿热证。肝胃不和证及脾胃虚弱（寒）证胃壁蠕动常明显减弱，而脾胃湿热证、胃阴不足证、胃络瘀阻证胃壁蠕动常大致正常。

黄娜等对 160 例消化性溃疡活动期中医证型与胃镜像表现的关系也做了研究。脾胃湿热证以糜烂为主，其次为充血；脾胃虚弱证和胃络瘀阻证的患者分别以苍白和充血所占比重最高。蒋晓玲的研究发现消化性溃疡的胃黏膜红白相间，以红为主者脾胃湿热证高于脾胃虚弱证；以白为主的病例及黏膜苍白的病例以脾胃虚寒为显。周俊亮探讨胃镜征象指出胃络瘀阻型及胃阴亏虚型黏膜多出现苍白、充血、水肿，但未见出血。

以上研究均提示胃镜下胃与十二指肠球部黏膜色泽形态变化、溃疡苔的颜色、胃壁蠕动等与中医辨证分型有一定的相关性，可作为中医望诊的延伸应用于临床辨证，增加辨证依据，为临床辨证提供客观的指标，从而提高消化性溃疡疾病诊治疗效。

（二）消化性溃疡药物新剂型的进展分析

消化性溃疡的治疗以药物为首选，目前临床研究的消化性溃疡的药物新剂型较多，主要涉及以下几种：

1. 定位释药剂型　目前定位释药剂型主要为口服药，其在口服用药后可在胃肠道特定部位释放药物，并能延长药物在胃肠道中的停留时间，具有起效迅速、局部药物浓度高、用药简单方便快捷的特点。目前研究出的定位释药剂型为胃内滞留片，胃内滞留片的滞留途径较多，涉及漂浮滞留、磁导向定位技术、胃壁黏附滞留、膨胀滞留等。不同滞留途径的释药过程存在一定差异，当前临床对于漂浮滞留、胃壁黏附滞留的运用最多，两者在扩大药效、延长药物滞留时间中效果更为显著。

2. 速释剂型 速释剂型是指口服用药后能快速溶解及崩解的剂型，目前临床研制的速释剂型主要包括胶囊剂、散剂、滴丸剂等，速释剂型使用中具有稳定性高、制药成本低、包装简单方便、便于运输、使用简单等特点，临床应用较为广泛。临床对于速释剂型在消化性溃疡治疗中的研究逐渐增多，诸多研究发现速释剂型治疗消化性溃疡时具有用药简便、起效迅速、疗效良好的特点。

3. 缓控速释药剂型 缓控速释药剂型包括缓释制剂和控释制剂两种，其中缓释制剂是指使用后在机体中缓慢释放药物，在长时间内维持一定药物浓度的制剂，而控释制剂是指在药物使用过程中能根据预先设定好的方案缓慢、恒速释放药物的制剂。目前临床常用的缓控速释药剂型较多，如克拉霉素缓释片、法莫替丁控释片等。实施缓控速释药剂型治疗可控制药物释放，可降低口服用药后血药浓度峰谷引起的不良反应，在保证用药效果的同时，使得用药过程更加安全。

（三）中药抗溃疡的作用机制研究

中医药在治疗消化性溃疡方面具有丰富的经验，取得了满意的疗效，某 Meta 分析结果表明，中医药治疗消化性溃疡的临床效果优于西药，且不良反应低于西药。同时，众多学者进行了中医药治疗机制的研究，总体来说中医药一方面可抑制攻击性损伤，另一方面可增强胃黏膜防御功能。

1. 抑制攻击性损伤

（1）减轻炎症和氧化应激：炎症因子作为胃黏膜的攻击因子，是引起胃溃疡、加重和延迟胃溃疡愈合的重要因素；氧自由基是能够攻击细胞膜上的脂肪酸并产生过氧化物的一类含氧基团，具有很强的细胞毒性。大量实验研究表明，超氧化物歧化酶（superoxide dismutase，SOD）可以清除氧自由基，抑制氧自由基与不饱和脂肪酸结合形成丙二醛（malondialdehyde，MDA），减少胃黏膜细

胞的损伤。巩子汉等发现白及多糖可通过减少肿瘤坏死因子 – α
（TNF– α）、白细胞介素 1β（IL–1β）、白细胞介素 6（IL–6）的含
量，显著减轻大鼠实验性胃溃疡损伤。王红霞等发现，化浊解毒愈
疡汤可以降低胃溃疡大鼠血清 TNF– α 含量，升高胃黏膜 SOD 含
量，从而达到治疗目的。ZHENG 等应用木香内酯和脱氢木香内酯
干预无水乙醇灌胃诱导的急性胃溃疡小鼠模型，研究提示木香内酯
和脱氢木香内酯可抑制炎性因子的产生，并降低丙二醛的含量，从
而发挥抗胃溃疡作用。张昊等研究发现，香砂愈疡汤治疗乙酸诱导
胃溃疡模型大鼠效果显著，可有效减少溃疡面积，增加溃疡抑制率，
保护溃疡组织，其作用机制可能与激活 p62–Keap1–Nrf2 信号通路，
调控相关基因表达，从而改善炎症反应、调控氧化应激反应有关。

（2）抑制胃酸、降低胃蛋白酶活性：胃酸和（或）胃蛋白酶引
起黏膜自身消化是导致溃疡形成的损伤因素，研究表明许多中药能
够通过抑制溃疡期胃酸过多分泌和胃蛋白酶活性，达到治疗胃溃疡
的目的。王璞等对大鼠幽门结扎胃溃疡实验研究发现，抑酸止痛方
可显著降低醋酸损伤胃溃疡模型大鼠的胃酸总量、降低胃蛋白酶活
性。黄波贞等探讨了健脾益胃方治疗消化性溃疡的疗效机理，结果
提示健脾益胃方能够改善消化性溃疡患者临床症状，其作用机理可
能与抑制消化性溃疡胃酸、胃泌素的过度分泌和提高生长抑素分泌
相关。

（3）改善胃组织细胞凋亡：胃溃疡的形成和愈合与胃黏膜的修
复功能密切相关，胃上皮细胞凋亡参与黏膜修复过程。研究显示，
美洲大蠊提取物在抑制胃组织细胞凋亡、调节细胞生长、促进溃疡
愈合等方面有明显的作用，在我国常被用于治疗血瘀证和胃部相关
疾病。陈畅等应用复方芪藻汤干预乙酸烧灼法制备的大鼠胃溃疡模
型，结果提示复方芪藻汤可能通过下调 FoxO3a/Bim 表达而抑制胃黏
膜上皮细胞凋亡，发挥其抗胃溃疡作用。

2. 增强胃黏膜防御功能

（1）促进胃黏液分泌、保护胃黏膜：胃黏膜通过分泌胃黏液保护胃组织免受胃酸、胃蛋白酶等攻击因子的侵蚀。胃黏膜及小凹的表面所覆盖的由表面上皮细胞分泌的黏液和碳酸氢盐（HCO_3^-）为胃黏膜抗损伤的第一道防线。邓兰琼等通过实验观察柴胡桂枝汤对乙酸胃溃疡大鼠再生黏膜表层黏液的影响，结果发现模型对照组、西咪替丁组、柴胡桂枝汤组大鼠各期再生黏膜黏液的分泌，不论是表层或黏膜内黏液，均较正常旺盛，而在正常和再生黏膜之间呈现一清晰的界限。与模型对照组和西咪替丁组相比，柴胡桂枝汤各期再生黏膜表层黏液均明显增厚且连续性好，提示增加再生黏膜表层黏液分泌可能是柴胡桂枝汤改善溃疡愈合质量的作用机制之一。大量研究证实甘草的主要活性成分及其成方可促进胃黏膜黏液分泌，保护和修复胃黏膜，增强胃黏膜厚度，促进溃疡肉芽组织生长，进而促进溃疡面愈合。

（2）上调胃黏膜防御因子、刺激胃黏膜微循环：三叶因子家族（trefoil factor families，TFFs）是消化系统黏膜细胞分泌的小分子多肽，可以在胃黏膜上皮细胞表面形成弹性黏液凝胶层，维持黏膜完整性。前列腺素 E2（prostaglandin E2，PGE2）可以增加黏膜血流量，减少胃酸分泌，加速胃黏膜更新。一氧化氮（NO）能促进胃黏膜修复，改善微循环，抑制血小板聚集。表皮生长因子（EGF）能够促进上皮细胞的增殖和分化，加速黏膜细胞再生，对胃黏膜组织的再生和修复具有重要意义。

邓海丹等研究发现，醋酸性胃溃疡模型组大鼠的血清前列腺素 E2、胃黏膜三叶因子 1（TFF1）的含量均明显低于海南砂仁醇提物高剂量组。肖景东采用乙酸型胃溃疡大鼠模型，正常组和模型组予生理盐水灌喂，奥美拉唑组予奥美拉唑水溶液灌喂，消痈溃得康组予消痈溃得康煎剂灌喂，清热解毒组予清热解毒药物水煎剂灌喂，健脾和胃组予健脾和胃药物水煎剂灌喂，托腐生肌组予托腐生肌水煎剂灌喂。结果显示给予治疗药物后均能提高胃黏膜 EGF 表达量；消痈溃得康组 EGF 表达量较同疗程（12 天疗程组）的中药组有明显提升（$P < 0.05$）。徐斐翔等探讨了半夏泻心汤对大鼠乙酸型胃溃疡的治疗作用机制，分为正常组、模型对照组、半夏泻心汤（低、中、高剂量）组、奥美拉唑组，结果显示与模型对照组比较，半夏泻心汤低、中、高剂量组能升高胃酸 pH 值，增加 t-NOS 和 NO 的表达，降低血清 i-NOS 的表达，差异有统计学意义（$P < 0.05$）。

（四）长期应用质子泵抑制剂可能产生的不良影响

质子泵抑制剂在临床上多用于治疗胃酸分泌过多的疾病，但目前发现长期服用质子泵抑制剂可引起骨质疏松症的发生，但两者之间的关系与机制尚未有明确定论。陈嘉韵等通过系统的 Meta 分析从骨密度和骨代谢角度，探讨了长期服用质子泵抑制剂与骨质疏松之间的联系，共纳入 9 篇文献，包括 1236 例研究对象。结论提示，长期服用质子泵抑制剂可降低骨密度，并使骨钙素含量升高，易发生骨质疏松，但对甲状旁腺素影响尚不明确，但结论尚需要更多高质量的研究进行验证。

胃底腺息肉是胃底胃体黏膜形成的单发或多发性广基息肉样隆起，是目前国内外常见的息肉类型。越来越多的研究发现，在长期使用质子泵抑制剂的患者中胃底腺息肉的检出率明显增多。Mate 分析指出，使用质子泵抑制剂的患者发生胃底腺息肉的风险较未使用者明显增加，尤其是服用超过 6 个月或 12 个月的患者。另有多篇病例报告指出，在停止使用质子泵抑制剂后，胃底腺息肉有消退的现象。

秦青等探讨了长期大量应用质子泵抑制剂对大鼠模型体内炎症因子和微量元素的影响。将雄性 SD 大鼠共 40 只，随机分为对照组和观察组各 20 只，对照组采用普通饮食，观察组同时进行质子泵抑制剂灌胃，每天 1 次，持续 20 周。每个月采集鼠尾静脉血检测炎症因子 IL-1 和 IL-10，微量元素钙、镁和铁，血常规白细胞和血小板。结论显示，长期大量质子泵抑制剂增加了大鼠炎症因子 IL-1 和

IL-10表达，造成钙、镁和铁的丢失，以及白细胞计数升高和血小板计数下降。

（五）质子泵抑制剂的预防性应用及建议

《质子泵抑制剂优化应用专家共识》（2020）中列出了质子泵抑制剂的预防性应用及建议，现将与预防消化性溃疡相关的建议摘录如下：

1. 应激性溃疡的预防 质子泵抑制剂预防危重症患者应激性溃疡仅适用于高危人群，危险因素汇总见下表。

表 8-1　质子泵抑制剂预防危重症患者应激性溃疡危险因素汇总

危险因素	预防建议
（1）呼吸衰竭：机械通气超过 48h[a] （2）凝血功能障碍：国际标准化比值（INR）> 1.5，血小板 < 50×10^9/L 或部分凝血酶原时间（APTT）> 正常值 2 倍或服用抗凝或抗血小板药物[a] （3）严重创伤：如头部损伤伴随 Glasgow 昏迷指数 ≤ 10 或无法服从简单的指示、全身烧伤面积 > 35%、多处创伤伴随创伤严重度评分 ≥ 16、脊髓损伤、创伤性休克 （4）器官功能不全：如多器官功能不全综合征、肝功能不全、急性肾功能不全等 （5）复杂手术：如复杂肝脏手术、器官移植、手术时间较长（> 3h）等 （6）消化道出血史 （7）男性，高龄，入院前 1 年内曾有消化性溃疡病史 （8）ARDS （9）休克或持续低血压 （10）脓毒症 （11）心脑血管意外 （12）严重心理应激，如精神创伤等	具有一项高危情况者应使用质子泵抑制剂预防应激性溃疡

续表

危险因素	预防建议
（1）ICU 住院时间＞1 周 （2）粪便隐血持续时间＞3d （3）大剂量使用糖皮质激素（氢化可的松＞250mg/d） （4）合并使用非甾体抗炎药 （5）长期禁食及肠外营养	同时具有任意两项危险因素时也应考虑使用质子泵抑制剂预防应激性溃疡

注：[a] 多中心研究结果显示，呼吸衰竭和凝血功能障碍为应激性溃疡的独立危险因素。

对于非重症患者也应综合评估应激性溃疡的风险，必要时加以预防，评分标准详见下表。

表 8–2　非重症患者应激性溃疡的风险评分标准

危险因素	评分
年龄＞60 岁	2
男性	2
急性肾功能不全	2
肝脏疾病 [a]	2
脓毒症 [b]	2
预防性抗凝药物 [c]	2
凝血障碍（基于实验室检查指标或用药）[d]	3
合并内科疾病 [e]	3

注：低危＜7 分，低中危 8～9 分，中高危 10～11 分，高危＞12 分。

[a] 任何肝脏相关疾病，包括急性和慢性肝炎（感染或非感染）；急性、亚急性和慢性肝功能不全；慢性肝病，包括肝昏迷、门静脉高压、肝肾综合征和（或）其他后遗症；肝坏死或梗死；肝移植病史。[b] 包括识别或未识别病原菌的脓毒血症或菌血症。[c] 皮下注射普通肝素和剂量≤60mg/d 的依诺肝素。[d] 血小板计数＜50×10^9/L，或 INR＞1.5 或 APTT＞2 倍正常值上限，或使用依诺肝素剂量＞60mg/d。[e] 需要相关内科药物治疗（除了普外科、外科亚专科、妇产科、神经病科和精神科疾病以外）。

优化建议：对于应激性溃疡高危人群，应在危险因素出现后静脉注射或滴注常规剂量质子泵抑制剂，当患者病情稳定可耐受足够的肠内营养或已进食、临床症状开始好转或转入普通病房后可改为口服或逐渐停药。

2. 预防 NSAIDs 引起的胃肠黏膜损伤及溃疡 对于 NSAIDs 致胃肠道损伤的高风险患者，要避免使用 NSAIDs，如果必须使用，可以选择环氧合酶 -2（COX-2）抑制剂，并合用质子泵抑制剂；中等风险患者可选用 COX-2 抑制剂，或者传统非选择性 NSAIDs 合用质子泵抑制剂；没有危险因素的低风险患者，不需要预防性用药。NSAIDs 引起胃黏膜损伤的危险分级如下表所示。

表 8-3　NSAIDs 引起胃黏膜损伤的危险分级

危险分级	危险因素
低风险	没有危险因素
中风险（1～2个危险因素）	（1）年龄 > 65 岁 （2）高剂量 NSAIDs 治疗 （3）有溃疡病史但无并发症 （4）合用阿司匹林（包括小剂量阿司匹林）、皮质类固醇或抗凝药
高风险	（1）溃疡并发症史，特别是最近发生的溃疡 （2）存在两个以上的危险因素

注：幽门螺杆菌感染是 NSAIDs 相关消化道黏膜损伤的独立危险因素。

（六）老年性消化性溃疡与非老年性消化性溃疡临床特征的对比研究

赵伟对比了老年性消化性溃疡与非老年性消化性溃疡的发病原因、临床症状、发生并发症的情况、合并症的情况及其发病部位的异。结果显示：老年组患者发生消化性溃疡的主要诱因为食用刺激性食物及服用镇痛药物，非老年组患者发生消化性溃疡的主要诱因为其他原因；老年组患者的临床表现多为呕血，非老年组患者的临床症状多表现为腹部疼痛、不适及反酸；老年性消化性溃疡患者并发症、合并症的发生率明显高于非老年组患者；老年组患者发病的部位主要为胃部，非老年组患者发病的部位主要为十二指肠部。结论提示，老年性消化性溃疡与非老年性消化性溃疡的临床特征有明显的不同，老年性消化性溃疡患者的临床特征不典型。

其他研究也得到了类似的结论，如李丽梅分析了 80 例老年消化性溃疡疾病的相关情况，同时选取青年消化性溃疡患者 80 例作为对照。结果显示，老年消化性溃疡会引发较多的并发症，其中最为常见的就是消化道出血，胃溃疡容易发生癌变，且无痛性溃疡比较多见。

（王帅）

第九章　幽门螺杆菌感染相关疾病

　　本病是由于幽门螺杆菌（Helicobacter pylori，Hp）感染所导致的一类病证，严格地说，本病不是一个独立的疾病，多种胃、十二指肠疾病合并 Hp 感染者，均可参照本病治疗。Hp 感染是危害人类健康的重要公共卫生问题。1994 年 WHO 将 Hp 列为 I 类致癌因子，全球范围内人群 Hp 感染率约为 50%。大量循证医学证据表明，Hp 感染是慢性胃炎、消化性溃疡、胃 MALT 淋巴瘤、胃癌等疾病的重要致病因素，是预防胃癌最重要的、可控的危险因素。Hp 感染后几乎 100% 都会出现胃黏膜组织学上的炎症，即 Hp 胃炎，其中 70% 的 Hp 胃炎患者表现为无症状的慢性活动性胃炎，10% 的患者存在消化不良症状，15% ～ 20% 的患者出现消化性溃疡，1% ～ 3% 的患者将发展为胃癌。Hp 感染不经治疗将终生存在，根除 Hp 可消除胃内活动性炎症，改善消化不良症状，促进消化性溃疡愈合，降低胃癌风险。我国是 Hp 高感染和胃癌高发国家，全球近一半的新发胃癌在我国，Hp 感染造成了沉重的疾病负担。2015 年《Hp 胃炎京都全球共识》意见中提出，Hp 胃炎无论有无症状、伴或不伴有消化性溃疡和胃癌，均应视为一种感染性疾病。如无抗衡因素（伴某些疾病、社区再感染率高、卫生资源优先度安排等），Hp 阳性者均应接受根除治疗，根除治疗对象可扩展至无症状者。

　　Hp 是一种微需氧革兰阴性杆菌，在人类胃上皮表面定植，Hp 除了在人类胃上皮定植外，可以在人类牙菌斑和唾液中存活。多数研究认为，在自然环境中，人是 Hp 唯一的传染源，人 – 人间传播是唯一的传播途径。目前认为 Hp 可能的传播途径有：粪 – 口传播、口 – 口传播、胃 – 口传播、医源性传播。Hp 在全球自然人群的感染率超过 50%，全球各地差异甚大。Hp 感染率的高低与民族或种族关系并不密切，而与地理环境有一定的关系，主要与生活环境及生活习惯有关。流行病学调查显示，Hp 感染率与经济情况、居住条件、卫生条件与生活习惯、职业以及饮用水有关。经济状况差、居住拥挤、卫生条件差以及不良的生活习惯，其 Hp 感染率越高。在不同人群中，儿童 Hp 感染率为 10% ～ 80%。10 岁前，超过 50% 的儿童被感染，在未提供适当治疗的情况下，在整个生命中 Hp 将持续存在，感染的自发清除非常少见。

Hp 感染相关疾病根据其临床症状，可归属于中医"胃脘痛""胃痞""反胃""呃逆""吞酸""嘈杂"等病证范畴。

【病因病机】

（一）中医

Hp 属中医湿热之外邪的范畴，饮食起居不洁，Hp 经口感染，并通过口 - 口 / 粪 - 口等途径在人与人之间传播。Hp 特异性定居于胃黏膜上皮细胞表面及黏液层中，引起胃黏膜慢性活动性炎症，影响消化功能，病位在胃，并与脾、肝密切相关。脾胃损伤，升降失常，运化失司，水液不布，湿浊内生，内外合邪，湿热内蕴；湿热困脾，阻滞气机，土壅木郁，肝失疏泄；脾为太阴，胃为阳明，热则伤阴，湿则伤阳，寒热错杂；Hp 缠绵不去，耗气伤正，脾胃虚弱，虚寒内生；气机不畅，久病入络，血行受阻，则胃络瘀血。Hp 根除后，若病情尚浅，邪实祛除后脾胃功能得复；若正气已伤，或病变深入，则脾胃受损，气滞、湿阻、血瘀或并存，表现为虚实夹杂。

Hp 现症感染多湿、热、气滞，胃黏膜存在炎症活动者以脾胃湿热、肝胃不和、寒热错杂为主要病机。Hp 根除后，邪实得祛，则脾胃功能渐复；若病情深入，如存在持续的中重度炎症或萎缩性胃炎，则多为虚实夹杂。最常见包括：

1. 脾胃湿热　湿热之邪经口侵入，或饮食不节，过食辛辣醇酒厚味，酿生湿热，形成湿热阻滞中焦脾胃之证而发病。

2. 寒热错杂　久患胃病，寒热杂投；或因辛辣冷食之物，均可化寒化热，寒热互结，阻遏中焦，升降失司而发病。

3. 肝胃不和　忧愁恼怒，肝气郁结，乘脾犯胃，肝胃不和可致气机阻滞或胃失和降。

4. 脾胃气虚　脾胃为后天之本，主受纳腐熟及运化转输水谷精微。饮食不节、劳累过度、外邪犯胃、用药不当或久病等因素均可损伤脾胃，或素体中阳不振，胃阴不足，均可致脾胃虚弱之候。

5. 脾胃虚寒　Hp 日久缠绵不去，耗气伤正，脾胃阳弱，纳运不健，胃失温煦，虚寒内生，致脾胃虚寒之象。

6. 胃络瘀阻　气为血之帅，气行则血行；肝气郁结，日久可致血瘀。外邪侵袭等原因所致者，初病在气分，日久由气及血，则血行不畅，血脉凝滞，瘀血壅阻胃络。

（二）西医

1. Hp 属于微需氧菌，是单极多鞭毛、螺旋状弯曲的革兰阴性杆菌，主要感染部位为胃和十二指肠球部，与慢性胃炎伴胃黏膜萎缩和糜烂、消化性溃疡、MALT 淋巴瘤、胃癌具有显著相关性。Hp 特殊的结构及适应性的酶、蛋白，使其能在胃酸不利的酸性条件下生存。Hp 产生的毒素和有毒性作用的酶能破坏胃黏膜屏障。Hp 还能使机体产生炎症和免疫反应，增加胃泌素的分泌，导致一系列疾病的形成。

（1）Hp 的定植：螺旋状为 Hp 在黏稠的胃黏液中运动提供了基础，鞭毛的摆动则为其运动提供了动力，尿素酶和某些蛋白可以帮助 Hp 抵抗胃酸，Hp 产生的酶还可使其免受中性粒细胞的杀伤作用。Hp 一旦穿透黏液层，就会黏附于胃上皮细胞表面，这样 Hp 就会定植于胃黏膜上皮表层和胃黏液底层。

（2）Hp 的表面酶：尿素酶除了保护 Hp 免受胃酸损伤外，它所产生的氨还能破坏黏液的离子完整性，削弱屏障功能，造成 H^+ 反向弥散，干扰细胞的能量代谢，造成细胞变性。尿素酶还可作为一种直接的细胞毒素，破坏上皮细胞的紧密连接，引起上皮细胞的损伤。

脂酶和磷脂酶 A 降解黏液中的脂质和磷脂，破坏黏液屏障，同时还可产生一些炎性介质，介导炎症反应。磷脂类物质的降解产物有的有一定的细胞毒作用。

（3）Hp 的细胞毒作用：Ⅰ型菌株能表达细胞毒素相关基因（cagA），产生空泡毒素。Ⅱ型菌株不能表达。这两种菌株都能导致胃炎，但Ⅰ型菌株与较重的胃、十二指肠溃疡有关。某些 Hp 菌株能分泌溶血素，其有细胞毒性，能介导炎症反应，造成胃黏膜屏障的损害。

（4）Hp 引起的黏膜炎症反应和免疫反应：Hp 感染后可观察到胃黏膜细胞变性、坏死，炎症细胞浸润，Hp 产生的慢性炎症可导致细胞的增生和自由基的形成，增生过程中可能产生基因突变而产生癌变。

Hp 感染后可诱发细胞免疫反应、体液免疫反应及自身免疫反应，导致胃黏膜全层炎症反应。但机体产生的免疫反应并不能根除 Hp。

此外，Hp 感染后血清胃泌素水平升高，促进了胃酸的分泌，胃蛋白酶活动亦相应增加，导致了溃疡的形成。

2. Hp 相关性胃、十二指肠疾病　Hp 持续感染者几乎均发生慢性胃炎，但 80% 以上者无症状。慢性胃炎基础上的进一步发展，如十二指肠溃疡、胃溃疡、萎缩性胃炎、胃癌等，则是 Hp、宿主和环境因素共同作用的结果。

（1）Hp 感染是消化性溃疡的主要病因：消化性溃疡，包括十二指肠溃疡（duodenal ulcer，DU）和胃溃疡（gastric ulcer，GU），是 1994 年全球首次 Hp 感染处理共识推荐的根除指征。Hp 感染是约 90% 以上十二指肠溃疡和 70%～80% 胃溃疡的病因，根除 Hp 可促进溃疡愈合，显著降低溃疡复发率和并发症发生率。根除 Hp 使 Hp

阳性消化性溃疡不再是一种慢性、复发性疾病，而是可以完全治愈。Hp 感染是消化性溃疡主要病因，不管溃疡是否活动和是否有并发症史，均应该检测和根除 Hp。

阿司匹林、非甾体抗炎药（NSAIDs）和 Hp 感染是消化性溃疡和溃疡并发症发生的独立危险因素。Meta 分析结果显示，服用非甾体抗炎药增加 Hp 感染者发生消化性溃疡风险；服用非甾体抗炎药前根除 Hp 可降低溃疡发生风险。服用低剂量阿司匹林是否增加 Hp 感染者溃疡发生风险结论不一，多数研究结果提示增加溃疡发生风险，长期服用前根除 Hp 可降低溃疡发生风险。

（2）Hp 是慢性胃炎的主要病因：Hp 感染后很难自发清除，而 Hp 感染者几乎均存在组织学胃炎，Hp 相关性胃炎主要是慢性胃炎。大量研究表明，80%～95% 的慢性活动性胃炎患者胃黏膜中有 Hp 感染。Hp 相关性胃炎者中，Hp 分布以胃窦为主，与胃内炎症分布一致；根除 Hp 可使胃黏膜炎症消退。长期服用质子泵抑制剂 PPI 者胃酸分泌减少，Hp 定植从胃窦向胃体转移，发生胃体胃炎，增加胃体黏膜发生萎缩风险。胃体黏膜萎缩可显著增加胃癌发生风险。根除 Hp 可降低或消除长期服用质子泵抑制剂 PPI 者胃体胃炎发生风险。

Hp 胃炎中，胃窦为主的非萎缩性胃炎胃酸分泌常增加，这些患者发生十二指肠溃疡风险增加；而累及胃体的胃炎尤其伴有胃黏膜萎缩者胃酸分泌减少，这些患者发生胃癌风险增加。根除 Hp 消除了胃炎，可逆转或部分逆转上述胃酸分泌改变。伴有食管下括约肌功能不全的胃体胃炎患者根除 Hp 后胃酸恢复性增加，可增加胃食管反流病发生风险。但这些患者如不根除 Hp 则发生胃癌的风险增加。"两害相权取其轻"，应该根除 Hp。

Hp 感染诱发的炎性反应与胃黏膜萎缩和（或）肠化生发生、发展密切相关，因此根除 Hp 可延缓或阻止胃黏膜萎缩和（或）肠化生发生和发展。根除 Hp 可使部分患者的胃黏膜萎缩得到逆转，但肠化生似乎难以逆转。

（3）Hp 感染与胃癌的发生有密切关系：WHO 将 Hp 列为引起胃癌的第一类（肯定）致癌原。随访研究表明，长期 Hp 感染者的胃癌发生率高于无感染者；干预研究表明，早期胃癌内镜下切除的患者或一般 Hp 感染患者根除 Hp 后可降低胃癌复发率或发生率。目前认为，Hp 感染是人类胃癌发病的重要因素，但仅有 Hp 感染还不足以引起人类胃癌，还必须有其他因素的参与，包括宿主因素和环境因素；一些毒力较强的 Hp 菌株感染可能与胃癌发生的关系更密切。根除 Hp 可在一定程度上预防胃癌的发生，特别是在胃癌前病变发生前。

（4）Hp 感染与胃 MALT 淋巴瘤：Hp 阳性的局部阶段（Lugano Ⅰ / Ⅱ 期）胃 MALT 淋巴瘤根除 Hp，60% ～ 80% 的患者可获得缓解，因此根除 Hp 是局部阶段胃 MALT 淋巴瘤的一线治疗。有 t（11，18）易位的胃 MALT 淋巴瘤根除 Hp 后多数无效，这些患者需要辅助化学治疗和（或）放射治疗。所有患者根除 Hp 后均需要密切随访。如果根除 Hp 治疗后胃 MALT 淋巴瘤无应答或进展，则需要化学治疗和（或）放射治疗。

3. 有证据显示 Hp 感染与不明原因的缺铁性贫血、特发性血小板减少性紫癜、维生素 B$_{12}$ 缺乏症等疾病相关。在这些疾病中，应检测和根除 Hp。

Hp 感染与成人和儿童的不明原因缺铁性贫血密切相关，根除 Hp 可提高血红蛋白水平，在中 - 重度贫血患者中更显著，与铁剂联合应用可提高疗效。

Hp 阳性特发性血小板减少性紫癜患者根除 Hp 后，约 50% 成人患者和约 39% 儿童患者血小板水平可得到提高，检测和根除 Hp 已被国际相关共识推荐，但美国血液病学会相关指南并不推荐儿童患者常规检测和根除 Hp。

有研究显示，Hp 感染可能与维生素 B$_{12}$ 吸收不良相关，但维生

素 B_{12} 缺乏者多与自身免疫相关，根除 Hp 仅起辅助作用。

4.Hp 与若干胃、十二指肠外疾病呈正相关或负相关，但这些相关的因果关系尚未证实。呈正相关的疾病包括冠状动脉粥样硬化性心脏病、脑卒中、老年痴呆症、帕金森病、肥胖、结肠肿瘤和慢性荨麻疹等；呈负相关的疾病包括哮喘、食管腺癌和肥胖等。但这些报道的相关性并不完全一致，其因果关系尚不明确。

【临床表现】

（一）症状

Hp 感染症状无特异性，有症状者可以表现为上腹胃脘部饱胀或疼痛、嗳气、纳差、口臭、恶心、呕吐、反酸、烧心、便秘等，症状可共存但缺乏特异性。

（二）体征

多数患者无明显阳性体征，部分患者可有上腹部轻压痛。

【实验室和其他辅助检查】

（一）Hp 检测

尿素呼气试验（UBT）、快速尿素酶试验（RUT）、基于单克隆抗体的粪便抗原试验检测及胃黏膜活组织检查方法可诊断 Hp 现症感染。

1. 尿素呼气试验（UBT） 包括 ^{13}C 尿素呼气试验和 ^{14}C 尿素呼气试验，是临床最常应用的非侵入性试验，具有 Hp 检测准确性相对较高、操作方便和不受 Hp 在胃内灶性分布影响等优点。但当检测值接近临界值（cut-off value）时，结果不可靠，可间隔一段时间后再次检测或用其他方法检测。胃部分切除术后患者用该方法检测 Hp 准确性显著下降，可采用快速尿素酶试验和（或）组织学方法检测。

2. 快速尿素酶试验（RUT） 若患者无活组织检查（以下简称活检）禁忌，胃镜检查如需活检，推荐快速尿素酶试验作为 Hp 检测方法。Hp 快速尿素酶试验具有快速、简便和准确性相对较高的优点，完成胃镜检查后不久就能出 Hp 检测结果，阳性者即可行根除治疗。Hp 在胃内呈灶性分布，多点活检可提高检测准确性，最好从胃窦和胃体各取 1 块活检。根除治疗后 Hp 密度降低，在胃内分布发生改变，易造成检测结果假阴性，不推荐快速尿素酶试验作为根除治疗后的评估试验。

3. 基于单克隆抗体的粪便抗原试验检测　准确性与尿素呼气试验相似，在尿素呼气试验配合欠佳人员（儿童等）检测中具有优势。

4. 胃黏膜活组织检查方法　慢性胃炎组织学诊断和分类的"悉尼系统（Sydney system）"包含了 Hp 这项观察指标，基于这一标准，有经验的病理医师行胃黏膜常规染色（HE 染色）就可做出有无 Hp 感染的诊断。活动性炎性反应的存在高度提示 Hp 感染，如常规组织学染色未发现 Hp，可行特殊染色检查，包括 Giemsa 染色、Warthin-Starry 银染色或免疫组织化学染色等。

5. 常规的血清学试验检测 Hp 抗体 IgG　其阳性不一定是现症感染，不能用于根除治疗后复查，因此其临床应用受限，多用于人群感染情况的流行病学调查。消化性溃疡出血、胃 MALT 淋巴瘤和胃黏膜严重萎缩等疾病患者存在 Hp 检测干扰因素或胃黏膜 Hp 菌量少，此时用其他方法检测可能会导致假阴性，而血清学试验则不受这些因素影响，阳性可视为现症感染。

（二）内镜检查

随着内镜新技术的发展，内镜下观察 Hp 感染征象已成为可能。常规内镜观察到的结节状胃炎（nodular gastritis）被认为高度提示 Hp 感染。内镜下胃黏膜点状或弥漫性发红，伴有排列规则集合细静脉（RAC）模糊或消失，黏膜肿胀，皱襞增粗肿大呈蛇形，鸡皮样胃炎，黄色瘤，增生性息肉，胃内黏液呈白色浑浊提示 Hp 感染。胃镜表现与患者是否存在临床症状及症状严重程度无明确的相关性。

（三）Hp 培养或分子生物学方法检测

如准备行 Hp 药物敏感试验，可采用培养或分子生物学方法检测。培养诊断 Hp 感染特异性高，培养出的 Hp 菌株可用于药物敏感试验和细菌学研究。但培养有一定技术要求，敏感性偏低，因此不推荐单纯用于 Hp 感染的常规诊断，主要用于科研。随着分子生物学技术的发展，用该技术检测 Hp 耐药基因突变预测耐药的方法已具有临床实用价值。

【诊断要点】

1. Hp 感染多数患者无症状，有症状者可以表现为上腹胃脘部饱胀或疼痛、嗳气、口臭等，症状可共存但缺乏特异性。多数患者无明显阳性体征，部分患者可有上腹部按压不适或压痛。Hp 感染相关疾病的诊断需要 Hp 检测及内镜、胃黏膜活检病理组织学常规 HE 染色检查。

Hp 检测：尿素呼气试验（UBT）、快速尿素酶试验（RUT）、基于单克隆抗体的粪便抗原试验检测及胃黏膜活组织检查可诊断 Hp 现症感染。

Hp 检测首选非侵入性检查，如尿素呼气试验、粪便抗原试验（备选）；对于采用前述方法首次 Hp 检查阴性，但内镜和胃黏膜活检病理组织学提示现症 Hp 感染时，应采用其他方法补充检测 Hp；黏膜活检病理组织 HE 染色或嗜银染色、Giemsa 染色等可诊断 Hp 感染，HE 染色诊断的准确性与病理医生的经验有关。

同时需要根据内镜及病理组织学结果进一步明确 Hp 感染相关疾病，如慢性胃炎、胃癌、消化性溃疡、胃黏膜相关组织淋巴瘤（胃 MALT 淋巴瘤）、早期恶性病变及特殊类型胃炎等。

2. 临床应用的非侵入性 Hp 检测试验中，尿素呼气试验是最受推荐的方法，单克隆粪便抗原试验可作为备选，血清学试验限于一些特定情况（消化性溃疡出血、胃 MALT 淋巴瘤和严重胃黏膜萎缩）。

检测注意事项：除血清学和分子生物学检测外，Hp 检测前必须停用质子泵抑制剂 PPI 至少 2 周，停用抗菌药物、铋剂和某些具有抗菌作用的中药至少 4 周。抗菌药物、铋剂和某些具有抗菌作用的中药可以抑制 Hp 生长，降低其活性。PPI 抑制胃酸分泌，显著提高胃内 pH 水平，从而抑制 Hp 尿素酶活性。Hp 检测前服用这些药物可显著影响基于尿素酶活性试验（快速尿素酶试验、尿素呼气试验）的 Hp 检出，造成假阴性。H_2 受体拮抗剂对检测结果有轻微影响，抗酸剂则无影响。血清学试验检测 Hp 抗体，分子生物学方法检测 Hp 基因，不受应用这些药物的影响。

3. 尿素呼气试验（urea breath test，UBT）是最常用的检测方法，包括 ^{13}C 尿素呼气试验（^{13}C–urea breath test，^{13}C–UBT）和 ^{14}C 尿素呼气试验（^{14}C–urea breath test，^{14}C–UBT）。尿素呼气试验是采用核素标记的尿素检测人体内 Hp 感染的非侵入性方法，具有准确、特异、快捷的特点，其诊断准确率达 95% 以上。^{13}C–UBT 与 ^{14}C–UBT 的准确性无显著区别，其中 ^{13}C 是碳的稳定核素，无放射性，亦可用于小孩和孕妇，但试剂和检测费用高；^{14}C 是碳的不稳定核素，具有一定的放射性，^{14}C–UBT 不推荐用于妊娠期和哺乳期。

尿素呼气试验检测的注意事项：检测前要求空腹（至少禁食 6h）；检测前停用质子泵抑制剂 PPI、H_2 受体拮抗剂至少 2 周，停用抗菌药物、铋剂和某些具有抗菌作用的中药至少 4 周；上消化道急性出血等病变情况可能会导致尿素呼气试验假阴性，不推荐使用 UBT；曾行胃切除手术可能会导致尿素呼气试验假阳性或假阴性，不推荐使用 UBT。

尿素呼气试验在临界值附近难以判断结果，应结合其他检测方法的结果判定 Hp 为阴性或阳性，或间隔 2～3d 重新进行尿素呼气试验。目前，国内常用的 ^{13}C–UBT 超基准值的临界值为 2～6，^{14}C–UBT 的 DPM（幽门螺杆菌检测值单位）临界值为 50～199，卡式法 DPM 临界值为 25 ~ 75。

根除 Hp 应成为胃癌的一级预防措施。在胃癌高发区人群中，推荐 Hp 筛查和治疗策略以预防胃癌。Hp 的筛查方法可以采用尿素呼气试验、血清学方法或粪便 Hp 抗原检测。在与胃蛋白酶原、胃泌素 –17 联合运用的 Hp 血清抗体检测中，若 Hp 抗体阳性，可选择尿素呼气试验加以验证是否有现症感染，尿素呼气试验检测结果为阳性则予以根除，该流程有助于早癌筛查，以实现胃癌的预防。

4. 粪便 Hp 抗原（HpSA）试验具有快速、简便、标本易收集，阳性反映活动性感染等优点。采用单克隆抗 Hp 抗体检测抗原，其检测的准确性可以与尿素呼气试验相媲美，且该试验的检测准确性不受胃手术的影响。

5. 血清学试验检测 Hp 抗体原理：Hp 感染后诱发全身免疫反应，感染者的血清中出现抗 Hp 的 IgG 和 IgA 类抗体，通过血清学试验可以验出。目前常用的试验是用 ELISA 方法定性检测血清中抗 Hp 抗体 IgG。试验阳性表示有过或目前有 Hp 感染。多用于 Hp 感染的血清流行病学调查。由于 Hp 感染根除后，血清抗体滴度下降缓慢，甚至在半年或一年中检测仍可阳性，故此法不宜作为治疗后 Hp 根除的证实性试验。

Hp 的细胞毒素相关基因 A（cytotoxin associated gene A，CagA）和空泡变性细胞毒素 A（vacuolation toxin A，VacA）血清抗体检测，亦可用于 Hp 筛查，对 Hp 毒力阳性的菌株更推荐根除。

Hp 毒力的主要标志是 Cag 致病岛，Hp 毒力因子和宿主的遗传背景可以影响感染个体所患疾病的转归，特别是对发生胃癌的风险产生影响。在 Hp 的毒力因子中，CagA 和 VacA 是目前被认为最重要的。中国、韩国和日本人群携带同一种 Hp 菌株类型，都含有比西方国家菌型感染性更强的 CagA 毒力因子。我国 Hp 感染株的毒力阳性率较高，更建议根除以预防胃癌。但是，在非胃癌高发区，是否需要开展只针对 Hp 毒力菌株的"选择性根除"值得进一步研究。

6. 快速尿素酶试验（RUT）：胃镜检查时取胃窦距幽门 20～50mm 活检胃黏膜行快速尿素酶试验，完成胃镜检查后不久就能出 Hp 检测结果，阳性者即可行根除治疗。Hp 在胃内的分布并不均匀，呈灶性分布，以胃窦近幽门前区最高，其次是胃窦小弯侧、胃窦其他区域及胃角、胃体小弯侧及胃底贲门区，最后是胃体其他区域。此外糜烂灶边缘的 Hp 较糜烂灶中央多，其他病灶明显者 Hp 的菌量也较少，主要与该区域因病变明显不再适合 Hp 的生长有关。一般情况下，因胃窦 Hp 定植率及定植密度最高，故在胃内各部位中其阳性率也最高。但活动性出血时、不规则用药后、胆汁反流性胃炎、萎缩性胃炎或胃癌者因胃窦 Hp 菌量减少，Hp 向胃角和胃体移位，及长期低胃酸可呈假阴性。由于 Hp 分布不均匀或移位等原因，必要时可于胃角、胃体或胃底多点取材。根除治疗后 Hp 密度降低，在胃内分布发生改变，易造成检测结果假阴性，不推荐快速尿素酶试验作为根除治疗后的评估试验。

7. 内镜检查：随着内镜新技术的发展，内镜下观察 Hp 感染征象已成为可能。常规内镜观察到的结节状胃炎（nodular gastritis）被认为高度提示 Hp 感染；放大内镜和窄带成像可观察到一些 Hp 感染的特殊征象，包括胃小凹和（或）汇集小静脉、上皮下毛细血管网等的改变，但这些方法的应用需要相应设备，判断需要经验，报道的敏感度和特异性也有较大差异，因此不推荐常规应用。同时需要根据内镜及病理组织学结果进一步明确是否存在慢性胃炎、胃癌、消化性溃疡、胃黏膜相关组织淋巴瘤（胃 MALT 淋巴瘤）、早期恶性病变及特殊类型胃炎等疾病。

8. Hp 根除治疗后，应常规进行评估其是否根除。鉴于目前 Hp 根除率正处下降趋势，以及未根除者仍存在发生严重疾病的风险，因此推荐所有患者均应在根除治疗后行 Hp 复查。多数患者根除治疗后不需要复查胃镜，可采用非侵入性方法检测 Hp，尿素呼气试验是其中的最佳选择，粪便抗原试验可作为备选。评估应在根除治疗结束后 4 ～ 8 周进行，此期间服用抗菌药物、铋剂和某些具有抗菌作用中药或质子泵抑制剂 PPI 均会影响检测结果。

诊断流程见图 9-1。

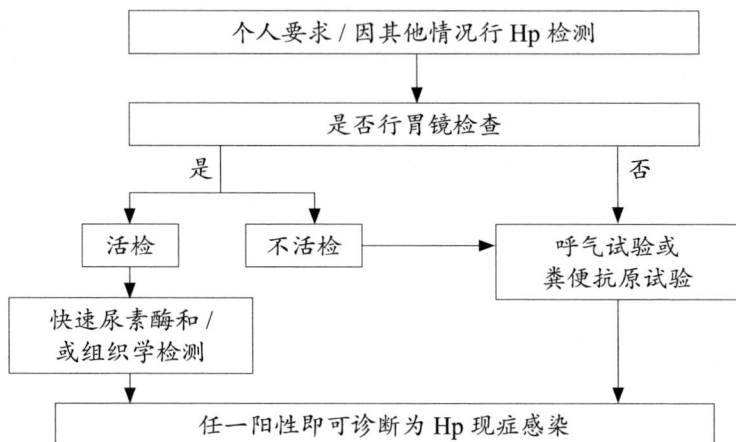

```
┌─────────────────────────────────────┐
│   个人要求 / 因其他情况行 Hp 检测       │
└─────────────────────────────────────┘
                 ↓
┌─────────────────────────────────────┐
│          是否行胃镜检查               │
└─────────────────────────────────────┘
    是 ↓                          否 ↓
┌────────┐   ┌────────┐      ┌──────────────┐
│  活检  │   │ 不活检 │─────→│  呼气试验或    │
└────────┘   └────────┘      │  粪便抗原试验  │
    ↓                        └──────────────┘
┌──────────────┐                    ↓
│ 快速尿素酶和 / │
│ 或组织学检测   │
└──────────────┘
    ↓                               ↓
┌─────────────────────────────────────┐
│   任一阳性即可诊断为 Hp 现症感染       │
└─────────────────────────────────────┘
```

图 9-1　幽门螺杆菌（Hp）感染的诊断流程图

【治疗】

　　Hp 感染相关疾病的治疗目标是根除 Hp，缓解临床症状，改善、逆转或消除胃黏膜炎症、萎缩、肠上皮化生等病变，提高患者生活质量，降低胃癌发生风险。

　　Hp 感染相关疾病不论是否有临床症状均应接受根除治疗。根除 Hp 可改善胃黏膜炎症及萎缩，降低胃癌发生风险。应以根除 Hp 为首要目的，并对胃黏膜病变，尤其是化生性萎缩、低级别上皮内瘤变开展中医药辨证施治，降低胃癌发生风险。存在根除治疗制衡因素患者，则以缓解症状和胃黏膜病变、减低胃癌风险为主要目的。

　　Hp 属中医"邪气"范畴，具有湿、热的性质，现症感染多湿、热、气滞，胃黏膜存在炎症活动者以脾胃湿热、肝胃不和、寒热错杂为主要病机。Hp 根除后，邪实得祛，则脾胃功能渐复；若病情深入，如存在持续的中重度炎症或萎缩性胃炎，则多为虚实夹杂。"邪之所凑，其气必虚""正气存内，邪不可干"，扶正祛邪是 Hp 感染相关疾病的基本治则。根据其虚、实分治，实则泻之，虚则补之，虚实夹杂者补泻并用。实者以湿热为主，祛邪重在清热祛湿。虚者以脾虚为主，扶正重在健脾和胃，补中益气。中医治疗主要根据辨证论治。

（一）西医治疗

Hp 感染者多数并无症状和并发症，但所有 Hp 感染者几乎都存在慢性活动性胃（chronic active gastritis），亦即 Hp 胃炎，Hp 感染可以在人 – 人之间传播。因此，Hp 胃炎不管有无症状和（或）并发症，是一种感染性疾病，根除治疗对象可扩展至无症状者。但应该看到，目前我国 Hp 感染率仍达约 50%，主动筛查所有 Hp 阳性者并进行治疗并不现实。现阶段仍然需要根除 Hp 指征（表 9–1），以便主动对获益较大的个体进行 Hp 检测和治疗。

表 9–1　幽门螺杆菌根除指征

幽门螺杆菌阳性	强烈推荐	推荐
消化性溃疡（不论是否活动和有无并发症史）	√	
胃黏膜相关淋巴组织淋巴瘤	√	
慢性胃炎伴消化不良症状		√
慢性胃炎伴胃黏膜萎缩、糜烂		√
早期胃肿瘤已行内镜下切除或胃次全手术切除		√
长期服用质子泵抑制剂		√
胃癌家族史		√
计划长期服用非甾体抗炎药（包括低剂量阿司匹林）		√
不明原因的缺铁性贫血		√
特发性血小板减少性紫癜		√
其他幽门螺杆菌相关性疾病（如淋巴细胞性胃炎、增生性胃息肉、Ménétrier 病）		√
证实有幽门螺杆菌感染		√

1. Hp 根除治疗

（1）一般人群的治疗：一般人群指 Hp 感染成人患者（年龄 18 ～ 70 岁），无根除治疗制衡因素（如合并肝肾功能异常等多系统疾病难以耐受药物治疗，存在过敏风险，正在应用与根除治疗用药存在相互作用的药物，存在肠道菌群失调等）。

《第五次全国幽门螺杆菌感染处理共识报告》将特殊人群定义为 70 岁以上老年人及年龄小于 14 岁的儿童，由于儿童 Hp 感染检测及治疗策略与成人不同，故将一般人群的年龄阈值限定为 18 ～ 70 岁。

《成人幽门螺杆菌引起的胃炎中西医协作诊疗专家共识（2020，北京）》中特殊人群的定义：年龄＞ 70 岁或有应用抗生素方案进行根除治疗的制衡因素。年龄＞ 70 岁的老年人，主要考量为老年人对治疗药物耐受性和依从性降低，药物不良反应风险增加。年龄小于 70 岁成人如基础疾病、合并用药多，不良反应和潜在药物相互作用风险增加，同样制衡铋剂四联的应用。本方案将该类人群定义为特殊人群，旨在提示临床中应关注此类人群根除治疗方案实施的风险，方案个体化。

Hp《幽门螺杆菌胃炎京都全球共识》中根除治疗的制衡因素包括合并症、社区 Hp 再感染率高、与社会卫生健康优先事项相冲突及经济花费，并考虑根除治疗带来的负面影响，如抗生素治疗对胃肠道微生态的影响。

（2）Hp 耐药可分原发耐药（primary resistance）和继发耐药（second resistance），后者指治疗失败后耐药。我国 Hp 对克拉霉素、甲硝唑和左氧氟沙星（氟喹诺酮类）的耐药率呈上升趋势。近些年报道的 Hp 原发耐药率克拉霉素为 20% ～ 50%，甲硝唑为 40% ～ 70%，左氧氟沙星为 20% ～ 50%。Hp 可对这些抗生素发生二重、三重或更多重耐药，报道的克拉霉素和甲硝唑双重耐药率＞ 25%。总体上，这些抗生素的耐药率已很高，但存在一定的地区差异。

与上述 3 种抗生素高耐药率相反，目前我国 Hp 对阿莫西林（0% ～ 5%）、四环素（0% ～ 5%）和呋喃唑酮（0% ～ 1%）的耐药率仍很低。目前应用这些抗生素根除 Hp 尚不需要顾虑是否耐药。这些抗生素应用后不容易产生耐药，因此治疗失败后仍可应用。

Hp 对克拉霉素和甲硝唑双重耐药率 > 15% 地区，经验治疗不推荐含克拉霉素和甲硝唑的非铋剂四联疗法。

目前推荐铋剂四联（质子泵抑制剂 PPI+ 铋剂 +2 种抗生素）作为主要的经验性治疗根除 Hp 方案（推荐 7 种方案）。这些方案的组成、药物剂量和用法见表 9-2。这些方案的根除率均可达到85% ～ 94%，绝大多数研究采用了 14 天疗程，含甲硝唑方案中的甲硝唑剂量为 1600mg/d。我国拓展的部分铋剂四联方案疗效已被国外研究验证，被 Maastricht-5 共识和多伦多共识推荐，统称为含铋剂的其他抗生素组合。

在克拉霉素、左氧氟沙星和甲硝唑高耐药率情况下，14 天三联疗法（质子泵抑制剂 PPI+ 阿莫西林 + 克拉霉素，PPI+ 阿莫西林 + 左氧氟沙星，PPI+ 阿莫西林 + 甲硝唑）加入铋剂仍能提高根除率。铋剂的主要作用是对 Hp 耐药菌株额外地增加 30% ～ 40% 的根除率。铋剂不耐药，铋剂短期应用安全性高，治疗失败后抗生素选择余地大。因此，除非有铋剂禁忌或已知属于低耐药率地区，经验治疗根除 Hp 应尽可能应用铋剂四联方案。

左氧氟沙星属氟喹诺酮类药物，与其他喹诺酮类药物有交叉耐药。喹诺酮类药物在临床应用甚广，不少患者在根除 Hp 前就很可能已用过这类药物。目前我国 Hp 左氧氟沙星耐药率已达 20% ～ 50%。尽管左氧氟沙星三联方案联合铋剂可在一定程度上克服其耐药，但高耐药率势必降低其根除率。为了尽可能提高初次治疗根除率，借鉴国际共识不推荐含左氧氟沙星方案用于初次治疗。

经验治疗推荐了 7 种铋剂四联方案，除含左氧氟沙星的方案外（作为补救治疗备选），方案不分一线和二线。所有方案中均含有 PPI

和铋剂，因此选择方案就是选择抗生素组合。

根除方案中抗生素组合的选择应参考当地人群中监测的 Hp 耐药率和个人抗生素使用史。不论用于其他疾病或根除 Hp 治疗，曾经应用过克拉霉素、喹诺酮类药物和甲硝唑者，其感染的 Hp 有潜在耐药可能。此外，方案的选择应该权衡疗效、费用、潜在不良反应和药物可获得性，做出个体化抉择。

（3）一般人群的初次治疗方案

1）经验性铋剂四联疗法，疗程为 14 天。抗生素组合参照《第五次全国幽门螺杆菌感染处理共识报告》：阿莫西林 + 克拉霉素、四环素 + 甲硝唑、阿莫西林 + 甲硝唑、阿莫西林 + 四环素，并尽可能根据当地耐药情况，首选耐药率低的抗生素组合。含有左氧氟沙星和呋喃唑酮的方案不推荐初次治疗使用。可作为补救治疗的备选方案。

表 9-2　推荐的幽门螺杆菌根除四联方案中抗生素组合、剂量和用法

方案	抗生素 1	抗生素 2
1	阿莫西林 1000mg，2 次 /d	克拉霉素 500mg，2 次 /d
2	阿莫西林 1000mg，2 次 /d	左氧氟沙星 500mg，1 次 /d 或 200mg，2 次 /d
3	阿莫西林 1000mg，2 次 /d	呋喃唑酮 100mg，2 次 /d
4	四环素 500mg，3 次 /d 或 4 次 /d	甲硝唑 400mg，3 次 /d 或 4 次 /d
5	四环素 500mg，3 次 /d 或 4 次 /d	呋喃唑酮 100mg，2 次 /d
6	阿莫西林 1000mg，2 次 /d	甲硝唑 400mg，3 次 /d 或 4 次 /d
7	阿莫西林 1000mg，2 次 /d	四环素 500mg，3 次 /d 或 4 次 /d

注：标准剂量（质子泵抑制剂 + 铋剂）（2 次 /d，餐前半小时口服）+2 种抗生素（餐后口服）。标准剂量质子泵抑制剂为艾司奥美拉唑 20mg，雷贝拉唑 10mg（或 20mg），奥美拉唑 20mg，兰索拉唑 30mg，泮托拉唑 40mg，艾普拉唑 5mg，以上选一；标准剂量铋剂为枸橼酸铋钾 220mg（果胶铋标准剂量待确定）。

铋剂四联 10 天或 14 天方案是我国共识推荐的初次治疗主要方案，并应尽可能采用 14 天方案（除非证明当地 10 天方案根除率达 90% 以上）。

2）左氧氟沙星由于耐药率高且喹诺酮类药物应用广泛，借鉴国际及国内共识不推荐用于初次治疗。呋喃唑酮由于其安全性问题，国家药品监督管理局将其适应证修改为"仅用于难以根除的幽门螺杆菌感染"，并要求停止含呋喃唑酮复方制剂的生产、销售和使用。因此，不再将呋喃唑酮推荐应用于 Hp 的初次治疗。

3）Hp 对抗生素耐药率上升是其根除率下降的主要原因。耐药对根除率影响较大的是 3 种三联疗法（PPI+ 阿莫西林 + 克拉霉素，PPI+ 阿莫西林 + 左氧氟沙星，PPI+ 阿莫西林 + 甲硝唑）。目前我国 Hp 对阿莫西林耐药率很低，可基本忽略，但对克拉霉素、左氧氟沙星和甲硝唑的耐药率已很高。用上述 3 种方案，敏感菌株感染者 14 天疗程的根除率＞ 95%，而耐药菌株感染者的根除率仅为 20% ～ 40%。因此在高耐药率地区（如克拉霉素耐药率＞ 15%，左氧氟沙星耐药率＞ 10%），不论初次治疗或补救治疗，应用上述方案前同时行克拉霉素、左氧氟沙星和甲硝唑 3 种药物的药物敏感试验具有相对优势。但药物敏感试验增加了费用，其准确性和可获得性影响其推广，在根除 Hp 治疗中的成本 - 效益比尚需进一步评估。

目前采用以下策略的经验治疗也能获得高根除率：①选择低耐药率抗生素（阿莫西林、四环素和呋喃唑酮）组成的方案；②上述 3 种三联方案中加上铋剂，可额外提高耐药菌株根除率 30% ～ 40%；③优化甲硝唑剂量。

4）质子泵抑制剂 PPI 在根除方案中起重要作用，可抑制胃酸分泌、提高胃内 pH 从而增强抗生素的作用，包括降低最小抑菌浓度、增加抗生素化学稳定性和提高胃液内抗生素浓度。选择作用稳定、疗效高、受 CYP2C19 基因多态性影响较小的 PPI，可提高根除率。新的钾离子竞争性酸阻滞剂（potassium–competitive acid blocker,

P-CAB）沃诺拉赞（vonoprazan，VPZ）抑酸分泌作用更强，其应用有望进一步提高 Hp 根除率。

5）在推荐的 7 种铋剂四联方案中，5 种方案抗生素组合含有阿莫西林。阿莫西林抗 Hp 作用强，不易产生耐药，不过敏者不良反应发生率低，是根除 Hp 治疗的首选抗生素。青霉素过敏者可用耐药率低的四环素替代阿莫西林。青霉素过敏者推荐的铋剂四联方案抗生素组合为：①四环素 + 甲硝唑；②四环素 + 呋喃唑酮；③四环素 + 左氧氟沙星；④克拉霉素 + 呋喃唑酮；⑤克拉霉素 + 甲硝唑；⑥克拉霉素 + 左氧氟沙星。四环素与甲硝唑或呋喃唑酮的组合方案已得到推荐，与左氧氟沙星的组合也被证实有效。难以获得四环素或四环素有禁忌时，可选择其他抗生素组合方案，包括克拉霉素 + 呋喃唑酮、克拉霉素 + 甲硝唑和克拉霉素 + 左氧氟沙星。注意方案⑤和⑥组合的 2 种抗生素 Hp 耐药率已很高，如果选用，应尽可能将疗程延长至 14 天。

（4）一般人群的补救治疗方案：Hp 根除治疗中抗生素的应用可能提高 Hp 菌体球形变率，球形变的 Hp 对抗生素不敏感，其恢复正常形态需 4 周左右的时间，因而短期内再次补救治疗成功率有限；临床研究发现，初次治疗和补救治疗的间隔越长，则根除率越高，6～12 个月的间隔后治疗根除率高于间隔时间小于 3 个月者，因此推荐补救治疗间隔 ≥ 6 个月为宜。

经验治疗推荐 7 种铋剂四联方案，初次治疗可选择 6 种方案（不选含左氧氟沙星方案）；初次治疗失败后，补救治疗避免选择已用过的方案，可选含左氧氟沙星方案，因此仍有 6 种方案可供选择。克拉霉素和左氧氟沙星应避免重复使用。本共识推荐的含克拉霉素或左氧氟沙星方案无重复；但含甲硝唑的方案有 2 种，会有重复应用可能。重复应用甲硝唑需优化剂量（甲硝唑增加至 1600mg/d），如初次治疗已用了优化剂量，则不应再次使用。上述方案选择原则也适用于第 2 次补救治疗。

在条件允许时，或者连续 2 次根除治疗失败患者，建议进行细菌耐药性检测，并根据结果进行个体化治疗。

呋喃唑酮在我国处于低耐药率水平，仍可应用于难治性 Hp 感染的根除，但需注意禁忌证、使用剂量，且服药期间应避免食用富含酪胺的食物（鱼、虾、鸡肉、乳酪、腌制及熏制肉制品、蚕豆等）及其他容易诱发过敏的食物，并监测不良反应。呋喃唑酮常见的不良反应为恶心、呕吐、腹泻等消化道不适，头痛、头晕、直立性低血压、肛门瘙痒、尿色橘红等，严重者可引起黄疸及多发性神经炎。其不良反应总体同药物剂量呈现相关性，当一日剂量超过 0.4g 或总量超过 3g 时，精神障碍及多发性神经炎的发生风险增高。目前呋喃唑酮应用于幽门螺杆菌感染中的剂量为 0.2g/d，14 天最长疗程服药总量为 2.8g，均低于其不良反应警示剂量，安全性在临床中是可以接受的。对于药物耐受性相对较差的老年患者，含呋喃唑酮（0.2g/d）组的不良反应也在可接受的范围内。

因此，在幽门螺杆菌感染的治疗中，将呋喃唑酮的用量控制在合理的范围（0.2g/d）内，其不良反应的发生率在临床中是可接受的。尤其对于反复根除治疗失败的患者，选择耐药性较低的呋喃唑酮获益是能够大于不良反应风险的。由于呋喃唑酮不良反应主要与剂量相关，因而临床中应注意患者的体质量或体质量指数，低体质量患者用药剂量应有所调整或不予选用；同时，可在治疗过程中适当的服用维生素 B_1、B_6，减少多发性神经炎发生风险。

（5）特殊人群 Hp 感染

1）儿童 Hp 感染者：与成人相比，儿童 Hp 感染者发生严重疾病包括消化性溃疡、萎缩性胃炎和胃癌等疾病的风险低；但根除治疗不利因素较多，包括抗生素选择余地小（仅推荐阿莫西林、克拉霉素和甲硝唑）和对药物不良反应耐受性低。此外，儿童 Hp 感染有一定自发清除率，根除后再感染率也可能高于成人。因此不推荐对 14 岁以下儿童常规检测 Hp。

消化性溃疡根除 Hp 获益大，有消化性溃疡的儿童推荐行 Hp 检测和治疗；根除 Hp 可能对部分消化不良儿童的症状有效，已接受内镜检查的儿童建议行 Hp 检测与治疗。

2）老年人 Hp 感染者：目前国际上缺乏老年人 Hp 感染处理共识。一般而言，老年人（年龄＞70岁）对根除 Hp 治疗药物的耐受性和依从性降低，发生抗生素不良反应的风险增加；另一方面，非萎缩性胃炎或轻度萎缩性胃炎患者根除 Hp 预防胃癌的潜在获益下降。老年人中相对突出的服用阿司匹林和 NSAIDs 和维生素 B_{12} 吸收不良等已列入成人 Hp 根除指征。老年人身体状况不一，根除 Hp 获益各异，因此对老年人 Hp 感染应进行获益－风险综合评估，个体化处理。

3）特殊人群应进行获益－风险评估，决定是否接受根除治疗。无胃癌家族史、轻度非萎缩性炎症、无萎缩性炎症者，如无临床症状，可暂不予以药物干预；存在消化不良症状者，可对症处理，或采用非抗生素疗法。胃癌发生风险高（家族史、不良生活习惯、来自胃癌高发地区等）、有报警症状、中重度活动性炎症或萎缩性炎症者，或有强烈根除意愿的患者，可在详细追查病史、抗生素应用史的基础上，精心设计根除治疗方案，必要时采取多学科评估，尽量减少药物使用种类。

4）特殊人群根除治疗方案：用于胃癌高风险、经评估需要根除治疗的特殊人群患者。

①改良二联疗法：无青霉素过敏者，可选择质子泵抑制剂 PPI+阿莫西林的改良二联疗法（PPI 为常规剂量每日 3 或 4 次，或双倍剂量每日 2 次；阿莫西林 1.0g 每日 3 次或 0.75g 每日 4 次，每日总剂量 3.0g），疗程 14 天。肾功能不全患者阿莫西林应慎用，并根据肾功能水平调整剂量；PPI 也应根据不同药品特点进行选择。

一项研究显示，我国患者 Hp 对阿莫西林的耐药率仍处于相对低水平，该药为时间依赖抗生素，且在胃内 pH＞6 时能够最大程度地发挥杀菌作用，因而合理增加给药频率、选择受细胞色素氧化酶 P4502C19（CYP2C19）代谢型影响小的 PPI 可提高疗效。改良二联疗法给药频率虽增加，全天总量仍在安全剂量内，相较于铋剂四联减少了药物种类，更适宜于特殊人群的根除治疗。

②三联疗法：Maastricht V 共识推荐在克拉霉素耐药率低于 15% 的地区可继续应用三联疗法。由于我国克拉霉素耐药率普遍已超过这一水平，故推荐仅在细菌耐药性检测提示克拉霉素敏感者可应用含阿莫西林、克拉霉素的三联疗法 14 天方案。

2. Hp 感染与胃肠道微生态 Hp 根除治疗可短期影响肠道菌群，其远期影响尚不明确。对一些胃肠道微生物群不成熟（幼童）或不稳定者（老年人、免疫缺陷者等）根除 Hp 抗生素应用需谨慎。必要时可在根除 Hp 治疗同时或根除治疗前或治疗后补充微生态制剂，以降低抗生素对肠道微生态不良影响；如需与抗生素同时应用，应注意服药间隔，或选用不受抗生素影响的益生菌。

某些益生菌可在一定程度上降低 Hp 根除治疗引起的胃肠道不良反应。但是否可提高 Hp 根除率则尚需更多设计良好的研究证实。

3. Hp 根除后的治疗

（1）临床症状的处理：Hp 引起的胃炎消化不良症状多在根除治疗成功后缓解。仍有症状者，可予以黏膜保护剂、动力调节剂、消化酶制剂等对症处理。

（2）胃黏膜病变的治疗：内镜下及组织学检测确诊的胃黏膜病变需根据其范围和程度决定干预策略。轻度非萎缩性胃炎一般无需进行专门的黏膜保护治疗，鸡皮样胃炎、胃体为主的中重度炎症者可予以胃黏膜保护剂，以促进病变的恢复。萎缩性胃炎在 Hp 根除后应根据胃癌风险分级管理，需要干预和随访。

4. 幽门螺杆菌根除判定 首选尿素呼气试验。复查前需停用根除治疗药物及其他可能影响呼气检测的药物（包括中药、益生菌等）至少 4 周。呼气试验结果在 cut-off 值附近时应择期复查。粪便抗原试验可作为备选。

（二）中医辨证论治

1. 脾胃湿热证

证候特点： 胃脘灼热、痞满或疼痛，口干或口苦，口黏或口臭，嘈杂泛酸，渴不欲饮，纳呆泛恶，大便黏滞不爽或秘结，小便黄，身重困倦。

舌脉： 舌质红，苔黄厚或腻，脉滑数。

治法： 清热化湿，理气和胃。

推荐方剂： 连朴饮加减。

基本处方： 黄连5g，厚朴10g，法半夏9g，石菖蒲10g，淡豆豉10g，栀子10g，芦根15g，茯苓10g，陈皮10g，蒲公英10g，生薏苡仁15g，炙甘草6g。每日1剂，水煎服。

加减法： 胃痛甚者加延胡索、金铃子、郁金行气止痛；大便不爽者加苍术、白术健脾燥湿；便秘加枳实、瓜蒌；气滞明显，加大腹皮；胁痛吞酸，加吴茱萸、浙贝母、乌贼骨；恶心呕吐者加枳实、竹茹、生姜化痰止呕；纳呆者加鸡内金、谷芽、麦芽消食和中，健脾开胃。

2. 寒热错杂证

证候特点： 胃脘痞满，遇冷加重，餐后胃脘胀痛，口干或口苦，食欲减退，大便时干时稀，恶心或呕吐，肠鸣。

舌脉： 舌淡红，苔黄或黄白相间，脉细数。

治法： 平调寒热。

推荐方剂： 半夏泻心汤加减。

基本处方： 法半夏9g，黄芩10g，黄连5g，干姜10g，炙甘草6g，党参15g，大枣6g。每日1剂，水煎服。

加减法： 胃气逆者，加代赭石、莱菔子、莪术降气和胃，消痞散结；疼痛者，加芍药缓急止痛；食欲差者，加麦芽、山楂、山药、扁豆以补虚开胃；脾虚寒甚者，加香附、川椒少量以温中祛寒；气滞胃胀甚者，加陈皮、木香以理气消胀；肝胃气痛甚者，加柴胡、延胡索、白芷以疏肝止痛；热偏盛去干姜，加蒲公英；阴虚去干姜，加麦冬、石斛；瘀重去干姜，加丹参、红花；吐酸加乌贼骨。

3. 肝胃不和证

证候特点： 胃脘胀满或攻撑作痛，胁肋胀闷不舒，症状因情绪不遂复发或加重，喜长叹息，嗳气，反酸，口干口苦。

舌脉： 舌淡红或红，苔薄白，脉弦。

治法： 疏肝理气，和胃止痛。

推荐方剂： 柴胡疏肝散加减。

基本处方： 柴胡 10g，白芍 15g，香附 10g，广木香 6g，陈皮 10g，川芎 6g，枳壳 10g，炙甘草 6g。每日 1 剂，水煎服。

加减法： 气滞明显、疼痛较甚者，加厚朴、川楝子、延胡索、青皮、苏梗理气止痛；嗳气频作，加半夏、旋覆花、沉香降逆止呃；气郁化火，加牡丹皮、栀子、黄连、蒲公英清热泻火；化火伤阴，加麦冬、沙参、乌梅、石斛滋阴；吞酸者加浙贝母、乌贼骨、煅瓦楞子制酸；兼饮食停滞，加焦三仙、鸡内金、莱菔子消食开胃。

4. 脾胃气虚证

证候特点： 胃脘胀满或隐痛，餐后胀满不适加重，倦怠乏力，食少纳呆，气短懒言，大便稀溏，排便无力，面色萎黄。

舌脉： 舌淡或有齿痕，苔薄白，脉细弱或沉弱。

治法： 健脾益气，和胃安中。

推荐方剂： 香砂六君子汤加减。

基本处方： 党参 15g，白术 10g，茯苓 15g，炙甘草 6g，广木香 6g，砂仁 5g（后下），陈皮 10g，法半夏 9g。每日 1 剂，水煎服。

加减法： 厌食纳少者，加神曲健脾和胃，消食化积；痞满者，加香橼、佛手、紫苏、厚朴疏肝理气消痞；气短汗出者，加炙黄芪温中补气；四肢不温者，可加桂枝、当归。

5. 脾胃虚寒证

证候特点：胃脘隐痛或隐隐不适，喜按或喜暖，劳累或受凉后发作或加重，空腹症状加剧，食后缓解，大便稀溏或完谷不化，四末不温，泛吐清水，神倦乏力。

舌脉：舌淡胖，或有齿痕，苔薄白或白滑，脉沉迟无力。

治法：温中健脾，和胃止痛。

推荐方剂：黄芪建中汤加减。

基本处方：生黄芪15g，桂枝10g，白芍18g，生姜15g，大枣4枚，茯苓10g，陈皮10g，法半夏9g，广木香10g，砂仁3g，炙甘草6g。每日1剂，水煎服。

加减法：嘈杂反酸者，加乌贼骨、煅瓦楞子、吴茱萸；寒甚者，以肉桂易桂枝加高良姜、川椒、附子；大便稀溏者，加炮姜、炒扁豆、炒薏苡仁健脾止泻。

6. 胃络瘀血证

证候特点：胃脘痞满或痛有定处，胃脘痛如针刺，夜间加重，胃脘拒按，进食后加剧，呕血，黑便。

舌脉：舌质暗红或有瘀点、瘀斑，脉弦涩。

治法：活血化瘀，通络止痛。

推荐方剂：失笑散合丹参饮加减。

基本处方：五灵脂10，生蒲黄10g，丹参15g，檀香10g（后下），砂仁5g，三七粉3g（冲服），延胡索10g，川楝子5g，炙甘草6g。每日1剂，水煎服。

加减法：气滞甚，脘胀明显者，加佛手；血瘀甚，加莪术、桃仁、红花、没药、焦山楂；兼气虚，气短、乏力者，可加黄芪、党参、白术补中益气健脾；兼出血或溃疡，加白及、珍珠粉；大便色黑者，加白及、血余炭收敛止血化瘀；兼湿热，加黄连、大黄、蒲公英。

根除Hp治疗期间，用药可在辨证的原则上，选择具有抗Hp作用的中药，如大黄、黄连、黄芩、蒲公英、百药煎、吴茱萸、延胡索、大青叶等。Hp 根除成功后，如需继续治疗，可在辨证施治基础上，根据患者胃镜及病理表现酌情用药，如针对肠上皮化生、上皮内瘤变，可选用白花蛇舌草、半枝莲、半边莲、藤梨根、白英等药。如长期用药，需注意不良反应。

（三）中医其他治疗

1. 中成药 中成药对提高 Hp 根除率、缓解消化不良症状及改善胃黏膜病变有积极的作用，可结合现有循证医学证据，根据不同的治疗目的辨证选用。

（1）荆花胃康胶丸：理气散寒，清热化瘀。适用于寒热错杂，气滞血瘀所致的胃脘胀闷疼痛、嗳气、反酸、嘈杂、口苦。2 粒 / 次，3 次 / 日。

（2）温胃舒胶囊：温中养胃，行气止痛。适用于脾胃虚寒所致胃痛，症见胃脘冷痛、腹胀嗳气、纳差食少、畏寒无力；明显萎缩性胃炎、慢性非萎缩性胃炎见上述证候者。3 粒 / 次，2 次 / 日。

（3）养胃舒胶囊：扶正固体，滋阴养胃，调理中焦，行气消导。用于胃热型慢性萎缩性胃炎所引起的胃脘灼热胀痛，隐隐作痛，手足心热，口干，纳差，消瘦等症。3 粒 / 次，2 次 / 日。

（4）胃复春：健脾益气，活血解毒。用于胃癌癌前病变，属脾虚气滞或胃络瘀阻证，4 片 / 次，3 次 / 日。

（5）摩罗丹：和胃降逆，健脾消胀，通络定痛。适用于慢性萎缩性胃炎症见胃痛、胀满、纳呆、嗳气等症。55～110 颗 / 次，3 次 / 日。

2. 针灸 针灸通过其对局部腧穴的刺激，调节气血阴阳的平衡，抑制胃酸分泌，使 Hp 的生存环境破坏而达到抗溃疡的作用。现代针灸实验研究表明，针刺足三里、中脘等穴能明显抑制患者胃的蠕动，使幽门痉挛缓解；对胃酸的分泌亦有显著的抑制作用，明显增加碳酸氢盐和钠的分泌；并可使胃黏膜损伤指数降低，血清胃泌素含量减少，胃黏膜损伤范围和程度减轻，改善炎症反应，调节细胞增殖和凋亡，增强胃黏膜屏障。

针刺选穴以足太阴脾经、任脉、足阳明胃经穴位为主，可调畅三焦气机，运脾和胃，行气活血，理气止痛，培肾固本，温肾助阳，疏通经络，改善胃肠蠕动。

艾灸具有纯阳之性，可通经活络，祛寒除湿，燃烧过程中所产生的热辐射可引起分子和分子中原子旋转或震动加强，产生热效应。神阙穴下毛细血管丰富，药效吸收快，具有温阳救逆、健运脾胃的作用，隔姜灸借助艾绒的温热作用和生姜的药性作用于神阙穴，可加强祛寒除湿、扶正祛邪的作用，尤其对虚寒效果显著。针刺配合艾灸，可有效地缓解 Hp 感染相关疾病脾胃虚寒证患者的症状，改善生活质量。

针刺取穴：内关、公孙、中脘、天枢、关元、足三里、梁丘。针刺得气后采用捻转补法，留针 30min，每天 1 次。隔姜灸取直径 2cm、厚 0.5cm 的新鲜姜片，置于神阙穴上，将直径 1.5cm、厚 2cm 的艾炷置于姜片上，点燃艾炷，灸完 1 壮后，不换姜片，进行下 1 壮，共灸 7 壮，每天 1 次。治疗 4 周，每针灸 5 天间隔 1 天。

（四）中西医结合治疗

1. 中西医协作诊治应根据患者不同病情及人群特点开展分阶段、分层次协作诊疗。分阶段即根除 Hp 阶段、根除后胃黏膜病变管理阶段；分层次即根据患者有无制衡因素、经治状况等分为一般人群、特殊人群、初次治疗人群、补救治疗人群等。对不同人群采用不同的干预策略和中西医协作治疗可充分发挥中医药改善症状、减少抗生素等药物的不良反应、改善胃黏膜病变的作用。中药的应用须辨证论治、审因论治、病证结合。

多中心随机对照临床研究显示，中西医结合方案在初次根除治疗和补救根除治疗中保持稳定的 Hp 根除率同时，可有效缓解消化不良症状、减少不良反应。此外，Hp 根除成功后，中医药对于慢性炎症尤其是萎缩性胃炎的管理，在个体化治疗、运用针对病理改变的中药、整体调理、毒副作用小可长期治疗等方面具有优势。

（1）一般人群的初次治疗方案：中西医结合四联疗法［质子泵抑制剂（PPI）+ 有循证医学证据支撑的中成药或中草药辨证施治 +2 种抗生素］，疗程为 14 天。中成药剂量遵药物说明书使用，中草药水煎剂或配方颗粒剂每日 2 次。

（2）一般人群的补救治疗方案：铋剂四联疗法 14 天方案，并根据患者既往治疗抗生素应用史及当地抗生素耐药水平选择抗生素。为提高补救治疗的根除率，可依据病情，在铋剂四联根除治疗的不同环节联合中药。消化道症状显著者，可应用有循证医学证据支撑的中成药或中草药辨证施治 1 ～ 14 天，铋剂四联应用于第 15 ～ 28 天。无显著消化道症状者，铋剂四联治疗 1 ～ 14 天，有循证医学证据支撑的中成药或中草药辨证施治应用于第 15 ～ 28 天。既往治疗药物不良反应较明显者，采用有循证医学证据支撑的中成药或中草药辨证施治 + 三联疗法，疗程 14 天；或可采用中成药或中草药辨证施治 + 铋剂四联疗程 10 天的方案。

中药具有降低 Hp 黏附力、改变 Hp 的生存环境、抑制 Hp 的耐药性等效应。仍存在消化不良症状患者，可首先运用中医药缓解症状，提高患者对后续治疗药物的耐受性，从而增加根除治疗的成功率。无显著临床症状者，可直接予以铋剂四联 14 天方案，全国多中心临床研究发现联合应用中药并适当延长中药疗程能够提高根除率，故可在铋剂四联后酌情予以中药治疗。既往根除治疗中出现药物不良反应或不适症状者（除外皮损、药物热等严重过敏反应）可采用中药方剂联合三联疗法，以缓解临床症状，降低不良反应发生率，或在四联疗法基础上联合中药，可在有效缓解症状的同时，将疗程缩短至 10 天。

（3）特殊人群的治疗：特殊人群中无胃癌家族史、轻度炎症或萎缩患者，胃癌发生风险较其他患者低，可选择非抗生素疗法，以缓解症状，改善胃黏膜病变。采用有证据支撑的中成药或中草药辨证施治，或益生菌，疗程 14 ～ 28 天。可在辨证论治的原则下，适当合理选择具有抗 Hp 作用的药品和方剂，如荆花胃康胶丸、半夏泻心汤，也可联合应用或与益生菌联用，可达到一定的协助根除 Hp 作用。对于经评估根除治疗获益明显或治疗意愿强烈的患者，则予以根除治疗，但需要对制衡因素详细分析，个体化设计方案。

有研究显示，中成药、中药汤剂单药 4 ～ 6 周可达到 30% 左右的根除率，但证据级别低，确切的疗效还有待于更为设计严谨和长期 Hp 随访的随机对照研究以验证。与安慰剂相比，益生菌单药疗法平均根除率约 14%，在特殊人群中无禁忌证者可做一定尝试。

（4）Hp 根除后的治疗：Hp 引起的胃炎消化不良症状多在根除治疗成功后缓解。仍有症状者，可予以中药汤剂、中成药辨证治疗，或予以黏膜保护剂、动力调节剂、消化酶制剂等对症处理。

Hp 根除后胃黏膜炎症可得到缓解或胃黏膜恢复正常。缓解、逆转胃黏膜萎缩及肠上皮化生时中医药作用优势明显，辨证施治采用经方、自拟方、中成药对肠上皮化生均有一定的改善作用。

2. 中成药：对提高 Hp 根除率、缓解消化不良症状及改善胃黏膜病变有积极的作用，可结合现有循证医学证据，根据不同的治疗目的辨证选用。

多中心随机对照临床研究显示荆花胃康胶丸、温胃舒胶囊、养胃舒胶囊同三联疗法组成的方案根除率与铋剂四联相当，可酌情辨证应用于中西医结合四联疗法，疗程可参照推荐的根除治疗方案。胃复春片及摩罗丹对化生性萎缩的胃黏膜病变及临床症状有一定缓解作用，尚无公认疗程，可酌情辨证选用。

3. 难治性幽门螺杆菌感染

（1）界定"难治性幽门螺杆菌感染"原则：①在 3 年内连续按"共识"中的"铋剂四联疗法"治疗失败 ≥ 3 次；②每次疗程

10～14天（其中14天疗程≥1次）；③每次治疗都按共识要求完成全疗程；④符合治疗适应证。

（2）"难治性幽门螺杆菌感染"处理基本原则：①首先选择不易产生耐药性或耐药率低的敏感抗生素，如阿莫西林、呋喃唑酮、四环素，敏感抗生素的选择因人因地而异。②但对曾经同时使用上述3种抗生素，或其中任2种仍然失败者，建议于治疗之前做药敏试验来选择敏感抗生素。③反复失败的患者，需要继续治疗时，必须首先对该患者进行"个体化整体评估"。

（3）"难治性幽门螺杆菌感染""个体化整体评估"的评估内容包括：①是否存在慢性萎缩性胃炎、肠化生、不典型增生等明显的胃黏膜病变；②根除幽门螺杆菌治疗失败原因，如耐药、患者依从性差、对常用抗生素过敏、不良生活习惯等；③是否存在抗衡因素，如高龄、有严重躯体疾病等；④是否存在由于反复治疗而导致的胃肠菌群失衡；⑤是否存在青霉素过敏；⑥是否存在明显消化道症状而影响依从性等；⑦既往治疗方案、治疗时机是否恰当；⑧是否存在幽门螺杆菌生物学行为的改变（幽门螺杆菌定植在胃体时引起胃体黏膜萎缩，酸分泌减少，细菌球形变，因而其生物学行为发生改变而不容易被根除）；⑨其他因素，如宿主CYP2C19基因多态性对质子泵抑制剂（PPI）代谢的影响、幽门螺杆菌菌株类型及毒力的影响、药物相互作用、不良生活习惯等。

（4）对反复治疗失败的患者，应暂停抗幽门螺杆菌治疗。由于幽门螺杆菌在抗生素作用下自我保护而球形变，导致根除失败，为了使其恢复活性，通常停止抗幽门螺杆菌治疗3～6个月，即所谓的"踩刹车"。

（5）"难治性幽门螺杆菌感染"相关疾病的"个体化的整体治疗"对"难治性幽门螺杆菌感染"的经验治疗是"标本兼治的分阶段综合疗法"，具体分为以下3个阶段：①治疗前准备的个体化治疗，此阶段治疗目的是梳理患者不利于接受标准治疗的状况，如患者有肠道菌群失调，应调整菌群，有明显消化道症状者，应缓解症状，以便增加患者接受标准治疗时的依从性。也可服用中药辨证论治。在准备阶段虽然用药时间和药物因人而异，但一律不可使用抗生素及任何对幽门螺杆菌有抑制作用的药物。患者症状缓解后停药至少2周，于治疗前必须重复 $^{13/14}$C–UBT 检测，确定为阳性者才能进入第2阶段的根除幽门螺杆菌治疗。②含抗生素的个体化杀菌治疗。③巩固疗效的个体化治疗，对有明显症状者可对症治疗，对治疗中发生过肠道菌群失调者可服用益生菌2周。

（6）"幽门螺杆菌治疗新路径"：治疗幽门螺杆菌感染有两个途径。①抗生素直接杀灭作用；②非抗生素药物的作用，通过影响炎症因子、加强黏膜屏障、改变胃内微环境及影响幽门螺杆菌在胃内黏附与定植，从而抑制或清除幽门螺杆菌的非抗生素作用。

"幽门螺杆菌治疗新路径"是指中药、益生菌、黏膜保护剂等非抗生素类药物在幽门螺杆菌感染相关疾病治疗中的合理应用。已有临床研究证实，对幽门螺杆菌具有治疗作用的药物有荆花胃康胶丸、温胃舒胶囊、养胃舒胶囊、胃复春、摩罗丹等。中医药治疗主要是通过整体调节，同时也有一定的直接抑杀幽门螺杆菌的作用。中医药治疗能够改善幽门螺杆菌患者的临床症状、提高生活质量。

（7）"难治性幽门螺杆菌感染"中西医结合治疗和评价推荐方案

1）治疗方案：①辨证口服中药治疗14天，之后标准四联西药根除幽门螺杆菌治疗14天；②辨证口服中药治疗14天，之后标准四联西药根除幽门螺杆菌和辨证口服中药同时治疗14天；③辨证口服中药治疗14天，之后标准西药根除幽门螺杆菌治疗14天，之后辨证口服中药治疗14天（行标准四联西药根除幽门螺杆菌治疗前后，辨证口服中药的疗程推荐为14天，但临床应根据患者具体情况酌情确定）。

2）评价指标：①检测幽门螺杆菌是否根除；②消化道症状改善情况；③全身症状改善情况。

【转归、预后、随访】

我国为发展中国家，Hp 感染率高（40% ～ 60%），几乎所有 Hp 感染者均存在组织学慢性活动性炎性反应，10% ～ 15% 的 Hp 感染者可发展为消化性溃疡，约 50% 可发生胃黏膜萎缩，< 1% 的 Hp 感染者将发展为胃癌或 MALT 淋巴瘤。根除 Hp 可有效预防上述疾病的发生，需特别指出的是，根除 Hp 可降低胃癌发生的风险。

但并非所有的 Hp 感染者都必然发生胃炎、萎缩、肠化生、异型增生，甚或胃癌，多数人终生无症状或仅表现为慢性胃炎。人类受 Hp 感染后之所以出现不同的临床结局，目前认为与宿主遗传易感性、环境和菌株特异性等有关。宿主因素在 Hp 感染的发生及结局中起着重要作用。多数患者预后较好。

Hp 随访：Hp 复发率高地区的患者，根除治疗成功后 6 个月至 1 年应再次复查呼气试验；胃癌风险高需定期监测胃镜，如患者不进行活组织检查，建议同期复查呼气试验。粪便抗原试验备选。

Hp 根除后可能复发，包括"复燃"和"再感染"。我国 Hp 年平均复发率低于 3%，并与当地卫生经济水平呈负相关。停药 6 个月以上复发率相对增加，建议可在 6 个月后择期复查。

胃黏膜病变随访：非萎缩性炎症患者多数预后良好，成功根除 Hp 后慢性炎症能够逐渐好转或痊愈，但其他胃癌危险因素持续存在、鸡皮样胃炎、胃体重度炎症患者需酌情进行内镜随访。萎缩性胃炎注意病变程度及范围，OLGA 分期、OLGIM 分期Ⅲ期及Ⅳ期需定期监测内镜及病理，随访频率可参照《中国慢性胃炎共识意见（2017 年，上海）》。

胃癌发生涉及多种因素，Hp 感染以外的危险因素持续存在患者仍需酌情随访。胃黏膜炎症在修复过程中可能以肠上皮化生的形式出现错误再生，严重非萎缩性胃炎患者应考虑内镜随访。OLGA 分期、OLGIM 分期结合使用有助于识别萎缩性胃炎中胃癌高危患者。

共同居住者的检测和治疗：建议 Hp 患者的家庭成员及共同居住者开展 Hp 检测和治疗，特别是胃癌患者的一级亲属。

Hp 感染存在家庭聚集现象，影响根除治疗成功率同感染复发相关。胃癌患者的一级亲属开展检测和治疗 Hp，能够显著降低其胃癌发生风险。

【生活调护】

避免家庭性感染：Hp 感染主要在家庭内传播，父母与儿童的餐具应分开使用，摒弃用嘴对嘴的方式给婴幼儿喂食或将咀嚼后的食物给孩子吃的不良喂食习惯。有条件时，家人同时检测和治疗 Hp。平时就餐时，最好固定碗筷，提倡分餐制或使用公筷、公勺，避免相互夹菜等。碗筷等餐具消毒，以杀灭 Hp。注意口腔卫生，正确刷牙及饭后漱口，以彻底清除口腔病灶内、牙垢中的 Hp，定期更换牙刷。多锻炼身体增强免疫力。

【中西医最新研究进展】

1. 微生态制剂在 Hp 根除治疗中作用的研究进展 微生态制剂是能促进正常微生物群或抑制致病菌的生长繁殖的一类微生物或微生物制剂。目前，布拉氏酵母菌、乳酸杆菌、双歧杆菌等是常用的微生态制剂。大量的基础实验已证实，微生态制剂与 Hp 相互作用并可能通过以下作用机制影响 Hp：①分泌代谢产物，抑制 Hp 活性；②降低 pH 值，抑制脲酶活性；③竞争黏附宿主，减少 Hp 定植；④调节免疫应答，抑制炎症反应等。最新研究表明，部分微生态制剂可作为病毒、细菌等的载体，如乳酸菌，尤其是乳酸乳球菌，可以作为抗原载体，用于开发可食用疫苗。微生态制剂有望在未来 Hp 疫苗开发和临床应用中发挥重要作用，为预防 Hp 感染找到新的思路。

来自我国的一项多中心、随机、对照研究临床试验观察了 234 例 Hp 阳性胃炎患者，发现在标准三联疗法治疗前后联合应用复方嗜酸乳杆菌是提高 Hp 根除率的不错选择。2017 年世界胃肠病学组织（WGO）益生菌和益生元指南推荐复方嗜酸乳杆菌用于 Hp 根除治疗。

对于老年患者，多个共识指南推荐使用微生态制剂来防治 Hp 根除后引起的肠道菌群失调。刘慧敏等采用双歧杆菌联合抗 Hp 治疗（枸橼酸铋钾 + 雷贝拉唑 + 阿莫西林 + 克拉霉素）老年溃疡患者，发现双歧杆菌联合常规抗 Hp 治疗老年胃溃疡可有效提高 Hp 根除率和临床疗效，减少不良反应和复发率，改善肠道菌群。老年患者更易耐受微生态制剂，辅助治疗对于老年人缓解症状、提高生活质量有益。

微生态制剂在复发性 Hp 感染中的应用：高日失等对首次根除 Hp 失败的患者发现加用复方嗜酸乳杆菌的三联疗法与对照组相比 Hp 根除率更高（72.9% 比 54.7%），而口腔异味（5.9% 比 16.3%）、恶心呕吐（2.4% 比 12.8%）、便秘（1.2% 比 10.5%）、腹泻（1.2% 比 9.3%）等不良反应发生率更低（$P < 0.05$），提示三联疗法加用复方嗜酸乳杆菌对 Hp 感染复发患者疗效更好。因此多次根除 Hp 失败的患者可能会受益于微生态制剂的治疗。

2. 新型钾离子竞争性酸阻滞剂 为了提高 Hp 的根除率，近年来，一种新的制酸药物——沃诺拉赞被应用于根除 Hp 治疗，且已取得较为满意的根除率。

沃诺拉赞（或伏诺拉生）为新型钾离子竞争性酸阻滞剂，于 2014 年 12 月在日本获批上市，进入临床应用。

沃诺拉赞作为钾离子竞争性酸阻滞剂，通过可逆的竞争性抑制 K^+ 与质子泵结合，抑制质子泵的 H^+ 与 K^+ 交换，阻止质子泵将 H^+ 泵入胃腔，从而抑制胃酸分泌。不同于奥美拉唑等传统质子泵抑制剂需在胃酸作用下转化为活性形式起效，沃诺拉赞是以药物原型发挥作用，不受周围环境 pH 的影响，起效迅速。沃诺拉赞的甲氨基和磺酰基可以与质子泵的结构形成稳定的氢键，亲和力高，解离慢，半衰期可达 7.5h，抑酸持久，不易出现夜间酸突破现象，抑酸活性更强，效果显著。

Hp 的活性与胃内 pH 环境关系密切。胃内 pH 位于 6 ～ 8 时，Hp 将进入繁殖状态，抗菌药物才能发挥作用。而抗菌药物的活性也受 pH 影响。体外实验显示，当 pH 位于 3.5 ～ 5.5 时，阿莫西林活性可提高 10 倍以上。沃诺拉赞具有持久的抑酸持续时间，并在夜间也具有良好的抑酸效果，未出现明显的夜间酸突破现象，有助于提高 Hp 根除率。

沃诺拉赞在体内主要通过肝微粒体酶 CYP3A4 代谢。传统抑酸药物（质子泵抑制剂）主要通过肝微粒体酶 CYP2C19 代谢，而 CYP2C19 具有基因多态性，对于那些 CYP2C19 快代谢型人群，质子泵抑制剂很难获得持久稳定的抑酸作用。与传统抑酸药物（质子泵抑制剂）相比较，沃诺拉赞起效快、作用稳定、抑酸持久，尤其对于对质子泵抑制剂反应较差的 CYP2C19 快代谢型人群更为合适，治疗的个体差异小。

结合药敏试验分析，以沃诺拉赞作为抑酸药物的患者中，Hp 根除率在对克拉霉素敏感的患者和对克拉霉素耐药的患者中分别为 100%（44/44）和 87.5%（28/32），而在以质子泵抑制剂作为抑酸药物的患者中，这一数据分别为 88.0%（22/25）和 53.8%（7/13），两者间差异具有统计学意义。

另有研究针对因青霉素过敏而不能应用耐药率较低的阿莫西林的人群，将沃诺拉赞与克拉霉素、甲硝唑、西他沙星等药物配合使用，沃诺拉赞与克拉霉素、甲硝唑的 7d 三联疗法根除率为 77.8%（7/9），沃诺拉赞与甲硝唑、西他沙星的 7d 三联疗法根除率为 96%（24/25），均取得了较为理想的效果。可见在阿莫西林应用受限的青霉素过敏人群中，沃诺拉赞的应用可以提高 Hp 的根除率。

对于行 Hp 根除治疗失败的患者，沃诺拉赞也可作为补救治疗药物中不错的选择。有研究表明，在连续两次根除 Hp 失败的患者中，应用沃诺拉赞、阿莫西林、西他沙星进行补救治疗，根除率可达到97.2%（35/36）。

不良反应：在2271例接受沃诺拉赞治疗胃相关性疾病治疗的患者中，最常见不良反应为便秘（3.3%）、腹泻（0.7%）及腹胀（0.4%），但较轻微，患者容易耐受。因前期开发的钾离子竞争性酸阻滞剂（P-CAB）类药物SCH28080因肝毒性而中止研究，因此对于新开发的钾离子竞争性酸阻滞剂（P-CAB）药物，监测肝毒性非常必要。在临床研究中有0.2%的患者出现可逆性肝功能指标异常，多为丙氨酸转氨酶和天冬氨酸转氨酶升高。因参与研究患者数量有限，因此对于应用沃诺拉赞的患者应进行肝功能监测。

3. 中医药治疗耐药Hp进展 细菌对抗生素耐药的机制一般可以分为3类：①单基因或多基因的突变，如影响DNA复制、重组和转录的突变；改变氧化还原酶活性的细菌细胞的适当再氧化状态的突变；修饰青霉素结合蛋白的突变；参与肽聚糖生物合成和β-内酰胺活性的典型靶点的突变等；②调节外排系统或膜通透性以减少抗生素的摄取；③其他更复杂的间接影响，如对抗生素的反应从杆状活性细菌振荡到休眠球状状态的能力，以及穿透和定植胃黏膜，在其表面形成生物膜的能力等。

研究表明，在Hp的抗菌作用方面，西药优于中药，但在保护和提高胃黏膜防御能力及维护机体微环境的平衡方面，中药优于西药，这可能与中药抗耐药Hp有关。大量研究表明，单味中药具有显著的Hp抑制作用，其中高度敏感的药物有黄连、黄芩、三七等；中度敏感药物有丹参、延胡索、大黄、甘草等；低度敏感药物有鸡内金、陈皮、白及、白芍、知母、连翘等。董凤研究表明，黄连素、大黄素、五味子以及黄芩苷对多重耐药性的Hp具有明显的体外抑菌作用，其中以黄连素的抑菌效果最好。黄干荣等研究发现半夏泻心汤提取液对多重耐药性的Hp有明显的体外抑菌作用（最低抑菌浓度MIC为6.25mg/mL），而且抑菌效果优于其汤剂成分黄连素（MIC为

12.5mg/mL）。黄衍强等采用标准琼脂平板对倍稀释法表明，大黄素、黄连素、苦参碱、黄芩苷对耐药 Hp 有较明显抑制作用，其 MIC 分别是 64、64、128、256μg/mL，浓度 < 50% MIC 能明显抑制菌株生物膜形成。黄衍强等以敏感菌株 J99 为敏感菌株对照，结果证明了大黄素、黄连素、五味子、黄芩苷对克拉霉素耐药的 Hp 有抑制作用，其 MIC 分别是 64、64、128、128μg/mL，在 1/2 MIC 克拉霉素耐药 Hp 生长后，能明显提高 Hp 对克拉霉素的敏感性，特别是大黄素和黄连素作用后 MIC 降低 1 倍，耐药性 Hp 已经变成敏感菌株，但并未发现 Hp23SrRNA 耐药基因回复突变，其具体机制有待进一步研究。因此大黄素和黄连素用来治疗克拉霉素耐药 Hp 引起的疾病效果会比较好。黄连素、黄芩苷、大黄素及五味子对多重耐药性的 Hp 具有一定的体外抑菌作用，其中黄连素抑菌效果最优，其次为黄芩苷，大黄素与五味子抑菌效果基本相当。李江等研究表明，大黄及黄连提取物对 Hp 临床耐药菌株具有较明显的体外抑菌作用；黄芩提取物对 Hp 临床耐药菌株具较弱的体外抑菌作用。曲智威等采用液体稀释法对半夏泻心汤及 7 种单味中药（黄芩、黄连、甘草、人参，半夏、大枣及干姜）的 MIC 进行测定，对于标准菌株，半夏泻心汤及黄芩、黄连、甘草、人参有抑菌作用，其 MIC 分别为 0.31、0.09、0.16、0.31、0.75mg/mL；对于耐药菌株，半夏泻心汤在体外有较强的抑菌效果，8 种耐药菌株平均 MIC 为（0.20±0.09）mg/mL；结果表明半夏泻心汤及 4 种单味中药（抑菌作用强弱依次为黄芩＞黄连＞甘草＞人参）对 Hp 耐药菌株的体外抑菌实验有较强的抑菌作用，且细菌不易对中药产生耐药性。

探讨中西医对耐药 Hp 的作用，将成为治疗 Hp 耐药的重要途径。Hp 对中药不易产生耐药性将是中医药与西药的重要结合点和互补点，重视中医药在 Hp 根除率方面的作用，可能是减少抗生素不良反应、降低其耐药率的有效途径。通过目前中医药研究表明，中西医结合治疗 Hp 能够提高抗生素的敏感性，部分药物既具有抑菌作用，又具有胃黏膜保护作用。在现有研究的基础上，应当进一步进行中西医结合抑杀耐药Hp的基础研究，进一步探究中药杀菌抑菌、增敏的机制。

4. 应用蛋白芯片技术检测幽门螺杆菌分型及对其根除率影响的研究　朱明飞等应用蛋白芯片技术检测Hp血清学分型并分析Hp血清学分型对其根除率的影响。根据Hp血清学检测结果对纳入患者进行分组：细胞毒素相关蛋白（cytotoxin-associated gene A，Cag A）、空泡毒素相关蛋白（vacuolating cytotoxin A，Vac A）、尿素酶相关蛋白（urease，Ure）均阳性为Ⅰ型组，Cag A（-）、Vac A（-）、Ure（+）为Ⅱ型组，Cag A（+）、Vac A（-）、Ure（+）或Cag A（-）、Vac A（+）、Ure（+）为中间型组。患者采用常规四联疗法根除治疗，结果Ⅰ型组Hp根除率高于Ⅱ型组与中间型组，组间比较差异均有统计学意义（$P < 0.05$）。

上述结果的原因可能为：Ⅰ型Hp菌株对胃黏膜上皮细胞损害程度更重，引起胃黏膜的炎症反应更重，局部血流量增加，从而使抗生素在局部达到较高浓度，有利于Hp的根除；另一方面，抗生素对处于细胞分裂的快速繁殖期的Hp作用比处于稳定期的作用强，Ⅰ型Hp菌株比Ⅱ型及中间型菌株增殖速度更快，对抗生素更敏感。

研究结论：蛋白芯片技术检测Hp感染便于对Hp分型，有助于临床明确诊断、判断预后和疗效跟踪。Hp根除率与血清学分型有关，可用于判断是否对Hp进行根除治疗。

5. 基于可视化基因芯片技术指导幽门螺杆菌个体化治疗的临床研究　由于抗生素耐药性的产生以及CYP2C19的基因多态性导致Hp根除率越来越低，根治越来越困难。国内的几项大样本研究也显示标准三联疗法根除率远低于80%的最低要求。2012年我国标准三联疗法Hp根除率只有73.5%。主要原因是Hp耐药率不断增长和质子泵抑制剂（PPI）在不同患者体内的代谢速度存在差别，最终影响Hp的根除效果。杨莉丽等研究利用可视化基因芯片检测技术，在 Hp 初始治疗前进行左氧氟沙星、克拉霉素等抗生素耐药性及 CYP2C19 基因多态性的检测，根据测试结果给予患者"个体化"Hp 根除治疗，评价其优越性。结果可视化基因芯片技术能够同时提供准确的 CYP2C19 代谢类型和克拉霉素、左氧氟沙星耐药情况，指导临床用药，具有较好的临床应用价值。

质子泵抑制剂 PPI 经肝脏 CYP450 酶的 CYP2C19、CYP3A4 代谢，其中 CYP2C19 起主导作用。CYP2C19 存在多种突变等位基因，其中 CYP2C19*2 和 CYP2C19*3 是功能缺失等位基因，均能造成 CYP2C19 酶活性的降低或完全丧失，根据 CYP2C19 基因多态性分为 EM、IM 和 PM 三种表型，其药物代谢能力表现为 EM > IM > PM，PM 型体内药物的代谢能力最弱，体内药物浓度高。在亚洲人群中，CYP2C19 基因型主要为 EM 型及 IM 型这两种表型，PM 型的比例较少。不同的 PPI 受 CYP2C19 影响作用程度不同。奥美拉唑、泮托拉唑和兰索拉唑主要经 CYP2C19 代谢，故这三种药受 CYP2C19 基因多态性影响较大，在根除 Hp 治疗效果上会存在明显的个体差异。因此，在 EM 型和 IM 型患者中不建议这三种药用于 Hp 根除治疗。根据 CYP2C19 基因多态性的测定选用合适的质子泵抑制剂 PPI，减少 PPI 在根除 Hp 治疗中存在的个体差异，能明显提高 Hp 根除效果。

基因芯片技术是近年可同时进行基因多位点的多态性分型检测的新技术，具有信息量大、灵敏度高、平行快速检测等特点。李云振已提出基因检测技术是未来 Hp 抗生素耐药性检测的发展方向。姚雪等建立了一种可同时检测幽门螺杆菌喹诺酮和克拉霉素耐药和 CYP2C19 基因多态性的基因芯片，试验证明其具有较高的特异性和敏感性，结果准确且易判读。本研究采用了此技术指导临床进行 Hp 个体化治疗，取得了满意的治疗效果，值得临床推广。

6. 有效的 Hp 疫苗将是预防 Hp 感染的重要措施 Hp 感染是胃癌发生的环境因素中最重要的因素，并且是慢性胃炎、消化道溃疡发生的主要病因，有针对性的特效疫苗用于预防和治疗 Hp 感染无疑是最佳选择。鉴于 Hp 免疫原性较弱且生长于胃上皮细胞表面等特征，有效的 Hp 疫苗研制已取得一些进展，但尚未开展大规模应用。在 2015 年，我国学者 Zeng 等在 Lancet 发表的一项随机、双盲、安慰剂对照 3 期临床研究为 Hp 疫苗的研发带来了曙光，该研究表明口服重组疫苗对儿童有效保护率可达 71.8%，且安全性良好。

（邓晋妹）

第十章 胃下垂

胃下垂（gastroptosis）是指站立时胃的下缘达盆腔，胃小弯角切迹低于髂嵴连线的病证。多发生在瘦长体形、久病体弱、长期卧床少动者，常伴有其他脏器下垂。凡能造成膈肌下降的因素如膈肌活动力降低，腹腔压力降低，腹肌收缩力减弱，与胃连接的韧带过于松弛等均可导致胃下垂。轻度胃下垂多无症状，中度以上者常出现胃肠动力差，消化不良的症状。临床诊断以 X 线钡餐造影、B 超检查为主，可以确诊，常是内脏下垂的一部分。有研究报道通过3124 例 X 线消化道造影患者资料进行回顾性分析，结果显示胃下垂的总体发病率为 9.80%，女性明显高于男性，且发生率随着年龄增长而增高。本病一般预后较好，个别患者因体质、慢性疾病影响及治疗不及时可发生胃扩张、胃扭转等。

胃下垂属于中医学的"痞满""胃脘痛""胃缓"等病证范畴。

【病因病机】

（一）中医

胃下垂多因患者禀赋薄弱、饮食失调、七情内伤、劳倦过度等，使中气亏虚并下陷，固护升举无力，以脘腹坠胀为主，或有疼痛，食后或站立时为甚。病位在胃，与脾、肝、肾相关，病理因素为食滞、饮停、气滞和血瘀；本病初病在经，久病入络。本病病机主要是脾胃虚弱，中气下陷，升降失常；病性以虚证为多，或虚实夹杂；本虚表现为脾胃虚弱，中气下陷，胃体失于固托；标实则表现为脘腹坠胀，脾运失职，水谷津液输布失司，聚而为饮成痰，阻遏气机。

1.素体虚弱 由于先天不足或后天不足，中焦虚弱无以充养，出现中焦脾胃气虚，升降失和，中气下陷，致使胃体失养而垂下。

2.饮食失节　长期饮食失节，过饥过饱，亦可使脾胃受损，运化不健，升降失司。或恣饮酒浆，湿热蕴结中焦，气机失和。

3.情志不遂　经常情志不遂，或抑郁，或躁怒等，致使肝失调达，疏泄失常，横伐脾土，胃体升降失和；气滞日久，可化火伤阴、生瘀等。

4.劳倦内伤　长期劳倦过度、生育过多等，均可导致脏腑虚弱，尤其脾胃虚损尤为突出，中焦脾胃滋养不足，胃体失于和降。脾虚不能运化水湿，肾虚不能温化，故而常致水饮内停之证。

（二）西医

正常腹腔脏器的位置主要靠以下 3 个因素来维持：①横膈的位置以及膈肌的正常活动力；②腹内压的维持，特别是腹肌力量和腹壁脂肪层厚度的作用；③邻近的脏器和相关韧带的固定作用。胃的两端是相对固定的，这主要靠食管的贲门部韧带（胃结肠韧带、胃脾韧带、胃肝韧带）的固定，以及十二指肠 – 空肠弯在后腹壁固定。除上述两端外，正常胃体可在一定范围内上下、左右或前后方移动。按照胃壁的张力情况可将胃分为 4 个类型，即高张力、正常张力、低张力和无张力型。胃张力低下和无张力的极易发生胃下垂，其产生主要和膈肌悬吊力不足，支持腹内脏器的韧带松弛，腹内压降低，以及胃的移动度增大有关。常见于瘦长体形的女性、经产妇、多次腹部手术而伴腹肌张力消失者，尤多见于消耗性疾病和进行性消瘦者。

【临床表现】

（一）症状

轻度胃下垂患者多无明显症状。中度以上胃下垂患者则表现为不同程度的上腹部饱胀感，食后尤甚，并可见嗳气、厌食、恶心、便秘、腹痛等症状。腹胀可于餐后、站立过久和劳累后加重，平卧时减轻。此外，患者常有消瘦、乏力、低血压、心悸、眩晕、失眠、忧郁等神经、精神症状。

（二）体征

肋下角常小于 90°。站立时由于胃下垂，上腹部常可触及较明显的腹主动脉搏动。部分患者可有上腹轻压痛，压痛点不固定。冲击触诊或快速变换体位可听到脐下振水声。有些瘦长体型患者可触及下垂的肝、脾、肾等脏器。

【实验室和其他辅助检查】

对于胃下垂而言，X 线钡餐造影及 B 超检查为特异性检查手段，可为临床诊断提供依据，但同时也需要借助其他检查手段来排除其他疾病：

（一）X 线钡餐造影检查

立位时可见胃体明显下降、向左移位，严重者几乎完全位于脊柱中线的左侧。胃小弯角切迹低于髂嵴连线水平，胃蠕动减弱或见有不规则的微弱蠕动收缩波。

根据站立位胃角切迹与两侧髂嵴连线的位置，将胃下垂分为三度。轻度：角切迹的位置低于髂嵴连线下 1.0 ～ 5.0cm；中度：角切迹的位置位于髂嵴连线下 5.1 ～ 10.0cm；重度：角切迹的位置低于髂嵴连线下 10.1cm 以上。

（二）超声检查

口服胃造影剂可见充盈扩张的胃腔无回声区，站立位时位置降低，胃小弯低于脐水平。轻度胃下垂者在脐水平以下 5cm 以内，中度胃下垂者胃小弯在脐水平下 5 ～ 8cm，重度胃下垂者大于 8cm。

（三）其他检查

内镜检查有助于鉴别功能性和器质性消化系统疾病，另外胃下垂时，胃镜插入深度明显比正常人为深，一般可超过 65cm（距门齿距离），胃黏膜较松弛，蠕动波缓慢，多数伴有不同类型的各种胃炎；胃排空功能测定、体表胃电图、胃腔内压力测定等有助于明确是否存在胃运动功能障碍；心电图有助于排除心血管疾病等。

【诊断要点】

1. 多发生于瘦长体形，经产妇及消耗性疾病进行性消瘦等。

2. 症状：轻度胃下垂多无明显症状。中度以上胃下垂患者则可表现为不同程度的上腹部饱胀感，食后尤甚，并可见嗳气、厌食、便秘、腹痛等症状。腹胀可于餐后、站立过久和劳累后加重，平卧时减轻。此外患者常有消瘦、乏力、低血压、心悸和眩晕等表现。

3. 体征：肋下角常 < 90°。由于胃下垂，站立时上腹部常可触及较明显的腹主动脉搏动。部分患者可有上腹部轻压痛，压痛点不固定。冲击触诊或快速变换体位时可听到脐下振水声。双手托扶下腹部，往上则上腹坠胀减轻。部分瘦长体型患者可触及下垂的肝、脾、肾等脏器。

4. X 线钡餐造影检查可见胃小弯角切迹、胃幽门管低于髂嵴连线水平；胃呈长钩形或无张力型，上窄下宽，胃体与胃窦靠近，胃角变锐。胃的位置及张力均低，整个胃几乎位于腹腔左侧。

根据站立位胃角切迹与两侧髂嵴连线的位置，将胃下垂分为三度。轻度：角切迹的位置低于髂嵴连线下 1.0 ～ 5.0cm。中度：角切迹的位置位于髂嵴连线下 5.1 ～ 10.0cm。重度：角切迹的位置低于髂嵴连线下 10.1cm 以上。

5. 报警症状：患者脘腹坠胀、疼痛等不适症状突然加剧或性质发生改变、大便发黑或便血，伴有长期发热、贫血、消瘦等情况时，需尽快行内镜或其他相关检查，明确病因。

【鉴别诊断】

（一）糖尿病胃轻瘫（DGP）

DGP 是糖尿病患者常见并发症之一，临床上主要出现厌食、恶心、早饱、呕吐、腹胀等症状。诊断标准：①糖尿病病史；②存在持续性嗳气、早饱、饱胀、腹痛、厌食、恶心、呕吐等临床症状；③胃镜和 X 线钡餐造影检查排除机械性梗阻、胃下垂；④同位素标记试验、胃排空试验、实时 B 超、胃压测定术、胃电图（EGG）描记技术提示胃排空延迟。部分 DGP 患者可无临床症状，如果检查证实有胃排空延迟，且排除上消化道、肝胆胰等器质性病变和影响胃肠动力药物的因素，DGP 诊断便可成立。

（二）胃癌

胃癌是起源于胃黏膜上皮的恶性肿瘤。约半数的早期胃癌患者可无任何症状和体征，部分表现为早饱、纳差、上腹痛及消瘦等症。胃癌的诊断主要依赖于内镜检查加活组织检查，进而可与本病相鉴别。

（三）功能性消化不良

罗马Ⅳ诊断标准将其分为上腹痛综合征和餐后不适综合征。诊断标准：①符合以下标准中的一项或多项：a. 餐后饱胀不适；b. 早饱感；c. 上腹痛；d. 上腹部烧灼感。②无可以解释上述症状的结构性疾病的证据（包括胃镜检查等），必须满足餐后不适或上腹痛综合征的诊断标准。

上腹痛综合征：必须满足以下至少一项：a. 上腹痛（严重到足以影响日常活动）；b. 上腹部烧灼感（严重到足以影响日常活动），症状发作至少每周 1 天。

餐后不适综合征：必须满足以下至少一项：a. 餐后饱胀不适（严重到足以影响日常活动）；b. 早饱感（严重到足以影响日常活动），

症状发作至少每周 3 天。以上诊断前症状出现至少 6 个月，近 3 个月符合诊断标准。

临床表现与本病有类似症状，如腹胀、嗳气，但 X 线钡餐造影检查无胃下垂影像。

【治疗】

胃下垂的治疗原则：积极地治疗各种慢性消耗性疾病，纠正不良的习惯性体位，加强体质锻炼和腹肌锻炼，增强腹肌张力，减少站立和过度劳累，饮食要选易于消化、富有营养的食物并予以对症治疗，如采用促胃动力药物、放置胃托、胃大部切除手术等方案，但疗效欠佳。因手术为有创性治疗手段，不良反应较多，很难被患者接受。

胃下垂主要因为饮食不节、过度劳倦、情志所伤和禀赋不足等原因导致中气亏虚下陷，固护升举无力而成。病位主要在脾胃、肾和肠等脏腑。其病证表现以虚证为多，或虚实夹杂。其病为本虚标实，在本为脾胃虚弱、中气下陷；在标为食滞、饮停、气滞和血瘀，治疗以益气升阳为治疗原则。但肝胃不和、胃肠停饮、胃气不足之证也不少见，且气虚、气滞、血瘀、食积、痰饮相互夹杂，虚实寒热并见，依其临床特征分别治以健脾、行气、活血、消食、化饮祛痰、濡养胃阴，不可因一味强调脾虚气陷而一味追求补益升提，临床还应依据脉证详审病因病机进行辨证论治。

近年来，中药、针灸、推拿、按摩等中医内治、外治方法或中医药内外治相结合综合治疗胃下垂，取得了一定进展。临床研究表明，中医药以其独特的辨证思维和随证加减的治疗原则，在治疗胃下垂方面具有较好的疗效，弥补了西医的不足，易于被患者接受。

（一）西医治疗

1. 去除病因　由于职业因素引起的，可考虑改变职业习惯或者工作姿势，由于长期过量进餐或其他原因导致胃肌力减退者，注意改变生活习惯或去除可能的病因。

2. 饮食和生活习惯的调理 少食多餐，营养均衡，摄入足够热量，减少刺激，细软饮食，细嚼慢咽和防止便秘等。

3. 功能锻炼 加强体质锻炼和腹肌锻炼，增强腹肌张力，纠正不良的习惯性体位。

4. 药物治疗 对于胃下垂患者，如有便秘可使用胃肠动力药或润滑剂；若有嗳气、腹胀、饱腹感症状、胃排空缓慢的患者，可应用胃动力药物，如吗丁啉、莫沙必利等，缓解腹部压力，促进胃肠动力；曲美布汀为胃肠双向调节剂，能调节胃肠平滑肌细胞膜上的 Ca^{2+} 通道和 K^+ 的流向而对胃肠的功能起双向调节作用；消瘦及食欲不振，可给予消化酶等促进消化功能。

5. 安置胃托 帮助胃肌肉张力恢复和防止病变进一步加重。

6. 手术治疗 如患有胃下垂较为严重者，依靠简单的药物治疗不足以缓和胃下垂的症状，可通过手术治疗，这种方法一般更适合于急性胃下垂患者。对于胃下垂采用 Billroth Ⅱ 式胃部分切除术，可以缩小胃体积，减少胃内容物潴留，消除钩形胃，减少胃的游离度，恢复正常胃的体积和位置，解除坠胀感，术后胃内容物减少，胃排空时间缩短，减少胃壁施加牵引的张力，以利于胃肠道功能的恢复。

7. 预防 胃下垂的治疗方法主要以预防为主，①为防止胃下垂的发生，一般在饭后宜卧床 20 分钟再开始散步，因为饭后腹中存在很多粮食，胃需要一个安静的环境消化。②胃下垂的一个主要原因是由于患者进食过多，胃部的消化功能较正常人低，胃部食物容易滞留，时间长了自然引起消化不良，所以要少食多餐，细嚼慢咽，增加营养，合理膳食；此外还要保持良好的身心健康，要常保持乐观态度，情绪不要过分波动。③避免沉重的体力劳动和剧烈运动，尽量使胃保持平静状态，过于晃动、剧烈的运动会使胃部压力增大，对胃壁产生巨大的冲力，加重胃下垂程度。

（二）中医辨证论治

1. 脾胃气陷证

证候特点：脘腹坠胀，食后、站立或劳累后加重，不思饮食，面色萎黄，精神倦怠。

舌脉：舌淡有齿痕，苔薄白，脉细或濡。

治法：补气升陷，健脾和胃。

推荐方剂：补中益气汤加减。

基本处方：炙黄芪18g，人参（党参）15g，白术9g，当归9g，升麻6g，柴胡6g，陈皮6g，枳壳9g，炙甘草6g。每日1剂，水煎服。

加减法：脘腹胀满，加木香6g，佛手9g，香橼6g，以行气消胀；大便溏薄，加山药12g，白扁豆9g，莲子9g，以益气健脾；恶心呕吐，加旋覆代赭汤以降逆止呕；有寒象者，加附子6g（先煎），肉桂3g，以温中散寒。

2. 脾虚饮停证

证候特点：脘腹胀满不舒，胃内振水声或水在肠间辘辘有声，呕吐清水痰涎，或伴头晕目眩，心悸气短。

舌脉：舌淡有齿痕，苔白滑，脉弦滑或弦细。

治法：健脾和胃，温阳化饮。

推荐方剂：苓桂术甘汤合小半夏汤加减。

基本处方：茯苓12g，桂枝9g，白术9g，姜半夏10g，生姜3g，甘草6g。每日1剂，水煎服。

加减法：脾虚甚，加党参12g，山药12g，以健脾；血虚，加当归9g，熟地黄12g，以补血。

3. 胃阴不足证

证候特点：胃脘痞满，隐隐作坠疼痛，饥不欲食，口燥咽干，烦渴喜饮，纳呆消瘦，大便干结。

舌脉：舌质红或有裂纹，少津少苔，脉细数。

治法：滋养胃阴，和胃降逆。

推荐方剂：益胃汤加减。

基本处方：北沙参 12g，麦冬 12g，生地黄 12g，玉竹 9g，石斛 12g，陈皮 6g，甘草 6g。每日 1 剂，水煎服。

加减法：兼气滞，加枳壳 12g，以行气；气虚，加党参 12g，黄芪 12g，以补气；兼血瘀，加桃仁 9g，红花 6g，以活血；兼肠燥便秘，加郁李仁 9g，火麻仁 9g，以润肠。

4. 肝胃不和证

证候特点：胃脘痞胀，甚则胀及胸胁，嗳气频频，食后尤甚。

舌脉：舌苔薄白，脉细弦。

治法：疏肝和胃，升降气机。

推荐方剂：四逆散加减。

基本处方：柴胡 9g，白芍 15g，枳壳 9g，香附 9g，延胡索 9g，炙甘草 6g。每日 1 剂，水煎服。

加减法：便秘，以枳实易枳壳，大黄 6g（后下），以通便；腹胀痛，加白芍 15g，川楝子 9g，以和中；气滞而排便不畅，加大腹皮 12g，厚朴 9g，以行气。

5. 胃络瘀阻证

证候特点：脘腹坠胀疼痛，固定不移，形体消瘦，面色晦暗，食后或入夜痛甚，呕血或黑便。

舌脉：舌质紫暗或有瘀斑，苔薄，脉涩。

治法：活血化瘀。

推荐方剂：失笑散合丹参饮加减。

基本处方：五灵脂 9g（包煎），蒲黄 9g（包煎），丹参 12g，砂仁 6g（后下），檀香 3g，莪术 9g。每日 1 剂，水煎服。

加减法：体倦，纳差，加党参 9g，白术 9g，茯苓 12g，以益气健脾。

6. 脾肾阳虚证

证候特点：脘腹坠胀冷痛，喜温喜按，遇冷或劳累后加重，畏寒肢冷，得温痛减，食后腹胀，倦怠乏力，食欲不振，大便溏薄，或完谷不化，腰膝冷痛。

舌脉：舌淡，边有齿痕，苔薄白，脉沉细或迟。

治法：温阳散寒，补益脾肾。

推荐方剂：附子理中汤加减。

基本处方：炮附子6g（先煎），人参15g，干姜9g，白术10g，炙甘草10g。每日1剂，水煎服。

加减法：兼食滞者加麦芽、谷芽、神曲、莱菔子健脾消食；血瘀者加莪术、丹参、桃仁、赤芍、蒲黄活血化瘀。

对症治疗：胃下垂除了脘腹坠胀或疼痛等症状的发生外，可能伴有其他临床症状，针对其他临床症状进行相应处理（选2种药物），可进一步提高疗效。

兼有反酸、烧心者可加黄连、吴茱萸、海螵蛸、煅瓦楞；兼有恶心、呕吐可加旋覆花、制半夏、陈皮；兼有失眠、多梦可加酸枣仁、茯神、珍珠母；便秘可加火麻仁、瓜蒌、肉苁蓉；泄泻可加炒山药、芡实、莲子、茯苓。

（三）中医其他治疗

1. 中成药

（1）补中益气丸：补中益气，升阳举陷。用于脾胃虚弱、中气下陷所致的体倦乏力、食少腹胀、便溏久泻、肛门下坠等症，1袋/次，2～3次/日。

（2）人参养荣丸：温补气血。用于心脾不足，气血两亏，行瘦神疲，食少便溏，病后虚弱等症，1丸/次，1～2次/日。

（3）胃苏颗粒：理气消胀，和胃止痛。适用于气滞胃痛证，症见胃脘胀痛，窜及两胁，得嗳气或矢气则舒，情绪郁怒则加重，胸闷食少，排便不畅等症，1袋/次，3次/日。

（4）气滞胃痛颗粒：疏肝理气，和胃止痛。适用于肝郁气滞，胸痞胀满，胃脘疼痛，1袋/次，3次/日。

（5）附子理中丸：温中健脾。用于脾胃虚寒，脘腹冷痛，呕吐泄泻，手足不温等症，1丸/次，2～3次/日。孕妇慎用，感冒发热患者不宜服用。

（6）养胃舒胶囊：滋阴养胃。用于胃脘灼热，隐隐作痛；慢性胃炎见上述症状者，3粒/次，每日2次。

2. 针灸 毫针刺法常用取穴有中脘、气海、百会、胃俞、脾俞、足三里、关元、梁门、天枢。灸法常用取穴有百会、足三里、关元、脾俞、胃俞、中脘、气海、梁门。胃脘胀痛者，加太白、公孙。每日施灸2次，1次5～10壮。

（1）脾虚气陷证：健脾益气，升阳举陷。中脘、足三里、气海、关元、脾俞、百会，补法；加灸百会。

（2）胃阴不足证：滋阴润燥，养阴益胃。中脘、足三里、胃俞、太溪、三阴交，补法或平补平泻。

（3）脾肾阳虚证：温阳散寒，补益脾肾。中脘、足三里、气海、关元、脾俞、肾俞，补法；加灸关元。

（4）脾虚饮停证：健脾和胃，温化痰饮。中脘、足三里、气海、脾俞、丰隆、天枢，补法或平补平泻；加灸气海。

对症治疗：纳差、恶心、泛酸者配内关；腹胀者配脾俞、胃俞；腹部下坠或伴有腹泻者配百会；失眠者配神门、三阴交；阳虚者加灸。

3. 耳针 取穴胃肠区，在耳壳"胃肠区"按压，寻找敏感点，在此点上加压2～3分钟，每日一次。

4. 拔罐 第1组：大椎、肝俞、脾俞、气海。第2组：筋缩、胃俞、中脘。以上两组穴，每次用1组，用刺络拔罐法，每日一次。

5. 推拿

（1）腹部操作：①取穴及部位：中脘、鸠尾、天枢、气海、关元，腹部。②主要手法：揉、一指禅推法、托、振、摩等手法。

（2）背部操作：①取穴及部位：肝俞、脾俞、胃俞、气海俞、关元俞，背部肩胛部、胁肋部。②主要手法：一指禅推法、按、揉、擦等手法。

6.其他　暖脐膏 1 张，上撒五倍子粉少许，贴敷于脐部，3 日换一次。

（四）中西医结合治疗

1.成敬锋等治疗组给予补中益气丸 3g/ 次，2 次 / 日，吗丁啉 20mg/ 次，3 次 / 日口服。而对照组患者只给予吗丁啉 20mg/ 次，3 次 / 日口服，结果显示治疗组疗效较好。提示补中益气丸与吗丁啉联合应用，可发挥中西医各自的优势，增强胃动力和吸收功能，调节神经内分泌功能，加速胃排空，促进胃壁肌肉弹性回缩，因而二药合用可以更好地治疗胃下垂。

2.李耀丽使用多功能脉冲调制中频治疗仪进行脉冲直流药物导入法集药疗、电疗、热疗于一体，能增强消化功能，促进胃肠蠕动，改善消化功能障碍，是辅助治疗老年胃下垂较好的方法。

3.朱良春辨证和辨病相结合治疗胃下垂，指出"久患胃疾，脾胃虚弱，中气久虚，水谷精微无力推动，日久则水湿中阻，故胃虚之证多见夹湿，湿浊不得宣化，清阳岂能上升"。基于此，治胃补虚，必兼宣化湿浊。如治胃下垂，每以辨病用药为主，自拟苍术饮，即一味炒苍术，每日 20g，滚开水冲泡，少量频饮代茶，辅以"补中益气汤、逍遥散"主药，即配合"升阳举陷，疏肝解郁"组成基本方：苍术、白术、炙黄芪、炒枳壳、升麻、柴胡、炒白芍、茯苓、陈皮、甘草。

西医学认为，胃下垂是胃支持韧带的松弛或胃壁弛缓所致，考李东垣《用药法象》曾谓"苍术为治痿要药"。盖痿者，筋脉弛缓，软弱无力收缩也，颇似西医学韧带松弛，胃壁弛缓之说，朱良春仿创立脾胃学说的宗师李东垣对苍术功能的描述，率先用治胃下垂，足见"发皇古义，融会新知"之一斑。湿浊阻滞，必致土壅，土壅必致木郁，朱丹溪指出，"苍术能总解诸郁"。盖郁证以肝郁为多见，故苍术应有解肝郁、降胃气、助脾运等功效，朱良春拟一味苍术饮为主，辅以"补中""逍遥"之主药，组成治疗胃下垂之基本方，颇有巧思妙用。

方中白术除湿，长于扶正；苍术扶正，长于除湿，二术为对，扶正除湿，相得益彰。苍术升麻为对，一以泄浊，一为升清，苍术质重味厚，可导胃气下行，升麻质轻味薄，能引脾气上腾，二味配对，俾清气升发，浊气下泄，升降复位。炙黄芪、炒枳壳为对益气举陷，升降相因，升中寓降，降中寓升。现代药理证明，枳实和枳壳所含的成分大致相同，枳实对胃肠平滑肌呈现出双重功能，双向调节胃肠平滑肌功能，既能兴奋胃肠，使蠕动增强，又有降低肠平滑肌张力和解痉作用。枳壳对平滑肌有很强的收缩作用，这和西医学所谓内脏下垂是肌肉组织松弛的病机相吻合。枳实枳壳用治胃下垂主要是降中有升和对胃肠腹肌有强烈的收缩作用，"苍术治痿"即治筋脉弛缓，收缩无力，得枳壳之助，其效倍增。

基本方中取逍遥散中柴胡，白芍为对；茯苓、白术为对；生姜、甘草为对。乃取柴芍疏达肝气，解郁止痛。且白芍味酸性敛，能制苍术、柴胡之辛散。土壅木郁必先实脾，故用苓术干姜，以醒脾实脾。本方妙用逍遥散助苍术首制木郁，而诸郁皆解。因木郁则火郁，火郁则土郁，土郁则金郁，金郁则水郁。此乃巧思妙用之二也。

随证加减：水行肠间、辘辘有声，酌加桂枝；浊气弥漫、胸痞身困、神气呆滞，加厚朴、槟榔、草果、半夏等祛湿化浊类药物；元气不足，选加肉桂、附子、巴戟天、山茱萸等补阳类药物；症见食少、饭后作胀、烦热口干、少苔、嘈杂易饥、胃脘隐痛，酌加生地黄、山药、山茱萸、石斛、太子参等养阴类药物。

4.万强遵循"枢机调达，百病皆释"观点，指出胃下垂主要为气机升降失调，虚实寒热夹杂，治疗不惟补中益气升提法，提出分期治疗。

初期患者常非单纯虚弱体质，单纯用补益药易壅滞气机，补气升阳举陷法是言其常，而通降法等言其变，须知常达变，辨证论治，而非不分虚实，见内脏下垂皆用升阳举陷法。

胃下垂治疗可分期进行。

治疗初期，通降为主，以通为补，疏理中焦气机，重在降逆理气和胃。若脾胃升降不调，气机阻滞，脾胃失健，症见胃脘痞满或隐痛，或呕吐，肠鸣腹泻等症状，舌苔腻微黄，治以调和脾胃，消痞散结，方用半夏泻心汤加减。若肝气郁结，横逆犯胃，胃失和降，出现枢机不利（肝气郁结，胃失和降，脾不升清，肠腑气滞），症见脘腹胀满或隐痛，或胸胁胀痛，泛吐酸水，呃逆嗳气，或腹痛即泻、泻后痛减，肠鸣矢气，纳呆，情志抑郁或烦躁易怒等，脉弦，治以疏肝和胃，理气理脾，方用四逆散合左金丸加减。

后期积滞渐除，此时以补益、升提为主，理气为辅，益气升阳举陷与理气结合。证属脾气下陷，以少气懒言、四肢乏力、饮食不佳、脉虚弱无力为辨证要点，治以益气健脾，升清降浊，方用补中益气汤加味。常用升提药：黄芪、党参、柴胡、升麻、葛根等。久病肾虚，后期补肾以固本培元，补肾以促进脾之运化及升提，具有增加人体正气作用，进一步使肝胃、膈胃韧带收紧，缓解症状，巩固疗效。补肾药物：黄芪、熟地黄、补骨脂等。

总之，胃下垂呈升降失调、虚实夹杂之病势，补虚为本，疏通为标，补虚见效缓慢，不如通降速见疗效，而后调补。此亦符合"急则治其标，缓则治其本"之意。

【转归、预后、随访】

轻度胃下垂多无症状，一般不需治疗。但需注意调养，以防病情加重；中度胃下垂常可见胃肠道动力差，分泌不良的症状，此时经综合治疗和调理，亦常可逐步康复。在康复过程中注意饮食调养及功能锻炼；如中度胃下垂治疗不及时，或调养失节可发展成为重度胃下垂，可伴发慢性胃扩张、胃扭转、直立性晕厥、心悸、低血压等病证，此时应综合治疗，治疗胃下垂的同时，亦注意伴发病证的调治，以促进病证的向愈。

本病属慢性疾病，治疗周期较长，症状可反复或间断发作，一般预后良好。若症状持续不缓解或出现报警症状，应定期复查电子胃镜，排除其他器质性疾病。

【生活调护】

1. 饮食 饮食有节，忌过饥过饱、偏嗜五味，宜少食多餐，进食富有营养、细软、易消化食物，忌冷硬、辛辣刺激等食物；注意营养均衡，糖、脂肪、蛋白质三大营养物质合理选择，脂类食物可少食用，而蛋白质食物略增加，如鸡肉、鱼肉、瘦猪肉、半熟鸡蛋、牛奶、豆腐、豆奶等；用餐速度要缓慢，细嚼慢咽以利消化吸收，饭后可做30～60分钟平卧休息，避免食后劳作。

2. 生活起居 保持乐观心态，避免不良情绪。加强体育锻炼，运动量从小开始，逐渐加大，不可过度，持之以恒，坚持不懈，忌剧烈运动及重体力劳作。

3. 锻炼方式

（1）全身锻炼：如保健体操、太极拳、八段锦、五禽戏、散步、游泳等。

（2）腹肌锻炼：仰卧，双腿伸直抬高，放下，反复进行数次，稍休息再重复做数次，或仰卧起坐。也可以模拟蹬自行车的动作，或做下蹲动作。

（3）腹式呼吸：吸气时让腹部凸起，吐气时压缩腹部使之凹入的呼吸法，每日1次，每次10～20分钟。

【中西医最新研究进展】

1.朱丽瑶观察发现补中益气汤配合针灸治疗胃下垂，可以取得良好的治疗效果。服药期间配合针灸，选取百会、中脘、气海、足三里，补法，同时气海和足三里加温针灸，1cm 高艾炷各 3 炷，30分钟后起针。1 次／日，连续 14 日为 1 个疗程，休息 2 天，继续第2 个疗程。30 天后，评定疗效。腹胀甚者加天枢、阳陵泉；呕吐甚者加内关；痛甚者加梁门；病势缠绵者加三阴交、脾俞、胃俞；痰多者加丰隆。

针灸以联络脏腑，沟通肢窍；运行气血，濡养周身；抗御外邪，保卫机体，取百会、中脘、气海、足三里，温灸气海、足三里。灸法以其扶阳固脱擅用于阳气下陷或欲脱之证。百会穴属于督脉，为诸阳之会，统领一身之阳气，针之可升阳益气。中脘属任脉，为胃募穴，八会穴之腑会，具有调节脾胃的作用；气海穴属于任脉，为胃之原穴，有补气壮阳升举之效，为强壮保健要穴，加以温针灸更具温补提升之效；足三里属足阳明胃经，为合穴，具有补脾胃、调气血、补虚升举之功，在胃肠蠕动功能方面具有双向调节的作用，同时加以温针灸加强温补脾胃之效。胃下垂的病变部位在胃，故取胃之募穴中脘与下合穴足三里以补益胃气。从选穴配伍看，既有从表里经配合调节阴阳，又有选用俞募配穴，甚或从调节脾胃功能着手，还可直接补益中气。总之，诸穴合用可通经活络，调节气血，促进胃蠕动，增强胃张力，使胃体提升至正常位置。

2.张海彬应用金匮肾气丸合用补中益气汤以温阳健脾、升阳举陷治疗胃下垂，钡餐透视检查痊愈率，治疗组为 46.67%，明显高于单纯使用补中益气汤的对照组 26.67%；临床症状治愈率，治疗组为50%，明显高于对照组 30%，差异具有统计学意义。上述结果显示，运用中医温阳健脾、升阳举陷法治疗胃下垂效果显著优于以往的补中益气、升阳举陷法。

3.金旭明等根据病情轻重选择适宜的体育疗法。

（1）姿势治疗：饭后卧床 20～30 分钟，取头低骨盆高的姿势，使胃向上移。

（2）全身性练习：如保健体操、太极拳、散步等。

（3）腹式呼吸（即横膈呼吸）：吸气时腹部隆起，呼气时腹部下陷，反复进行多次。

（4）腹肌练习：仰卧，双腿伸直抬高、放下，反复进行数次，稍休息再重复做数次，亦可模仿蹬自行车的动作。

（5）按摩腹部：一般在体育锻炼后进行，时间 10 分钟左右，可用按压、环行按摩等手法。

（6）气功疗法：卧位，全身放松、吸气，意守丹田、呼气。如此反复进行，速度宜缓慢，10～20 分钟 / 次，1～2 次 / 日，一般在锻炼前做。总体康复效果显著。

4.龚举君给予补中益气汤加磁疗胃垫，在腹部系上磁疗胃垫（松紧自感舒适为度），尽量将胃托起，随着胃体逐渐上移，胃垫所置之处也逐渐上移，直到病愈为止。磁疗胃垫可自制，方法是用双层柔软棉布缝制宽 15cm、长 25cm 的长方形胃垫，尺寸大小可因人而异，两层面布间衬以数层纱布，并将 5 颗薄形小磁铁置于其间，磁铁分别固定在长方形胃垫靠四角处和中心点，磁铁不能裸露在外，胃垫四角分别缝上系带，以备固定之用，磁铁根据条件可多用，但必须均匀分布在胃垫上。结果比单用补中益气汤疗效明显提高。

5.李悦殉在服用举陷理气汤基础上加用天灸疗法治疗胃下垂。方法如下：将天灸散（由细辛、白芥子、甘遂、麝香、丁香等按比例共研细末）用老姜汁调成 1cm×1cm×1cm 的药饼，用 5cm×5cm 胶布贴于穴位上。取穴：①气海、足三里、脾俞；②中脘、肾俞、关元；③命门、胃俞、章门。分别于每年三伏天即初伏、中伏、末伏将天灸散敷贴于穴位上。治愈率明显提高。三伏天灸疗法以中医经络学说为理论依据，根据中医"冬病夏治""子午流注，适时开穴"的传统理论，利用三伏天环境温度较高，人体阳气趋于体表，对刺激性药物较为敏感的有利时机，通过药物敷贴穴位，使药物由表及里，循经内达脏腑，以达到调节气血阴阳，升阳举陷的目的。

6.唐旭东运用膏方调治胃下垂。膏方便于服用，疗效平和而持久，较中药汤剂依从性更佳，且能做到一人一膏，较中成药治疗更加个体化。作为补充剂型治疗胃下垂不仅可以调理体质，还可辅佐汤剂祛除余邪，起到巩固疗效的目的。

秋冬服用膏方，顺应时节，促进精气封藏，以补益脏腑气血，强健肌肉筋骨。因此，服用时间一般为立秋以后至第二年立春之间，以 2～3 个月为宜。秋冬服用膏方进补，是胃下垂患者增加体重、调补体质有效的手段之一。

开路为先，先通后补。临床中所见胃下垂病机复杂，常伴有湿、热、痰、火等实邪，表现并非纯虚无实。如伴有明显的腹胀、嗳气、烧心等症状，舌苔厚腻者，多虚实夹杂以"实"为主。应先开具 2 周左右"开路方"对病情进行初治。一类"开路方"以祛邪为主，扫除"实邪"，待实证缓解，舌苔转薄，实邪得祛，纯虚无邪或少邪时，利于膏方进补。常用二陈汤、平胃散、保和丸、香苏饮等，常用中药苍术、佩兰、滑石、荷叶、枳壳、炒麦芽、炒山楂等理气祛湿、消食化滞、通降胃气，增强脾胃运化功能。另一类则是在把握不足的情况下，以膏方雏形为"开路方"，即患者服用后无明显不适，医生可用膏方思路开具处方，观察患者服药后的情况，根据患者的病情做出调整，如服后无明显不适，再正式投以膏方。

选药核心，立足脾胃。组方时以恢复运化为先，以平和为度，顾护胃气。常用治法包括：①健脾益气法：代表方剂为四君子汤、六君子汤、归脾丸、补中益气汤；②和胃通降法：代表方剂为香苏饮；③疏肝理气法：代表方剂为柴胡疏肝散、四逆散、一贯煎等；④清热化湿法：代表方剂为半夏泻心汤、三仁汤、黄芩滑石汤等；⑤滋养胃阴法：代表方剂为益胃汤、沙参麦冬汤等；⑥消食和中法：

代表方剂为保和丸、健脾丸等；⑦补益脾肾法：代表方剂为六味地黄丸、肾气丸、薯蓣丸等。

一般膏方剂量是常规处方的 10 ～ 15 倍，药味 30 ～ 40 味，组成固定，服用时间较长。选药以植物药为首选，以气味清新香甜者为佳，如花类、果类药物。药性辛热之品用量不宜过大，尽量避免选用药性峻猛、气味奇特、腥臭的药物，如大黄、乌头、附子、乳香、没药等，避免影响口感，加重脾胃不适。

调理气血，补而不滞。将调理气血结合主方贯穿于膏方中，以改善胃内环境，恢复脾胃功能为目的。组方时注意补气兼顾理气，补血兼顾活血，酌情加入香附、丹参、三七粉、川芎等行气活血类药物。应用补益类药物能够"寓补于通"，助胃通降，但补益药较滋腻，容易影响脾胃的运化功能。开具膏方时，配合行气化湿类药物防止膏方滋腻，如陈皮、砂仁等，达到"动静结合"的目的。应当遵循气血的规律，通补结合，使通而不燥，补而不滞。

辨明体质，平衡阴阳。唐旭东指出膏方组方特点更具备综合治疗的优势。开具膏方除针对主要病证外，还应兼顾个人体质因素。根据年龄、性别、体质特点等随症加减。根据膏方的剂型特点，适当加入 1 ～ 2 味胶质类药物以促膏成，女性可选用阿胶，男性可选用鹿角胶。

膏方的服用方法及生活调摄：胃下垂膏方适合空腹服用，以利于吸收。初服时多可选在晨起空腹时，1 次 / 日，5 ～ 10g/ 次，量不宜过多，可含化或温水冲服；服用后可观察情况，慢慢增加用量，可改成早晚各服 1 次。服用接近后期，不宜马上停药。可按照前 10 ～ 15 日每日 1 次，后 10 日每日 2 次，最后 15 日每日 1 次的规律，保证渐入渐出。服用膏方期间自觉不适或突发急性疾病，应暂停服用。

（邓晋妹）

第十一章　功能性消化不良

功能性消化不良（functional dyspepsia，FD）是指一组源自上腹部、持续存在或反复发生的证候群，主要包括上腹部疼痛或烧灼感、上腹胀闷或早饱感或餐后饱胀、食欲缺乏、嗳气、恶心或呕吐等症状，但上消化道内镜、肝胆胰影像学和生化检查均未见明显异常。FD 全球患病率为 10% ～ 30%。随着生活节奏的加快和人们精神压力的加重，功能性消化不良的发病率呈逐年升高的趋势。我国功能性消化不良也成为重要的胃肠病问题。

中医学属于"痞满""胃脘痛""积滞"范畴。

【病因病机】

（一）中医

本病多为感受外邪、饮食不节、情志失调、先天禀赋不足等多种因素共同作用的结果。本病病位在胃，与肝脾关系密切。脾虚气滞，胃失和降为基本病机。表现多为本虚标实，虚实夹杂，以脾虚为本，气滞、血瘀、食积、痰湿等邪实为标。

1.六淫外袭　寒湿、暑热等外邪，既可单一致病为患，也可兼夹入侵机体，可通过口鼻内客胃脘，或经皮毛、经络内传胃脘，与胃中有形之物相搏结，致胃脘气机阻滞，血行不畅，外邪循经内传，停于中焦，阻滞气机，致胃痞、胃痛。

2.饮食不节　暴饮暴食，胃纳过盛，积滞胃脘，腐化无能；宿食停滞，损伤脾胃，胃气壅滞，脾运艰迟，致使胃失和降，气机郁阻；过食肥甘滋腻厚味，则壅积于胃脘，阻滞气机，湿聚而生痰化热；或长期嗜饮烈酒，湿热积于胃脘，并耗伤阴液，甚腐蚀胃脘，造成胃腑气机郁滞，血行不畅，胃失和降，致使胃痞、胃痛。

3. 情志因素 多因长期郁郁寡欢，所愿不遂，忿怒急躁，或中年以后随着肝肾阴虚而阳气易盛，性情多乖僻等原因，而致情志失和，气机郁滞，持续不解，影响脾胃，使脾胃升降异常，胃纳失司，脾失健运，清气不升，浊气不降，清浊交争于胃，中焦壅塞，气机久滞则胃痞、胃痛。

4. 禀赋不足 先天禀赋不足，或久患胃疾不愈，或他疾久不愈累及脾胃，或年老体衰致脾胃自衰，均可使脾胃虚弱，脾失运化，胃纳失司，纳运失常致升降失和，中焦失畅，食入难化，水谷不化精微，气血生化乏源，胃体失于荣养，渐而枯萎，则发为胃痞、胃痛。

（二）西医

1. 胃肠运动功能障碍 胃肠运动异常为 FD 主要发病机制之一，主要包括胃电节律紊乱、消化间期移行性运动复合波Ⅲ期（强力收缩期）持续时间缩短或阙如、胃窦动力指数降低、胃排空下降等，有 25%～50% 的 FD 患者存在胃排空延迟，40% FD 患者存在胃容受性异常。

2. 内脏高敏感性 FD 的内脏高敏感是指患者对胃内机械性刺激或化学性刺激的敏感性增加，从而产生消化不良的症状。但内脏高敏感的产生到底是由于外周神经末梢感受器的功能异常，还是脊髓传递或大脑中枢处理感觉冲动的功能发生改变所致，抑或两种因素共存，尚需进一步探讨。

3. 幽门螺杆菌感染 幽门螺杆菌存在于胃部及十二指肠的各区域内，它可能引起胃黏膜轻微的慢性炎症，甚至能引起胃及十二指肠溃疡和胃癌的发病。FD 与幽门螺杆菌感染有相关性，可能与胃泌素释放增多，从而引起胃酸分泌过多有关。同时幽门螺杆菌感染可抑制胃饥饿素分泌，导致食欲减退和胃排空能力减弱。有研究表明根除 Hp 可改善 FD 症状。

4. 胃肠道激素水平异常 胃肠激素不仅存在于消化系统，还存在于中枢神经系统，对胃肠运动功能起着重要的调节作用。主要作用为调节其他神经递质释放和传递，通过迷走神经介导，在中枢和外周水平上对胃运动和胃排空进行精细调节。常见对 FD 具有影响的胃肠道激素包括胃动素、胆囊收缩素、胃泌素、血管活性肠肽和生长抑素、P 物质、一氧化氮、神经降压素、5- 羟色胺（5-HT）。

5. 精神心理因素 FD 是常见的功能性胃肠病，是典型的身心疾病，该疾病病程较长，病情容易反复，FD 患者常伴有焦虑、抑郁、躯体化障碍等心理障碍，精神心理因素产生的不良情绪扰乱正常中枢神经的生理活动，通过植物神经系统及内分泌系统引起胃肠功能的不协调运作造成了全身各系统的紊乱。心理社会因素可能与 FD 的发病相关。

【临床表现】

FD 表现为慢性消化不良，症状多起病缓慢，病程持续或反复，且症状呈多样性。

（一）症状

1. 餐后饱胀不适。餐后食物较长时间存留于胃中，出现胃胀而不适的感觉。

2. 早饱感。进食较平素量少的食物后即感觉胃饱胀不适，以致不能完成正常进餐。

3. 上腹痛。上腹部主观疼痛和不适的感觉，部位于上腹中央剑突下 1～2cm 至脐上方的范围。

4. 上腹烧灼感。上腹部灼热不适的主观感觉。

5. 上腹胀气、过度嗳气、恶心。

FD 症状常以一个为主，部分可 2 个或以上症状重叠出现，亦可与胃食管反流病或肠易激综合征的症状同时出现。部分患者的发病及反复与饮食、精神心理因素有关。

（二）体征

FD 患者无特异性体征，患者可出现上腹部轻度压痛或按之不适感。

【实验室和其他辅助检查】

FD 为无器质性病变的一组消化道症状，且多种疾病都会出现消化道症状，实验室及其他辅助检查主要作为排他性检查。常规检查（包括影像、生化及内镜）应未发现器质性、系统性或代谢性疾病。

（一）一般检查

1. 血、尿、便常规，粪隐血试验，肝肾功能、血糖、病毒性肝炎血清标志物、幽门螺杆菌的测定，必要时测定相应的肿瘤标志物。

2. 胸部 X 线摄片、心电图、肝胆胰彩超作为常规检查，初诊的消化不良患者应进行常规胃镜检查，不愿或不适应胃镜检查者可行上消化道气钡双重造影。

3. 疑为肝胆胰疾病而腹部彩超不能明确者，应做腹部 CT，MRCP。

（二）胃功能检查

1. 胃肠动力检查 核素标记闪烁测定胃排空是胃动力检查的金标准，液体试餐用 ^{111}In–DTPA 标记，固体试餐用 ^{99}mTc 标记，通过用 ^{99}mTc — 鸡肝固相试餐，在餐后不同时间应用 γ – 照相机计数，测定胃内容标记物含量，由此计算胃的排空率。有研究发现可利用不透 X 线标记物法，钡条胃排空法（radiopaque markers，ROM）测定胃排空，其服用不透 X 线标志物试餐后，在 X 线下可监测到不同时间胃内存留的标志物数目，从而获得胃对不消化固体的排空情况。

2. 胃容纳功能检查 评价近端胃功能的金标准是电子恒压器（Barostat）检测技术，但检测费时费力，患者耐受性差，因而限制了该技术的普及。近年来，有人提出使用水负荷试验（Water Load

Test，WLT）进行近端胃功能评价，发现其结果与恒压器检查结果存在很好的相关性。WLT 主要反映了胃的容受性与感觉敏感。具体操作方法为：于清晨、禁食、常温、安静状态下，嘱受试者饮入纯净水 37℃直至最大饮水量，饮水速度约为 100mL/min。评估受试者期间诱发的胃肠道不适，如饱胀、恶心、上腹疼痛等及其严重程度，分为 0 分为无感觉，1 分为非常轻微的不适，2 分为轻微不适，3 分为中度不适，4 分为明显不适但尚能忍受，5 分为极度不适或难以忍受并呕吐。记录最大饮水量（出现极度不适，或拒绝继续饮水时的饮水量），以及诱发的胃肠道不适及其持续时间。最大饮水量 < 300mL 视为异常。

（三）FD 检查选择

需要注意的是，腹部 CT、腹部 MR、胃肠动力学检查、胃容纳试验检查诊断 FD 所必须的，尤其后二者只是了解 FD 患者有无运动功能障碍的方法手段，因为其与消化不良症状之间的相关性存在争议，故不推荐作为常规检查。

【诊断要点】

（一）FD 的临床诊断

1. FD 的诊断采用罗马Ⅳ诊断标准 ①符合以下标准中的一项或多项：a. 餐后饱胀不适；b. 早饱感；c. 上腹痛；d. 上腹部烧灼感。②无可以解释上述症状的结构性疾病的证据（包括胃镜检查等），必须满足餐后不适或上腹痛综合征的诊断标准。

2. FD 分型标准 FD 分为以餐后饱胀和早饱为特征的餐后不适综合征（postprandial distress syndrome，PDS），和以上腹部疼痛和烧灼感为特征的上腹部疼痛综合征（epigastric pain syndrome，EPS），另外一部分患者具有两者症状的重叠。

（1）餐后不适综合征：必须具有以下 1 或 2 项症状，餐后饱胀不适（影响日常生活）；早饱（不能完成进食餐量）。

支持诊断条件：①可伴有上腹痛或上腹烧灼感；②上腹胀气、过度嗳气、恶心；③呕吐考虑其他疾病；④烧心不是消化不良症状，但可共存；⑤排气或排便后缓解通常不考虑为消化不良；⑥GERD和肠易激综合征（IBS）等也可引起消化不良症状，其可能和PDS是共存关系。

诊断前至少6个月病程，近3个月存在症状，每周至少3天。

（2）上腹部疼痛综合征：必须具有以下1或2项症状，上腹痛（影响日常生活）；上腹烧灼感（影响日常生活）。

支持诊断条件：①疼痛可由进餐诱发或缓解，或空腹时发生；②可发生餐后上腹胀，嗳气，恶心；③呕吐考虑其他疾病；④烧心不是消化不良的症状，但可共存；⑤疼痛不符合胆道疾病的标准；⑥排气或排便后缓解通常不考虑为消化不良；⑦GERD和炎症性肠病（IBD）等也可引起消化不良症状，其可能与EPS是共存关系。

诊断前至少6个月病程，近3个月存在症状，每周至少1天。

3. 询问病史 由于功能性消化不良的症状不具备特异性，因此询问病史尤为重要，需要掌握的病史主要包括以下内容：①消化不良症状及其程度和频度；②症状的发生与进餐的关系，有无夜间出现症状及症状与体位、排便的关系；③进食量有无改变，有无身体质量下降以及营养状况；④患者的进食行为、心理状态及是否影响生活质量；⑤有无重叠症状，如胃灼热、反酸、腹泻或便秘等；⑥有无发热、疲乏、无力等全身症状；⑦有无胃肠道肿瘤家族史、食管胃恶性肿瘤史、消化性溃疡史；⑧是否患易致消化不良的常见慢性病；⑨是否服用易致消化不良的药物。

4. 报警症状 FD是良性疾病，病程反复，当患者年龄＞40岁且出现以下症状或体征时，需予以警惕并尽快完善检查。

报警症状和体征包括：呕血或黑便、贫血、无法解释的体重减轻（大于基础体重的10%），进行性吞咽困难、吞咽疼痛，持续性呕吐及淋巴结肿大或腹部肿块等。随着年龄不断增加，肿瘤发病率不断攀升，对有报警症状的老年患者，推荐尽早进行内镜和腹部影像学检查以排除消化系统器质性疾病。

（二）幽门螺杆菌的致病性

FD 患者中，有 50% ～ 60% 合并有 Hp 感染。Hp 在 FD 患者中的感染率高，而且对 FD 症状的产生有一定推动作用。Hp 的致病主要与其分泌的多种毒力因子密切相关。Hp 可产生 CagA 和 VacA 等毒力因子，并依据其产生的毒力因子不同分为不同的亚型。同时或任意表达 CagA 和 VacA 中一项者为 I 型菌株，CagA 和 VacA 均为阴性者为 II 型菌株。I 型 Hp 菌株较 II 型 Hp 菌株毒力更强，致病能力更强，最重要的是更容易导致严重胃部疾病的发生。因此在有条件的医院进行 Hp 的分型检测，更有利于指导是否进行根除治疗。

（三）FD 的心理评估

FD 患者特别是难治性 FD 多存在抑郁、焦虑及躯体化等心理异常。心理因素相关性 FD 患者临床上不仅表现出功能性消化不良症状，多数同时存在不同程度的躯体化表现。对于反复就诊的 FD 患者应进行包括心理症状，躯体化及对生活质量影响的筛查。常用 HADS（医院焦虑抑郁量表）、PHQ-9（患者健康问卷抑郁量表）、GAD-7（广泛性焦虑量表）、SCL-90（症状自评量表，又称 90 项症状清单）自测量表较为简明，可作为初筛使用。汉密尔顿抑郁量表（HAMD）、汉密尔顿焦虑量表（HAMA），较自测评量表客观性强而准确，可用于判断抑郁、焦虑存在与否及程度，并可作为治疗前后疗效的评估。但需由精神心理医师操作，仅有综合医院配置，基层医院操作受到一定限制。医生可以根据患者的临床特点选用以上量表及问卷对 FD 患者，尤其难治性 FD 患者进行心理评估，以明确其病因，采取相应的治疗措施。

【鉴别诊断】

（一）慢性胃炎

慢性胃炎的症状与体征均很难与 FD 鉴别，胃镜检查发现胃黏膜明显充血，糜烂或出血，甚至萎缩性改变，则常提示慢性胃炎。

（二）消化性溃疡

消化性溃疡的周期性和节律性疼痛也可见于上腹部疼痛综合征的 FD 患者，X 线检查可见溃疡龛影，胃镜检查可见到活动期溃疡。

（三）慢性胆囊炎

慢性胆囊炎多与胆结石并存，主要为右上腹隐痛，钝痛或右肩胛区疼痛，右上腹不适或腹胀，进行油煎或多脂食物后加剧。慢性胆囊炎也可出现胆源性消化不良表现。腹部 B 超、口服胆囊造影、CT 等影像学检查多能发现胆囊结石和胆囊炎征象可与 FD 鉴别。

（四）胃癌

胃癌的早期常无特异的症状，只有胃镜和病理检查才能发现，但随着肿瘤的不断增长，影响到胃的功能时会出现消化不良的类似症状，在临床上主要表现为上腹部疼痛或不适感，食欲减退，恶心，呕吐等，但胃癌的发病年龄多在 40 岁以上，会同时伴有消瘦、乏力、贫血等提示恶性肿瘤的"报警"症状，通过胃镜检查及活组织病理检查进行鉴别。

【治疗】

（一）西医治疗

1. 一般措施　给予安慰、教育、提供自信心等，可以对疾病产生积极的作用，膳食结构的改变、减少脂肪的摄入量以及避免辛辣刺激饮食、少食多餐，可一定程度地改善消化不良症状。

2. 药物治疗

（1）促动力剂

1）多巴胺受体拮抗剂：多潘立酮是多巴胺2（dopamine 2，D2）受体拮抗剂，是一种公认的止吐药。曾长期应用治疗FD，但由于近年来发现其有心脏QT间期延长的风险，已受到严格限制。

2）5-羟色胺（5-hydroxytryptamine，5-HT）受体激动剂：包括莫沙必利、替加色罗。其中莫沙必利耐受性良好，对胃排空、胃容受性和胃动力具有良好的促进作用。因其具有肠动力促进作用，美国FDA重新批准65岁以下女性使用替加色罗，用于以便秘为主的肠易激综合征。2015年西尼必利在我国上市，西尼必利在肝脏不仅通过细胞色素P450（CYP）3A4代谢，还可通过CYP2C8代谢，因此其发生药物相互作用风险较小，且西尼必利的游离血药浓度远低于西沙必利和多潘立酮，导致心脏毒性的风险较低，是治疗FD的新选择。

3）毒蕈碱受体拮抗剂：胃壁的平滑肌细胞上和肌间神经元上存在毒蕈碱（muscarinic，M）受体，它参与控制胃肠平滑肌的功能。阿考替胺（acotiamide）是一种乙酰胆碱酯酶拮抗剂，是突触前M1和M2受体的拮抗剂，参与乙酰胆碱释放的负反馈回路，近期在日本用于FD的治疗。该药通过抑制乙酰胆碱酶活性，提高乙酰胆碱水平而改善胃动力，促进胃排空，从而改善功能性消化不良症状，包括餐后饱胀、上腹胀、早饱等，目前研究显示阿考替胺没有心脏副作用，与多巴胺受体结合弱，因此也没有中枢神经系统的锥体外系症状，长期或短期应用都是相对安全的。

（2）抑酸剂：FD患者通常有正常的酸分泌，但抑酸治疗通常作为FD一线治疗。两种主要的抑酸剂包括质子泵抑制剂（PPI）和组胺2（histamine 2，H_2）受体拮抗剂，都能一定程度上缓解FD的症状。PPI显示为在控制FD症状方面比H_2受体拮抗剂更有效。

治疗FD的抑酸要求为24h胃pH值＞3的时间≥12小时。常用的组胺 2 受体拮抗剂有西咪替丁、雷尼替丁、法莫替丁、尼扎替丁等，一般用标准剂量，即西咪替丁 400mg，雷尼替丁 150mg，法莫替丁 20mg，尼扎替丁 150mg，2 次 / 天。常用的质子泵抑制剂有奥美拉唑、兰索拉唑、泮托拉唑、雷贝拉唑和埃索美拉唑等，常用其标准剂量，即奥美拉唑 20mg，兰索拉唑 30mg，泮托拉唑 40mg，雷贝拉唑 10mg，埃索美拉唑 20mg，早餐前 30 分钟用药 1 次。抑酸治疗疗程为 4 ～ 8 周，此后可停药或按需服药。若经正规使用 PPI 4 ～ 8 周症状仍无改善的功能性消化不良患者，不应再进行使用。长期的酸抑制可能导致细菌过度生长，促进肠道感染或胃炎的发生，延缓固体食物的胃排空等。

（3）精神类药物：多种抗抑郁药已被用于治疗 FD，包括三环类抗抑郁药、四环类抗抑郁药、5- 羟色胺、选择性 5- 羟色胺再摄取抑制剂和 5- 羟色胺和去甲肾上腺素再摄取抑制剂。精神类药物可能通过中枢和外周作用改善疼痛症状，尤其对于促动力药或 PPI 无效患者适用。四环类抗抑郁药米氮平在改善症状、生活质量、内脏敏感性和胃容受性的同时，也改善了焦虑。另外 5- 羟色胺重吸收抑制剂如帕罗西汀，三环类抗抑郁药如阿米替林以及抗焦虑抑郁药黛力新，都可应用于 FD 伴有焦虑抑郁的患者。精神类药物宜从小剂量开始，并注意药物的不良反应。建议在专科医师指导下服用。

（4）根除幽门螺杆菌：美国胃肠病协会推荐功能性消化不良患者初治时需进行幽门螺杆菌检测，并建议行经验性根除治疗。但就根除 Hp 是否能改善 FD 患者症状以及对 Hp 阳性的 FD 患者是否需要做 Hp 根除治疗，目前仍存在争议。Piatek-Guziewicz 等研究表明，只有 10% 的功能性消化不良患者在根除幽门螺杆菌后症状得到缓解，有一定的疗效。也有 Meta 分析结果显示：大部分患者在治疗后、治疗后的随访中，症状均有不同程度缓解，尤其是上腹疼痛症状得到较好的改善，Hp 根除组症状积分下降也显著优于对照组。因此需要临床医师根据患者具体情况进行判断是否需要灭除 Hp。

（5）助消化药物：消化酶和微生态制剂可作为治疗 FD 的辅助用药，与促动力药联用效果更佳；复方消化酶和益生菌制剂可改善与进餐相关的腹胀、食欲缺乏等症状。

（二）中医辨证论治

1. 脾虚气滞证

证候特点：脘腹痞闷或胀痛，食少纳呆。面色萎黄，嗳气，疲乏无力，大便稀溏。

舌脉：舌淡，苔薄白，脉细弦。

治法：健脾和胃，理气消胀。

推荐方剂：香砂六君子汤。

基本处方：党参 10g，白术 15g，茯苓 15g，半夏 10g，陈皮 12g，木香 10g，砂仁 5g，炙甘草 10g。每日 1 剂，水煎服。

加减法：饱胀不适明显者，加枳壳、大腹皮、厚朴。头晕心悸、气血两虚者，党参改为人参，加白芍、阿胶益气补血；饮食积滞者，加焦三仙、莱菔子消食化积。

2. 肝胃不和证

证候特点：胃脘痞满，两胁窜痛，情志不遂易诱发或加重。嗳气，口干口苦，烧心泛酸，急躁易怒。

舌脉：舌质红，苔白，脉弦或弦细。

治法：理气解郁，和胃降逆。

推荐方剂：柴胡疏肝散。

基本处方：陈皮 12g，柴胡 10g，川芎 10g，香附 12g，枳壳 12g，芍药 10g，甘草 10g。每日 1 剂，水煎服。

加减法：嗳气、呕恶、反胃之肝郁气逆者加旋覆花、生赭石、沉香降逆和胃；纳呆、食少之饮食积滞严重者，加神曲、枳实、槟榔消食导滞；嘈杂吞酸者，加黄连、吴茱萸清肝泻火；胃痛甚加延胡索。

3. 脾胃湿热证

证候特点：脘腹痞满或疼痛，食少纳呆。头身困重，口苦口黏，大便不爽而滞，小便短黄。

舌脉：舌质红，苔黄厚腻，脉滑。

治法：清热化湿，理气和中。

推荐方剂：连朴饮。

基本处方：黄连 6g，姜厚朴 12g，石菖蒲 15g，法半夏 9g，黄芩 10g，陈皮 12g，芦根 15g，茵陈 10g，薏苡仁 15g。每日 1 剂，水煎服。

加减法：头身沉重者，加通草、车前子利水渗湿；脘腹胀满者，加枳壳、木香理气消胀；上腹烧灼感明显者，加乌贼骨、凤凰衣、煅瓦楞子等；大便不畅者，加瓜蒌、枳实。

4. 脾胃虚寒证

证候特点：胃寒隐痛或痞满，喜温喜按。泛吐清水，食少纳呆，神疲倦怠，手足不温，大便溏薄。

舌脉：舌质淡，苔白，脉细弱。

治法：健脾和胃，温中散寒。

推荐方剂：黄芪建中汤加减。

基本处方：黄芪 15g，桂枝 10g，白芍 10g，生姜 10g，甘草 12g，大枣 10g，炒枳实 10g，砂仁 5g，肉桂 5g。每日 1 剂，水煎服。

加减法：腹部畏寒者，加吴茱萸、高良姜温中散寒；腹痛明显者，加延胡索、荜茇、蒲黄等；纳呆明显者，加焦三仙、神曲、莱菔子。

5. 寒热错杂证

证候特点：胃脘痞满或疼痛，胃脘嘈杂不适，胃脘喜温怕冷。嗳气，胃脘灼热，口干口苦，大便稀溏。

舌脉：舌质淡，苔黄，脉弦细或弦滑。

治法：辛开苦降，和胃开痞。

推荐方剂：半夏泻心汤加减。

基本处方：清半夏9g，黄芩10g，黄连6g，干姜10g，党参10g，厚朴12g，神曲15g，浙贝母15g，乌贼骨15g，生甘草10g。每日1剂，水煎服。

加减法：腹泻便溏者，加茯苓、炒白术、山药、薏苡仁，健脾渗湿止泻；嘈杂反酸者，加黄连、吴茱萸、煅瓦楞子，制酸止痛；口舌生疮者，加连翘、栀子。

（三）中医其他治疗

1. 中成药

（1）枳术宽中胶囊（丸）：健脾和胃，理气消痞。用于胃痞（脾虚气滞），症见呕吐、反胃、纳呆、反酸等，以及功能性消化不良见以上症状者。3粒/次，3次/日。

（2）胃苏颗粒：理气消胀，和胃止痛。用于气滞型胃脘痛，症见胃脘胀痛，窜及两胁，得嗳气或矢气则舒，情绪郁怒则加重，胸闷食少，排便不畅及慢性胃炎见上述证候者。1袋/次，3次/日。

（3）气滞胃痛颗粒：疏肝理气，和胃止痛。用于肝郁气滞，胸痞胀满，胃脘疼痛，症见胃脘胀痛，窜及两胁，得嗳气或矢气则舒，情绪郁怒则加重，胸闷食少，排便不畅及慢性胃炎见上述证候者。1袋/次，3次/日。

（4）达立通颗粒：清热解郁，和胃降逆，通利消滞。用于肝胃郁热所致痞满证，症见胃脘胀满、嗳气、纳差、胃中灼热、嘈杂泛酸、脘腹疼痛、口干口苦；动力障碍型功能性消化不良见上述症状者。1袋/次，3次/日。

（5）四磨汤：顺气降逆，消积止痛。用于气滞、食积证，症见脘腹胀满、腹痛、便秘。2支/次，3次/日。

（6）健胃消食口服液：健胃消食。用于脾胃虚弱所致食积，症见不思饮食，嗳腐酸臭，脘腹胀满；消化不良见上症者。1支/次，2次/日。

（7）荜铃胃痛颗粒：行气活血，和胃止痛。用于气滞血瘀引起的胃脘痛，以及慢性浅表性胃炎见有上述症状者。1袋/次，3次/日。

（8）三九胃泰颗粒：清热燥湿，行气活血，柔肝止痛。用于湿热内蕴、气滞血瘀所致的胃痛，症见脘腹隐痛、饱胀反酸、恶心呕吐、嘈杂纳减；浅表性胃炎、糜烂性胃炎、萎缩性胃炎见上述证候者。1袋/次，2次/日。

（9）枫蓼肠胃康颗粒：清热除湿化滞。用于腹痛腹满、泄泻臭秽、恶心呕腐或有发热恶寒、苔黄、脉数等，亦可用于食滞胃痛而症见胃脘痛、拒按、恶食欲吐、嗳腐吐酸、舌苔厚腻或黄腻、脉滑数者。1袋/次，3次/日。

（10）越鞠丸：理气解郁，宽中除满。用于胸脘痞闷，腹中胀满，饮食停滞，嗳气吞酸。6～9g/次，2次/日。

（11）香砂六君子丸（浓缩丸）：益气健脾和胃。适用于脘腹胀满，纳呆食少，大便溏薄。6～9g/次，2次/日。

（12）理中丸：温中散寒，健胃。用于脾胃虚寒证，症见呕吐泄泻，胸满腹痛，消化不良。1～2丸/次，2次/日。

（13）温胃舒胶囊：温中养胃，行气止痛。用于中焦虚寒所致的胃痛，症见胃脘冷痛、腹胀嗳气、纳差食少、畏寒无力；慢性萎缩性胃炎、浅表性胃炎见上述证候者。1～2粒/次，2次/日。

（14）虚寒胃痛颗粒：益气健脾，温胃止痛。用于脾虚胃弱所致的胃痛，症见胃脘隐痛、喜温喜按、遇冷或空腹加重；十二指肠球部溃疡、慢性萎缩性胃炎见上述证候者。1袋/次，3次/日。

（15）荆花胃康胶丸：理气散寒，清热化瘀。用于寒热错杂，气滞血瘀所致的胃脘胀闷疼痛、嗳气、反酸、嘈杂、口苦；十二指肠溃疡见上述证候者。2粒/次，3次/日。

2. 针刺

（1）针刺

1）实证：以足厥阴肝经、足阳明胃经穴位为主，以毫针刺，采用泻法；常取足三里、天枢、中脘、内关、期门、阳陵泉等。

2）虚证：以背俞穴、任脉、足太阴脾经、足阳明胃经穴为主，毫针刺，采用补法。常用脾俞、胃俞、中脘、内关、足三里、气海等。

3）加减法：脾胃虚寒者，加气海、关元；肝气犯胃者，加太冲；饮食停滞者，加下脘、梁门；气滞血瘀者，加膈俞。

（2）灸法：取中脘、神阙，患者仰卧位，在两穴中各切厚约2cm 的生姜 1 片，在中心处用针穿刺数孔，上置艾炷并点燃，直到局部皮肤潮红为止。1 次 / 日，10 天为 1 个疗程。

3.耳穴　取脾、胃、肝、交感、大肠、小肠，按压40 分钟，2次 / 日，7 日为 1 个疗程。

4.腹部推拿　顺时针摩腹，揉腹，点中脘、天枢、章门、足三里，搓摩胁肋，推揉胃脘，点按气海、关元，振腹，每次共25 分钟，隔日 1 次，3 次 / 周，连续 4 周。

（四）中西医结合治疗

FD 作为一种反复发作的功能性胃病，起病多缓慢，病程较长，呈持续性或反复发作，西医学多从制酸药、促动力药、助消化药及根除 Hp 药物等方面进行治疗，其特点是起效快，作用明显，但长期或大量使用上述药物，部分可以引起头痛、周身不适，甚至白细胞减少、血清转氨酶增高等不良反应，并且存在停药易复发。中医药治疗 FD 的疗效虽不如西药迅捷，但疗效稳定，不良反应小，复发率较低，因此在治疗 FD 的过程中，应根据病情和病程，充分把握本病的类型及其发病特点，以发挥中西医各自的优势，进行优势互补。

以早饱感、餐后上腹部饱胀不适为主要症状的餐后不适综合征，西药首选药物为胃肠动力药，如莫沙必利、伊托必利等以快速消除症状；中药可给予香苏散、柴胡疏肝散理气消胀或香砂六君子汤健脾理气消胀。以上腹烧灼感、上腹痛为主要症状的上腹部疼痛综合征，西药首选药物为抑酸剂；中药可给予左金丸合旋覆代赭汤泄肝清热，和胃降逆，半夏泻心汤合旋覆代赭汤辛开苦降，和胃降逆。FD 伴轻、中度抑郁，焦虑症状，可选用黛力新，严重者现多用选择性 5-HT 再摄取抑制剂（SSRIs），如氟西汀、帕罗西汀、西酞普兰、舍曲林及氟伏沙明；可联用柴胡加龙骨牡蛎汤，加味逍遥散、柴胡疏肝散等方药加减。

【转归、预后、随访】

FD 为良性疾病，虽然影响患者生活质量，但对患者生命健康无影响，且预后良好。

【生活调护】

1. 顺应四时适寒暑 应慎起居，适寒温，防六淫。对气候突变，要及时防备，尤其需注意腹部保暖。

2. 节饮食、慎起居 脾胃虚弱者对饮食卫生、起居劳逸当十分谨慎。忌膏粱厚味、辛辣香燥，而宜清淡薄味、易消化之新鲜食品，饮食要定时定量，晚餐宜食稀粥之类，以利消化又可健脾，切不可贪食，忌生冷，凡瓜果蔬菜最好不生食。居处宜安静、舒适，生活要有规律，劳逸要适度。

3. 强身体 参加适当的身体锻炼，在正确指导下进行导引、推拿、吐纳、太极拳、五禽戏等有益于充沛精气、增强或恢复脾胃功能的活动。

4. 调畅情志 维持心境安定，不受外界因素影响，注意精神修养。

【中西医最新研究进展】

（一）神经影像学研究进展

目前应用于 FD 的神经影像技术有功能磁共振成像（functional magnetic resonance imaging，fMRI）、正电子发射断层扫描（positron emission tomography，PET）等，具体的研究方法包括静息态和任务态下大脑结构和功能变化，其中任务态 fMRI 的研究主要通过针灸刺激或者直肠气囊容积刺激等实验观察大脑功能区域的变化；静息态 fMRI 的研究则是不给予患者任何刺激，主要观察患者静息状态下自发的脑神经活动的改变。

FD 脑神经影像学研究取得了一定成果，主要异常脑区集中于前扣带回（anterior cingulate cortex，ACC）、岛叶、丘脑等脑区。FD 患者 ACC 活动异常与患者对痛觉敏感有关。VanOudenhove 等在胃膨胀试验中发现 FD 患者岛叶活性增加。岛叶的活性增加可能与 FD 临床症状是相互作用的。Liu 等使用基于体素的形态学分析方法发现 FD 患者右侧尾状核和双侧壳核区域灰质体积增加，且与丘脑的结构协变只在 FD 患者中有所发现，提示 FD 相关大脑反应是通过丘脑和右侧尾状核和双侧壳核的结构协变进行调节的。

（二）药物研究进展

1. 组胺受体拮抗剂 组胺（histamine 1/2，$H_{1/2}$）受体拮抗剂是一种新的治疗方法。十二指肠炎症是近期发现的 FD 病理生理机制之一，十二指肠炎症包括嗜酸性粒细胞活化和肥大细胞计数的增多。有研究显示 $H_{1/2}$ 受体拮抗剂的联合应用可以显著改善基线时嗜酸性粒细胞计数高的患者的 FD 症状。使用组胺阻滞剂或白三烯阻滞剂如孟鲁司特，可以改善小儿 FD 的症状。

2. RHB-105 RHB-105 由以色列红山生物制药公司研发，是一种新型、专有、固定剂量组合、全合一口服胶囊，主要成分包括奥美拉唑、阿莫西林、利福布汀（10mg/250mg/12.5mg）。利福布汀（rifabutin，LM427）为一个含有螺哌嗪基的利福霉素衍生物，具广谱抗菌活性。其作用机制与利福平一样，可与微生物的 DNA 依赖性 RNA 多聚酶 β 亚基形成稳定的结合，抑制该酶活性，从而抑制细菌 RNA 的合成。RHB-105 是目前第一个也是唯一一个被 FDA 批准的基于利福布汀的 Hp 疗法。

RHB-105 旨在成为 Hp 一线选择用药，改善传统疗法耐药的情况。在关键性Ⅲ期研究中，RHB-105 根除幽门螺杆菌的有效率达到了 90%，并且未检测到对 RHB-105 关键成分利福布汀的耐药性。

（三）医学食品在 FD 治疗中的应用

医学食品是指特殊医学用途配方食品，是为满足进食受限、消化吸收障碍、代谢紊乱或者特定疾病状态人群对营养素或者膳食的特殊需要，专门加工配制而成的配方食品。须在医生或临床营养师指导下，单独食用或与其他食品配合食用。

FD 中的餐后不适综合征（PDS）被认为是一种与食物摄入有关的疾病，所以避免食用引起消化不良的食物，对治疗 PDS 是有帮助的。常见的容易引起消化不良症状的食物包括：含有小麦的食物，脂肪或辛辣的食物，以及碳酸饮料。医学食品在功能性胃肠病（functional gastrointestinal disorder，FGID）中的病理生理机制有很多，如抗炎作用，引起平滑肌松弛，镇痛，减轻肠屏障功能障碍，以及胃肠受体的刺激或抑制等。

（四）中医研究进展

中医治疗 FD 具有明显优势：能显著改善 FD 患者的临床症状，有效提高生活质量，提升治疗总有效率。近年来研究中，无论是经典方剂还是自拟方剂上，都取得了明显疗效。刘晨曦以多潘立酮联合半夏泻心汤治疗寒热错杂型 FD，以单用多潘立酮为对照组，证实联合半夏泻心汤治疗 FD 效果好于对照组，可有效调节胃肠动力。

薛明杰等以香苏散对照多潘立酮联合泮托拉唑口服，中药组患者血浆胃动素、乙酰胆碱酯酶及空腹胃电图指标上调更为明显，临床症状改善优于对照组。史建华采用自拟健脾祛湿汤（茯苓、党参、白术、黄芩、蒲公英、陈皮、神曲、法半夏、黄连、砂仁、甘草、鸡内金）治疗 FD 患者（观察组），对照组采用莫沙必利联合黛力新治疗，结果显示观察组总有效率高于对照组且观察组患者胃动素（MTL）、口—盲肠通过时间等指标的改善情况均优于对照组。

目前 FD 的中医外治法主要包括针灸、推拿、火罐、穴位敷贴等，具有操作简便、方式多样、患者依从性佳的优点。原宁等实验组采用温和灸治疗肝郁脾虚型 FD 患者，对照组给予西沙比利口服，结果显示实验组患者中医证候积分下降更为明显，提高临床治疗有效率。Zheng 等采用电针治疗顽固型 FD 患者，对照组给予假电针安慰疗法，治疗结束后第 16 周随访时电针组患者症状缓解率优于对照组，且电针组患者利兹消化不良问卷（LDQ）、尼平消化不良指数（NDI）评分均有明显改善，随访 24 周证明电针治疗顽固型 FD 效果确切、稳定，不易复发。

（王思玉）

第十二章　胃癌

胃癌是起源于胃上皮的恶性肿瘤。胃癌是全球第五大常见癌症和第三大常见癌症相关死亡原因。我国属胃癌较高发病区，肿瘤相关死亡中排第三，男性是女性的 1.5 倍。40～60 岁多见，农村是城市的 1.6 倍。近 30 年欧美国家以及我国部分地区胃癌发病率呈下降趋势，近端胃癌发病率升高。

胃癌属于中医学"胃脘痛""噎膈""反胃""积聚"等范畴。

【病因病机】

（一）中医

胃癌的发生中医多认为属忧思恼怒日久，情志不遂，或饮食不节，导致肝失疏泄，胃失和降；或久病损伤脾胃，运化失职，痰凝气滞，热毒血瘀，交结于胃，积聚成块而发病。

1. 饮食不节　胃为水谷之海，百物聚集之所，又为多气多血之乡。人以胃气为先，饮食药饵，先伤于胃，物聚类杂，最易壅塞，故胃癌的病因亦较为复杂，与体质、饮食等内外因素关系甚为密切。醇酒炙煿，热药过度，热郁于中，伤及胃腑；或饱食奔走，胃腑损伤，瘀血内停；或饱食喜卧，水谷滞留，致热气不得上升，浊气不得下降，营气不从，逆于肉里，日久腐蚀胃腑，皆可以致癌。

2. 脏腑虚损　本病病位在脾胃，与肝、肾两脏密切相关。胃主受纳，脾主运化。或因六淫外侵，七情受困，或饮食所伤，或素体不足，均致脾胃运化失常。肝主疏泄，肝郁气滞，影响脾胃气机的升降；疾病日久，脾肾阳虚，无法腐熟水谷，均致饮食停留。而气滞血瘀，痰湿内阻，是本病的主要病机特点。

（二）西医

1. 环境因素　不同国家与地区发病率有明显差别。胃癌高发区向低发区的第一代移民胃癌发生率与本土居民相似，第二代即有明显下降，第三代胃癌的发生率则与当地居民相似。提示胃癌的发病与环境因素有关，其中最主要的是饮食因素。

人类胃液中亚硝胺前体亚硝酸盐的含量与胃癌的患病率明显相关。如腌制食品中含有明显的硝酸盐、亚硝酸盐；萎缩性胃炎胃酸过低的情况下，硝酸盐容易还原为亚硝酸盐类物质。高盐、低蛋白饮食、较少进食新鲜的蔬菜与水果则可能增加罹患胃癌的危险性。一些抗氧化的维生素如维生素 A、C、E 和 β- 胡萝卜素及绿茶中的茶多酚有一定防癌作用。吸烟者胃癌的发病危险性提高 1.5 ～ 3 倍，近端胃癌特别是胃食管连接处的肿瘤可能与吸烟有关。

2. 感染因素

（1）幽门螺杆菌感染：幽门螺杆菌（Hp）感染，尤其是儿童期 Hp 感染与胃癌发病呈正相关，已被 WHO 列为 I 类致癌物。Hp 感染的致癌机制复杂，多数学者认为：① Hp 感染主要作用于慢性活动性胃炎慢性萎缩性胃炎肠化生的癌变起始阶段。② Hp 感染导致胃内低酸状态，削弱其清除亚硝酸盐氧自由基的作用。

（2）EB 病毒感染：胃癌患者的癌细胞中，大约 10% 有 EB 病毒感染，在美国和德国发生率最高，在中国最低；它与未分化胃癌尤其是淋巴上皮样癌关系密切，淋巴结转移较少；在这些患者中，Hp 感染率较低。

3. 遗传因素　5% ～ 10% 患者有家族因素，患者的一级亲属发病率升高 2 ～ 4 倍，较多学者认为某些遗传素质使易感者在同样的环境条件下更易致癌。3% ～ 5% 与遗传性癌症倾向综合征相关，30% ～ 50% 遗传性弥漫型胃癌家族存在抑癌基因 CDH1（编码钙黏素黏附蛋白 Ecadherin）突变，此外遗传性非息肉性结直肠癌（Ⅱ型）、幼年性息肉病、家族性腺瘤性息肉病、黑斑息肉综合征（PJ 综合征）容易伴发胃癌。

4.分子标志物 已发现一批与胃癌早期预警和早期诊断相关的分子标志物。癌基因活化、抑癌基因失活、端粒丢失、错配修复（MMR）基因异常参与胃癌的发生，人表皮生长因子受体2（HER2）基因/蛋白在胃癌发生中起重要作用。

5.胃癌前状态（precancerous conditions） 包括癌前疾病（precancerous diseases）与癌前病变（precancerous lesions）两个概念。前者是临床概念，后者为病理学概念。

（1）胃的癌前疾病：指与胃癌相关的胃良性疾病，有发生胃癌的危险性。

1）慢性萎缩性胃炎伴或不伴肠化：中重度萎缩性胃炎胃癌的发生危险性为0.5%。

2）胃息肉：腺瘤型息肉癌变率为15%～40%，直径＞2cm时癌变率更高，恶变后多为肠型胃癌。

3）手术后胃：远端胃手术15～20年后，残胃癌发生率上升1.5～3倍。Billroth Ⅱ式发生胃癌较billroth Ⅰ式为多。胃酸分泌减少致使亚硝胺等致癌物质产生增多；十二指肠内容物反流至残胃，胆酸浓度增高是促发癌变的重要因素。

4）巨大胃黏膜肥厚症：报道恶变率为10%。

（2）胃的癌前病变：指与癌变发生密切相关的胃黏膜病理组织学变化。即上皮内瘤变（intraepithelial neoplasia），又称异型增生（dysplasia），形态学上有细胞学和结构学异常，生物学行为以易进展为有侵袭和转移能力的浸润性癌为特征。分为低级别和高级别上皮内瘤变。

【临床表现】

（一）症状

早期胃癌70%以上无特异性症状，病情发展到一定程度才出现自觉症状，如有上腹不适、反酸、嗳气、早饱等非特异性消化不良症状。

进展期胃癌常见症状如下：

1.上腹疼痛最常见。疼痛逐渐加重，与进食无明确关系或餐后加重，部分患者疼痛与消化性溃疡相似，进食或抗酸剂可有一定程度缓解。癌肿侵及胰腺或横结肠系膜时可呈持续性剧痛，向腰背部放射。极少数癌性溃疡穿孔时可出现腹膜刺激征。

2.食欲减退和消瘦多见，往往进行性加重，晚期呈恶病质状态。

3.呕血和黑便。1/3 的胃癌患者经常有少量出血，10% ～ 15% 患者表现为呕血，可伴有贫血。

4.胃癌位于贲门附近可引起咽下困难，位于幽门附近可引起幽门梗阻。

5.癌肿扩散转移引起的症状，如腹水、黄疸，及肝、肺、脑、卵巢、骨髓等转移引起相应症状。

（二）体征

早期胃癌可无任何体征，中晚期癌的体征以上腹压痛最为常见。1/3 患者可扪及上腹部肿块，质坚而不规则。其他体征如肝大、黄疸、腹水、左锁骨上淋巴结肿大、直肠前隐窝肿块常提示远处转移。并发 Krukenberg 瘤，阴道指检可扪及两侧卵巢肿大。

（三）并发症

胃癌可发生出血、穿孔、梗阻、胃肠瘘管、胃周围粘连及脓肿形成等。

（四）伴癌综合征

有些胃癌可以分泌某些特殊激素或具有某些生理活性的物质而引起某些特殊的临床表现，称伴癌综合征。如：①皮肤表现：Leser-trelat 综合征，患者突然出现并迅速加重的脂溢性角化病、黑棘皮病等；②神经综合征：多发性神经炎、小脑变性等；③反复发作血栓静脉炎（Trousseau 征）；④血液病综合征：微血管病性贫血等；⑤膜性肾病等。

【实验室和其他辅助检查】

（一）内镜

内镜检查和活检，是诊断胃癌最重要、最可靠的方法。目前内镜诊断的先进水平应体现在早期胃癌的诊断率上。

1. 胃镜 是诊断胃癌最重要、最可靠的方法。

2. 色素内镜（可选） 常规内镜检查完成后，建议对临床疑诊早期胃癌、高危人群、年龄大于 40 岁的受检者应常规行色素内镜，以提高早期胃癌的检查率。

3. 放大内镜（可选） 放大内镜结合电子染色技术，更有助于提高小癌灶、微小癌灶及异型增生的检出率。

4. 超声内镜检查 提高对病变性质和累及深度的判断能力。诊断浸润深度的准确性为 65% ～ 92%，淋巴结转移的准确性为 50% ～ 90%。是内镜黏膜切除术（EMR）和内镜黏膜下层切除术（ESD）的必要检查。

5. 其他 激光共聚焦内镜等新技术协助诊断。

（二）影像学检查

1. X 线检查 上消化道气钡双重对比造影是诊断胃癌的重要方法。宜用于不能开展胃镜检查的医疗机构或无法耐受胃镜检查者。

2. CT 检查 CT 扫描已常规应用于胃癌患者术前分期，对肿瘤分期的准确性达到 43% ～ 82%。

3. 正电子发射计算机断层扫描（PET-CT） 在术前分期方面 PET-CT 精确度（68%）高于 CT（53%）和 PET（47%）。在区域淋巴结受累检查中，PET-CT 特异性高于 CT（92% 对比 62%），但敏感性低于 CT（56% 对比 78%）。PET-CT 也有助于预测胃癌患者术前化疗疗效及评估复发。

（三）组织学诊断

组织病理学是胃癌的确诊依据，在治疗开始前应尽可能获得病理学诊断。

（四）肿瘤标志物

癌胚抗原（CEA）在 40% ～ 50% 的胃癌病例中升高，在随访而不是普查和诊断中有一定意义。糖类抗原 19-9（CA19-9）是胃癌患者独立预后判定指标，可与其他指标联合应用提示胃癌的腹腔种植、腹膜复发。

（五）其他

有非消化道症状且无法除外其他脏器如脑、骨转移者，应通过相应检查手段除外远处转移，女性患者需行盆腔相关检查。

【诊断要点】

凡有下列情况者，应高度警惕，并及时进行胃肠钡餐 X 线检查、胃镜和活组织病理检查，以明确诊断：① 40 岁以后出现中上腹不适或疼痛，无明显节律性并伴明显食欲缺乏和消瘦者；②胃溃疡患者，经严格内科治疗而症状仍无好转者；③慢性萎缩性胃炎伴有肠上皮化生及不典型增生，经内科治疗无效者；④ X 线检查显示胃息肉＞ 2cm 者；⑤中年以上患者，出现不明原因贫血、消瘦和粪便隐血持续阳性者。

【鉴别诊断】

胃癌需与胃溃疡、胃息肉、胃平滑肌瘤、肥厚性胃窦炎、疣状胃炎、胃黏膜脱垂等良性病变相鉴别。还需与原发性恶性淋巴瘤、胃肉瘤等胃部其他恶性肿瘤相鉴别。其他如胃类癌、胃底静脉瘤、假性淋巴瘤、异物肉芽肿等病变相鉴别。当上腹部摸到肿块时尚须与横结肠或胰腺肿块相区别，有肝转移者与原发性肝癌者相区别。

【治疗】

胃癌患者一旦诊断明确，临床各期均应争取手术为主，手术治疗是根治早期胃癌最有效的方法。胃癌中期患者往往出现胃脘痛、纳少、食后剧痛、腹胀拒按或有心下痞块等，此期患者正气渐衰、邪气渐盛，为正邪交争阶段，是胃癌的进展期，肿瘤发展较快，治疗应采取扶正与祛邪相结合的原则。胃癌晚期患者形体消瘦、乏力、呕血、便血、胃痛剧烈，已是正气虚弱、毒邪炽盛，此时患者虚多实多，治疗应以扶正为主，适当祛邪，切忌攻伐太过，只能缓缓图之。在胃癌中晚期、术后或放化疗前后，应坚持长期中医药调理，对于扶助患者正气，防治肿瘤复发转移，有其重要的意义。

（一）西医治疗

胃癌的治疗原则：①早期治疗：早期发现、早期诊断、早期治疗是提高胃癌疗效的关键；②手术为主的综合治疗：以手术为中心，开展化疗、放疗、靶向治疗、中医中药等疗法，是改善胃癌预后的重要手段。

胃癌治疗方案的选择：①Ⅰ期胃癌可视为早癌，以根治性手术切除为主。一般不主张辅助治疗；②Ⅱ期胃癌可视为中期，根治性手术切除为主，术后常规辅以化疗、免疫治疗；③Ⅲ期胃癌已到进展期，手术以扩大根治性切除为主，术后更应强调放化疗、靶向治疗等综合性疗法；④Ⅳ期胃癌属晚期，以非手术治疗为主。

1. 手术治疗 手术切除是胃癌的主要治疗手段，也是目前能治愈胃癌的唯一方法。胃癌手术分为根治性手术和姑息性手术，应力争根治性切除。对于 Tis（原位癌）T 期患者，有经验的中心可行内镜下 EMR 和 ESD 治疗。内镜下治疗绝对适应证：不伴溃疡，直径＜2cm 的分化型黏膜内癌（cT）。扩大适应证包括：不伴溃疡，直径≥2cm 的分化型黏膜内癌；伴有溃疡，直径＜3cm 的分化型黏膜内癌；不伴溃疡，直径＜2cm 的未分化型黏膜内癌。

Tb-T3 应切除足够的胃，保证显微镜下切缘阴性（一般是距离肿瘤 5cm），T 期肿瘤应将累及组织整块切除。无法切除的肿瘤可行短路手术缓解梗阻症状，胃造瘘术或放置空肠营养管。

对于出血和梗阻的患者，内镜下金属支架置入术和经皮胃镜内造瘘术的治疗方案也占据了重要的位置。腹腔镜探查作用受到重视，目前开展了腹腔镜下机器人手术系统行胃癌根治术。

2. 化学疗法

（1）化疗药物和方案：5-FU 是胃癌治疗的基础药物，衍生物通过改善剂型而增效。卡培他滨（xeloda）经酶作用后生成活性 5-FU，在肿瘤中浓度是正常组织的 3 ～ 10 倍，副作用较少。S1 是新一代 5-FU 类药物的代表，配方中 CDHP 可抑制 5-FU 降解，新一代药物包括：①紫杉类：紫杉醇（paclitaxel）和多西他赛（docetaxel）；②铂类：顺铂（DDP），卡铂（carboplatin），奥沙利铂（oxaliplatin）；③拓扑异构酶抑制剂：伊立替康（CPT-11）；④蒽环类：表柔比星（Epi-ADM）。胃癌一线治疗以两种细胞毒药物联用方案以低毒性首选，三种细胞毒药物方案可用于 PS 评分高、可耐受、能定期评估毒副作用者。

（2）化学疗法的应用：主要有 3 个方面。①术前新辅助化疗，通过缩小原发灶，降低分期，增大根治性切除可能性；②术后辅助化疗，旨在根治性切除术后，清除隐匿性微转移灶，防止复发；③对肿瘤播散者，希望通过化疗可以控制症状，延长生存。

1）转移性或局部晚期肿瘤的系统治疗（姑息化疗）：晚期胃癌是不能治愈的，化疗与最佳支持治疗相比较，明显改善患者生存率。晚期胃癌患者首先推荐检测 HER2-neu，ER2-neu 过表达的腺癌患者可选择曲妥珠单抗 + 化疗，可以与顺铂 +5-FU 联用，与其他化疗方案联用，但不推荐与蒽环类联用。

2）术前化疗（新辅助化疗）：术前化疗用于估计根治手术切除有困难或不可能，且有远处转移倾向的局部晚期胃癌。术前辅助化疗的多个临床试验有了肯定的结果，大多新辅助化疗采用术前 3 个疗程化疗，可选择 ECF 方案或 ECF 改良方案（1 类）。2016 NCCN 推荐紫杉醇＋铂类或铂类联合 5-FU 类药物，术前化疗联合放疗用于无法切除或无法耐受手术的患者。

3）术后辅助化疗：早期胃癌根治性手术，其中 T1N 和 T2N 中无不良预后因素的患者只需要随访；但 T2N 中有不良预后因素的患者（肿瘤细胞分化差、分级高，淋巴管、血管、神经有侵犯，年龄小于 50 岁）和中晚期胃癌接受根治性或姑息性手术后都需接受辅助治疗。胃癌根治术后（D2 淋巴结清扫术），选用卡培他滨 / 奥沙利铂 8 周期（6 个月）或替吉奥 1 年；手术未能达到 D2 标准的进展期胃癌术后者，手术推荐氟尿嘧啶 / 卡培他滨联合顺铂同步放化疗。

4）腹腔内化疗：对清除腹腔内转移或复发的肿瘤有较好疗效，一般提倡大容量（2L 左右）大剂量（如 5-FU、DDP）给药，化疗药物灌注液加温至 42℃左右可提高疗效，低渗液在短时间内也有杀灭癌细胞的作用。

3. 放射治疗 放射治疗主要用于胃癌术后辅助治疗，不可手术的局部晚期胃癌的综合治疗，以及晚期胃癌的姑息治疗，可使用常规放疗技术。T2N 期患者可随访或采取放化疗联合［氟尿嘧啶（FU）或紫杉类为基础联合放疗］增敏治疗。

4. 靶向治疗 其高效低毒特性越来越引起临床医师的重视。

（1）HER2 检查：对 HER2 阳性的晚期或转移性胃癌患者，推荐曲妥珠单抗联合化疗作为一线治疗方案。治疗前应采用免疫组化（IHC）初步检测或者荧光原位杂交（FISH）确认。首次 8mg/kg 静脉给药，以后每 3 周按 6mg/kg 给药，或首次 6mg/kg 静脉给药，以后每 2 周按 4mg/kg 给药。

（2）血管内皮生长因子受体 -2 抗剂雷莫芦单抗：2014 年美国 FDA 批准雷莫芦单抗单药或与紫杉醇联合用于治疗难治性或含氟尿嘧啶或铂类化疗方案失败的胃癌或食管胃结合处晚期腺癌，应用前景较好。

5. 其他 营养支持，其他症状的控制，改善患者生活质量。

（二）中医辨证论治

目前此病的中医辨证论治尚未形成统一的共识意见。《中华脾胃病学》中对此病的辨证论治进行了总结，可供临床参考，药物剂量可参考《方剂学》和《中药学》，具体如下：

1. 脾气虚证

证候特点： 纳少腹胀，饭后尤甚，大便溏薄，肢体倦怠，少气懒言，面色萎黄或白，形体消瘦或浮肿，少气懒言，神疲乏力，头晕目眩，自汗，活动时诸症加剧。

舌脉： 舌淡苔白，脉缓弱。

治法： 健脾益气。

推荐方剂： 四君子汤加减。

基本处方： 党参 10～20g，白术 10～30g，茯苓 10～20g，炙甘草 6～10g 等。

2. 胃阴虚证

证候特点： 胃脘隐痛，饥不欲食，口燥咽干，大便干结，或脘痞不舒，或干呕见逆，两颧红赤，形体消瘦，潮热盗汗，五心烦热。

舌脉： 舌红少津，脉细数。

治法： 养阴生津。

推荐方剂： 益胃汤加减。

基本处方： 沙参 10～20g，麦冬 10～15g，生地黄 10～15g，玉竹 10～15g，冰糖等。

3. 血虚证

证候特点： 面色、口唇、爪甲失其血色，全身虚弱，面色萎黄，头晕眼花，心悸失眠，手足发麻，妇女经血量少色淡，经期错后或闭经。

舌脉：舌质淡，脉细无力。

治法：补血益气。

推荐方剂：四物汤加减。

基本处方：当归 10 ～ 20g，熟地黄 10 ～ 15g，白芍 10 ～ 20g，川芎 10 ～ 15g 等。

4. 脾肾阳虚证

证候特点：面色㿠白，畏寒肢冷，腰膝或下腹冷痛，久泻久痢，五更泄泻，或下利清谷，或小便不利，面浮肢肿，甚则腹胀如鼓。

舌脉：舌淡胖，苔白滑，脉沉迟无力。

治法：温补脾肾。

推荐方剂：附子理中汤合右归丸加减。

基本处方：人参 10 ～ 15g，干姜 10g，附子 10 ～ 15g，熟地黄 10 ～ 20g，山药 10 ～ 15g，山茱萸 10 ～ 15g，枸杞子 10 ～ 15g，鹿角胶 10 ～ 15g，菟丝子 10 ～ 15g，杜仲 10 ～ 15g，当归 10 ～ 15g，肉桂 3 ～ 10g，炙甘草 6 ～ 10g 等。

5. 热毒证

证候特点：胃灼痛，渴喜冷饮，消谷善饥，胃脘拒按，或口臭，牙龈肿痛溃烂、出血，小便短黄，大便秘结。

舌脉：舌红苔黄，脉滑数。

治法：清热解毒。

推荐方剂：清胃散、泻心汤等加减。

基本处方：红藤 10 ～ 30g，藤梨根 10 ～ 20g，龙葵 9 ～ 15g，半枝莲 10 ～ 20g，黄连 6 ～ 10g，生地黄 10 ～ 20g，牡丹皮 10 ～ 15g，当归身 10 ～ 15g 等。

6. 痰湿证

证候特点：脘膈痞闷，呕吐痰涎液，口淡纳呆，大便时结时溏，头身困重，口腻不渴，或小便短少，肢体肿胀，或妇女白带量多。

舌脉：舌体胖大有齿痕，苔白厚腻，脉滑。

治法：化痰利湿。

推荐方剂：二陈汤加减。

基本处方：半夏9g，橘红10～15g，茯苓10～30g，炙甘草6～10g等。

7. 血瘀证

证候特点：胃脘部固定疼痛、肿块，出血、瘀血，面色黧黑，肌肤甲错，妇女可见经闭或血块较多。

舌脉：舌质紫暗，或见瘀斑瘀点，脉多细涩，或结、代、无脉。

治法：活血化瘀。

推荐方剂：膈下逐瘀汤加减。

基本处方：五灵脂10g，当归10～15g，川芎10～15g，桃仁10～15g，牡丹皮10～15g，赤芍10～15g，乌药5～10g，延胡索3～10g，甘草6～10g，香附10g，红花10g，枳壳10～15g等。

8. 肝胃不和证

证候特点：脘胁胀痛，嗳气，吞酸，情绪抑郁或烦躁，胸膈满闷胀痛，嘈杂，纳差。

舌脉：舌淡红，苔薄白或薄黄，脉弦。

治法：疏肝和胃。

推荐方剂：柴胡疏肝散加减。

基本处方：柴胡10～15g，枳壳10～15g，芍药10～20g，陈皮10～15g，香附10～15g，川芎10～15g，炙甘草6～10g等。

（三）中医其他治疗

1. 中成药

（1）健脾益肾颗粒：健脾补肾。药用枸杞子、女贞子、补骨脂、党参等。一次1袋，一日2次。

（2）安替可胶囊：软坚散结，解毒定痛，养血活血。由当归、蟾皮组成。每次2粒，每日3次。

（3）消癌平：抗癌，消炎，平喘。为乌骨藤提取物。一次 8～10 片，一日 3 次。

（4）平消胶囊：活血化瘀，止痛散结，清热解毒，扶正祛邪。郁金、马钱子、仙鹤草、五灵脂、白矾、硝石、干漆、枳壳。一次 4～8 粒，一日 3 次。

2. 中药注射液 根据病情选择应用华蟾素注射液、消癌平注射液、鸦胆子油乳剂、康莱特注射液、榄香烯注射液、复方苦参注射液、艾迪注射液等，也可依据当地实际情况选择应用其常用中药注射液。

3. 外治法

（1）中药导管滴入法：适用于消化道不完全性梗阻；消化道恶性肿瘤患者伴有腹胀症状者；无法耐受口服中药者，增加用药途径。用药：大黄、芒硝、枳壳、八月札、大腹皮、红藤、槟榔等，按中医辨证用药，随证加减。方法：中药浓煎至 150mL 后至 40℃放入输液瓶中，若行胃滴则患者留置胃管，取输液皮条将输液瓶与胃管连接后，控制滴速为 40 滴 / 分，缓慢将中药滴入，并夹闭胃管尽可能使中药在体内保留时间延长（大于 1 小时）；若行肛滴，取输液皮条将输液瓶与十二指肠引流管连接后，患者侧卧取胸膝位，将该管自肛门口缓慢插入至少 30cm，控制滴速为 40 滴 / 分，缓慢将中药滴入，并尽可能使中药在肠中保留时间延长（大于 1 小时）。以上胃滴和肛滴治疗每日 1 次，14 日为 1 个疗程。

（2）贴敷疗法：如中药外敷（皮硝）治疗腹胀及腹腔转移出现腹水，蟾乌巴布膏外用治疗癌性疼痛等。

（3）针灸：根据病情及临床实际可选择应用体针、电针、耳穴埋籽等。常用穴位：脾俞、胃俞、公孙、丰隆、照海、足三里、内关、列缺、上脘、中脘、下脘、三阴交、阴陵泉、血海、气海、关元、章门。根据病情选取穴位，提插补泻，也可配合电针加强刺激增强疗效。如顽固性呃逆可针刺双侧内关、足三里，平补平泻。胃癌呕吐可针刺内关、足三里、公孙，平补平泻以降胃止呕。

耳穴埋籽用于缓解恶心呕吐症状，取穴主要为：神门、交感、胃。操作方法：用胶布将王不留行或磁珠贴于穴位上，每日按压 3～5 次，每次 10～15 下，每贴 7 日。

【转归、预后、随访】

我国每年有近 20 万胃癌新发病例，占全部恶性肿瘤发病率的 17.2%。早期胃癌一般预后较好；进展期胃癌如任其发展，一般从症状出现到死亡，平均约 1 年。国内报道，胃癌根治术后 5 年生存率一般在 30% 左右。而具体胃癌患者的预后则取决于胃癌的临床病理分期、部位、组织类型、生物学行为以及治疗措施，而以分期对预后的影响最大，早期胃癌预后远比进展期胃癌好。我国早期胃癌的诊断率仍徘徊在 10% 左右，欲改善我国胃癌患者的预后，其根本还是要提高早期胃癌的诊断率。

胃癌患者应定期随访，随访内容包括全面的病史询问和体格检查，每 3～6 个月随访 1 次，共 1～3 年；之后每 6 个月随访 1 次，共 3～5 年；以后每 1 年 1 次。同时根据临床情况进行血清生化检测、影像学检查或内镜检查。对于接受手术治疗的患者，应监测维生素 B_{12} 水平及铁缺乏情况，有指征时应予治疗。所有胃癌根治术后患者或 T1/T 期患者行 EMR 或 ESD 后，均应常规检测幽门螺杆菌感染情况。如检测结果为阳性，无论患者是否存在相关症状，均应进行清除。其依据来源于日本学者进行的一项 Ⅲ 期随机对照临床研究。该研究旨在观察早期胃癌行 EMR 术后是否清除 Hp 与胃癌复发的相关性，结果显示清除 Hp 可以明显降低胃腺癌复发的风险。而对于失去治愈机会的晚期或复发性胃癌，由于无法区分 Hp 感染症状与胃癌相关症状，清除 Hp 亦未显示临床获益，故不推荐常规检测及清除。对于全胃切除术后的患者，由于 Hp 已失去定植的环境，检测及清除 Hp 亦无临床指征。

【生活调护】

注意饮食卫生、避免或减少摄入可能的致癌物质，多进食含维生素C丰富的蔬菜、水果等。对癌前期病变，要密切随访，以便早期发现，及时治疗。

胃癌的治疗必须伴有支持疗法以维持生活质量。许多医生关注抗肿瘤知识的科学应用，却忘却了情感和心理支持亦同样重要。没有这种支持，先进的治疗方法可能达不到最好的治疗效果。作为医生必须始终清楚地知道，他们的患者都是有着个人目标、梦想、希望和事业的人，肿瘤学家不仅应实施最高质量的肿瘤治疗，而且还要考虑疾病对每个患者生活方式的影响，帮助患者恢复正常或接近正常的生活。如果治疗医生能较好地预计和监测影响患者生活质量的疾病过程，则有可能避免大剂量有毒性药物的使用，甚至减少手术或住院。

（一）生活饮食调节

胃癌患者常见恶心、呕吐、食欲不振，宜食开胃降逆的清淡食物，如杏仁露、藕粉、玉米糊、金橘饼、山楂糕等易于消化的食物，忌食重油肥腻。

胃癌术后多因伤及气血而致全身乏力、四肢酸软、纳差、自汗，应以益气养血为主，可食用鲫鱼汤、乌鸡汤、人参茶、桂圆、银耳、甲鱼，忌食坚硬生冷食物。

胃癌患者在化疗期间，易出现头昏目眩、全身无力、恶心呕吐、白细胞下降等症。这时患者可食用牛奶、咖啡、鸡蛋、西红柿、无花果、话梅、人参茶等。

（二）心理调节

应给患者一个清静、温馨的生活环境，忌喧哗、躁扰；患者家属应经常与患者进行思想交流，及时发现患者的各种思想顾虑和烦恼，建立良好的生活习惯。

（三）早发现、早诊断、早治疗

1. 早期发现　加强基层医疗单位的建设是早期发现的关键，应熟悉和掌握胃癌危险群，尤其对有胃癌家族史，40 岁以上慢性胃病不愈者，应定期观察。

2. 早期诊断　通过气钡双重造影、纤维胃镜检查和胃黏膜活检对胃黏膜异型增生、不完全型结肠肠化等高危患者定期检查，一般胃癌均可获得早期诊断。

3. 早期治疗　胃癌一经确诊，应及早争取手术治疗，术后根据病情进行恰当的综合治疗。

【中西医最新研究进展】

（一）部分现代医家中医或中西医结合治疗胃癌的经验

江澄等观察手术及化疗对胃癌患者中医证型演变的影响，为胃癌中医的辨证论治及分阶段治疗提供依据。对 500 例胃癌患者按手术前后、手术方式、化疗前后及化疗频次进行回顾性研究，分析中医证型的动态演变。结果单证型及两证夹杂的胃癌患者手术前后，以脾虚证为主；手术后（根治术后和姑息术后）脾虚证、血虚证明显增加；化疗前后证型变化差异有统计学意义（ $p < 0.05$ ）；中药对前 6 次化疗的证型频次变化，差异无统计学意义（ $p > 0.05$ ）。林洪生等认为"扶正培本"法在恶性肿瘤综合治疗中具有极其重要的作用和地位，扶正祛邪法是治疗肿瘤的基本治法。

临床上除了辨证论治胃癌，很多医家基于疾病的病机特点也采用协定处方进行治疗，取得了较好的疗效，举例如下：

补益脾胃：程硕等将 86 例晚期胃癌气血亏虚证患者按入院单双号随机分对照组和观察组，每组 43 例。在基础治疗基础上，对照组给予益气养血口服液；观察组给予六君子汤加减治疗。4 周后，比较两组患者的临床疗效，中医证候评分，胃肠功能恢复情况，毒副反应及生活质量，免疫功能，CD3+、CD4+、CD8+、C3、C4 水平，免疫球蛋白 A（IgA），免疫球蛋白 G（IgG），免疫球蛋白 M（IgM），营养状况，白蛋白（Alb），前白蛋白（PA），血清总蛋白（TP）及血红蛋白（Hb）含量变化，肠道微生态双歧杆菌、乳酸杆菌、粪肠球菌、大肠埃希菌含量变化。结果发现六君子汤加减对晚期胃癌气血亏虚证患者具有较好的临床疗效，可改善中医证候和胃肠功能，提高生活质量，其机制与提高免疫功能、增强营养状况、改善肠道微生态有关，且具有较好的安全性。

消补兼施：邹玺等进行了健脾养正消癥方对晚期胃癌生存期和生活质量的干预作用的临床观察，纳入 232 例患者，随机分为 2 组，试验组为健脾养正消癥方（基本方：党参 15g，炒白术 10g，茯苓 10g，淮山药 15g，生薏苡仁 20g，陈皮 6 g，木香 10g，当归 10g，白芍 10g，菝葜 30g，石见穿 30g，炙甘草 3g）联合化疗组，对照组为化疗组，观察从入组到死亡的时间，比较 2 组的生存期、临床症状积分和生活质量评分。结果试验组生存期明显长于对照组，平均天数为（327.27±15.33）天，对照组平均天数为（257.92±16.56）天，2 组比较差别有统计学意义（$p < 0.01$）。通过生活质量 QLQ-C30 量表分析，试验组能明显改善患者的情绪功能、角色功能、疼痛、恶心呕吐、疲乏和食欲丧失等症状和总体健康状况，2 组比较差异有统计学意义（$p < 0.05$）。通过对中医症状积分的比较，发现试验组能改善患者的胃痛、纳少、乏力和嗳气的症状，2 组比较差异有统计学意义（$p < 0.05$）。健脾养正消癥方配合化疗能明显延长晚期胃癌患者的生存期，改善患者的胃痛等症状，提高患者的生活质量。

（二）《胃癌肝转移诊断与综合治疗中国专家共识（2019 版）》描述的胃癌肝转移 C-GCLM 分型

表 12-1 《胃癌肝转移诊断与综合治疗中国专家共识（2019 版）》描述的胃癌肝转移 C-GCLM 分型

I 型	胃原发灶：浸润深度 ≤ T4a；淋巴结转移 D2 清扫范围内（不包括 Bulky N2）。 Bulky N2—肝总动脉、腹腔干、脾动脉周围单个淋巴结直径 ≥ 3cm（可以是融合成团的淋巴结）或 ≥ 3 枚连续的淋巴结直径 ≥ 1.5cm。 肝转移灶：肝脏转移灶 1 ~ 3 枚，最大病灶直径 ≤ 4cm（或病灶局限于肝脏一叶内），不累及重要血管和胆管。 具体情况判断： （1）经肝胆外科专科医师评估转移灶技术上是否可切除。 （2）经肝脏储备功能评估是否可耐受肝切除手术。
II 型	胃原发灶：胃原发灶浸润深度 T4b，或 Bulky N2，或局限的 No.16a2、b1 淋巴结肿大。 肝转移灶：数量与大小超出 I 型范围，但从外科技术上仍具切除可能性。
III 型	胃原发灶： （1）肿瘤外侵严重，与周围正常组织无法分离或包裹重要血管（包括脾动脉）。 （2）区域淋巴结转移固定、融合成团，或转移淋巴结不在手术可清扫范围内，如肿瘤浸润肠系膜根部或累及腹主动脉旁淋巴结（影像学高度怀疑或活检证实）。 转移灶： III a 型：弥散型肝转移灶，不伴肝外转移。 III b 型：肝转移同时合并一个或多个肝外器官转移，伴或不伴腹膜转移。

（三）胃癌保功能手术

胃功能保留手术是指早期胃癌在保证根治性切除的前提下，缩小手术范围，合理选择消化道重建方式，尽可能保留胃的功能。适

应证建议为 $cT_1N_0M_0$、肿瘤位于胃中段 1/3、病灶下极距幽门 > 4cm 的胃癌患者。其三大要素是指减少胃切除范围、保留幽门功能以及保留迷走神经。

根据缩小手术的胃切除范围，目前胃功能保留手术的术式通常包括保留幽门的胃切除术（pylorus-preserving gastrectomy，PPG）、近端胃切除术（proximal gastrectomy，PG）、节段胃切除术（segmental gastrectomy，SG）和局部胃切除术（local gastrectomy，LG）等。此外，在一定程度上，内镜手术也属于胃功能保留手术的范畴，但需严格把控指征。

近端胃切除术后，传统的消化道重建方式是食管与远端残胃前壁或后壁吻合，但通常在术后会发生严重的反流性食管炎。研究表明，食管与远端残胃后壁吻合术后有 > 60% 的患者会出现反流症状，明显降低了生活质量。目前，此手术方式临床应用已逐渐减少。为了降低术后反流性食管炎的发生率，临床上开展了多种近端胃重建方式，包括管状胃食管吻合、双通道吻合（double tract reconstruction，DTR）、间置空肠吻合、双肌瓣吻合（double flap reconstruction，DFR）和食管残胃侧侧吻合（side overlap）等。

（王万卷）

第十三章　十二指肠壅积症

十二指肠壅积症（duodenal stasis）是指各种原因引起的十二指肠阻塞，以致近端十二指肠食糜滞留及肠管代偿性扩张而产生的临床综合征。

中医无十二指肠壅积症之病名，据其临床表现，一般将其归于"胃脘痛""呕吐""嗳气""肠痹"等范畴。

【病因病机】

（一）中医

中医认为本病病因多为饮食不节、劳逸失度，或情志内伤、素体虚弱所致。

1. 饮食不节　饮食不节，饥饱不调或寒温失宜，脾胃受损，中焦气机升降失常，水谷精微的腐熟运化失其常度，壅滞于肠腑而发为本病。

2. 劳逸失度　劳累过度，正气耗伤，脾胃渐虚，运化失司，气血生化乏源，脏腑失养，中气下陷，清气不升，浊气难降，胃失和降发为本病。

3. 情志内伤　如郁怒伤肝，思虑伤脾，疏泄、运化失常，痰浊、瘀血、食积内阻，腑气失于通降而致本病。

4. 素体虚弱　本病患者多有素体瘦弱，脾胃不足，腑气不畅，如外邪来犯，饮食不节，情志不舒等原因致脾胃运化失调，腑气壅滞不通而发为本病。

以上病因可单独致病，亦可相兼为患。本病病位在肠，但病机根本在脾胃，与肝的疏泄功能有密切关系。临床以实证或虚实夹杂多见。肝郁、脾虚、胃实均可导致脾胃损伤，气血瘀滞，不能腐熟水谷而发本病。情志失调，肝失疏泄，横逆脾土，以致脾失健运，或饮食不节，寒热之邪直客胃腑，导致胃失和降；或各种原因导致气机阻滞不畅，久之脾胃壅积不通，而形成本病。此外，痰热内壅，胃失和降，痰气交阻；或湿热内壅，阻遏气机，通降失常；或阴液不足，胃失濡养，气失和降，受纳无权；或脾肾阳虚，运化无力，肠腑壅阻，气滞血瘀；或气血虚弱，邪气因入，正邪搏于胁下，肝胆疏泄不利，胃失和降均为导致本病发生的机理。

总之，中医病机要点为气机失于通降，邪阻肠胃，临床辨证当详辨虚实、寒热、在气在血及湿、热、痰、饮、食积等因素，治疗以通降为主。

（二）西医

引起本症原因很多，以肠系膜上动脉压迫十二指肠形成壅积者居多（约占50%以上），称为肠系膜上动脉综合征（superior mesenteric artery syndrome，SMAS）。其他原因有：①先天性十二指肠畸形：如先天性腹膜束带压迫牵拉阻断十二指肠；十二指肠远端先天性狭窄或闭塞；环状胰腺压迫十二指肠降段；十二指肠发育不良产生的巨十二指肠以及十二指肠先天性变异而严重下垂，可折拗十二指肠空肠角而产生壅积症；②十二指肠腔内外占位压迫：十二指肠良、恶性肿瘤；腹膜后肿瘤，如肾脏肿瘤、胰腺癌、淋巴瘤；十二指肠的转移癌，邻近肿大的淋巴结（癌转移）肠系膜囊肿或腹主动脉瘤压迫十二指肠；③十二指肠远端或近端空肠浸润性疾病和炎症：进行性系统性硬化症、克罗恩病、憩室炎性粘连或压迫引起缩窄等。④粘连缩窄：胆囊和胃手术后发生粘连牵拉十二指肠；胃空肠吻合术后粘连、溃疡、狭窄或输入襻综合征。

肠系膜上动脉（SMA）、腹主动脉（AO）和十二指肠三者解剖关系的异常是SMAS的发病基础。十二指肠水平部从右至左横跨第三腰椎和腹主动脉，前方被肠系膜根部内的肠系膜上血管神经束所横跨。肠系膜上动脉一般在第一腰椎水平处分出，与主动脉呈 30°～42°。若 SMA 和主动脉之间的角度过小，可使十二指肠受压。

【临床表现】

急性发作多与创伤及医源性因素有关，症状持续而严重，呕吐频繁而量大，常于躯干被石膏固定或牵引而引起。主要临床表现为急性胃扩张，严重者可出现肠坏死、十二指肠穿孔、上消化道大出血、门静脉血栓和门静脉积气等并发症。慢性发作主要表现为餐后上腹闷胀、恶心、呕吐；呕吐物含胆汁及所进食物，呕吐后症状减轻或消失；可伴腹痛，疼痛可位于右上腹、脐上，甚至后背部；症状发作与体位有关，侧卧、俯卧、胸膝位、前倾坐位或将双膝放在颌下等可以减轻疼痛。长期发作，可导致消瘦、脱水和全身营养不良。

【实验室和其他辅助检查】

（一）X 线钡餐检查

十二指肠水平部见钡柱中断（突然垂直切断），类似笔杆压迫的斜行压迹，称"笔杆征"或"刀切征"，钡剂经过此处排空迟缓甚至停止，2～4 小时不能排空；受阻近段肠管强有力的顺向蠕动及逆蠕动构成的钟摆运动；俯卧位时钡剂顺利通过，逆蠕动消失。

（二）螺旋 CT 血管造影并三维重建技术

应用该技术能清晰显示扩张的胃及十二指肠肠腔，在增强 CT 后进行三维重建，可观察 SMA 和 AO 之间的角度；并能明确 SMA 对于十二指肠的压迫。

（三）腹部彩色多普勒超声检查

该检查可直接清晰显示肠系膜上动脉和腹主动脉所形成的夹角，和从该夹角中通过的十二指肠横段或上升段的解剖关系。

【诊断要点】

典型症状是诊断的重要依据。X 线钡餐检查特征：十二指肠水平部见钡柱中断（突然垂直切断），类似笔杆压迫的斜行压迹，称"笔杆征"或"刀切征"，钡剂经过此处排空迟缓甚至停止，2～4小时内不能排空；受阻近段肠管强有力的顺向蠕动及逆蠕动构成的钟摆运动；俯卧位时钡剂顺利通过，逆蠕动消失。螺旋 CT 血管造影并三维重建技术能清晰显示扩张的胃及十二指肠肠腔，在增强 CT 后进行三维重建，可观察 SMA 和 AO 之间的角度；并能明确 SMA 对于十二指肠的压迫，同时排除其他病变。必要时做选择性肠系膜上动脉造影、侧位像结合 X 线钡餐检查可显示血管与十二指肠在解剖角度上的关系。胃镜检查不能诊断该疾病，但可排除胃肠道内病变引起的上消化道梗阻症状。

【鉴别诊断】

消化不良症状需与消化性溃疡鉴别，有时两者也可并存，胃镜可明确诊断。超声、CT 等影像学检查有助于诊断十二指肠肠外病变如胰头癌或巨大胰腺囊肿压迫而引起十二指肠壅积。必要时小肠镜排除高位小肠肿瘤引起的梗阻。本病也需与十二指肠内的结石、蛔虫团、异物所致十二指肠梗阻相区别。

【治疗】

（一）西医治疗

无明显症状者可不必处理。急性发作期给予禁食、胃管减压、静脉营养、维持水电解质和酸碱平衡及营养支持治疗；可酌情使用抗痉挛药物缓解消化道症状；可使用鼻空肠营养管进行早期肠内营养以改善全身状况。宜少量多餐，餐后使用体位疗法，取侧卧位、俯卧位或膝胸位，加强腹肌锻炼，矫正脊柱前凸。如内科保守治疗无效，可采用手术治疗，手术方式可选用：①十二指肠空肠吻合术；②胃空肠吻合术；③十二指肠复位术；④ Treitz 韧带松解术；⑤腹腔镜手术等。

（二）中医辨证论治

目前关于十二指肠壅积症的中医辨证论治尚未形成统一的共识意见。《中华脾胃病学》中对十二指肠壅积症的辨证论治进行了总结，可供临床参考，药物剂量可参考《方剂学》和《中药学》，具体如下：

1. 寒邪客胃证

证候特点：胃痛暴作，甚则拘急作痛，恶寒喜暖，得热痛减，遇寒痛增。口淡不渴，或喜热饮。

舌脉：舌淡苔薄白，脉弦紧。

治法：温胃散寒，理气止痛。

推荐方剂：良附丸加减。

基本处方：高良姜 10g，香附 10g，吴茱萸 9g，半夏 9g，乌药 10g，炙甘草 6 ～ 10g。

2. 饮食积滞证

证候特点：胃脘疼痛，胀满拒按，嗳腐吞酸，或呕吐不消化食物，其味腐臭，吐后痛减，不思饮食，大便不爽，得矢气及便后稍舒。

舌脉：舌苔厚腻，脉滑。

治法：消食导滞，和胃止痛。

推荐方剂：保和丸加减。

基本处方：神曲 10g，山楂 10g，莱菔子 10 ～ 30g，茯苓 10 ～ 30g，制半夏 9g，陈皮 10 ～ 15g，连翘 10 ～ 20g。

3. 肝气犯胃证

证候特点：胸胁、胃脘胀满疼痛，呃逆嗳气，呕吐，或见嘈杂吞酸，烦躁易怒，情志不畅，遇忧思恼怒加重，大便不调。

舌脉：舌苔薄白或薄黄，脉弦或弦数。

治法：疏肝理气，和胃止痛。

推荐方剂：柴胡疏肝散加减。

基本处方：柴胡 10～15g，白芍 10～20g，川芎 10～15g，郁金 10～15g，香附 10～15g，陈皮 10～15g，枳壳 10～20g，佛手 10～15g，甘草 6～10g。

4. 湿热中阻证

证候特点：胸脘痞闷似痛，纳呆，四肢困重，大便不爽，口中苦而黏腻，渴不欲饮，或有身热不扬，汗出而热不退。

舌脉：舌苔黄腻，脉濡数。

治法：清热化湿。

推荐方剂：王氏连朴饮加减。

基本处方：厚朴 10～15g，川连（姜汁炒）3～10g，石菖蒲 10～20g，制半夏9g，炒香豉 3～10g，焦山栀10g，芦根10g。

5. 痰饮内停证

证候特点：呕吐物多为清水痰涎，胸脘满闷，不思饮食，头眩心悸，口中黏腻不爽，或呕而肠鸣。

舌脉：苔白，脉滑。

治法：温化痰饮，和胃降逆。

推荐方剂：小半夏汤合苓桂术甘汤加减。

基本处方：生姜 3～10g，半夏 6～9g，茯苓 10～15g，桂枝 10～15g，白术 10～30g，甘草 6～10g，吴茱萸 3～10g，陈皮 10～15g。

6. 寒热错杂证

证候特点：上腹胀满、疼痛，进食生冷及腹部受凉后加重，得热则舒，口苦，泛吐清水或酸苦水，纳差，乏力。

舌脉：舌红苔黄厚或黄腻，脉细。

治法：平调寒热，和胃降逆。

推荐方剂：半夏泻心汤加减。

基本处方：半夏9g，干姜3～10g，黄芩10～15g，黄连3～10g，党参10～20g，炙甘草6～10g，吴茱萸3～10g，陈皮10～15g，香附10～15g，白术10～30g。

7. 瘀阻胃络证

证候特点：胃脘刺痛，痛处固定，拒按，或胃脘触及包块，或呕血色暗成块。

舌脉：舌紫暗或有瘀斑，脉弦涩。

治法：化瘀通络，理气和胃。

推荐方剂：失笑散合丹参饮加减。

基本处方：蒲黄10g，五灵脂10～15g，丹参10～20g，檀香10～15g，砂仁3～6g，延胡索3～10g，木香10g，郁金10～15g，枳壳10～15g。

8. 脾胃气虚证

证候特点：饮食减少，食后腹胀，体倦无力，气短懒言，肢体浮肿，面色萎黄。

舌脉：舌质淡，苔白，脉细弱。

治法：健脾益气，消食和胃。

推荐方剂：四君子汤加减。

基本处方：党参10～20g，白术10～30g，茯苓10～20g，甘草6～10g，黄芪10～30g，陈皮10～15g，炒莱菔子10～30g，炒二芽10～30g。

9. 脾胃虚寒证

证候特点：纳呆腹胀，脘腹痛而喜温喜按，口淡不渴，四肢不温或浮肿，畏寒喜暖，便溏，小便清长或不利，妇女白带清稀而多。

舌脉：舌淡胖嫩舌苔白润，脉沉迟。

治法：温中健脾，和胃降逆。

推荐方剂：丁香透膈散加减。

基本处方：丁香 3～6g，木香 10g，香附 10g，姜半夏 6～10g，干姜 6～10g，砂仁 3～6g，白豆蔻 10g，神曲 10g，炒麦芽 10～30g，党参 10～15g，白术 10～30g，炙甘草 6～10g。

10. 胃阴不足证

证候特点：胃脘隐隐灼痛，似饥而不欲食，口燥咽干，消瘦乏力，口渴思饮，大便干结。

舌脉：舌红少津或光剥无苔，脉细数。

治法：养阴益胃，和中止痛。

推荐方剂：益胃汤合芍药甘草汤加减。

基本处方：沙参 10～20g，麦冬 10～15g，生地黄 10～15g，玉竹 10～15g，芍药 10～20g，甘草 6～10g。

（三）中医其他治疗

1. 中成药

（1）加味藿香正气丸，口服，水蜜丸一次 5～10g，大蜜丸一次 1～2 丸，一日 2～3 次。安中片，口服，一次 4～6 片，一日 3 次。用于寒邪客胃证。

（2）木香槟榔丸，口服，一次 3～6g，一日 2～3 次。健胃消食片，嚼服，一次 2～4 片，一日 3～4 次。用于饮食积滞证。

（3）气滞胃痛冲剂，开水冲服，一次 2.5g，一日 3 次。舒肝止痛丸，口服，一次 4～4.5g，一日 2 次。用于肝气犯胃证。

（4）三九胃泰胶囊，口服，一次 2～4 粒，一日 2 次。枳实导滞丸，口服，一次 6～9g，一日 2 次。用于湿热中阻证。

（5）香砂六君丸，口服。一次 6～9g，一日 2～3 次。香砂平胃丸，口服，一次 6g，一日 1～2 次。用于痰饮内停证。

（6）荆花胃康胶丸，饭前服，一次 2 粒，一日 3 次。用于寒热错杂证。

（7）金佛止痛丸，口服，一次 5～10g，一日 2～3 次。胃康胶囊，口服，一次 2 ～ 4 粒，一日 3 次。用于瘀阻胃络证。

（8）人参健脾丸，口服，水蜜丸一次 9g，大蜜丸一次 1 ～ 2 丸，一日 2 次。补中益气丸，口服，一次 1 袋（6g），一日 2 ～ 3 次。用于脾胃气虚证。

（9）理中片，口服，一次 5 ～ 6 片，一日 2 次。温胃舒胶囊，口服，一次 3 粒，一日 2 次。用于脾胃虚寒证。

（10）阴虚胃痛颗粒，开水冲服，一次 10g，一日 3 次。胃安胶囊，饭后 2 小时服用，一次 3 粒，一日 2 次。用于胃阴不足证。

2. 针灸　本病除用药物、手术治疗外，还有针灸、推拿、贴敷、穴位按压及注射等，亦能有效地缓解疼痛，解除痉挛，镇吐，且见效快、使用方便。针灸可调节胃和小肠的蠕动，解除痉挛。呕吐甚者可取足三里、内关、中脘、胃俞、公孙；饮食积滞者加下脘、内庭；痰湿内阻者加脾俞、丰隆；肝气犯胃者加阳陵泉、太冲；脾胃虚寒者加脾俞、章门，用补法加灸；胃痛甚者可取中脘、足三里、内关。

3. 灌肠　中药灌肠有通腑导滞、刺激胃肠蠕动的作用，但因十二指肠壅积症梗阻部位偏上，灌肠药物不可能直达病所，因此常需配合其他治疗以促进灌肠中药的作用的发挥，临证多选用具有通腑泻下作用的方药。如：金钱草 30g，厚朴 20g，大黄 45g，黄芩 20g，丹参 30g，莱菔子 40g，砂仁 10g，水煎取汁 400mL，待温度降至 40 ～ 50℃，每次 200mL，每日 2 次保留灌肠，每次保留时间不少于 30 分钟。

（四）中西医结合治疗

中医药治疗十二指肠壅积症可以取得较好的临床疗效，且远期疗效也不错。虽然有不少通过西医保守治疗获得痊愈的病例报道，但是结合中医药治疗可使本病患者的症状得到更好、更快的缓解，并且对于患者的身体状态有调节作用，因此中西医结合治疗具有广阔的前景。

现代研究发现，行气能调整胃肠功能，使气机通畅，改善局部血管、神经、韧带、肌纤维的紧张度，以达到解除痉挛的作用，从而可使局部压迫缓解、壅滞减轻。活血能改善肠壁、血管受压部分，或韧带及组织器官因挛急牵拉而造成的血行障碍，促使增生性病变或炎性渗出的消散和吸收。这些都为中医药治疗本病提供了科学的理论依据，也为中医药的临床推广应用奠定了基础。

但是，由于十二指肠壅积症病因复杂，患者的身体条件、经济条件和本人及家属的意愿均有所不同，加之中医药治疗、西医内科保守治疗和外科手术治疗均有其局限性，临床选用时应根据实际情况选择最适合患者的治疗方案。

【转归、预后、随访】

十二指肠壅积症因病因不同，转归预后也有所不同，其中肠系膜上动脉综合征属于良性的十二指肠壅积症，大部分患者通过内科保守治疗，如增加体重及加强锻炼、少吃多餐、餐后体位变动等，可获得长期缓解，而且通过长期门诊随访，被确认为是治愈的。少部分患者需要手术治疗，术后多数患者能顺利恢复，少部分患者于术后 1 周仍可能出现恶心、呕吐，可能与十二指肠长期扩张、蠕动能力减弱、水电解质紊乱（如低钾血症）、患者焦虑情绪等有关。有学者通过综合治疗，如延长术后留置胃管时间、调节水电解质平衡、提高胶体渗透压、镇静安神、心理辅导等工作，可痊愈出院。

【生活调护】

多餐少食，流质饮食，忌辛辣油腻之物，症状严重者应卧床休息、禁食或胃肠减压。餐后 1h 取头低臀高位，或每间隔 1 ~ 2h 取胸膝位或俯卧位 10 ~ 30min。症状减轻后可适当下床活动。

【中西医最新研究进展】

（一）部分现代医家中医或中西医结合治疗十二指肠壅积症的经验

目前对于此病的临床辨证分型及治疗，各医家尚未形成统一的认识。许业辉将此病分为外感型、食滞型、肝郁型。郭铁群治疗 51 例十二指肠壅积症患者，分为肝气犯胃型、胃中积热型、食积胃脘型、脾气下陷型、胃阴亏虚型，分别予疏肝解郁、清胃泄热、消食导滞、调补脾胃、滋阴养胃等治疗，总有效率 90.2%。随访 3 个月，复发 5 例，总复发率为 10.9%。

临床上除了辨证论治十二指肠壅积症，很多医家基于疾病的病机特点也采用协定处方进行治疗，取得了较好的疗效，举例如下：

通腑化积汤：何太清纳入 46 例十二指肠壅积症患者，治疗组用通腑化积汤为基本方［组成：姜半夏 12g，陈皮 12g，枳实 12g，厚朴 12g，炒山楂 12g，炒莱菔子 12g，炒桃仁 12g，降香 2g（冲服），红花 10g，香附 10g。痰湿加薏苡仁 15g，苍术 12g，砂仁 10g］，每日 1 剂，水煎 400 ～ 600mL，分早晚空腹服，30 剂为 1 个疗程。对照组给予吗丁啉 10mg，每日 3 次；小檗碱 0.3g，每日 3 次。疗程同治疗组。两组急性发作有脱水、电解质紊乱时给予禁食补液等对症治疗。服药 3 个疗程后进行近期疗效评定。结果治疗组近期和远期疗效均明显优于对照组，差异有统计学意义（$p < 0.05$）。

运脾化积汤：李雪峰用"运脾化积汤"［方药组成：潞党参 10g，茯苓 10g，生半夏 10g（先煎），陈皮 6g，枳实 6g，炒白术 12g，厚朴 10g，槟榔 10g，金钱草 15g，炒山楂 15g，旋覆花 15g（包煎），代赭石 30g（先煎），丹参 20g，檀香 6g，砂仁 6g，生姜 3 片。加味法：气虚加黄芪 20g；热重加黄连 6g，黄芩 10g；寒甚加吴茱萸 10g，干姜 10g；大便秘结加生大黄 8g；痰湿加薏苡仁 15g，苍术 10g；腹胀加莱菔子 10g，大腹皮 10g；阴虚加麦冬 10g，沙参 10g。每日 1 剂，水煎取汁 400mL，分 2 次口服。症状消失后改投香砂养胃丸 1 个月，巩固疗效〕治疗十二指肠壅积症 39 例，1 周 1 疗程，2 个疗程后观察疗效，总有效率为 92.3%。

加味枳术汤：李贵等用加味枳术汤治疗十二指肠壅积症 32 例。方药为枳实、半夏各 15g，白术 20g，厚朴 10g，改丸为煎剂。随证加减：兼脾虚自汗者加黄芪 20g，党参、茯苓各 15g，陈皮、甘草各 10g；兼肝气犯胃者加青皮、川楝子、旋覆花各 15g，代赭石 20g；兼食滞者加鸡内金、焦三仙、谷芽各 15g。水煎服，日 1 剂，6 天为 1 疗程，总有效率为 93.7%。

指迷茯苓丸：陈自愚应用指迷茯苓丸加味（茯苓、枳壳、半夏、玄明粉、生大黄、沉香，比例为 3：1.5：6：1：1：0.5）治疗十二指肠壅积症发作期 48 例，药后见效时间短者 6h，长者 7d，平均见效时间 2.3d，其中疗效优者 30 例（63%），良者 13 例（27%），差者 5 例（10%），总有效率为 90%。总复发率为 14%。

温降承气汤：袁今奇等采用自拟温降承气汤（熟附子、补骨脂、旋覆花、代赭石、姜半夏、陈皮、桃仁、红花、生大黄、枳实、厚朴、芒硝）治疗十二指肠壅积症 30 例，用药分 3 个阶段，第一阶段用上方治疗 1 周；第二阶段视症状酌情去芒硝，减大黄用量，加党参、鸡内金，治疗 2 周；第三阶段待症状消失或明显缓解时，改用附子理气汤合香砂养胃丸治疗 8 周。结果治愈 26 例，有效 4 例。

消积汤：秦俊岭等用消积汤加减治疗十二指肠壅积症 36 例。药物组成：苏梗 15g，半夏 12g，白术 30g，枳实 30g，茯苓 30g，陈皮 15g，枳壳 30g，木香 30g，生姜 6g。加减：湿重，加藿香 30g，白豆蔻 30g；热重，加黄连 6g，黄芩 15g，栀子 15g；兼寒，加吴茱萸 3g，干姜 9g；肝郁气滞，加柴胡 15g，郁金 15g；兼瘀血，加莪术 12g，桃仁 9g。每日 1 剂，浓煎，少量频服，以不吐为原则。4 周为 1 个疗程，有效率为 80.56%。

（二）十二指肠壅积的上消化道造影检查价值

杨青等回顾性分析 34 例经临床证实十二指肠壅积的临床资料及消化道造影检查影像资料，并结合文献复习进行分析总结。结果发现 34 例患者上消化道气钡双重造影均显示造影剂在通过十二指肠水平段受阻，可见笔杆样压迹，蠕动和逆蠕动频繁发生，造影剂来回徘徊呈钟摆样，取右侧卧位、胸膝位或加压下腹部，可使造影剂通过而减轻壅积。上消化道造影检查对十二指肠壅积是一种简单易行的诊断方法并具有很高诊断价值。

（王万卷）

第十四章　嗜酸粒细胞性胃肠炎

嗜酸粒细胞性胃肠炎（eosinophilic gastroenteritis，EG）是一种少见的疾病，典型的嗜酸粒细胞性胃肠炎以胃肠道的嗜酸粒细胞浸润、胃肠道水肿增厚为特点。本病通常累及胃窦和近端空肠，若一旦累及结肠，则以盲肠及升结肠较多见。此外，嗜酸粒细胞性胃肠炎还可累及食管、肝和胆道系统，引起嗜酸粒细胞性食管炎、肝炎及胆囊炎，也有仅累及直肠的报道。胃肠道嗜酸粒细胞性胃肠炎与胃肠道外嗜酸粒细胞性胃肠炎合并存在的比例约50%。临床表现缺乏特异性，一般可表现为腹痛或不适、恶心、呕吐、肠梗阻、腹水等。嗜酸粒细胞性胃肠炎主要发生在中青年中，但儿童和老年人也可发病，男性发病率约为女性的2倍，其人群发病率很难确定，据有限的资料显示，每10万例住院患者中仅有1例嗜酸粒细胞性胃肠炎。部分患者有过敏性疾病史或过敏性疾病家族史。

嗜酸粒细胞性胃肠炎多属于中医学"腹痛""痞满""呕吐""肠结""鼓胀"等病证的范畴。

【病因病机】

（一）中医

嗜酸粒细胞性胃肠炎的病因主要是外感六淫、饮食不节、情志不畅、劳逸失度、素体阳虚等因素，导致气血运行受阻或经脉失于温煦濡养，不通则痛或不荣则痛，出现腹痛症状。病位主要在胃肠，与肝胆、脾关系密切。本病起初多为实证，日久可出现虚实夹杂证。最常见病因包括：

1.六淫侵袭　感受寒邪内侵腹中，伤及中阳，凝滞气机，经脉气血运行受阻，不通则痛；夏月酷暑，外感暑热之邪，暑热夹湿，内结于腹中，湿热内蕴，气机阻滞，不通则痛。

2. 饮食不节　暴饮暴食使食物内停于肠道，滞而不化，腑气阻滞不通；或过食生冷，中阳受阻，运化失司，寒积于中，使气机不和，运行受阻，经脉气血运行失畅；恣食辛辣之品或过食肥甘厚味，助阳生火，助湿生热，致火热、湿热之邪壅遏肠道，气机阻滞不通。

3. 情志因素　七情过极，脏腑气机逆乱，气化失常，使腹部经络气血运行不利；或气病及血，血行不畅，络脉闭阻不通而痛。

4. 劳逸失度　劳力、劳神、房劳过度，日久则阴血不足，精气衰少，腹部经络血脉失养，不荣而发生疼痛。

5. 正虚　由于禀赋不足，素体阳虚，中阳衰惫，阴寒内盛，气血生化不足，脏腑经络失于温煦濡养，引起疼痛。

6. 其他　多由腹部手术以致经络受损，脏器之间粘连，使局部气血运行不畅或瘀滞不通，不通而痛。

（二）西医

嗜酸粒细胞性胃肠炎的病因和发病机制迄今未明。多数研究表明，该病可能与食物过敏、免疫功能及基因遗传等因素有关。

嗜酸粒细胞性胃肠炎患者的胃肠道有大量嗜酸粒细胞浸润，因此有人认为与某些外源性或内源性的物质引起的机体过敏有关。有人认为，包括牛肉、鸡蛋、菠萝、牛奶在内的某些特殊抗原均可启动 T 细胞的活化，活化的 T 细胞可促使 IgE 的产生，IgE 及 IgG、IgA 等均有强大的促使嗜酸粒细胞、肥大细胞脱颗粒的作用；活化的 T 细胞还可产生白介素 4（interleukin-4，IL-4）、IL-5、IL-13 等细胞因子，刺激嗜酸粒细胞趋化和脱颗粒，释放颗粒蛋白，如主要基础蛋白（major basic protein，MBP），而 MBP 对许多细胞和组织均有毒性作用，因此，人们认为嗜酸粒细胞脱颗粒及有 MBP 的沉积在本病发病中有重要作用。

也有研究表明，2 型辅助性 T 细胞（type 2 helper T cell，Th2）参与的迟发性变态反应在发病机制中发挥重要作用。

还有人认为嗜酸粒细胞性胃肠炎与哮喘一样有遗传学背景，但研究报道很少。

【临床表现】

嗜酸粒细胞性胃肠炎缺乏特异性表现，可因胃流出道梗阻而急性起病，可表现为腹痛或不适（100%）、恶心（67%）、呕吐（33%）、焦虑（67%）、肠梗阻（50%）、腹水等慢性炎症，如累及肝胆系统，则可出现黄疸。有些患者的症状可持续多年。根据病变部位及浸润程度，本病可有不同的分类。

（一）症状

1. 按部位分类

（1）局限性：多见于中老年，病变仅累及胃，约占嗜酸粒细胞性胃肠炎的 26%，此型又称嗜酸粒细胞性胃炎。胃窦部最常见，主要表现为上腹部的痉挛性疼痛、恶心呕吐等；胃内的肿块可以导致恶变或胃流出道梗阻。

（2）弥漫性：多见于中青年，主要表现为上腹部痉挛性疼痛、恶心呕吐，发作有规律，可能与进食某些食物有关，约 50% 患者可出现肠梗阻表现。

2. 按浸润程度分类 Klein 分型是目前常用的嗜酸粒细胞性胃肠炎分类方法。

（1）黏膜型：此型病变主要累及胃肠黏膜。患者可有过敏性病史及较高的 IgE 浓度，其临床表现为腹痛、恶心、呕吐、胃肠道蛋白丢失、贫血、吸收不良、体重下降及腹泻等。

（2）肌层型：此型病变主要累及肌层，其临床表现为幽门梗阻或肠梗阻，这种梗阻有时需要手术治疗，还偶有胃肠道出血和瘘管形成。

（3）浆膜型：此型病变主要累及浆膜层，其临床表现为腹痛，且常伴有腹膜炎、腹水等。

（二）体征

嗜酸粒细胞性胃肠炎患者无特异性体征，患者可出现腹部压痛或按之不适感；胃肠道发生梗阻时，可出现胃肠型及蠕动波，肠鸣音亢进或减弱；腹膜炎可见腹肌紧张、压痛及反跳痛；腹水时可出现移动性浊音，甚则可见液波震颤。

【实验室和其他辅助检查】

（一）血常规

患者有嗜酸粒细胞计数升高，且可随疾病病程波动，但有1/3的患者在整个过程中嗜酸粒细胞计数始终正常。因此，有人提出周围嗜酸粒细胞增多并非是诊断的必要条件，无嗜酸粒细胞增多并不能除外嗜酸粒细胞性胃肠炎的可能。

（二）粪便检查

粪便检查可有大便潜血阳性，部分患者有轻至中度脂肪泻。

（三）腹水检查

腹水检查可见大量嗜酸粒细胞。

（四）放射学检查

胃肠道钡餐造影可见胃窦部僵硬、黏膜皱襞增厚和黏膜结节样增生；小肠环状皱襞及增厚，但不伴溃疡和局部异常；有些患者可无特殊发现。CT检查可见胃肠壁增厚，横切面上可呈现"靶征"，纵切面上可呈现"轨道征"，黏膜皱襞粗大，肠腔狭窄伴梗阻，肠系膜周围淋巴结肿大或腹水。放射学检查结果的特异性较差，其诊断价值远不如内镜检查。

(五)内镜检查及活检

这是诊断嗜酸粒细胞性胃肠炎的关键。内镜检查时,可见受累黏膜红斑、充血水肿、糜烂、出血、增厚或有肿块。活检病理可见受累胃肠道黏膜有局灶或弥漫性嗜酸粒细胞浸润,组织水肿及纤维化,但一般不伴组织坏死;嗜酸粒细胞性胃肠炎的病灶有时可呈局灶性分布,胃镜、小肠镜或结肠镜检查时常需多点活检,但也有人认为活检阴性并不能在临床上完全除外本病的存在。对高度怀疑肌层型或浆膜型者,超声内镜有助于诊断。

【诊断要点】

1.嗜酸粒细胞性胃肠炎主要根据临床表现、血常规、放射学和内镜加活检病理检查的结果做出诊断。常用的有两种诊断标准。

Talley 提出的诊断标准:①存在胃肠道症状;②活检病理显示从食管到结肠的胃肠道有一个或一个以上部位的嗜酸粒细胞浸润,或有放射学结肠异常伴周围嗜酸粒细胞增多;③除外寄生虫感染和胃肠道外嗜酸粒细胞增多的疾病,如结缔组织病、嗜酸粒细胞增多症、克罗恩病(Crohn 病)、淋巴瘤、原发性淀粉样变性等。

Leinbach 提出的诊断标准:①进食特殊食物后出现胃肠道症状和体征;②外周血嗜酸粒细胞增多;③组织学证明胃肠道有嗜酸粒细胞增多或浸润。

2.诊断思路

(1)对怀疑有嗜酸粒细胞性胃肠炎的患者应进行胃肠镜和病理学检查,采用放大内镜、NBI、共聚焦内镜等内镜新技术,可提高诊断的准确性,最终确定依靠病理检查。

(2)应用胃镜、小肠镜或结肠镜检查时常需多点活检,以及结合外周血嗜酸粒细胞计数测定,更好地评估病变范围。

(3)评估程度:结合影像学、内镜和组织学检查评估病情程度,其中只要出现幽门梗阻、肠穿孔、肠梗阻等严重并发症,则考虑病情较严重。

【鉴别诊断】

（一）消化不良

嗜酸粒细胞性胃肠炎患者可有腹痛、恶心、呕吐、腹胀等消化不良症状，但常缺乏特异性。对于以消化不良为表现的患者要注意与消化性溃疡、反流性食管炎、胃癌、慢性胰腺炎等鉴别。

（二）肠道寄生虫感染

周围血嗜酸粒细胞增多可见于钩虫、蛔虫、旋毛虫、包虫等所致的寄生虫病，各有其临床表现，外周血嗜酸粒细胞绝对值明显升高，通过反复检查粪便虫卵不难鉴别。

（三）肠梗阻

肌层型嗜酸粒细胞性胃肠炎常发生肠梗阻，要注意除外胃肠道肿瘤、肠道血管性疾病等。

（四）嗜酸性肉芽肿

嗜酸性肉芽肿主要发生于胃和大肠、小肠，呈局限性肿块，病理组织检查为嗜酸性肉芽肿混于结缔组织基质中，病理学特点为黏膜下层的结节或息肉内有不同程度的嗜酸粒细胞浸润。

（五）腹水

腹水多见于浆膜型嗜酸粒细胞性胃肠炎患者。腹水常规和生化检查、腹水 CEA 检测、腹水病理检查有助于疾病的诊断。

（六）嗜酸粒细胞增多症（HES）

HES 是一种病因未明的全身性疾病，它也可以累及胃肠道。其诊断标准为：①周围血嗜酸粒细胞计数 $\geqslant 150 \times 10^9/L$，持续 6 个月以上且不能用其他疾病解释；②有 HES 临床表现，如血管性水肿、心脏和肺部表现或胃肠道症状。HES 和嗜酸粒细胞性胃肠炎有时很难鉴别，HES可累及肝（60%），也可累及胃肠道（14%），弥漫性嗜酸粒细胞性胃肠炎亦可累及胃肠道外的器官（50%）。因此，有些学者认为，弥漫性嗜酸粒细胞性胃肠炎有可能是以胃肠道表现为主的HES。

【治疗】

嗜酸粒细胞性胃肠炎的治疗目标是改善患者的临床症状，改善胃肠黏膜炎症，提高患者的生活质量，延缓病变进展。药物无效、病情严重时可考虑手术治疗。

嗜酸粒细胞性胃肠炎主要表现为腹痛，而腹痛以"通"立法，但绝非单指攻下通利，而是根据寒热虚实不同，"实者攻之""虚者补之""寒者热之""热者寒之""滞者通之""积者散之"。同时还要注意通补关系。"不通而痛"，为实证疼痛的病机，治当通利祛邪；"不荣而痛"，为虚证疼痛的病机，治当温补扶正。

（一）西医治疗

1. 一般治疗　饮食有节，忌烟酒，勿恣食辛辣、油腻、肥腥等，以有营养、易消化、无刺激食物为宜。避免引起过敏的食物，如鸡蛋、海鲜等。避免进食咖啡、浓茶等。尤其应尽量避免引起胃肠过敏的食物，其中，膳食撤除疗法对于嗜酸粒细胞性胃肠炎的疗效比较有限。当患者存在明确的食物过敏原时，可予以靶向食物撤除；当食物过敏原不明确时，可予以经验性膳食撤除治疗。建议首先尝试经验性6种食物剔除饮食（牛奶、小麦、鸡蛋、大豆、坚果和鱼/海鲜），疗程至少4周；适当运动，注意休息，避免过度劳累。告知患者疾病的病因及治疗方法，认识疾病的本质，消除患者紧张、焦虑的心理；早发现，早就医。

2. 药物治疗　包括糖皮质激素、肥大细胞稳定剂、抗过敏药、免疫抑制剂和生物制剂等。

（1）糖皮质激素：糖皮质激素是治疗嗜酸粒细胞性胃肠炎的一

线用药，它主要通过抑制白介素 3（IL-3）、白介素 4（IL-4）、白介素 5（IL-5）、粒细胞 - 巨噬细胞集落刺激因子（GM-CSF）和各种趋化因子的基因转录，减少嗜酸粒细胞的数量及其毒性产物而发挥作用。嗜酸粒细胞性胃肠炎的诊断一旦成立，如无绝对禁忌证，应立即开始糖皮质激素治疗。而糖皮质激素的禁忌证主要包括严重的精神病，活动期消化性溃疡，抗菌药物不能控制的细菌、真菌等感染性疾病，严重的骨质疏松，严重的高血压，妊娠初期，皮质醇增多症（手术时及术后例外），水痘、牛痘接种、单纯疱疹角膜炎。

以泼尼松为例，一般开始剂量为 0.5 ～ 1.0mg/kg·d 或 15 ～ 40mg/d，症状一般在 2 周内可缓解，6 ～ 8 周逐渐减量，每周减量 5mg，3 ～ 4 个月可停药，持续服用后即可获得显著的临床缓解。此治疗方案对于浆膜型嗜酸粒细胞性胃肠炎患者效果更为显著，临床症状和体征改善后逐渐减量，直到停用。停用糖皮质激素后嗜酸粒细胞性胃肠炎的复发率尚不清楚，据文献报道，有 1/3 的患者可复发，复发病例应用糖皮质激素治疗仍然有效。但长期口服激素存在许多不良反应，主要有肾上腺皮质功能减退、感染、消化性溃疡、血糖血脂异常、血液黏稠度增加、心血管不良反应、精神神经症状、白内障、骨质疏松、生长迟缓、库欣综合征（如向心性肥胖、满月脸、水牛背、高血压、低钾血症）、创伤愈合困难、无菌性骨坏死等。

（2）肥大细胞稳定剂：色甘酸钠可稳定肥大细胞膜，抑制其脱颗粒反应，防止组织胺、慢反应物质和缓激肽等介质的释放而发挥其抗过敏作用。用法为 40 ～ 60mg，3 次 / 日。对糖皮质激素治疗无效或产生了较为严重的副作用者可改用色甘酸钠治疗。

（3）抗过敏药物：阿司咪唑，10mg，1 ～ 2 次 / 日；酮替芬，1 ～ 2mg，1 ～ 2 次 / 日。

（4）免疫抑制剂：对于激素依赖特别是需大剂量激素者或因激素不良反应而不耐受者，免疫抑制剂如硫唑嘌呤（AZA）、6- 巯基嘌呤（6-MP）可作为选择之一。AZA、6-MP 可抑制嘌呤合成，最终影响 DNA/RNA 合成，同时还能抑制 T 淋巴细胞、B 淋巴细胞增殖，减少细胞毒性 T 细胞和浆细胞的产生。但免疫抑制剂治疗窗较窄，不良反应明显，如胃肠道反应、高血压、高血糖、骨髓抑制、肝肾毒性、性腺抑制等，临床上研究较少，所以应用免疫抑制剂仍值得商榷。

（5）生物制剂：生物制剂可特异性地作用于相应免疫通路上的靶点，抑制炎症反应，但临床研究较少，还需更多研究进一步证实疗效。如英夫利昔单抗是一种具有抗炎、调节免疫等作用的嵌合型单抗，常用于克罗恩病治疗，对于难治性嗜酸性胃肠疾病患者作用明显。有研究表明在英夫利昔单抗治疗的 8 例难治性嗜酸性结直肠炎儿童中，75% 的患者用药后达到快速临床缓解，其中 50% 患者症状复发，给予英夫利昔单抗效果不明显，换用阿达木单抗治疗，患者症状缓解，经过 7 年的随访，未见复发。研究表明英夫利昔单抗及阿达木单抗在治疗嗜酸粒细胞性胃肠炎方面有一定的效果。

3. 手术治疗　嗜酸粒细胞性胃肠炎的手术治疗多适用于内科治疗无效或合并因嗜酸粒细胞炎症而引起肠腔狭窄诱发梗阻的患者，但远期效果不佳，如不用糖皮质激素治疗，即使做胃肠道局部切除，仍有可能复发，所以术后可小剂量口服激素。除此，临床表现为胃肠道穿孔、肠套叠的患者也需要手术治疗。

（二）中医辨证论治

1. 寒凝腹痛

证候特点：腹痛，痛势急暴，遇冷则重，得温则痛减，口淡不渴，怕冷蜷卧，小便清利，大便溏。

舌脉：舌淡，苔白或白腻，脉沉紧或沉弦。

治法：温中散寒。

推荐方剂：附子理中汤加减。

基本处方：炮附子 6g，干姜 10g，党参 10g，炒白术 15g，砂仁 3g，木香 10g，炙甘草 10g。每日 1 剂，水煎服。

加减法：服药后疼痛仍不缓解者，加高良姜、荜茇、乌药以温中散寒，行气止痛；寒湿偏盛，伴见恶心呕吐，胸闷纳呆，倦怠身重，苔白腻者，加姜半夏、厚朴、藿香、苍术、吴茱萸以温中散寒，化湿降逆；兼风寒表证者，加桂枝、紫苏、白芷、防风，去人参、干姜以散表寒；夏暑之季感邪者，加香薷、藿香、苍术、佩兰等以芳香化湿；若大便不溏反秘结或大便不通者，此为寒邪夹积滞，加大黄以荡除积滞。

2. 热结腹痛

证候特点：腹痛腹胀，硬满拒按，身热，口干渴，小便黄赤，大便秘结。

舌脉：舌红，苔黄干或黄腻，或焦黄起刺，脉洪数或弦数，或沉实有力。

治法：清热通腑。

推荐方剂：调胃承气汤加减。

基本处方：大黄 5g，芒硝 10g，炙甘草 6g。每日 1 剂，水煎服。

加减法：湿热者，伴见口渴不欲饮，身热，苔黄腻，加薏苡仁、豆豉、黄芩、炒栀子以清化湿热泻火；暑湿之季发病者，可用黄连香薷饮；肝郁化火引起者，加金铃子散。

3. 虚寒腹痛

证候特点：腹痛绵绵，时作时止，得温则舒，按之痛减，气短怯寒，神疲乏力，大便溏薄。

舌脉：舌淡苔白，脉沉细。

治法：温中补虚，缓急止痛。

推荐方剂：小建中汤加减。

基本处方：白芍 10g，肉桂 3g，大枣 10g，生姜 10g，炙甘草

6g，饴糖 15g。每日 1 剂，水煎服。

加减法：气虚偏重者，伴见倦怠懒言，头晕目眩，舌质淡，体胖大，有齿痕，加炙黄芪、党参、白术以补气健脾；血虚者，伴见面色萎黄，心悸，加炙黄芪、当归；服药后腹痛仍不缓解，方中加熟附子、干姜，去生姜；若伴有恶心呕吐者，用千金吴茱萸汤。

4. 气滞腹痛

证候特点：腹胀闷痛，痛无定处，痛引两胁或少腹，嗳气、矢气则舒，情绪变动而发作。

舌脉：舌苔薄白或白，脉弦。

治法：行气解郁。

推荐方剂：木香调气散加减。

基本处方：木香 10g，香附 10g，乌药 10g，枳壳 10g，青皮 10g，陈皮 10g，厚朴 10g，川芎 10g，苍术 10g，砂仁 3g，桂枝 10g，炙甘草 6g。每日 1 剂，水煎服。

加减法：肝郁较重，痛连两胁者，加延胡索、川楝子以疏肝解郁，理气止痛；内有郁热，舌红苔黄者，加黄芩、栀子、知母、黄柏。

5. 血瘀腹痛

证候特点：腹痛拒按，呈刺痛，痛处固定，经久不愈。

舌脉：舌质紫暗或有瘀斑，脉沉细或涩。

治法：活血化瘀。

推荐方剂：膈下逐瘀汤加减。

基本处方：五灵脂 10g，当归 10g，红花 10g，桃仁 10g，川芎 10g，牡丹皮 10g，赤芍 10g，乌药 10g，延胡索 10g，香附 10g，枳壳 10g，炙甘草 6g。每日 1 剂，水煎服。

加减法：少腹疼痛为主者，改投少腹逐瘀汤。

6. 食积腹痛

证候特点：腹胀痛拒按，恶食嗳腐，大便或秘或痛而欲泻，泻后痛减。

舌脉：舌苔厚腻，脉滑实。

治法：消食导滞。

推荐方剂：枳壳化滞汤加减。

基本处方：枳壳10g，厚朴10g，砂仁3g，陈皮10g，神曲10g，麦芽10g，莱菔子20g。每日1剂，水煎服。

加减法：大便秘者，加大黄以通腑荡积；食积日久有化湿生热之象者，改投枳实导滞丸。

（三）中医其他治疗

1. 中成药　中成药对于改善症状有一定的疗效。常用中成药如下：

（1）苏合香丸：用于外感寒邪引起的腹痛。每次1丸，每日1～2次，温开水送服。

（2）附子理中丸：用于脾胃虚寒，脘腹冷痛，呕吐泄泻，手足不温。大蜜丸每次1丸，水蜜丸每次6g，每次2～3次，姜汤或温开水送服。

（3）牛黄解毒丸：用于火热内盛。每次1丸，每日2～3次，温开水送服。

（4）木香槟榔丸：用于肠胃积滞，脘腹胀痛，大便不通。每次3～6g，每日2～3次，温开水送服。

（5）大山楂丸：用于消化不良，食欲不振，脘腹胀满。每次1～2丸，每日2～3次。

（6）保和丸：用于食积停滞，消化不良，脘腹胀满，嗳腐吞酸，不饮不食。每次6～9g，每日2次，温开水送服。

（7）开胸顺气丸：用于停食停水，气郁不疏，胸胁胀满，脘腹疼痛。每次3～9g，每日1～2次，温开水送服。

（8）枳实导滞丸：用于食积气滞，脘腹胀痛，不思饮食，大便秘结。每次6～9g，每日2次，空腹温开水送服。

（9）逍遥丸：用于肝气不疏，胸胁胀痛，头晕目眩。每次6～9g，每日1～2次，温开水送服。

（10）大黄䗪虫丸：用于瘀血内停，腹部肿块，肌肤甲错，目眶黑暗，潮热羸瘦。大蜜丸每次1～2丸，水蜜丸每次3g，小蜜丸每次3～6g，每日2次，温开水送服。

（11）失笑散：用于瘀血阻滞引起的疼痛。布包煎服，每次6～9g，每日2次。

2.针灸 针灸治疗可以改善免疫功能，调节中枢神经通路，调节胃肠激素，调节细胞因子，增加胃肠动力，调节细胞增殖和凋亡，增强胃肠黏膜屏障，是临床上有效治疗嗜酸粒细胞性胃肠炎的方法之一，还能有效改善临床症状。配合刺血和耳针，可有效地缓解嗜酸粒细胞性胃肠炎患者的症状，提高生活质量。

（1）寒痛：取关元、下巨虚、足三里。关元宜隔姜灸，亦可先施以热补法，继用泻法，以热补为主。下巨虚施泻法，足三里先泻后补，留针时间长短视疼痛改善而定，30～60分钟不等。

（2）热痛：取内关、气海、行间、建里、足三里。均用凉泻法，宜持续运针至痛解。

（3）气滞痛、血瘀痛、食积痛：取足三里。气滞加期门，血瘀加地机，食积加天枢。足三里先行泻法，后施补法，泻多于补，余穴采用泻法。

3.刺血 取足三里、天枢、厉兑、下脘、承山。用三棱针点刺放血，每日1次，5次为1个疗程。

4.耳针 取大肠、小肠、脾、胃、神门、肝、胆、交感等耳穴。强刺激，留针30分钟，每5分钟行针1次，每日1次，10次为1个疗程。

（四）中西医结合治疗

嗜酸粒细胞性胃肠炎临床上较少见，病因病机目前不完全明确，西医治疗有限，疗程不确定，不良反应较多，应用中西医结合治疗嗜酸粒细胞性胃肠炎，发挥各自的优势，可以改善患者的临床症状，提高患者的生活质量，降低不良反应的发生，减少疾病的复发率。

有研究者选取嗜酸粒细胞性胃肠炎患儿 88 例为研究对象，分为对照组和观察组，对照组采用孟鲁司特钠治疗，观察组在对照组的基础上采用半夏泻心汤治疗，持续治疗 8 周。孟鲁司特钠属于高选择性白三烯受体拮抗剂，可抑制肥大细胞和嗜酸性粒细胞等多种细胞释放，抑制气道炎症反应，同时降低血管通透性，减轻炎症因子浸润，发挥抗炎作用。研究发现观察组总有效率高于对照组，治疗后观察组外周血单核细胞 TOLL 样受体 4（TLR4）、嗜酸性粒细胞（EOS）、白细胞计数（WBC）、血清免疫球蛋白 E（IgE）水平均低于对照组，差异有统计学意义（$P < 0.05$），而且观察组不良反应发生率与对照组比较，差异无统计学意义（$P > 0.05$），最后得出嗜酸粒细胞性胃肠炎患儿半夏泻心汤联合孟鲁司特钠治疗可提升临床疗效，降低外周血 EOS、TLR4 水平，调节免疫功能，且不良反应少，安全性高。现代药理学研究显示半夏泻心汤可以抑制肥大细胞释放组胺、白三烯等炎性物质，减轻肠道炎症反应，从而减轻临床症状，且与孟鲁司特钠联合应用，利用不同作用机制达到互补的疗效，体现了中西医结合治疗嗜酸粒细胞性胃肠炎的优势。

【转归、预后、随访】

本病是一种变态反应性疾病，虽可反复发作，但长期随访未见恶变，如能及时治疗，其预后良好，仅有不到 10% 的患者有并发症或严重疾病，但在儿童患者中也偶有因嗜酸粒细胞性胃肠炎死亡的病例。

密切监测患者生命体征，观察患者腹痛的部位、性质及有无肛门排便排气或恶心呕吐等梗阻表现；有腹泻者应观察患者腹泻的次数、性状及有无伴随血流动力学改变或电解质紊乱等表现；有腹水者每日要测量腹围及体重，观察有无水肿等。嘱患者定期门诊复查血常规、便常规＋潜血、腹盆CT及胃肠镜检查等。

【生活调护】

1.饮食有节，禁烟酒，勿恣食辛辣、油腻、肥腥等，以免湿从内生，以有营养、易消化、无刺激食物为宜。应减少动物脂肪及含胆固醇丰富的食物，多食新鲜蔬菜、水果，食用植物油。避免引起过敏的食物，如鸡蛋、海鲜等。

2.保持乐观情绪，心情舒畅，注意平素尽量减少情绪波动，防止七情内伤。告知患者疾病的病因及治疗方法，认识疾病的本质，消除患者紧张、焦虑的心理，树立战胜疾病的信心。

3.注意气候变化，避免六淫外袭。保持室内定时通风，减少感染机会，平时生活起居有规律。

4.早期发现，及时就医，早期治疗，切勿延误病情。

【中西医最新研究进展】

嗜酸粒细胞性胃肠炎是一种少见的消化道疾病，虽然目前有一些关于其流行病学、发病机制、治疗方案等研究，但仍尚未达成共识，还有很多问题值得去探究。嗜酸粒细胞性胃肠炎临床表现多种多样，缺乏特异性，而且与不少其他消化道疾病症状相似，所以，有一些可疑的证据下，临床医生应需高度警惕该病，当然病理活检才是金标准。

相关研究表明嗜酸粒细胞性胃肠炎约有40%可自行缓解，根据疾病的发展过程分为急性（42%）、复发性（37%）和慢性持续性（21%）。浆膜型嗜酸粒细胞性胃肠炎主要表现为急性病程，肌层型嗜酸粒细胞性胃肠炎主要表现为慢性复发性病程，而黏膜型嗜酸粒细胞性胃肠炎则主要表现为慢性持续性病程。也有研究者根据患者最初的临床表现和实验室检查，结合影像学、内镜和组织学检查，将嗜酸粒细胞性胃肠炎分为轻度、中度、重度和难治性四类，其中只要出现肠穿孔、肠梗阻、肠套叠、幽门梗阻等严重并发症，则考虑诊断为难治性嗜酸粒细胞性胃肠炎。

有研究通过嗜酸粒细胞性胃肠炎患儿与健康儿童的外周血共刺激分子 CD40、白细胞介素 4（IL-4）水平及嗜酸粒细胞计数，分析嗜酸粒细胞性胃肠炎患儿 CD40 与 IL-4 水平的相关性，最终得出嗜酸粒细胞性胃肠炎组 CD40、IL-4 水平及嗜酸粒细胞计数均高于健康儿童（均 $P < 0.05$），表明 CD40、IL-4 可能参与嗜酸粒细胞性胃肠炎的发生、发展，测定 CD40、IL-4 能够辅助嗜酸粒细胞性胃肠炎的诊断及疾病活动情况的评估。除此，研究者为了探讨血管活性肽（VIP）及 VIP2 型受体在儿童嗜酸粒细胞性胃肠炎中的作用，将嗜酸粒细胞性胃肠炎患儿 40 例为观察组和胃镜下病理活检未见异常的儿童 40 例为对照组进行试验。发现观察组外周血嗜酸粒细胞比例、嗜酸粒细胞计数及 IgE 水平均明显高于对照组，胃镜下观察组患儿黏膜充血水肿、糜烂、溃疡、结节样增粗的比例明显高于对照组，HE 染色观察组嗜酸粒细胞数也明显多于对照组，并且 Spearman 相关性分析显示观察组患儿胃窦黏膜组织中 VIP 阳性表达量及 VIP2 型受体阳性表达量均与嗜酸粒细胞数量、IgE 水平呈负相关，说明儿童嗜酸粒细胞性胃肠炎的发生可能与胃窦黏膜 VIP 含量减少有关。VIP 是一种分布于胃肠黏膜中的非肾上腺素能非胆碱能神经递质，具有舒张血管、调节免疫、舒张平滑肌等活性，维持胃肠道的正常生理功能。而通过试验推测，胃黏膜 VIP 含量下降导致与嗜酸粒细胞表面 VIP2 型受体结合减少，对嗜酸粒细胞与胃窦黏膜血管内皮细胞的作用下降，导致胃窦嗜酸粒细胞聚集并发生脱颗粒，分泌损伤性因子，从而诱发嗜酸粒细胞性胃肠炎。

西医治疗除了糖皮质激素和肥大细胞稳定剂等药物确定的治疗外，孟鲁司特钠为白三烯受体拮抗剂，可特异性抑制气道中的半胱氨酰白三烯受体，阻断白三烯参与炎性反应的过程，有效减少 EOS 的激活、聚集、再生过程，可有效降低嗜酸粒细胞性胃肠炎患儿外周血 TLR4 及 EOS 表达，调节 IgE 水平，临床应用较广泛。除此，应用抗组胺药（氯雷他定）联合 H_2 受体拮抗剂（法莫替丁）治疗嗜酸粒细胞性胃肠炎患者具有较高的治疗有效率，能够改善临床症状，降低 EOS、IgE 水平，且安全性高，值得推广。也有学者应用依巴斯汀联合法莫替丁（观察组）治疗嗜酸粒细胞性胃肠炎，发现联合应用治疗总有效率为 95.83%，高于单用法莫替丁治疗（对照组）的 62.50%（$P < 0.05$），并且治疗后，观察组血嗜酸粒细胞、组织嗜酸粒细胞计数及 IgE 水平均低于治疗前，且优于对照组（$P < 0.05$）。依巴斯汀为组胺 H_1 受体拮抗剂，该药物抗过敏作用较好，适合嗜酸粒细胞性胃肠炎合并过敏的患者，同时抗炎活性广泛，抗组胺、抗白三烯等炎性物质的作用较好。通过试验说明联合用药比单一用药治疗效果更好，其药物辅助作用更为明显，故得出依巴斯汀联合法莫替丁治疗嗜酸粒细胞性胃肠炎效果佳，可以在临床上推广应用。有研究显示前列腺素 D2（PGD2）可以介导嗜酸粒细胞向食管的趋化和 Th2 细胞因子的表达，在嗜酸性炎症级联中起到重要作用。试验表明使用选择性前列腺素 D2 拮抗剂治疗皮质类固醇依赖或皮质类固醇难治性嗜酸粒细胞食管炎的患者，其临床症状可改善，嗜酸粒细胞峰值计数显著减少。

表皮免疫治疗（epicutaneous immunotherapy，EPIT）是利用皮肤的免疫特性来调节过敏反应，针对食物过敏而研究的过敏原特异性免疫疗法之一。研究显示，通过表皮免疫治疗传递至完整皮肤的变应原被 Langerhans 细胞吸收在皮肤的表层，通过特异性靶向抗原提呈细胞（APC_S）激活机体免疫系统，从而避免变应原进入全身血液循环。除此，表皮免疫治疗可以激活 T 细胞以及诱发持续效应的潜力，防止进一步敏化的可能性，从而引起过敏原脱敏，与口服免疫治疗相比，它具有较低的全身反应风险和侵入性，可作为未来发展的一条途径，但还需要进一步的充足研究。

中医治疗嗜酸粒细胞性胃肠炎有一定的优势。其疗效评价参照

《中药新药临床研究指导原则》，其中显效是指临床症状基本消失，嗜酸粒细胞水平恢复正常；有效指临床症状明显好转，嗜酸粒细胞水平较治疗前下降60%；无效则指临床症状及嗜酸粒细胞水平无明显改善。有研究应用中药半夏泻心汤类方治疗嗜酸粒细胞性胃肠炎取得了满意效果，预后较好。半夏泻心汤类方是仲景名方，均出自《伤寒论》，临床疗效显著，现代临床广泛运用于多种胃肠道疾病。嗜酸粒细胞性胃肠炎与半夏泻心汤类方方证的病位相同，临床表现相似。嗜酸粒细胞性胃肠炎患者多会出现腹痛腹胀、纳差、恶心、呕吐、腹泻等症状，而呕、利、痞满或心下痞硬是半夏泻心汤类方的证候特征，所以，用半夏泻心汤类方治疗嗜酸粒细胞性胃肠炎，方证相符，是中医辨证论治特点的重要体现。半夏泻心汤类方包括半夏泻心汤、甘草泻心汤和生姜泻心汤三首方剂。三方有着相同的病机，即脾胃虚弱加之邪热内陷，寒热互结于中焦，脾胃升降失常，气机失调。三方药物相类似，治疗略同，但同中有异，其中辛开、苦降、甘调、补泻各有侧重。呕吐明显者，用半夏泻心汤治疗；兼有水饮、食滞，以腹中雷鸣下利为主者，用生姜泻心汤治疗；而痞满下利俱甚，谷不化，干呕心烦不得安为主者，甘草泻心汤主之。

除了半夏泻心汤治疗嗜酸粒细胞性胃肠炎外，临床上应用丹栀逍遥散加减、小建中汤加减及葛根芩连汤合白苏叶黄连汤加减治疗本病效果显著，可明显改善患者症状，减少不良反应。当然，利用中医针灸、拔罐等综合治疗嗜酸粒细胞性胃肠炎，也取得了不小的成效。

（李享）

第十五章　溃疡性结肠炎

溃疡性结肠炎（Ulcerative colitis，UC）是一种由遗传背景与环境因素相互作用而产生的疾病，呈慢性的炎性反应状态，病变呈连续性，可累及直肠、结肠的不同部位，具体病因尚未明确。临床表现为持续或反复发作的腹泻、黏液脓血便，伴腹痛、里急后重和不同程度的全身症状。由于本病具有发作、缓解和复发交替的特点，严重影响患者的生活质量，是消化系统常见的疑难病。溃疡性结肠炎最常发生于青壮年期，根据我国资料统计，发病高峰年龄为 20 ～ 49 岁，性别差异不明显（男女比为 1.0 ～ 1.3 ∶ 1.0）。据推测中国溃疡性结肠炎患病率为 11.6/10.0 万，但目前尚无大样本人群的流行病学资料。

根据溃疡性结肠炎黏液脓血便的临床表现及反复发作、迁延难愈的病情特点，属于中医"久痢"范畴。

【病因病机】

（一）中医

本病病位在大肠，与脾、肝、肾、肺诸脏的功能失调有关。病理性质为本虚标实。病理因素主要有湿邪（热）、瘀热、热毒、痰浊、气滞、血瘀等。素体脾气虚弱是本病发病基础，感受外邪、饮食不节（洁）、情志失调等是主要的发病诱因，具体如下。

1. 感受外邪　以暑、湿、寒、热较为常见，其中又以感受湿邪者最多。脾喜燥而恶湿，外感湿邪最易困阻脾土，以致升降失调，清浊不分，水谷杂下而发生泄泻，湿蕴肠腑日久郁而化热，热盛则肉腐，肉腐则成脓，故泻下赤白脓血。寒邪和暑热之邪，亦能直接损伤脾胃肠腑，使其功能失调，但必夹湿邪才能为患。

2. 饮食不节（洁） 饮食过量，宿食内停；或恣食肥甘，呆胃滞脾，湿热内生；或多食生冷，误食不洁之物，损伤脾胃，致传导失职，升降失调，清浊不分，而发本病。

3. 情志失调 脾气素虚，或原有食滞，或本有湿邪，但未至发病，复因情志内伤，忧思恼怒，精神紧张，以致肝气失于疏泄，气滞于中，故见腹痛，横逆乘脾犯胃，脾胃受制，运化失常，而发本病。

4. 脾胃虚弱 脾主运化，胃主受纳，若因长期饮食失调，劳倦内伤，久病缠绵，均可导致脾胃虚弱，或素体脾虚，不能受纳水谷和运化精微，水谷停滞，清浊不分，混杂而下而成本病。

5. 肾阳虚衰 脾阳与肾阳密切相关，命门之火能助脾胃运化，腐熟水谷。若年老体弱，或久病之后损伤肾阳，肾阳虚衰，命火不足，则不能温煦脾土，运化失常，而引起泄泻。

6. 浊毒内蕴 顽痰宿湿阻滞肠间，缠绵难愈，痰湿久羁大肠不去，势必酿热成毒，浊毒弥漫，毒热损膜伤络，则为溃疡、糜烂，而发为本病。浊毒极易耗伤正气，还易深入脏腑，胶着迁延，留恋不去，致使本病反复发作。

病理特征表现：活动期多属实证，主要病机为湿热蕴肠，气血不调，而重度以热毒、瘀热为主，反复难愈者应考虑痰浊血瘀的因素。缓解期多属虚实夹杂，主要病机为脾虚湿恋，运化失健。部分患者可出现肝郁、肾虚、肺虚、血虚、阴虚和阳虚的证候特征。临床上应注意区分不同临床表现的病机侧重点，如脓血便的主要病机是湿热蕴肠，脂膜血络受伤。泄泻实证为湿热蕴肠，大肠传导失司；虚证为脾虚湿盛，运化失健。便血实证为湿热蕴肠，损伤肠络，络损血溢；虚证为湿热伤阴，虚火内炽，灼伤肠络或脾气亏虚，不能统血，血溢脉外。腹痛实证为湿热蕴肠，气血不调，肠络阻滞，不通则痛；虚证为土虚木旺，肝脾失调，虚风内扰，肠络失和。难治性溃疡性结肠炎的病机关键主要为脾肾两虚，湿浊稽留，气血同病，寒热错杂，虚实并见。

尤其需要注意的是，随着病情演变，本病病机可出现虚实、寒热、气血的转化。如脾气虚弱，运化不健，易为饮食所伤，酿生湿热之邪，由虚转实；而湿邪内蕴，情志不畅，或过用攻伐之品，损伤脾胃，常由实转虚，虚中夹实。素体脾胃虚弱，湿盛阳微，或过用苦寒之品，日久伤阳，可致病情由热转寒；脾虚生湿，久蕴化热，或过用温燥之品，可由寒转热，或寒热错杂。大便白多赤少，病在气分；大便赤多白少，病在血分，在病程中可出现气血转化和气血同病。

（二）西医

溃疡性结肠炎的发病机制较为复杂，目前尚不明确，通常认为与遗传、饮食、情绪、免疫等因素有关。

1. 遗传因素　1991 年，英国一项调查发现溃疡性结肠炎具有家族聚集现象，现代研究发现亲属间患溃疡性结肠炎的风险高达 8%～15%，单卵双生子具有高共患率，进一步证实了此点。全基因组关联研究已为炎性肠病鉴定出 200 多个风险基因座，其中 29 个与溃疡性结肠炎特异性相关。HLA-Ⅱ类基因是溃疡性结肠炎最为紧密的基因，其中 DR 位点上的 DR2f、DR9 等被认为是溃疡性结肠炎的易感基因。一项基于晚期糖基化终产物受体（RAGE）基因多态性与中国人群溃疡性结肠炎相关性的调查研究发现，G82S 的 82（GS+SS）基因型是溃疡性结肠炎发病的危险因素，可能与溃疡性结肠炎的家族史有关，而 -374T/A 多态性与可溶性 RAGE 的血浆浓度有关。此外，有研究显示溃疡性结肠炎也存在一定的种族地理差异，白种人的发病率较黄种人和黑种人高，亚非国家发病率低于欧美国家。

2. 饮食因素　高脂饮食致使纤维摄入量减少，导致肠道营养不良（微生物多样性降低）及微生物代谢产物（如短链脂肪酸）的减少，加速了结肠黏液降解细菌的速度，从而造成肠道屏障功能障碍。饮食相关性肠道微生物营养不良是溃疡性结肠炎发病中最普遍的致病因素。

3. 情志因素 有研究表明，紧张、焦虑、抑郁等负面情绪易经脑 – 肠轴途径引发神经 – 内分泌 – 免疫系统病变，参与疾病的发生、发展，且相关评分与疾病严重程度呈正相关。

4. 免疫因素 肠道免疫功能主要依靠黏膜屏障、免疫细胞及免疫分子。免疫属于生理功能，人体依靠免疫来识别"自我"和"非我"因素，继而发挥免疫力以保护机体免受侵害。目前普遍认为过度的免疫活动是溃疡性结肠炎发病的最终环节，当肠道发生过度免疫活动时，会损害消化道，最终产生免疫损伤效应，导致溃疡性结肠炎发生。

肠道屏障损伤，黏膜通透性显著升高，内毒素、细菌等进入血液循环，激活异常免疫反应，从而诱发炎症。免疫细胞在维持肠内稳态中起着不可或缺的作用，病理状态下，免疫调节失衡，炎性因子释放异常，诱发炎症。大量研究证实免疫分子与溃疡性结肠炎存在一定的相关性，目前发现的主要包括：白细胞介素、肿瘤坏死因子 – α（TNF–α）、自身抗体和中性肽链内切酶等。自身抗体是溃疡性结肠炎免疫紊乱的重要血清标志物，灵敏度高、特异性强，能破坏肠道组织，介导溃疡性结肠炎的发生。在溃疡性结肠炎患者血清中可检测到抗胰腺腺泡抗体、抗中性粒细胞胞质抗体（ANCA）等多种自身抗体，其中 ANCA 是最常见的自身抗体之一，其与疾病活动度以及累计复发率相关，病程越短，病情越严重，ANCA 阳性率也越高。

【临床表现】

（一）症状

典型症状：临床表现为持续或反复发作的腹泻、黏液脓血便，伴腹痛、里急后重和不同程度的全身症状，病程多在 4 ～ 6 周及以上，其中黏液脓血便是溃疡性结肠炎最常见的症状。不超过 6 周病程的腹泻需要与多数感染性肠炎相鉴别。

不典型症状：可伴有肠外表现，包括关节损伤（如外周关节炎、脊柱关节炎等）、皮肤黏膜表现（如口腔溃疡、结节性红斑和坏疽性脓皮病）、眼部病变（如虹膜炎、巩膜炎、葡萄膜炎等）、肝胆疾病（如脂肪肝、原发性硬化性胆管炎、胆石症等）、血栓栓塞性疾病等。

（二）体征

本病可无明显特异性体征。体格检查应特别注意患者一般状况和营养状态，并进行细致的腹部、肛周、会阴检查和直肠指检。当伴有其他肠外表现时，可呈现出该疾病特有临床体征。

（三）常见并发症

并发症包括中毒性巨结肠、肠穿孔、下消化道大出血、上皮内瘤变，以及癌变。

【实验室和其他辅助检查】

（一）常规实验室检查

强调粪便常规检查和培养应不少于 3 次。根据流行病学特点，进行排除阿米巴肠病、血吸虫病等的相关检查。常规检查包括血常规、血清白蛋白、电解质、红细胞沉降率（ESR）、C- 反应蛋白（CRP）等。有条件的单位可行粪便钙卫蛋白和血清乳铁蛋白等检查作为辅助指标。

（二）结肠镜检查

结肠镜检查并黏膜活组织检查（以下简称活检）是溃疡性结肠炎诊断的主要依据。结肠镜下溃疡性结肠炎病变多从直肠开始，呈连续性、弥漫性分布。轻度炎症的内镜特征为红斑，黏膜充血和血管纹理消失；中度炎症的内镜特征为血管形态消失，出血黏附在黏膜表面、糜烂，常伴有粗糙呈颗粒状的外观及黏膜脆性增加（接触性出血）；重度炎症内镜下则表现为黏膜自发性出血及溃疡。缓解期可见正常黏膜表现，部分患者可有假性息肉形成，或瘢痕样改变。对于病程较长的患者，黏膜萎缩可导致结肠袋形态消失、肠腔狭窄，以及炎（假）性息肉。伴巨细胞病毒（Cytomegalovirus，CMV）感染的溃疡性结肠炎患者内镜下可见不规则、深凿样或纵行溃疡，部分伴大片状黏膜缺失。内镜下黏膜染色技术能提高内镜对黏膜病变的识别能力，结合放大内镜技术通过对黏膜微细结构的观察和病变特征的判别，有助于溃疡性结肠炎诊断，有条件者还可以选用共聚焦内镜检查。如出现了肠道狭窄，结肠镜检查时建议行多部位活检以排除结直肠癌。不能获得活检标本或内镜不能通过狭窄段时，应完善 CT 结肠成像检查。

（三）黏膜活检

建议多段、多点取材。组织学上可见以下主要改变。活动期：①固有膜内有弥漫性、急性、慢性炎症细胞浸润，包括中性粒细胞、淋巴细胞、浆细胞、嗜酸性粒细胞等，尤其是上皮细胞间有中性粒细胞浸润（即隐窝炎），乃至形成隐窝脓肿；②隐窝结构改变，隐窝大小、形态不规则，分支、出芽，排列紊乱，杯状细胞减少等；③可见黏膜表面糜烂、浅溃疡形成和肉芽组织。缓解期：①黏膜糜烂或溃疡愈合；②固有膜内中性粒细胞浸润减少或消失，慢性炎症细胞浸润减少；③隐窝结构改变可保留，如隐窝分支、减少或萎缩，可见帕内特细胞（Paneth cell）化生（结肠脾曲以远）。溃疡性结肠炎活检标本的病理诊断：活检病变符合上述活动期或缓解期改变，结合临床，可报告符合溃疡性结肠炎病理改变，宜注明为活动期或缓解期。如有隐窝上皮异型增生（上皮内瘤变）或癌变，应予注明。隐窝基底部浆细胞增多被认为是溃疡性结肠炎最早的光学显微镜下特征，且预测价值高。组织学愈合不同于内镜下愈合。在内镜下缓解的病例，其组织学炎症可能持续存在，并且与不良结局相关，故临床中尚需关注组织学愈合。

（四）小肠检查

下列情况应考虑行小肠检查：病变不累及直肠（未经药物治疗者）、倒灌性回肠炎（盲肠至回肠末端的连续性炎症），以及其他难以与克罗恩病（Crohn's disease，CD）鉴别的情况。左半结肠炎伴阑尾开口炎症改变或盲肠红斑改变在溃疡性结肠炎中常见，部分患者无需进一步行小肠检查。小肠影像学检查包括全消化道钡餐、计算机断层扫描小肠成像（Computer tomography enterography，CTE）、磁共振小肠成像（Magnetic resonance imaging enterography，MRE）、胶囊内镜、肠道超声检查等，上述检查不推荐常规使用。对于诊断困难者（直肠赦免、症状不典型、倒灌性回肠炎），应在回结肠镜检查的基础上考虑加做小肠检查。

（五）其他检查

无条件行结肠镜检查的单位可行钡剂灌肠检查。检查所见的主要改变包括：①黏膜粗乱和（或）颗粒样改变；②肠管边缘呈锯齿状或毛刺样改变，肠壁有多发性小充盈缺损；③肠管短缩，袋囊消失呈铅管样。肠腔狭窄时如结肠镜无法通过，可应用钡剂灌肠检查、CT 结肠成像检查显示结肠镜检查未及部位。

【诊断要点】

溃疡性结肠炎缺乏诊断的金标准，主要结合临床表现、实验室检查、影像学检查、内镜检查和组织病理学表现进行综合分析，在排除感染性和其他非感染性结肠炎的基础上进行诊断。若诊断存疑，应在一定时间（一般是 6 个月）后进行内镜及病理组织学复查。

典型的临床表现为黏液脓血便或血性腹泻、里急后重，可伴有腹痛、乏力、食欲减退、发热等全身症状，病程多在 6 周以上。内镜下特征性表现为持续性、融合性的结肠炎性反应和直肠受累，黏膜血管纹理模糊、紊乱或消失，严重者可见黏膜质脆、自发性出血和溃疡形成。病理可见结构改变（隐窝分叉、隐窝结构变形、隐窝萎缩和表面不规则）、上皮异常（黏蛋白耗竭和潘氏细胞化生）和炎性反应表现（固有层炎性反应细胞增多、基底部浆细胞增多、淋巴细胞增多，固有层嗜酸性粒细胞增多）。同时需排除细菌感染性肠炎、阿米巴肠病、肠道血吸虫病、肠结核、真菌性肠炎、人类免疫缺陷病毒感染、缺血性肠病、嗜酸粒细胞性肠炎、白塞病等疾病。

（一）临床类型

溃疡性结肠炎临床类型可分为初发型和慢性复发型。初发型指无既往病史而首次发作，该类型在鉴别诊断中应特别注意，亦涉及缓解后如何进行维持治疗的考虑；慢性复发型指临床缓解期再次出现症状，临床上最常见。以往所称之暴发性结肠炎（Fulminant colitis），因概念不统一而易造成认识的混乱，2012 年我国炎症性肠病（Inflammatory bowel disease，IBD）共识已经建议弃用，并将其归入重度溃疡性结肠炎中。

（二）病变范围

推荐采用蒙特利尔分型（表 15-1）。该分型特别有助于癌变危险性的估计和监测策略的制定，亦有助于治疗方案的选择。

表 15-1　溃疡性结肠炎病变范围的蒙特利尔分型

分型	分布	结肠镜下所见炎症病变累及的最大范围
E1	直肠	局限于直肠，未达乙状结肠
E2	左半结肠	累及左半结肠（脾曲以远）
E3	广泛结肠	广泛病变累及脾曲以近乃至全结肠

（三）疾病活动性的严重程度

溃疡性结肠炎病情分为活动期和缓解期，活动期溃疡性结肠炎按严重程度分为轻、中、重度。改良 Truelove 和 Witts 疾病严重程度分型标准（表 15-2）易于掌握，临床上非常实用。改良 Mayo 评分（表 15-3）更多用于临床研究的疗效评估。

表 15-2　改良 Truelove 和 Witts 疾病严重程度分型

严重程度分型	排便次数（次 /d）	便血	脉搏（次 /min）	体温（℃）	血红蛋白	红细胞沉降率（mm/1h）
轻度	< 4	轻或无	正常	正常	正常	< 20
重度	≥ 6	重	> 90	> 37.8	< 75% 的正常值	> 30

注：中度介于轻、重度之间。

表 15-3　评估溃疡性结肠炎活动性的改良 Mayo 评分系统

项目	0 分	1 分	2 分	3 分
排便次数[a]	正常	比正常增加 1 ~ 2 次 /d	比正常增加 3 ~ 4 次 /d	比正常增加 5 次 /d 或以上
便血[b]	未见出血	不到一半时间内出现便中混血	大部分时间内为便中混血	一直存在出血
内镜发现	正常或无活动性病变	轻度病变（红斑、血管纹理减少、轻度易脆）	中度病变（明显红斑、血管纹理缺乏、易脆、糜烂）	重度病变（自发性出血，溃疡形成）
医师总体评价[c]	正常	轻度病情	中度病情	重度病情

注：[a] 每位受试者作为自身对照，从而评价排便次数的异常程度；[b] 每日出血评分代表 1d 中最严重的出血情况；[c] 医师总体评价包括 3 项标准，受试者对于腹部不适的回顾、总体幸福感和其他表现，如体格检查发现和受试者表现状态，评分 ≤ 2 分且无单个分项评分 > 1 分为临床缓解，3 ~ 5 分为轻度活动，6 ~ 10 分为中度活动，11 ~ 12 分为重度活动。

（四）诊断举例

完整的溃疡性结肠炎诊断应包含疾病分型、部位、分期、严重程度等要点，举例如下：

溃疡性结肠炎（慢性复发型、左半结肠、活动期、中度）。

【鉴别诊断】

（一）急性感染性肠炎

本病多见于各种细菌感染，如志贺菌、空肠弯曲杆菌、沙门菌、产气单胞菌、大肠埃希菌、耶尔森菌等。常有流行病学特点（如不洁食物史或疫区接触史），急性起病常伴发热和腹痛，具有自限性（病程一般为数天至 1 周，不超过 6 周）；抗菌药物治疗有效；粪便检出病原体可确诊。

（二）阿米巴肠病

本病有流行病学特征，果酱样粪便，结肠镜下见溃疡较深、边缘潜行，间以外观正常的黏膜，确诊有赖于从粪便或组织中找到病原体，非流行区患者血清阿米巴抗体阳性有助于诊断。高度疑诊病例采用抗阿米巴治疗有效。

（三）肠道血吸虫病

患者有疫水接触史，常有肝脾大。确诊有赖于粪便检查见血吸虫卵或孵化毛蚴阳性。急性期结肠镜下可见直肠、乙状结肠黏膜有黄褐色颗粒，活检黏膜压片或组织病理学检查见血吸虫卵。免疫学检查有助于鉴别。

（四）肠结核

肠结核患者多有肠外结核病史或临床表现，部分患者有低热、盗汗、纳差、消瘦、乏力等结核中毒症状。由于其好发部位在回盲部，且易出现环形狭窄，故常表现为右下腹痛，时有肠梗阻表现。肠结核的病理基础是闭塞性血管炎，故虽有腹泻，但便血少见，较少出现类似溃疡性结肠炎的脓血便。内镜检查肠结核病变多为跳跃式分布，溃疡较溃疡性结肠炎深，也不似克罗恩病，主要沿肠管纵轴分布，呈环形，黏膜炎症相对较轻，假息肉少见。最可靠的诊断依据为组织学和病原学检查，只要符合以下任何一条标准就可诊断肠结核而排除溃疡性结肠炎：①肠壁或肠系膜淋巴结中找到干酪坏死性肉芽肿；②病变组织病理切片中找到结核杆菌；③从病变处取材培养结核杆菌结果阳性；④从病变处取材做动物接种有结核改变。

（五）缺血性肠病

有时缺血性肠病有便血和腹痛，需与溃疡性结肠炎鉴别。但此病一般发生于动脉硬化、糖尿病等病史的老年人，起病急，病程短。由于直肠侧支循环较多，该病一般不累及直肠，多发生于结肠脾曲附近。而直肠却是溃疡性结肠炎的好发部位。

（六）结肠癌

临床会出现腹痛、便血、肠梗阻和腹部包块等症状和体征，也有消瘦、贫血和发热等全身症状。结肠癌尤其是回盲部癌肿临床表现无特异性，早期常需结肠镜鉴别。患者年龄多大于 40 岁，病程较短，病情进行性发展，腹部包块常较硬而有结节。X 线检查多见固定而局限的充盈缺损，肠黏膜破坏明显。内镜下取活检做组织病理检查可鉴别。

（七）其他

真菌性肠炎、抗菌药物相关性肠炎（包括假膜性肠炎）、放射性肠炎、嗜酸粒细胞性肠炎、过敏性紫癜、胶原性结肠炎、肠白塞病、结肠息肉病、结肠憩室炎和人类免疫缺陷病毒（Human immunodeficiency virus，HIV）感染合并的结肠病变应与溃疡性结肠炎鉴别。还需注意结肠镜检查发现的直肠轻度炎症改变，如不符合溃疡性结肠炎的其他诊断要点，常为非特异性，应认真寻找病因，观察病情变化。

（八）溃疡性结肠炎合并难辨梭状芽孢杆菌（Clostridium difficile，C.diff）或 CMV 感染

重度溃疡性结肠炎或在免疫抑制剂维持治疗病情处于缓解期的患者出现难以解释的症状恶化时，应考虑合并 C.diff 或 CMV 感染的可能。确诊 C.diff 感染可行粪便毒素试验（酶联免疫测定毒素 A 和毒素 B）、核苷酸 PCR、谷氨酸脱氢酶抗原检测等。确诊 CMV 结肠炎可予结肠镜下黏膜活检行 HE 染色找巨细胞包涵体、免疫组织化学染色和 CMV DNA 实时荧光定量 PCR。特征性的内镜下表现和外周血 CMV DNA 实时荧光定量 PCR > 1200 拷贝 /mL 时，临床上要高度警惕 CMV 结肠炎。

【治疗】

溃疡性结肠炎的治疗目标：诱导并维持临床缓解以及黏膜愈合，防止病情复发，改善患者生命质量，加强对患者的长期管理，减少并发症，降低重症患者手术率。治疗方案的选择建立在对病情进行全面评估的基础上。主要根据病情活动性的严重程度、病变累及的范围和疾病类型（复发频率、既往对治疗药物的反应、肠外表现等）制订治疗方案。治疗过程中应根据患者对治疗的反应以及对药物的耐受情况随时调整治疗方案。决定治疗方案前应向患者详细解释方案的效益和风险，在与患者充分交流并获得同意后实施。

西医治疗根据我国中华医学会消化病学分会炎症性肠病学组发布的《炎症性肠病诊断与治疗的共识意见（2018 年，北京）》，主要以氨基水杨酸制剂、激素、嘌呤类药物、英夫利西单克隆抗体等为主。

中医治疗参照我国中华中医药学会脾胃病分会发布的《溃疡性结肠炎中医诊疗专家共识意见（2017）》。在治疗上当分活动期、缓解期论治，可根据证型变化采用序贯或转换治疗。活动期的治法主要为清热化湿，调气和血，敛疡生肌。缓解期的治法主要为健脾益

气，兼以补肾固本，佐以清热化湿。根据病情轻重程度采用不同的治疗方式。如重度患者应采取中西医结合治疗，中医治疗以清热解毒，凉血化瘀为主；轻中度可用中医方法辨证治疗诱导病情缓解；缓解期可用中药维持治疗。根据溃疡性结肠炎病变累及结肠部位的不同，采用对应的给药方法。如直肠型或左半结肠型可采用中药灌肠或栓剂治疗，广泛结肠型采用中药口服加灌肠联合给药。

（一）西医治疗

主要分为活动期的治疗和缓解期的治疗两部分，必要时可行手术治疗。

1. 活动期的治疗

（1）轻度溃疡性结肠炎

1）氨基水杨酸制剂（表 15-4）：是治疗轻度溃疡性结肠炎的主要药物，包括传统的柳氮磺吡啶（SASP）和其他各种不同类型的 5- 氨基水杨酸（5-ASA）制剂。SASP 疗效与其他 5-ASA 制剂相似，但不良反应远较 5-ASA 制剂多见。目前尚缺乏证据显示不同类型 5-ASA 制剂的疗效有差异。每天 1 次顿服美沙拉嗪与分次服用等效。需要注意的是，美沙拉嗪作为临床最广泛使用治疗溃疡性结肠炎的药物，有报道显示其长期应用可能诱发肝功能异常，故长期服用美沙拉嗪的患者应同时密切监测肝功能情况，在应用时应注意肝肾功能不全者慎用，妊娠及哺乳期妇女慎用，两岁以下儿童不宜用。其与氰钴胺片（维生素 B_{12} 片）同用，将影响维生素 B_{12} 的吸收。胃和十二指肠溃疡患者禁用。

表 15-4 氨基水杨酸制剂用药方案

药品名称	结构特点	释放特点	制剂	推荐剂量[a]
柳氮磺吡啶	5-氨基水杨酸与磺胺吡啶的偶氮化合物	结肠释放	口服：片剂	3～4g/d 分次口服
5-氨基水杨酸前体药 巴柳氮	5-氨基水杨酸与P-氨基苯甲酰β丙氨酸偶氮化合物	结肠释放	口服：片剂、胶囊剂、颗粒剂	4～6g/d 分次口服
奥沙拉嗪	两分子5-氨基水杨酸的偶氮化合物	结肠释放	口服：片剂、胶囊剂	2～4g/d 分次口服
5-氨基水杨酸 美沙拉嗪	甲基丙烯酸酯控释pH值依赖 乙基纤维素半透膜控释时间依赖	pH值依赖药物，释放部位为回肠末端和结肠 纤维素膜控释时间依赖药物，释放部位为远段空肠、回肠、结肠	口服：颗粒剂、片剂 局部：栓剂、灌肠剂、泡沫剂、凝胶剂	2～4g/d 分次口服或顿服

注：[a] 以5-氨基水杨酸含量计，柳氮磺吡啶、巴柳氮、奥沙拉嗪1g分别相当于美沙拉嗪的0.40、0.36和1.00g。

2）激素：对氨基水杨酸制剂治疗无效者，特别是病变较广泛者，可改用口服全身作用激素（用法详见中度溃疡性结肠炎治疗）。皮质类固醇药物治疗溃疡性结肠炎的机理是通过降低毛细血管通透性，抑制白细胞和巨噬细胞血行至炎症区域，阻断T细胞对抗原和巨噬细胞激活效应，减少白细胞释放蛋白溶解酶和减少前列腺素和白三烯产生。此外，它们能增加正常和炎症结肠内钠和水转至壁细胞，故可减轻腹泻症状。因此，皮质类固醇治疗溃疡性结肠炎是合理的。常用的药物有泼尼松、甲泼尼龙、氢化可的松、地塞米松等。

需要注意的是激素在下列情况应慎用：心脏病或急性心力衰竭、糖尿病、高血压、全身性真菌感染、病毒性感染、青光眼、肝功能异常、肾功能异常、甲减（此时糖皮质激素作用增强）、重症肌无力、骨质疏松、胃溃疡、结核病等。以下情况不宜应用糖皮质激素：严重的精神病史，活动性胃、十二指肠溃疡，新近胃肠吻合术后，重度骨质疏松，未能用抗菌药物控制的病毒、细菌、霉菌感染，肾上腺皮质机能亢进，癫痫。

不良反应：激素在应用药理剂量时可导致不同类型的不良反应发生，而且与疗程、剂量、用药种类、用法及给药途径等有密切关系。常见不良反应有以下几类：①静脉迅速给予大剂量可能发生全身性的过敏反应，包括面部、鼻黏膜、眼睑肿胀，荨麻疹，气短，胸闷，喘鸣。②长程用药可引起以下副作用：医源性库欣综合征面容和体态、体重增加、下肢浮肿、紫纹、出血倾向、创口愈合不良、痤疮、月经紊乱、肱或股骨头缺血性坏死、骨质疏松或骨折（包括脊椎压缩性骨折、长骨病理性骨折）、肌无力、肌萎缩、低血钾综合征、胃肠道刺激（恶心、呕吐）、胰腺炎、消化性溃疡或肠穿孔、儿童生长受到抑制、青光眼、白内障、良性颅内压升高综合征、糖耐量减退和糖尿病加重。③患者可出现精神症状：激动、不安、谵妄、定向力障碍，也可表现为抑郁。精神症状尤易发生于患慢性消耗性疾病的人及以往有过精神不正常者。在泼尼松用量达每日 40mg 或更多时，用药数日至二周即可出现。④并发感染：为糖皮质激素的主要不良反应。以真菌、结核菌、葡萄球菌、变形杆菌、绿脓杆菌和各种疱疹病毒感染为主。多发生在中程或长程疗法时，但亦可在短期用大剂量后出现。⑤下丘脑－垂体－肾上腺轴受到抑制，为激素治疗的重要并发症，其发生与制剂、剂量、疗程等因素有关。每日用泼尼松 20mg 以上，历时 3 周以上，以及出现医源性库欣综合征时，应考虑肾上腺功能已受到抑制。

（2）中度溃疡性结肠炎

1）氨基水杨酸制剂：仍是主要药物，用法同前。

2）激素：足量氨基水杨酸制剂治疗后（一般 2～4 周）症状控制不佳者，尤其是病变较广泛者，应及时改用激素。按泼尼松 0.75～1mg/（kg·d）（其他类型全身作用激素的剂量按相当于上述泼尼松剂量折算）给药。达到症状缓解后开始逐渐缓慢减量至停药，注意快速减量会导致早期复发。

3）硫嘌呤类药物：包括硫唑嘌呤（Azathioprine）、6- 巯基嘌呤（6-mercaptopurine）。适用于激素无效或依赖者，口服后经酶解生成 6- 硫鸟嘌呤核苷酸诱导 T 细胞凋亡，从而抑制 T 细胞增殖，调节免疫。由于服药至少 3 个月才能达到稳定的血药浓度，因此常用于激素或英夫利西单克隆抗体诱导缓解后的维持治疗，或与激素合用诱导缓解。由于其不良反应发生率较高，有报道显示硫唑嘌呤不良反应发生率高达 31%～45%，最主要的是骨髓抑制，故临床中常需要谨慎选用。

欧美推荐硫唑嘌呤的目标剂量为 1.5～2.5mg/（kg·d）；我国相关文献数据显示，低剂量硫唑嘌呤［（1.23±0.34）mg/（kg·d）］对难治性溃疡性结肠炎患者有较好的疗效和安全性，但这篇文献证据等级较弱。另外对激素依赖的溃疡性结肠炎患者，低剂量［1.3mg/（kg·d）］硫唑嘌呤可有效维持疾病缓解。总体上我国相关文献证据等级不强，具体剂量范围可参考 CD 治疗部分。

注意事项：用药期间应注意定期监测患者血常规及肝、肾功能，每周应随访白细胞计数及分类、血小板计数、血红蛋白等，对血细胞在短期内急剧下降者，应每日复查全血细胞分析。临床上溃疡性结肠炎治疗时常会将氨基水杨酸制剂与硫嘌呤类药物合用，但氨基水杨酸制剂会增加硫嘌呤类药物的骨髓抑制毒性，应特别注意。

不良反应：①最常见的不良反应为骨髓抑制，可有白细胞及血小板减少。②可出现肝脏损害，致胆汁淤积而出现黄疸。③消化系统上，患者可有恶心、呕吐、食欲减退、腹泻和口腔炎等症状，但较少发生，见于服药剂量过大的患者。

禁忌证：对硫嘌呤类药物过敏者、妊娠及哺乳期妇女、严重肝肾功能损害者禁用。

4）沙利度胺：适用于难治性溃疡性结肠炎的治疗，但由于国内外均为小样本临床研究，故不作为首选治疗药物。需要特别注意的是，本品可致畸胎，孕妇禁用。

5）英夫利西单克隆抗体（Infliximab，IFX）：当激素和上述免疫抑制剂治疗无效或激素依赖或不能耐受上述药物治疗时，可考虑 IFX 治疗。国外研究已肯定其疗效，我国 IFX Ⅲ期临床试验也肯定其对中重度溃疡性结肠炎的疗效，其 8 周临床应答率为 64%，黏膜愈合率为 34%。有研究发现对于患有中重度心力衰竭（NYHA Ⅲ / Ⅳ级）的患者，给予本品 10mg/mL 可能增加因心衰加重引起的住院率和死亡率。本品剂量高于 5mg/mL 时禁用于中重度心衰患者。

6）选择性白细胞吸附疗法：其主要机制是减低活化或升高的粒细胞和单核细胞。我国多中心初步研究显示其对轻中度溃疡性结肠炎有一定疗效。对于轻中度溃疡性结肠炎患者，特别是合并机会性感染者可考虑应用。

远段结肠炎的治疗：对病变局限在直肠或直肠乙状结肠者，强调局部用药（病变局限在直肠用栓剂，局限在直肠乙状结肠用灌肠剂），口服与局部用药联合应用疗效更佳。轻度远段结肠炎可视情况单独局部用药或口服和局部联合用药；中度远段结肠炎应口服和局部联合用药；对于病变广泛者口服和局部联合用药亦可提高疗效。局部用药有美沙拉嗪栓剂 0.5 ～ 1.0g/ 次，1 ～ 2 次 /d；美沙拉嗪灌肠剂 1.0 ～ 2.0g/ 次，1 ～ 2 次 /d。激素如氢化可的松琥珀酸钠盐（禁用酒石酸制剂）每晚 100 ～ 200mg；布地奈德泡沫剂 2mg/ 次，1 ～ 2

次 /d，适用于病变局限在直肠者，布地奈德的全身不良反应少。不少中药灌肠剂如锡类散亦有效，可试用。

难治性直肠炎（Refractory proctitis）：其产生原因有以下几种。①患者依从性不佳；②药物黏膜浓度不足；③局部并发症认识不足（感染等）；④诊断有误（肠易激综合征，CD，黏膜脱垂，肿瘤等）；⑤常规治疗疗效欠佳。需要全面评估患者诊断、患者用药依从性和药物充分性。必要时可考虑全身激素、免疫抑制剂和（或）生物制剂治疗。

（3）重度溃疡性结肠炎：病情重、发展快，处理不当会危及生命。应收治入院，予积极治疗。

1）一般治疗：①补液、补充电解质，防治水、电解质、酸碱平衡紊乱，特别是注意补钾。便血多、血红蛋白过低者适当输红细胞。病情严重者暂禁食，予胃肠外营养。②粪便和外周血检查是否合并 C.diff 或 CMV 感染，粪便培养排除肠道细菌感染。如有则进行相应处理。③注意忌用止泻剂、抗胆碱能药物、阿片类制剂、NSAIDs 等，以避免诱发结肠扩张。④对中毒症状明显者可考虑静脉使用广谱抗菌药物。

2）静脉用糖皮质激素：为首选治疗。甲泼尼龙 40 ～ 60mg/d，或氢化可的松 300 ～ 400mg/d，剂量加大不会增加疗效，但剂量不足会降低疗效。

3）需要转换治疗的判断与转换治疗方案的选择：在静脉使用足量激素治疗 3d 仍然无效时，应转换治疗方案。所谓"无效"除观察排便频率和血便量外，宜参考全身状况、腹部体格检查、血清炎症指标进行判断。判断的时间点定为"约 3d"是欧洲克罗恩病和结肠炎组织（European Crohn's and Colitis Organization，ECCO）和亚太共识的推荐，亦宜视病情严重程度和恶化倾向，可适当延迟（如 7d）。但应牢记，不恰当的拖延势必大大增加手术风险。转换治疗方案有两大选择，一是转换药物的治疗，如转换药物治疗 4 ～ 7d 无效者，应及时转手术治疗；二是立即手术治疗。

①环孢素（Cyclosporine）：2～4mg/（kg·d）静脉滴注。该药起效快，短期有效率可达60%～80%。我国前瞻性随机对照临床研究显示，2mg/（kg·d）和3mg/（kg·d）剂量下临床疗效相似。使用该药期间需定期监测血药浓度，严密监测不良反应。有效者待症状缓解后，改为继续口服使用一段时间（不超过6个月），逐渐过渡到硫嘌呤类药物维持治疗。研究显示，以往服用过硫嘌呤类药物者应用环孢素的短期和长期疗效显著差于未使用过硫嘌呤类药物者。需要注意的是，有病毒感染时禁用本品，如水痘、带状疱疹等。严重肝肾损害、未控制的高血压、恶性肿瘤患者忌用或慎用本品。

②他克莫司：作用机制与环孢素类似，也属于钙调磷酸酶抑制剂。研究显示，他克莫司治疗重度溃疡性结肠炎的短期疗效基本与环孢素相同，其治疗的溃疡性结肠炎患者44个月的远期无结肠切除率累计为57%。禁忌证：妊娠、对他克莫司或其他大环内酯类药物过敏者禁用。

③IFX：是重度溃疡性结肠炎患者较为有效的挽救治疗措施。有研究显示，CRP水平增高、低血清白蛋白等是IFX临床应答差的预测指标。

④手术治疗：在转换治疗前应与外科医师和患者密切沟通，以权衡先予"转换"治疗或立即手术治疗的利弊，视具体情况决定。对中毒性巨结肠患者一般宜早期实施手术。

4）血栓预防和治疗：研究显示中国IBD患者静脉血栓发生率为41.45/10万，大量文献显示重度溃疡性结肠炎患者活动期时血栓形成风险增加，故建议可考虑预防性应用低分子肝素降低血栓形成风险。

5）合并机会性感染的治疗：重度溃疡性结肠炎患者特别是发生激素无效时要警惕机会性感染，一旦合并C.diff感染和CMV结肠炎，应给予积极的药物治疗，治疗C.diff感染的药物有甲硝唑和万古霉素等。治疗 CMV 结肠炎的药物有更昔洛韦和膦甲酸钠等。

2. 缓解期的维持治疗　溃疡性结肠炎维持治疗的目标是维持临床和内镜的无激素缓解。

（1）需要维持治疗的对象：除轻度初发病例、很少复发且复发时为轻度易于控制者外，均应接受维持治疗。

（2）维持治疗的药物：激素不能作为维持治疗药物。维持治疗药物的选择视诱导缓解时用药情况而定。

1）氨基水杨酸制剂：由氨基水杨酸制剂或激素诱导缓解后以氨基水杨酸制剂维持，用原诱导缓解剂量的全量或半量，如用 SASP 维持，剂量一般为 2～3g/d，并应补充叶酸。远段结肠炎以美沙拉嗪局部用药为主（直肠炎用栓剂，每晚 1 次；直肠乙状结肠炎用灌肠剂，隔天至数天 1 次），联合口服氨基水杨酸制剂效果更好。

2）硫嘌呤类药物：用于激素依赖者、氨基水杨酸制剂无效或不耐受者、环孢素或他克莫司有效者。剂量与诱导缓解时相同。

3）IFX：以 IFX 诱导缓解后继续 IFX 维持治疗。

4）其他：肠道益生菌和中药治疗维持缓解的作用尚待进一步研究。

（3）维持治疗的疗程：氨基水杨酸制剂维持治疗的疗程为 3～5 年或长期维持。对硫嘌呤类药物和 IFX 维持治疗的疗程未达成共识，视患者具体情况而定。

3. 手术治疗

（1）绝对指征：大出血、穿孔、癌变，以及高度疑为癌变。

（2）相对指征：①积极内科治疗无效的重度溃疡性结肠炎（见上述重度溃疡性结肠炎治疗），合并中毒性巨结肠内科治疗无效者宜更早行外科干预。②内科治疗疗效不佳和（或）药物不良反应已严重影响生命质量者，可考虑外科手术。

（二）中医辨证论治

1. 大肠湿热证

证候特点：腹泻，便下黏液脓血，腹痛，里急后重，肛门灼热，腹胀，小便短赤，口干，口苦。

舌脉：舌质红，苔黄腻，脉滑。

治法：清热化湿，调气和血。

推荐方剂：芍药汤。

基本处方：白芍 30g，黄连 15g，黄芩 10g，木香 6g，炒当归 10g，肉桂 3g，槟榔 6g，生甘草 6g，大黄 9g。每日 1 剂，水煎服。

加减法：脓血便明显，加白头翁、地锦草、马齿苋等；血便明显，加地榆、槐花、茜草等。

2. 热毒炽盛证

证候特点：便下脓血或血便，量多次频，腹痛明显，发热，里急后重，腹胀，口渴，烦躁不安。

舌脉：舌质红，苔黄燥，脉滑数。

治法：清热祛湿，凉血解毒。

推荐方剂：白头翁汤。

基本处方：白头翁 15g，黄连 12g，黄柏 12g，秦皮 12g。每日 1 剂，水煎服。

加减法：血便频多，加仙鹤草、紫草、槐花、地榆、牡丹皮等；腹痛较甚，加徐长卿、白芍、甘草等；发热者，加金银花、葛根等。

3. 脾虚湿蕴证

证候特点：黏液脓血便，白多赤少，或为白冻，腹泻便溏，夹有不消化食物，脘腹胀满，腹部隐痛，肢体困倦，食少纳差，神疲懒言。

舌脉：舌质淡红，边有齿痕，苔薄白腻，脉细弱或细滑。

治法：益气健脾，化湿和中。

推荐方剂： 参苓白术散。

基本处方： 党参 12g，白术 12g，茯苓 12g，山药 12g，白扁豆 9g，莲子肉 6g，桔梗 6g，砂仁 6g，薏苡仁 15g，炙甘草 3g，陈皮 6g。每日 1 剂，水煎服。

加减法： 大便白冻黏液较多者，加苍术、白芷、仙鹤草等；久泻气陷者，加黄芪、炙升麻、炒柴胡等。

4. 寒热错杂证

证候特点： 下痢稀薄，夹有黏冻，反复发作，肛门灼热，腹痛绵绵，畏寒怕冷，口渴不欲饮，饥不欲食。

舌脉： 舌质红，或舌淡红，苔薄黄，脉弦，或细弦。

治法： 温中补虚，清热化湿。

推荐方剂： 乌梅丸。

基本处方： 乌梅 10g，细辛 5g，干姜 10g，黄连 10g，附子 5g，当归 15g，黄柏 10g，桂枝 6g，人参 10g，花椒 5g。每日 1 剂，水煎服。

加减法： 大便稀溏，加加山药、炒白术等；久泻不止者，加石榴皮、诃子等。

5. 肝郁脾虚证

证候特点： 情绪抑郁或焦虑不安，常因情志因素诱发大便次数增多，大便稀烂或黏液便，腹痛即泻，泻后痛减，排便不爽，饮食减少，腹胀，肠鸣。

舌脉： 舌质淡红，苔薄白，脉弦或弦细。

治法： 疏肝理气，健脾化湿。

推荐方剂： 痛泻要方合四逆散。

基本处方： 炒白术 15g，炒白芍 15g，防风 9g，陈皮 10g，炒柴胡 9g，炒枳实 18g，炙甘草 3g。每日 1 剂，水煎服。

加减法： 腹痛、肠鸣者，加木香、木瓜、乌梅等；腹泻明显者，加党参、茯苓、山药、芡实等。

6.脾肾阳虚证

证候特点：久泻不止，大便稀薄，夹有白冻，或伴有完谷不化，甚则滑脱不禁，腹痛喜温喜按，腹胀，食少纳差，形寒肢冷，腰酸膝软。

舌脉：舌质淡胖，或有齿痕，苔薄白润，脉沉细。

治法：健脾补肾，温阳化湿。

推荐方剂：附子理中丸合四神丸。

基本处方：制附子6g，人参（原文为人参，现多用党参代替）9g，干姜4.5g，炒白术9g，甘草3g，补骨脂12g，肉豆蔻6g，吴茱萸3g，五味子6g。每日1剂，水煎服。

加减法：腰酸膝软，加菟丝子、益智仁等；畏寒怕冷，加肉桂等；大便滑脱不禁，加赤石脂、禹余粮等。

7.阴血亏虚证

证候特点：便下脓血，反复发作，大便干结，夹有黏液便血，排便不畅，腹中隐隐灼痛，形体消瘦，口燥咽干，虚烦失眠，五心烦热。

舌脉：舌红少津或舌质淡，少苔或无苔，脉细弱。

治法：滋阴清肠，益气养血。

推荐方剂：驻车丸合四物汤。

基本处方：黄连15g，阿胶10g，干姜6g，当归10g，地黄10g，白芍10g，川芎10g。每日1剂，水煎服。

加减法：大便干结，加麦冬、玄参、火麻仁等；面色少华，加黄芪、党参等。

（三）中医其他治疗

1.中药灌肠　　中药灌肠有助于较快缓解症状，促进肠黏膜损伤的修复。常用药物有：①清热化湿类：黄柏、黄连、苦参、白头翁、马齿苋、秦皮等；②收敛护膜类：诃子、赤石脂、石榴皮、五倍子、乌梅、枯矾等；③生肌敛疡类：白及、三七、血竭、青黛、儿茶、生黄芪、炉甘石等；④宁络止血类：地榆、槐花、紫草、紫珠叶、蒲黄、大黄炭、仙鹤草等；⑤清热解毒类：野菊花、白花蛇舌草、败酱草等。

临床可根据病情需要选用 4～8 味中药组成灌肠处方。灌肠液以 120～150mL，温度 39℃，睡前排便后灌肠为宜，可取左侧卧位30min，平卧位 30min，右侧卧位 30min，后取舒适体位。灌肠结束后，尽量保留药液 1h 以上。

2. 中成药

（1）补脾益肠丸：益气养血，温阳行气，涩肠止泻。用于脾虚气滞所致的泄泻，症见腹胀疼痛、肠鸣泄泻、黏液血便；慢性结肠炎、溃疡性结肠炎见上述证候者。孕妇、泄泻时腹部热胀痛者忌服。

（2）固本益肠片：健脾温肾，涩肠止泻。用于脾虚或脾肾阳虚所致的泄泻。症见腹痛绵绵、大便清稀或有黏液及黏液血便、食少腹胀、腰酸乏力、形寒肢冷、舌淡苔白、脉虚；慢性肠炎见上述证候者。泄泻时腹部热胀痛者忌服。

（3）固肠止泻丸：调和肝脾，涩肠止痛。用于肝脾不和，泻痢腹痛，慢性非特异性溃疡性结肠炎见上述证候者。

（4）龙血竭片（肠溶衣）：活血散瘀，定痛止血，敛疮生肌。用于慢性结肠炎所致的腹痛、腹泻等症。孕妇忌服。

（5）结肠宁（灌肠剂）：活血化瘀，清肠止泻。用于溃疡性结肠炎等。

（6）锡类散：解毒化腐。用于溃疡性结肠炎的灌肠治疗。

3. 针灸　针灸是溃疡性结肠炎的可选择治法。穴位多取中脘、气海、神阙等任脉穴位，脾俞、胃俞、大肠俞等背俞穴，天枢、足三里、上巨虚等足阳明胃经穴位，三阴交、阴陵泉、太冲等足三阴经穴位。治疗方法多用针刺、灸法或针灸药结合。

（四）中西医结合治疗

1. 中西医结合治疗的优势 西药（如激素）虽然可以快速诱导缓解，但其患者有效应答率较低，且疗效尚不稳定，部分患者药物依赖，致使复发率较高，且西药对临床兼次症状改善并不明显，长期服用具有不良反应多，不能整体调节患者免疫力等问题。而现代研究表明中药在长期的治疗中，能降低炎症反应，保护并修复肠道黏膜，改善肠道微循环，并能有效调节患者的免疫功能，提高患者整体生存质量，且具有毒副反应小，复发率低，患者容易接受长期治疗等特点。临床上，中西医结合治疗存在一定优势，可有效缓解患者症状，降低复发率，改善患者生存质量，从而减少患者痛苦。

2. 目标人群与策略

（1）活动期：轻、中度溃疡性结肠炎中药治疗未能缓解症状，或结肠黏膜损伤无改善者，可考虑联合 5-ASA 治疗。在辨证治疗基础上选择：①直肠炎，直肠局部给予 5-ASA 1g/d；②左半结肠炎，局部给予 5-ASA ≥ 1g/d，联合口服 5-ASA 2.0 ～ 4.0g/d；③广泛结肠炎，口服 5-ASA 2.0 ～ 4.0g/d，联合 ≥ 1g/d 5-ASA 灌肠液治疗。在第 4 ～ 8 周评估应答反应，如有应答，继续使用 5-ASA；如无应答，则口服或局部用糖皮质激素，按重度溃疡性结肠炎处理。重度活动性溃疡性结肠炎采用中西医结合治疗。在使用糖皮质激素的基础上结合清肠化湿、凉血解毒等方法治疗。静脉输注糖皮质激素，应在第 3 天评估应答反应，对于激素抵抗患者，应及早考虑转换治疗（环孢素、他克莫司、抗肿瘤坏死因子单抗、维多珠单抗等），以免延误病情。糖皮质激素抵抗 / 依赖型溃疡性结肠炎宜采用中医辨证施治与西医联合治疗。西医方面可选择硫嘌呤类药物，包括硫唑嘌呤和 6- 硫基嘌呤；亦可采用生物制剂（抗 TNF 单抗或维多珠单抗）。

（2）缓解期：溃疡性结肠炎维持治疗方案的选择由病情类型及诱导缓解的药物所决定，可以西药维持量配合中药口服或灌肠，再逐渐减少西药用量，以中药维持。在西药选择方面，使用5-ASA诱导缓解的轻中度活动期直肠炎或左半结肠炎，维持缓解的用药同活动期。口服糖皮质激素诱导缓解者，使用5-ASA或硫嘌呤类药物维持缓解。对生物制剂（抗TNF单抗或维多珠单抗）治疗有应答的患者，继续原生物制剂维持缓解。中医方面治疗以健脾益气为主，辅以清化湿热、调气活血、敛疡生肌之品。

3. 辨病、辨证相结合治疗　内疡形成为局部病理表现：溃疡性结肠炎肠黏膜充血、肿胀、局部表浅溃疡或糜烂，黏膜下血管网模糊，形成特征性微脓肿，即隐窝脓肿，此与体表溃疡病理形态上颇为相似。是因邪毒滞于肠道，化腐成疡所致，因其发病部位在大肠而称为内疡，即内在溃疡。针对局部病理改变，应给予清热化湿，解毒凉血，敛疮生肌，活血止血等药。活动期和恢复期的患者，病变部位在乙状结肠、直肠的给予野菊花栓1粒，2次/日；病变部位在降结肠以上及全结肠者给予灌肠剂，保留灌肠或肛门滴注。常用药物包括清热化湿解毒类的黄柏、黄连、苦参、大黄、黄芩等；清热解毒、敛疮生肌类的锡类散、养阴生肌散、血竭、白及粉、青黛、大黄粉、枯矾、马齿苋、珍珠粉等；活血化瘀止血类的云南白药、三七粉、白及粉、五灵脂、生蒲黄等；酸收类的五味子、五倍子、乌梅等。灌肠给药可使药物直接作用于肠壁，充分接触病灶，起着局部治疗作用，又可保持药物性能，使药物吸收更为完全。

注意事项：①灌肠的时机：关于药物灌肠的时间和频次，大多数指南建议临睡前进行保留灌肠，每晚灌肠1次，晨起自然排出粪便。灌肠液应在肠内保留时间＞4h才可保证临床疗效。②灌肠前准备：一般灌肠开始前0.5h需要排空大小便，如果患者1d未排大便，应先予温的0.9%氯化钠溶液清洁灌肠，然后再保留灌肠。③灌肠的体位：一般选择左侧卧位抬高臀部，选择如此体位的目的是利用重力作用使灌肠液能够顺利流入乙状结肠和降结肠。也可根据病变部位取右侧卧位，可使灌肠药物直达病所，使药物与病变部位充分接触,有利于药物充分吸收,以提高临床疗效。如病变部位在回盲部宜采取右侧卧位,在直肠与乙状结肠宜采取左侧卧位。④灌肠药液的用量:对于保留灌肠的灌注液量,文献报道每次为50～200mL。由于直肠壁对压力感受较敏感,当药液在直肠内积聚至150～200mL时即可刺激压力感受器引起排便反射,不利于药物长时间保留,故临床大多数学者认为灌肠液的量应控制在200mL以下。⑤灌肠药液的温度:一般为38～41℃。⑥中药灌肠疗程:大多数文献报道为2～4周,可根据患者具体病情酌情调整。

中药灌肠治疗的禁忌证:肛门、直肠和结肠等手术或大便失禁的患者;下消化道出血者;妊娠期妇女等。

4.分期论治 将溃疡性结肠炎分为活动期、恢复期和缓解期,根据各期中医证候学特点分期论治,具体如下:

(1)活动期——清热化湿解毒,消积导滞:活动期多见腹痛、腹泻、黏液脓血便、里急后重、肛门灼热或坠痛、口苦、口臭等湿热之象,也可兼见发热等全身症状,舌质红或暗红、苔黄厚腻,脉弦滑或沉滑。镜下表现为病变部位黏膜广泛充血水肿,溃疡或糜烂渗血,或黏液渗出附着,其实就是湿热邪毒在大肠病理中的真实体现。瘀血、湿热、气滞、疫毒、宿食等积滞,使肠道传导失司,阻碍腑气通降,气机阻滞,气滞则血凝,从而更加重积滞,故血瘀与积滞不除,腹气不通,则湿热瘀毒不去,愈损伤肠道。总之,湿热蕴结、积滞内停是本病活动期的主要症结所在。故本期以标实为主,标实邪盛是其病机特点,反复发作者多伴有本虚。故宜清热化湿解毒、消积导滞、调气行血以通因通用。治疗以芍药汤、葛根芩连汤、白头翁汤、香连丸辨证加减为用。同时注意应用消导法和活血化瘀法,消积导滞药如山楂、鸡内金、枳实、枳壳、大黄、莱菔子、槟榔等;活血化瘀药如五灵脂、生蒲黄、丹参、桃仁、红花、三七粉、川芎、赤芍等;对于下痢频频,次数较多者应用酸收法,既可收敛,又可祛邪,此法不同于固涩法,无留邪之弊,可用山楂、石榴皮、五倍子、五味子、乌梅等；若脓血便较多，可加用清热解毒之品，如马齿苋、连翘、蒲公英、银花等。

（2）恢复期——健脾益气，化湿解毒：经活动期治疗后，腹痛、黏液脓血便基本消失，里急后重、腹泻症状明显减轻，黄腻苔基本消退，而表现出肢冷便溏、倦怠乏力、腹凉喜温等脾虚征象。或伴有腰膝酸软、畏寒肢冷等肾虚之像。结肠镜下可见糜烂溃疡明显减轻，无渗血及黏液附着。表现特点以正虚为主，兼有余邪，正虚邪恋为此期的病机特点。治疗多以健脾化湿为主，兼以活血化瘀，寒温并用，补泻兼施，标本同治。选方多用参苓白术散加减，如兼有肾阳不足，则可加肉桂、制附子、干姜等。同时应该看到血瘀证贯穿于疾病的始终，也同样存在于疾病的恢复期，故应配以行气活血之品。此外，本病以内疡为基本病理表现，故多在上述辨证论治基础上配合益气托毒排脓药物如生黄芪，使毒随脓泄，腐祛新生。恢复期的灌肠给药和栓剂的应用同活动期。

（3）缓解期——健脾益气，活血化瘀：此期黏液脓血便明显减少甚至消失，或仅余腹痛隐隐，仅见大便偶有不成形，或偶因饮食不当而大便次数增多，脘腹痞满不适、体倦乏力。结肠镜下可见瘢痕存在，充血水肿及溃疡糜烂消失。本期湿热已尽，但气虚血瘀仍在。脾气亏虚，瘀血阻滞为此期的主要病理因素，亦是复发的宿根。西医学研究表明：脾虚证患者可出现细胞免疫功能低下，体液免疫功能紊乱，而免疫功能异常是溃疡性结肠炎发病原因之一；微循环障碍也是溃疡性结肠炎的重要病理基础，血流动力的改变及高凝状态的持续存在而无法及时被清除，使得局部炎症持续存在。所以健脾益气药物可增强机体免疫功能，从而增强抗病能力，而活血化瘀药不仅能直接改善微循环，促进炎症的吸收和组织的修复，有助于溃疡愈合，还能通过影响免疫系统等方面而达到增强抗炎和调节免疫功能的作用。总之，因脾虚为发病之本，诸虚皆由脾虚引起，血瘀贯穿疾病的始终，两者亦为复发的宿根，故缓解期应以健脾益气、活血化瘀为主，以防复发。

5. 调整个性与心理因素治疗 现代研究表明心理因素对溃疡性结肠炎的发生与复发有密切关系。多数溃疡性结肠炎患者都具有焦虑、情绪不稳定的个性特点，同时存在着抑郁、悲观、失望、心神不安等心理健康问题，整个疾病过程均有不同程度的气机不畅、气血郁滞存在，采用疏肝理气的方法可使气血流畅而肠道传导功能复常。故在基础治疗上，建议加以疏肝理气药物，如柴胡、郁金、合欢花、白梅花等。

6. 抗复发治疗 积滞不通是复发的主要病理因素，故消积导滞法是抗复发的关键治法。积滞所生有因实所致，亦有因虚所致。寒湿、湿热、时邪疫毒等滞于肠道，气机阻滞，气滞血瘀，以致肠腑脂膜血络受损，而下痢赤白正虚则气停血瘀，瘀血内阻于肠加之外邪入侵，致大肠传导功能失调。故治疗当以通为先，使伏邪去而正气生。此通之法总括为调气、行血、理肠以通瘀，清热、化湿、解毒以泄通，健脾、温肾、祛邪以补通。在诸多积滞当中，瘀血是重要的病理因素之一，血液瘀滞日久，必然影响溃疡的愈合和疾病的恢复。因此，血瘀导致的积滞既是局部与全身的重要病理变化，亦是其复发的病理因素，故活血化瘀之法至关重要。此外，因脾虚为发病之本，且关乎于肾，故脾肾亏虚是其复发的重要病机，故应在辨证论治的基础上加用健脾温肾之方，如附子理中汤、真人养脏汤等，或在健脾益气用药基础上，加用炮姜、肉桂、吴茱萸等温里药，以期治病求本，防止复发。

【转归、预后、随访】

溃疡性结肠炎为慢性疾病，可终身复发。轻型及长期缓解者预后较好，重症、急性起病、合并并发症、年龄＞60岁者预后不良，且本病尚不能完全治愈，缓解期也需要维持治疗。部分重症患者可以并发中毒性巨结肠、肠梗阻、结直肠癌等，故需要重视监测，尤其是对癌变的监测，按病情定期进行肠镜检查。起病 8 ～ 10 年的所有溃疡性结肠炎患者均应行 1 次结肠镜检查，以确定当前病变的范围。如为蒙特利尔分型广泛结肠型，则此后隔年行结肠镜复查，20 年后每年行结肠镜复查；如为左半结肠型，则从起病 15 年开始隔年行结肠镜复查；如为直肠型，无需结肠镜监测。合并原发性硬化性胆管炎者，从该诊断确立开始每年行结肠镜复查。

【生活调护】

主要包括心理与饮食的调护。

1. 心理　心理压力的变化与溃疡性结肠炎的病情活动密切相关，长时间承受较大压力可能会导致溃疡性结肠炎患者的病情复发或加重。保持心理健康可以减少溃疡性结肠炎的复发。

2. 饮食　应结合患者的病情分期、证型与体质因素。活动期选择低脂流质或低脂少渣半流质饮食，如优质蛋白的淡水鱼肉、瘦肉、蛋类等，但避免含乳糖蛋白食品，如牛奶。缓解期选择低脂饮食，摄入充足的蛋白质，避免食用容易胀气和刺激性的食物，如粗纤维和辛辣食品。湿热证患者慎食牛羊肉和烧烤等温性食品，虚寒证患者避免进食生冷食物如海鲜、冷饮、冷菜冷饭等。同时可配合食疗，脾虚者可服用山药莲子粥，阴虚者可用槐花百合粥，湿热体质者可服用薏苡仁马齿苋粥等。

【中西医最新研究进展】

1. 溃疡性结肠炎发病机制的研究新进展：最新的进展是由针对发炎黏膜的直接研究所发现，特别是针对刚诊断或未接受过药物治疗的个体进行的研究。有趣的是，使用大量 RNA-seq 方法在 206 个新诊断的儿科溃疡性结肠炎个体中进行了保护研究。研究表明，编码氧化磷酸化链（负责产生能量）的线粒体基因和核编码基因 [如 PPARGC1A（负责线粒体的生物发生）] 的表达显著降低，这表明线粒体参与了溃疡性结肠炎的发病过程。在过去的十年中，许多开创性研究强调线粒体参与了炎症中先前未知的主要过程。线粒体功能障碍这一概念早在 1980 年就已涉及溃疡性结肠炎，但最近 3 年关于溃疡性结肠炎的新研究数据重新关注了这一发病机制。

2. 2019 年 2 月，美国胃肠病学会（ACG）发布了成人溃疡性结肠炎（UC）管理指南（ACG Clinical Guideline：Ulcerative Colitis in Adults），主要内容涉及成人溃疡性结肠炎的诊断、治疗和全程管理，将疾病管理重点从对症治疗转向症状管理和黏膜愈合。对溃疡性结肠炎患者进行焦虑和抑郁障碍的筛查，确诊后为患者提供应对这些疾病的资源。治疗 UC 患者，目的是达到黏膜愈合，在不使用类固醇的情况下提高疾病持续缓解的可能性，并且避免住院和手术。内镜检查不可行或不可用时，将粪便钙卫蛋白作为内镜检查的替代指标，用于评估黏膜愈合情况。对于中度活动性溃疡性结肠炎患者，在皮质类固醇全身用药前采用非全身用药的皮质类固醇，例如布地奈德 MMX。对常规治疗应答不足或不耐受的中 - 重度活动性溃疡性结肠炎患者，可使用维多珠单抗诱导缓解。对常规治疗应答不足或不耐受的中 - 重度患者亦可使用托法替布诱导缓解，每日两次口服，每次 10mg，治疗 8 周。不要因为使用过英夫利昔单抗和环孢素而推迟结肠切除术，这两种药物不会增加术后并发症的风险。对于急性重度溃疡性结肠炎合并艰难梭菌感染的患者，应使用万古霉素，而非甲硝唑。根据溃疡性结肠炎患者患结直肠癌的综合危险因素和之前结肠镜检查的结果，每隔 1 ～ 3 年对溃疡性结肠炎患者进行一次结肠镜监测。

3. Janus 激酶抑制剂（JAKs）的治疗：托法替尼（Tofacitinib）是一种 JAKs，可有效抑制 JAK1 和 JAK3 的活性，阻断多种炎性细胞因子的信号转导。有研究表明托法替尼对类风湿关节炎、溃疡性结肠炎、银屑病等多种炎症相关疾病有良好的治疗效应。一项英国多中心真实队列研究中回顾了 134 例难治性溃疡性结肠炎患者，结果显示使用托法替尼治疗取得了较好疗效并具有良好耐受性，第 8

周有 74% 患者对托法替尼治疗显效，且未见需要停药的严重不良事件。

4. 抗肿瘤坏死因子（anti-TNF）药物的治疗：目前已有多种可用于溃疡性结肠炎治疗的 anti-TNF 药物治疗，主要包括英夫利昔单抗、戈利木单抗及阿达木单抗等。一项来自英国 16 个中心包含 183 例溃疡性结肠炎患者的 6～12 个月回顾性研究显示，阿达木单抗和戈利木单抗在溃疡性结肠炎的持久性治疗中具有较好临床疗效，在开始治疗后的 12 个月，两种疗法的持续率和有效率均高于 64.0%。2020 年由美国胃肠病学会（AGA）发布的《中度至重度溃疡性结肠炎临床实践指南》中建议对于患有中度至重度溃疡性结肠炎的成人门诊患者，在不进行任何治疗的情况下使用英夫利昔单抗，阿达木单抗，戈利木单抗，维多珠单抗，托法替尼或乌斯他单抗（强烈推荐，中等质量证据）。但在我国除了英夫利昔单抗外，其余尚未批准应用于溃疡性结肠炎的治疗。

5. 复发危险因素：一项研究表明，无论肠镜下的严重程度和组织学表现如何，IL-12 升高与溃疡性结肠炎复发具有相关性。另一项由 156 名溃疡性结肠炎患者参加的研究指出，年轻及病程较短的患者复发频率更高，性别和吸烟与溃疡性结肠炎复发无明显相关性。在一项印度的关于溃疡性结肠炎复发的研究中，选择临床、内镜及组织学缓解的溃疡性结肠炎患者，并进行为期 1 年的随访，以确定临床、饮食和心理因素对复发的影响，在 9 个月的随访中复发率为 18.6%。单因素分析显示，众多复发者在复发的 15 天内使用 NSAIDs 显著增加，在 4 周内曾有呼吸道感染，过去多次使用类固醇、钙、核黄素，维生素 A 的摄入量较高。

6. 现代著名医家经验：陈誩教授师承国家级名老中医王嘉麟、危北海，在溃疡性结肠炎的治疗上疗效显著，尤其对于重症溃疡性结肠炎的治疗颇有心得。陈教授认为，溃疡性结肠炎初起多为湿热毒邪下注大肠，肠膜受损，血败肉腐，而见黏液脓血便、腹泻。应用激素治疗初期多见阴虚火旺之候，久则伤及正气，尤其激素减量之时，临床多表现为脾虚气弱、湿邪留恋。脾虚失运，气血生化不足，正气不足以抗邪，则病后正气不能祛邪外出，而致病邪缠绵，反复发作，不能痊愈。故而治疗当以健脾益气扶正为主，祛湿清热祛邪为辅。而激素抵抗型溃疡性结肠炎患者往往脾肾不足，阳气不能奋起祛邪，病邪不除，故而虽用激素，疾病亦不能愈。故临床上常以温补脾肾与解毒凉血法合用，扶助正气、顿挫邪气。均可取得良好的临床疗效。且陈教授十分重视调理气血，治疗慢性持续型溃疡性结肠炎从调理气血入手，其认为湿热毒邪侵犯肠道，深入血分，导致黏液脓血便、里急后重、腹痛腹泻等症。因湿热毒邪留恋日久，导致肠道气机失调，包括气虚、气滞、气陷。气虚则正气无力抗邪；气滞则肠道传导失司，出现腹胀、里急后重等症；气陷则腹部、肛门坠胀不适，大便频数，甚则矢气即出。湿热毒邪郁阻肠络，深入血分，血溢脉外，导致血热、血虚、血瘀。血热则见黏液脓血便，肠道内痈形成；反复便血，阴血亏虚，则见肠道失于濡养，溃疡难愈及贫血；血瘀则见病情迁延、反复发作。气虚则补之，气滞则调之，气陷则升之，血热则凉血，血虚则补之，血瘀者化瘀，故治疗上应调气和血，化瘀解毒。在预防复发上，陈教授认为溃疡性结肠炎的复发根本原因在于脾肾虚弱、肝郁血瘀，兼有湿热余邪，治疗当补脾益肾，柔肝和血，兼以清热祛湿解毒。

陈教授使用中药内服配合三黄汤灌肠治疗溃疡性结肠炎效果显著，历代医家均认同经方三黄汤在《伤寒杂病论》中主要治疗火热毒邪壅于三焦形成病证，如血证、痞证。三黄汤外用最早见于《肘后备急方》"治恶疮三十年不愈者"，取其清热燥湿、凉血解毒、敛疮止血、祛腐化肌的功效。三黄汤衍化方：大黄 10g，黄芩 10g，黄连 10g，白及 10g，生甘草 6g，每日 2 次，50 ～ 100mL/ 次。中药保留灌肠要点：患者左侧卧位，药液温度为 36 ～ 40℃，缓慢灌注药液，药液应维持 2h 以上，治疗疗程一般为 30 天。

7. 现代研究表明中医药治疗溃疡性结肠炎的相关机制可能包括以下方面：①中药通过调节 T 淋巴细胞亚群平衡而改善免疫功能，调节脑肠肽水平修复胃肠黏膜，抑制 TNF-α、IL-1、IL-6、IL-8、前列腺素 E2（PGE2）、Toll 样受体 2（TLR2）mRNA 及 TLR2 蛋白表达，降低 ANCA 含量、Smad7 表达水平而缓解肠道炎症反应。亦有研究使用干姜 – 附子水煎剂治疗溃疡性结肠炎小鼠，发现附子 – 干姜能够降低机体凝血系统的紊乱，保护慢性溃疡性结肠炎肠黏膜毛细血管内皮细胞，增加肠黏膜毛细血管密度，增加肠黏膜血流灌注量，加快移动血细胞速度，降低移动血细胞浓度，促进肠黏膜修复，改善肠黏膜微循环障碍。②针灸可能通过抑制还原型烟酰胺腺嘌呤二核苷酸磷酸氧化酶（NOXs）– 活性氧簇（ROS）–NOD 样受体蛋白 3（NLRP3）炎症小体信号通路减轻肠黏膜损伤。③穴位埋线可能通过抑制 5– 脂氧合酶（5–LOX）和 NF-κB65 的 mRNA 及蛋白表达减轻肠道炎症。

（孟梦）

第十六章　克罗恩病

克罗恩病（Crohn's disease，CD）和溃疡性结肠炎（UC）同属于炎症性肠病（Inflammatory bowel disease，IBD）的亚型，是一种病因复杂的慢性非特异性炎症性肠病，其发病机制尚不明确，目前认为与环境因素、遗传易感性、免疫因素及肠道菌群等多种因素均有关。临床症状包括腹痛、腹泻，并伴有发热、营养障碍等肠外表现。其不同于UC，炎症通常为透壁性和非融合性改变，主要临床特征为急慢性消化道炎症，可继发穿孔及进行性纤维化，可累及全消化道，多见脓肿、肛瘘等肛周疾病。近年来，我国的克罗恩病发病率不断升高。其发病高峰年龄在 18 ～ 35 岁，男女发病率之比约为 1.5 ：1，男性多于女性。由于其治疗缺乏特异性，治愈难度大，病程迁延，反复发作，已成为全球性疑难疾病。

中医本无克罗恩病病名，根据其腹痛、腹泻、腹部包块、瘘管、血便、肛周病变、营养障碍、关节病变等临床特点，近年来有研究认为克罗恩病应属于中医"肠痈""腹痛""泄泻""积聚""肠澼"范畴，其中"肠痈"为最被广泛认可及推崇的中医诊断，对于克罗恩病伴有肛周病变者可参照中医"流注"进行治疗。

【病因病机】

（一）中医

克罗恩病的病位在肠，与脾、肾、肝三脏相关，其病因不外乎外因（感受湿、热、寒、疫毒等六淫外邪）、内因［情志失调、饮食不节（洁）、久病体虚等］，疾病初期以湿热蕴结、瘀血阻滞、气机郁结等标实为主，后期以痰瘀互结、脾胃虚弱、脾肾两虚等本虚为主。

1. 病因

（1）外感六淫、疫毒之邪：外感六淫之邪是肠痈发病的重要因素之一。其中湿邪最为常见，包括湿热、寒湿之邪等。正如《外科正宗·肠痈论》云："夫肠痈者，皆湿热、瘀血流入小肠而成也。"湿邪滞于中焦，气机不畅，不通则痛，而见腹痛，湿热之邪易困脾土，直伤脾胃，致清浊不分，而见泄泻。亦有医家认为若机体感受疫毒之邪，内侵于肠腑形成肠毒，毒邪浸渍，蕴结日久，致肠道溃腐成痈，则见腹痛频作、泄泻不止，甚至黏液脓血便。

（2）情志失调：食气入胃，全赖肝木之气以疏泄。《素问·举痛论》曰："怒则气逆，甚则呕血及飧泄。"若七情过极、谋虑不遂或忧思过度导致肝气失于调畅，久郁则土虚木乘，肝气横逆犯脾，致脾胃气机斡旋失司，健运失常，不能升清降浊，则见浊毒积滞肠道，发为肠痈之泄泻。《圣济总录·肠痈》中载："肠痈由恚怒不节，忧思过甚，肠胃虚弱"，指出肠痈的发生与忧思过度、情志不畅密切相关。《赤水玄珠·肠痈门》曰："夫肠痈者，乃阴阳偏胜，喜怒无时，伏于脏腑之中，结在肠胃之内……聚结成痈"，喜怒无常，情志失调，易致肝气郁结，气机运行受阻，脉络壅涩，气滞血瘀，导致肠腑失和，引发肠痈。

（3）饮食不节：多食膏粱肥甘辛辣，恣食醇酒炙煿，湿邪内蕴中焦，壅遏不化，郁而生热，形成湿热之毒，流注肠道，化腐生脓，发为肠痈。《疡科心得集·肠痈论》有云："夫大肠生痈者，或其人平素醇酒炙煿，湿热郁蒸……壅遏气血而发"，指出醇酒炙煿可致湿热内生，下注肠道而生肠痈。《医灯续焰·肠痈脉证》有言："肠痈者……大肠、小肠皆有之。大抵得之不节饮食……而痈斯成矣"，认为饮食不节是发生肠痈的重要原因之一。

（4）久病体虚：久病或劳累过度均可导致脾胃虚弱，运化失司，湿困脾土，寒伤脾阳，燥伤肠络，肠道失司，清浊不分或气血生化乏源，血脉空虚，脉道凝滞，产生瘀血，瘀阻肠道，导致肠痈。因脾胃调控水谷精微的运化输布，以助生化厚气血，若久病劳累致脾气受损，外湿无力运化，内湿中生，停聚中焦，加之肠胃气血失养，则易生痈。

2. 病机 对于克罗恩病的病机，多数现代医家认为：本病属本虚标实、虚实夹杂、寒热错杂之证，本虚是指先天禀赋不足或久病体虚，主要为脾肾两脏的虚损，标实是湿热、气滞、痰湿、瘀血，寒热错杂是指湿热与寒湿互见，但以湿热为主。本病的病机包括湿热蕴结、瘀血阻滞、痰瘀互结、脾肾亏虚等，对该病本虚的认识基础上，更应强调"湿""热""痰""瘀"在疾病发生发展过程中的作用。

（二）西医

克罗恩病的发病机制较为复杂，目前尚不明确，目前认为与环境因素、遗传易感性、肠道菌群及免疫因素等多种因素均有关。

1. 环境因素 近年来，克罗恩病的发病率持续增高，可能与社会工业化有关。研究表明，吸烟与克罗恩病发病率呈正相关，除此之外，生活方式改变、高脂饮食等因素亦可能导致本病的发生。

2. 遗传因素 研究发现克罗恩病患者一级亲属发病率显著高于普通人群；克罗恩病发病率单卵双胎显著高于双卵双胎。目前研究认为，克罗恩病既是多基因病，也是遗传异质性疾病（即不同人由不同基因引起），具有遗传易感性的患者在一定的环境因素作用下而发病。

3. 感染与菌群因素 近年发现 IBD 患者存在肠道菌群失调，认为疾病发生可能是由针对自身存在的肠道菌丛的异常免疫反应所致。抗生素或益生菌制剂对某些患者有效，间接证实了这一病因。

4. 免疫因素 肠道黏膜免疫反应的异常激活是引起克罗恩病肠道炎症发生、发展和转归的直接原因。近年被广泛接受的学说认为，患者存在"免疫耐受"缺失，所以对正常肠道抗原（食物或微生物）发生异常免疫反应。正常情况下，肠道黏膜固有层也存在低度慢性炎症，克罗恩病患者属于免疫调节障碍，对某些食物及药物产生异常免疫应答反应。

【临床表现】

（一）症状

克罗恩病临床表现呈多样化，包括消化道表现、全身性表现、肠外表现和并发症。消化道表现主要有腹泻和腹痛，可有血便；全身性表现主要有体质量减轻、发热、食欲不振、疲劳、贫血等，青少年患者可见生长发育迟缓；肠外表现与 UC 相似，包括关节损伤（如外周关节炎、脊柱关节炎等）、皮肤黏膜表现（如口腔溃疡、结节性红斑和坏疽性脓皮病）、眼部病变（如虹膜炎、巩膜炎、葡萄膜炎等）、肝胆疾病（如脂肪肝、原发性硬化性胆管炎、胆石症等）、血栓栓塞性疾病等。腹泻、腹痛、体质量减轻是克罗恩病的常见症状，如有这些症状出现，特别是年轻患者，要考虑本病的可能，如伴肠外表现和（或）肛周病变则高度疑为本病。

肛周脓肿和肛周瘘管可为少部分克罗恩病患者的首诊表现，应予注意。

（二）体征

体格检查应特别注意详细地询问病史，包括从首发症状开始的各项细节，还要注意既往结核病史、近期旅游史、食物不耐受、用药史（特别是 NSAIDs）、阑尾手术切除史、吸烟、家族史，口、皮肤、关节、眼等肠外表现及肛周情况。体格检查应特别注意一般状况及营养状态，细致的腹部（有无压痛、有无腹部包块等）、肛周和会阴检查和直肠指检，常规测体质量并计算 BMI，儿童应注意生长发育情况。

（三）常见并发症

克罗恩病并发症常见的有瘘管、腹腔脓肿、肠腔狭窄和肠梗阻、肛周病变（肛周脓肿、肛周瘘管、皮赘、肛裂等），较少见的有消化道大出血、肠穿孔，病程长者可发生癌变。

【实验室和其他辅助检查】

（一）常规实验室检查

评估患者的炎症程度和营养状况等。初步的实验室检查应包括血常规、C-反应蛋白（CRP）、红细胞沉降率（ESR）、血清白蛋白等，有条件者可做粪便钙卫蛋白检测。抗酿酒酵母菌抗体（Antisacchromyces cerevisia antibody，ASCA）或抗中性粒细胞胞质抗体（Antineutrophil cytoplasmic antibody，ANCA）不作为克罗恩病的常规检查项目。

（二）内镜检查

1. 结肠镜检查 结肠镜检查和黏膜组织活检应列为克罗恩病诊断的常规首选检查项目，结肠镜检查应达末段回肠。早期克罗恩病内镜下表现为阿弗他溃疡，随着疾病进展，溃疡可逐渐增大加深，彼此融合形成纵行溃疡。克罗恩病病变内镜下多为非连续改变，病变间黏膜可完全正常。其他常见内镜下表现为卵石征、肠壁增厚伴不同程度狭窄、团簇样息肉增生等，少见直肠受累和（或）瘘管开口，环周及连续的病变。必须强调的是，无论结肠镜检查结果如何（确诊克罗恩病或疑诊克罗恩病），均需选择有关检查（详见下述）明确小肠和上消化道的累及情况，以便为诊断提供更多证据及进行疾病评估。

2. 小肠胶囊内镜检查（Small bowel capsule endoscopy，SBCE） SBCE对小肠黏膜异常相当敏感，但对一些轻微病变的诊断缺乏特异性，且有发生滞留的危险。主要适用于疑诊克罗恩病但结肠镜及小肠放射影像学检查阴性者。SBCE 检查阴性倾向于排除克罗恩病，阳性结果需综合分析并常需进一步检查证实。

3. 小肠镜检查 目前我国常用的是气囊辅助式小肠镜（Balloon assisted enteroscopy，BAE）。该检查可在直视下观察病变、取活检和进行内镜下治疗，但为侵入性检查，有一定的并发症发生风险。主要适用于其他检查（如 SBCE 或放射影像学）发现小肠病变或尽管上述检查阴性而临床高度怀疑小肠病变需进行确认及鉴别者，或已确诊克罗恩病需要 BAE 检查以指导或进行治疗者。小肠镜下克罗恩病病变特征与结肠镜下所见相同。

4. 胃镜检查 少部分克罗恩病病变可累及食管、胃和十二指肠，但一般很少单独累及。原则上胃镜检查应列为克罗恩病的常规检查项目，尤其是有上消化道症状、儿童和 IBD 类型待定（Inflammatory bowel disease unclassified，IBDU）患者。

（三）影像学检查

1. CT 小肠成像（CTE）/ 磁共振弹性成像（MRE）CTE 或 MRE 是迄今评估小肠炎性病变的标准影像学检查，有条件的单位应将此检查列为克罗恩病诊断的常规检查项目。该检查可反映肠壁的炎症改变、病变分布的部位和范围、狭窄的存在及其可能的性质（炎症活动性或纤维性狭窄）、肠腔外并发症，如瘘管形成、腹腔脓肿或蜂窝织炎等。活动期克罗恩病典型的 CTE 表现为肠壁明显增厚（＞4mm）；肠黏膜明显强化伴有肠壁分层改变，黏膜内环和浆膜外环明显强化，呈"靶症"或"双晕征"；肠系膜血管增多、扩张、扭曲，呈"木梳征"；相应系膜脂肪密度增高、模糊；肠系膜淋巴结肿大等。

MRE 与 CTE 对评估小肠炎性病变的精确性相似，前者较费时，设备和技术要求较高，但无放射线暴露之虑，推荐用于监测累及小肠患者的疾病活动度。CTE 或 MRE 可更好地扩张小肠，尤其是近段小肠，可能更有利于高位克罗恩病病变的诊断。肛瘘行直肠磁共振检查有助于确定肛周病变的位置和范围，了解瘘管类型及其与周围组织的解剖关系。

2. 钡剂灌肠及小肠钡剂造影　钡剂灌肠已被结肠镜检查所代替，但对于肠腔狭窄无法继续进镜者仍有诊断价值。小肠钡剂造影敏感性低，已被 CTE 或 MRE 代替，但对无条件行 CTE 检查的单位则仍是小肠病变检查的重要技术。该检查对肠腔狭窄的动态观察可与 CTE/MRE 互补，必要时可两种检查方法同用。X 线所见为多发性、跳跃性病变，病变处见裂隙状溃疡、卵石样改变、假息肉、肠腔狭窄、僵硬，可见瘘管。

3. 经腹肠道超声检查　可显示肠壁病变的部位和范围、肠腔狭窄、肠瘘及脓肿等。克罗恩病主要超声表现为肠壁增厚（≥4mm）；回声减低，正常肠壁层次结构模糊或消失；受累肠管僵硬，结肠袋消失；透壁炎症时可见周围脂肪层回声增强，即脂肪爬行征；肠壁血流信号较正常增多；内瘘、窦道、脓肿和肠腔狭窄；其他常见表现有炎性息肉、肠系膜淋巴结肿大等。超声造影对于经腹超声判断狭窄部位的炎症活动度有一定价值。超声检查方便、无创，患者接纳度好，对克罗恩病的初筛及治疗后疾病活动度的随访有价值，值得进一步研究。

（四）病理组织学检查

1. 取材要求　黏膜病理组织学检查需多段（包括病变部位和非病变部位）、多点取材。外科标本应沿肠管的纵轴切开（肠系膜对侧缘），取材应包括淋巴结、末段回肠和阑尾。

2. 大体病理特点　①节段性或者局灶性病变；②融合的纵行线性溃疡；③卵石样外观，瘘管形成；④肠系膜脂肪包绕病灶；⑤肠壁增厚和肠腔狭窄等特征。

3. 光学显微镜下特点　外科手术切除标本诊断克罗恩病的光学

显微镜下特点为：①透壁性（Transmural）炎；②聚集性炎症分布，透壁性淋巴细胞增生；③黏膜下层增厚（由于纤维化-纤维肌组织破坏和炎症、水肿造成）；④裂沟（裂隙状溃疡，Fissures）；⑤非干酪样肉芽肿（包括淋巴结）；⑥肠道神经系统的异常（黏膜下神经纤维增生和神经节炎，肌间神经纤维增生）；⑦相对比较正常的上皮-黏液分泌保存（杯状细胞通常正常）。内镜下黏膜活检的诊断：局灶性的慢性炎症、局灶性隐窝结构异常和非干酪样肉芽肿是公认最重要的在结肠内镜活检标本上诊断克罗恩病的光学显微镜下特点。

【诊断要点】

克罗恩病缺乏诊断的金标准，需结合临床表现、实验室检查、内镜检查、影像学检查和组织病理学检查进行综合分析并密切随访。典型的临床表现为腹泻、腹痛、血便、体重减轻。但其临床表现呈多样化，包括消化道表现、全身性表现。克罗恩病的典型病理诊断通常要求观察到3种以上特征性表现（无肉芽肿时）或观察到非干酪样肉芽肿和另一种特征性光学显微镜下表现，同时需要排除肠结核等。相比内镜下活检标本，手术切除标本可观察到更多的病变，诊断价值更高。

诊断思路：在排除溃疡性结肠炎、肠结核等其他疾病的基础上，可按下列要点诊断。①具备克罗恩病临床表现者可临床疑诊，安排进一步检查；②同时具备克罗恩病结肠镜或小肠镜（病变局限在小肠者）特征以及影像学（CTE或MRE，无条件者采用小肠钡剂造影）特征者，可临床拟诊；③如再加上活检提示克罗恩病的特征性改变且能排除肠结核，可做出临床诊断；④如有手术切除标本（包括切除肠段及病变附近淋巴结），可根据标准做出病理确诊；⑤对无病理确诊的初诊病例随访6~12个月或以上，根据对治疗的反应及病情变化判断，对于符合克罗恩病自然病程者可做出临床确诊。如与肠结核混淆不清但倾向于肠结核时，应按肠结核进行诊断性治疗 8 ~ 12 周，再行鉴别。WHO 曾提出 6 个诊断要点的克罗恩病诊断标准（表 16-1），该标准最近再次被世界胃肠病学组织（World Gastroenterology Organization，WGO）推荐，可供参考。

表 16-1 世界卫生组织推荐的克罗恩病诊断标准

项目	临床表现	放射影像学检查	内镜检查	活组织检查	手术指标
①非连续性或节段性改变	—	阳性	阳性	—	阳性
②卵石样外观或纵行溃疡	—	阳性	阳性	—	阳性
③全壁性炎性反应改变	阳性	阳性	—	阳性	阳性
④非干酪性肉芽肿	—	—	—	阳性	阳性
⑤裂沟、瘘管	阳性	阳性	—	—	阳性
⑥肛周病变	阳性	—	—	—	—

注：具有①、②、③者为疑诊；再加上④、⑤、⑥三者之一可确诊；具备第④项者，只要加上①、②、③三者之二亦可确诊。"—"代表无此项表现。

（一）临床类型

推荐按蒙特利尔克罗恩病表型分类法进行分型（表 16-2）。

表 16-2 克罗恩病的蒙特利尔分型

项目	标准	备注
确诊年龄（A）		
A1	≤ 16 岁	—
A2	17 ~ 40 岁	—
A3	> 40 岁	—

项目	标准	备注
病变部位（L）		
L1	回肠末端	L1 + L4[b]
L2	结肠	L2 + L4[b]
L3	回肠	L3 + L4[b]
L4	上消化道	—
疾病行为（B）		
B1[a]	非狭窄非穿透	B1p[c]
B2	狭窄	B2p[c]
B3	穿透	B3p[c]

注：[a] 随着时间推移，B1 可发展为 B2 或 B3；[b]L4 可与 L1、L2、L3 同时存在；[c]p 为肛周病变，可与 B1、B2、B3 同时存在。"—"为无此项。

（二）疾病活动性的严重程度

临床上用克罗恩病活动指数（Crohn's disease activity index, CDAI）评估疾病活动性的严重程度并进行疗效评价。Harvey 和 Bradshaw 的简化 CDAI 计算法（表 16-3）较为简便。Best 等的 CDAI 计算法（表 16-4）被广泛应用于临床和科研。内镜下病变的严重程度及炎症标志物如血清 CRP 水平，亦是疾病活动性评估的重要参考指标。内镜下病变的严重程度可以通过溃疡的深浅、大小、范围和伴随狭窄情况来评估。精确的评估则采用计分法，如克罗恩病内镜严重程度指数（Crohn's disease endoscopic index of severity, CDEIS）或克罗恩病简化内镜评分（Simple endoscopic score for Crohn's disease，SES-CD），由于耗时，主要用于科研。高水平血清 CRP 提示疾病活动（要除外合并病原体感染），是指导治疗及疗效随访的重要指标。

表 16-3　简化克罗恩病活动指数计算法

项目	0分	1分	2分	3分	4分
一般情况	良好	稍差	差	不良	极差
腹痛	无	轻	中	重	–
腹部包块	无	可疑	确定	伴触痛	–
腹泻	稀便每日1次记1分				
伴随疾病[a]	每种症状记1分				

注："–"为无此项。[a]伴随疾病包括关节痛、虹膜炎、结节性红斑、坏疽性脓皮病、阿弗他溃疡、裂沟、新瘘管和脓肿等。≤4分为缓解期，5~7分为轻度活动期，8~16分为中度活动期，>16分为重度活动期。

表 16-4　Best 克罗恩病活动指数计算法

变量	权重
稀便次数（1周）	2
腹痛程度（1周总评，0~3分）	5
一般情况（1周总评，0~4分）	7
肠外表现与并发症（1项1分）	20
阿片类止泻药（0、1分）	30
腹部包块（可疑2分，肯定5分）	10
血细胞比容降低值（正常[a]：男0.40，女0.37）	6
100×（1－体质量/标准体质量）	1

注：[a]血细胞比容正常值按国人标准。总分为各项分值之和，克罗恩病活动指数<150分为缓解期，≥150分为活动期，其中150~220分为轻度，221~450分为中度，>450分为重度。

（三）诊断举例

完整的克罗恩病诊断应包含疾病分型、部位、分期、严重程度等要点，举例如下：

克罗恩病（回结肠型、狭窄型＋肛瘘、活动期、中度）。

【鉴别诊断】

与克罗恩病相鉴别最困难的疾病是肠结核。肠白塞病系统表现不典型者的鉴别亦会相当困难。其他需要鉴别的疾病还有感染性肠炎（如 HIV 相关肠炎、血吸虫病、阿米巴肠病、耶尔森菌感染、空肠弯曲菌感染、C.diff 感染、CMV 感染等）、缺血性结肠炎、放射性肠炎、药物性（如 NSAIDs）肠病、嗜酸粒细胞性肠炎、以肠道病变为突出表现的多种风湿性疾病（如系统性红斑狼疮、原发性血管炎等）、肠道恶性淋巴瘤、憩室炎、转流性肠炎等。

（一）肠结核

回结肠型克罗恩病与肠结核的鉴别常相当困难，这是因为除活检发现干酪样坏死性肉芽肿为肠结核诊断的特异性指标外，两种疾病的临床表现、结肠镜下所见和活检所见常无特征性区别，然而干酪样坏死性肉芽肿在活检中的检出率却很低。因此强调在活检未见干酪样坏死性肉芽肿的情况下，鉴别依靠对临床表现、结肠镜下所见和活检结果进行综合分析。

下列表现倾向克罗恩病诊断：肛周病变（尤其是肛瘘、肛周脓肿），并发瘘管、腹腔脓肿，疑为克罗恩病的肠外表现如反复发作的口腔溃疡、皮肤结节性红斑等；结肠镜下可见典型的纵行溃疡，典型的卵石样外观，病变累及 ≥ 4 个肠段，病变累及直肠肛管。

下列表现倾向肠结核诊断：伴活动性肺结核，结核菌素（PPD）强阳性；结肠镜下见典型的环形溃疡，回盲瓣口固定开放；活检见肉芽肿分布在黏膜固有层且数目多、直径大（长径＞ 400μm），特别是有融合，抗酸染色阳性。

其他检查：活检组织结核分枝杆菌 DNA 检测阳性有助于肠结核诊断。干扰素 γ 释放试验（如 T 细胞酶联免疫斑点试验）阴性有助于排除肠结核。CT检查见腹腔肿大淋巴结坏死有助于肠结核诊断。

鉴别仍有困难者予诊断性抗结核治疗，治疗数周（2～4周）内症状明显改善，并于2～3个月后结肠镜复查发现病变痊愈或明显好转，支持肠结核，可继续完成正规抗结核疗程。有手术指征者行手术探查，绝大多数肠结核可在病变肠段和（或）肠系膜淋巴结组织病理学检查中发现干酪样坏死性肉芽肿，从而获得病理确诊。

（二）溃疡性结肠炎

溃疡性结肠炎与克罗恩病鉴别（表16-5）：根据临床表现、内镜和病理组织学特征不难鉴别。血清学标志物ASCA和ANCA的鉴别诊断价值在我国尚未达成共识。对患有结肠IBD一时难以区分溃疡性结肠炎与克罗恩病者，即仅有结肠病变，但内镜及活检缺乏溃疡性结肠炎或克罗恩病的特征，临床可诊断为IBDU。而未定型结肠炎（Indeterminate colitis，IC）是指结肠切除术后病理检查仍然无法区分溃疡性结肠炎和克罗恩病者。

表16-5 溃疡性结肠炎与克罗恩病的鉴别

项目	溃疡性结肠炎	克罗恩病
症状	脓血便多见	有腹泻但脓血便较少见
病变分布	病变连续	呈节段性
直肠受累	绝大多数受累	少见
肠腔狭窄	少见，中心性	多见，偏心性
内镜表现	溃疡浅，黏膜弥漫性充血水肿、颗粒状，脆性增加	纵行溃疡、卵石样外观，病变间黏膜外观正常（非弥漫性）
活组织检查特征	固有膜全层弥漫性炎症、隐窝脓肿、隐窝结构明显异常、杯状细胞减少	裂隙状溃疡、非干酪性肉芽肿、黏膜下层淋巴细胞聚集

【治疗】

克罗恩病的治疗目标：诱导并维持临床缓解以及黏膜愈合，防治并发症，改善患者生命质量，加强对患者的长期管理。

西医治疗原则：首先给予一般支持疗法和对症治疗，纠正营养障碍，控制肠道炎症。其次是缓解肠道及肠外症状。对于内科治疗无效，病情较重者，可以择期手术治疗。

西医治疗根据我国中华医学会消化病学分会炎症性肠病学组发布的《炎症性肠病诊断与治疗的共识意见（2018年，北京）》，主要以氨基水杨酸制剂、激素、嘌呤类药物、英夫利西单克隆抗体（Infliximab，IFX）等为主。

中医治疗克罗恩病尚无专家共识意见或指南，参考由李乾构教授主编的《实用中医消化病学》一书中"克隆病"一节。本病中医中心证候为脐周或右下腹疼痛、泄泻、发热。辨证要点：本病证型有湿热内蕴、气机郁滞、脾胃虚弱、瘀血内结。湿热内蕴者可见腹痛、泄泻、肛门灼热、舌苔黄腻。气滞者腹部胀痛，攻窜两胁。脾胃虚弱者，泄泻、腹痛喜按。瘀血内结者，腹痛如刺如绞，固定不移，或便血。

本病初起时以邪实为主，湿热证者发病较急，泻下急迫，腹痛较甚。若病情进一步发展，可出现热极生风动血之候，表现为高热、惊厥、便血或呕血。热盛伤阴，阴液被灼，可见五心烦热，口干咽燥，舌红少苔之象。气滞者发作时轻时重，痛无定处，病情变化与精神情绪有密切关系。如果肝气久郁，疏泄失常，既可横逆克犯脾胃，又可郁而化火，还可导致气滞血瘀之证。病久迁延不愈，可致脾胃虚弱，或脾肾两虚，亦可出现正虚血瘀、虚实夹杂之证候表现。

中医治疗原则：早期病邪初起，正气尚强，则以祛邪为主，湿热壅结者，予以清热化湿；气机郁滞者，予以理气解郁。后期正气已虚，应以扶助正气为主；脾胃虚弱者，予以补益脾胃；注意顾护正气，以防伤正。

（一）西医治疗

西医治疗主要分为活动期的治疗和缓解期的维持治疗两部分，必要时可行手术治疗。

Ⅰ. 活动期的治疗

治疗方案的选择建立在对病情进行全面评估的基础上。开始治疗前应认真检查有无全身或局部感染，特别是使用全身作用激素、免疫抑制剂或生物制剂者。治疗过程中应根据患者对治疗的反应和对药物的耐受情况随时调整治疗方案。决定治疗方案前应向患者详细解释方案的获益和风险，在与患者充分交流并取得合作之后实施。

1. 一般治疗

（1）必须要求患者戒烟：继续吸烟会明显降低药物疗效，增加手术率和术后复发率。

（2）营养支持：克罗恩病患者营养不良常见，注意监测患者的体质量和 BMI，铁、钙和维生素（特别是维生素 D、维生素 B_{12}）等物质的缺乏，并做相应处理。对重症患者可予营养支持治疗，首选肠内营养，不足时辅以肠外营养。

2. 药物治疗方案的选择

（1）根据疾病活动严重程度以及对治疗的反应选择治疗方案

1）轻度活动期克罗恩病的治疗：主要治疗原则是控制或减轻症状，尽量减少治疗药物对患者的损伤。氨基水杨酸制剂适用于结肠型、回肠型和回结肠型，应用美沙拉嗪时需及时评估疗效。病变局限在回肠末端、回盲部或升结肠者，布地奈德疗效优于美沙拉嗪。对上述治疗无效的轻度活动期克罗恩病患者视为中度活动期克罗恩病，按中度活动期克罗恩病处理。

2）中度活动期克罗恩病的治疗

①激素是最常用的治疗药物。病变局限于回盲部者，为减少全身作用激素的相关不良反应，可考虑应用布地奈德，但该药对中度

活动期克罗恩病的疗效不如全身作用激素。激素无效或激素依赖时加用硫嘌呤类药物或氨甲蝶呤。研究证明，这类免疫抑制剂对诱导活动期克罗恩病缓解与激素有协同作用，但起效慢（硫唑嘌呤用药12～16周后才达到最大疗效），因此其作用主要是在激素诱导症状缓解后，继续维持撤离激素的缓解。

②硫唑嘌呤和6-巯基嘌呤：两药疗效相似，初始选用硫唑嘌呤或6-巯基嘌呤主要是用药习惯问题，我国医师使用硫唑嘌呤的经验较多。使用硫唑嘌呤出现不良反应的患者换用6-巯基嘌呤，部分患者可以耐受。硫嘌呤类药物治疗无效或不能耐受者，可考虑换用氨甲蝶呤。

③生物制剂：抗TNF-α单克隆抗体用于激素和上述免疫抑制剂治疗无效或激素依赖者或不能耐受上述药物治疗者，英夫利昔单抗（IFX）仍然是我国目前唯一批准用于克罗恩病治疗的生物制剂。

④沙利度胺：已有临床研究证实，沙利度胺对儿童及成人难治性克罗恩病有效，可用于无条件使用抗TNF-α单克隆抗体者。其起始剂量建议为75mg/d或以上，值得注意的是该药的治疗疗效及不良反应与剂量相关。

⑤其他：氨基水杨酸制剂对中度活动期克罗恩病疗效不明确。环丙沙星和甲硝唑仅用于有合并感染者。其他免疫抑制剂、益生菌尚待进一步研究。对于有结肠远端病变者，必要时可考虑美沙拉嗪局部治疗。

3）重度活动期克罗恩病的治疗：重度患者病情严重，并发症多，手术率和病死率高，应及早采取积极有效的措施处理。确定是否存在并发症，包括局部并发症如脓肿或肠梗阻，或全身并发症如机会性感染。强调通过细致检查尽早发现并做相应处理。全身作用激素口服或静脉给药，剂量相当于0.75～1mg/（kg·d）泼尼松。对于抗TNF-α单克隆抗体，视情况可在激素无效时应用，亦可在一开始就应用。激素或传统治疗无效者可考虑手术治疗。手术指征和手术时机的掌握应从治疗开始就与外科医师密切配合,共同商讨。综合治疗:合并感染者予广谱抗菌药物或环丙沙星和(或)甲硝唑。视病情予输液、输血和输白蛋白。视营养状况和进食情况予肠外或肠内营养支持。

4)特殊部位克罗恩病的治疗:存在广泛性小肠病变(累计长度＞100cm)的活动性克罗恩病,常导致营养不良、小肠细菌过度生长、因小肠多处狭窄而多次手术造成短肠综合征等严重且复杂的情况,因此早期即应予积极治疗,如早期应用抗 TNF-α 单克隆抗体和(或)免疫抑制剂(硫唑嘌呤、6- 巯基嘌呤、氨甲蝶呤)。营养治疗应作为重要辅助手段,轻度患者可考虑全肠内营养作为一线治疗。食管、胃、十二指肠克罗恩病可独立存在,亦可与其他部位克罗恩病同时存在。其治疗原则与其他部位克罗恩病相仿,不同的是,加用 PPI 对改善症状有效,轻度胃十二指肠克罗恩病可仅予 PPI 治疗;由于该类型克罗恩病一般预后较差,中重度患者宜早期应用免疫抑制剂(硫唑嘌呤、6- 巯基嘌呤、氨甲蝶呤),对病情严重者早期考虑予英夫利昔单抗(IFX)。

(2)根据对病情预后的估计制订治疗方案:近年研究提示,早期积极治疗有可能提高缓解率以及减少缓解期复发。需要对哪些患者进行早期积极治疗,取决于对患者预后的估计,预测"病情难以控制"(Disabling disease)的高危因素。所谓"病情难以控制",一般是指患者在短时间内出现复发而需要重复激素治疗或发生激素依赖,或在较短时间内需行肠切除术等预后不良表现。目前,较为认同的预测"病情难以控制"高危因素包括合并肛周病变、广泛性病变(病变累及肠段累计＞100cm)、食管胃十二指肠病变、发病年龄小、首次发病即需要激素治疗等。对于有 2 个或以上高危因素的患者宜在开始治疗时就考虑给予早期积极治疗;从以往治疗经验来看,接受过激素治疗而复发频繁(一般指每年复发≥ 2 次)的患者亦宜考虑给予更积极的治疗。所谓早期积极治疗系指不必经过"升阶治疗"阶段，活动期诱导缓解治疗初始就予更强的药物。主要包括两种选择：激素联合免疫抑制剂（硫嘌呤类药物或氨甲蝶呤），或直接予抗 TNF-α 单克隆抗体（单独应用或与硫唑嘌呤联用）。

II．药物诱导缓解后的维持治疗

应用激素或生物制剂诱导缓解的克罗恩病患者往往需继续长期使用药物，以维持撤离激素的临床缓解。激素依赖的克罗恩病是维持治疗的绝对指征。其他情况宜考虑维持治疗，包括重度克罗恩病药物诱导缓解后、复发频繁克罗恩病、临床上有被视为"病情难以控制"高危因素等。

1.主要药物　激素不应用于维持缓解。用于维持缓解的主要药物如下：

（1）氨基水杨酸制剂：适用氨基水杨酸制剂诱导缓解后仍以氨基水杨酸制剂作为缓解期的维持治疗。氨基水杨酸制剂对激素诱导缓解后维持缓解的疗效不确定。

（2）硫嘌呤类药物或氨甲蝶呤：硫唑嘌呤是激素诱导缓解后用于维持缓解最常用的药物，能有效维持撤离激素的临床缓解或在维持症状缓解下减少激素用量。硫唑嘌呤不能耐受者可考虑换用 6-巯基嘌呤。硫嘌呤类药物治疗无效或不能耐受者可考虑换用氨甲蝶呤。

上述免疫抑制剂维持治疗期间复发者，首先应检查服药依从性和药物剂量或浓度是否足够，以及其他影响因素。如存在，做相应处理；如排除，可改用抗 TNF-α 单克隆抗体诱导缓解并继续以抗 TNF-α 单克隆抗体维持治疗。

（3）抗 TNF-α 单克隆抗体：使用抗 TNF-α 单克隆抗体诱导缓解后应以抗 TNF-α 单克隆抗体维持治疗。

2.治疗药物的使用方法

（1）氨基水杨酸制剂：包括 SASP、巴柳氮、奥沙拉秦、美沙拉嗪。使用方法详见表 16-6。

需要注意的是，有报道显示其长期应用可能诱发肝功能异常，故长期服用美沙拉嗪的患者应同时密切监测肝功能情况，在应用时应注意肝肾功能不全者慎用，妊娠及哺乳期妇女慎用，两岁以下儿童不宜用。其与氰钴胺片（维生素 B_{12} 片）同用，将影响维生素 B_{12} 的吸收。胃和十二指肠溃疡患者禁用。

表 16-6　氨基水杨酸制剂用药方案

药品名称	结构特点	释放特点	制剂	推荐剂量[a]
柳氮磺吡啶	5-氨基水杨酸与磺胺吡啶的偶氮化合物	结肠释放	口服：片剂	3 ~ 4g/d 分次口服
5-氨基水杨酸前体药				
巴柳氮	5-氨基水杨酸与P-氨基苯甲酰β丙氨酸偶氮化合物	结肠释放	口服：片剂、胶囊剂、颗粒剂	4 ~ 6g/d 分次口服
奥沙拉嗪	两分子5-氨基水杨酸的偶氮化合物	结肠释放	口服：片剂、胶囊剂	2 ~ 4g/d 分次口服
5-氨基水杨酸				
美沙拉嗪	甲基丙烯酸酯控释pH值依赖 乙基纤维素半透膜控释时间依赖	pH值依赖药物，释放部位为回肠末端和结肠 纤维素膜控释时间依赖药物，释放部位为远段空肠、回肠、结肠	口服：颗粒剂、片剂 局部：栓剂、灌肠剂、泡沫剂、凝胶剂	2 ~ 4g/d 分次口服或顿服

注：[a] 以5-氨基水杨酸含量计，柳氮磺吡啶、巴柳氮、奥沙拉嗪1g分别相当于美沙拉嗪的0.40、0.36和1.00g。

（2）激素：糖皮质激素可以通过下调促炎基因的转录、诱导抗炎因子合成、抑制免疫细胞的聚集等从而发挥抗炎作用而治疗克罗恩病。糖皮质激素可以下调某些促炎因子的表达，如IL-1B、TNF-p、干扰素和IFN-β等。一些与炎症反应有关的趋化因子，如IL-8、巨噬细胞炎症蛋白（MIP-1p）、MIP-3p、单核细胞趋化蛋白-2（MCP-2）、MCP-3、MCP-4、胸腺活化调节趋化因子也可以被糖皮质激素下调。而像转化生长因子β（TGF-β）、IL-10和IL-10R等可以抑制促炎因子产生的物质，其表达则被上调。同时，糖皮质激素通过抑制毛细血管扩张，减轻渗出和水肿，又通过抑制白细胞的浸润和吞噬从而来达到减轻炎症的目的。

注意事项：糖皮质激素虽然对缓解急性症状有效，但若长期用药，其不良反应不容忽视。常见的不良反应包括：①水、盐、糖、蛋白质及脂肪代谢紊乱：表现为向心性肥胖（库欣综合征），出现满月脸、水牛背，痤疮、多毛，高血钠和低血钾、高血压、水肿、高血脂、高血糖或使糖尿病加重，肾上腺皮质功能减退、甚至萎缩，闭经，肌肉消瘦、无力、骨质疏松、股骨头坏死和精神症状等。②阻碍组织修复，延缓组织愈合。③抑制儿童生长发育。

禁忌证：严重的精神病史或癫痫病史；活动的胃、十二指肠溃疡，新近的胃肠吻合术后；骨质疏松症；糖尿病；严重高血压、动脉硬化；青光眼、白内障、角膜溃疡；未能用抗菌药物控制的病毒、细菌和真菌感染；早期妊娠；对糖皮质激素类药物过敏者均禁用。

传统的糖皮质激素包括泼尼松、氢化可的松，而新型糖皮质激素包含布地奈德等，对控制病情活动均有较好疗效。但传统的糖皮质激素在长期用药过程中，可能出现诸多不良反应。而布地奈德是一种新型的糖皮质激素，只在病灶部位如末端回肠、升结肠处缓慢释放，全身不良反应较低。

泼尼松用量为0.75～1mg/（kg·d）（其他类型全身作用激素的剂量按相当于上述泼尼松剂量折算），再增加剂量不会提高疗效，反而会增加不良反应。达到症状完全缓解开始逐步减量，每周减 5mg，减至 20mg/d 时每周减 2.5mg 至停用，快速减量会导致早期复发。注意药物相关不良反应并进行相应处理，宜同时补充钙剂和维生素 D。

布地奈德为口服 3mg/ 次，3 次 /d，一般在 8 ～ 12 周临床缓解后改为 3mg/ 次，2 次 /d。延长疗程可提高疗效，但超过 6 ～ 9 个月则再无维持作用。该药为局部作用激素，全身不良反应显著少于全身作用激素。

（3）硫嘌呤类药物：适用于激素无效或依赖者，口服后经酶解生成 6- 硫鸟嘌呤核苷酸诱导 T 细胞凋亡，从而抑制 T 细胞增殖，调节免疫，改善炎症。

需要注意的是服药至少 3 个月才能达到稳定的血药浓度。由于其不良反应发生率较高，有报道显示硫唑嘌呤不良反应发生率高达 31% ～ 45%，最主要的是骨髓抑制和肝功能损伤，故临床中常需要审慎选用。肝功能异常者禁用。

1）硫唑嘌呤：用药剂量和疗程应足够。但该药不良反应常见，且可发生严重不良反应，应在严密监测下应用。

合适目标剂量及治疗过程中的剂量调整：欧洲共识意见推荐的目标剂量为 1.5 ～ 2.5mg/（kg·d），有研究认为中国患者剂量为 1.0 ～ 1.5mg/（kg·d）亦有效。硫唑嘌呤存在量效关系，剂量不足会影响疗效，增加剂量会增加药物不良反应风险，有条件的单位建议行 6- 巯基嘌呤核苷酸（6-thioguanine nucleotides，6-TGN）药物浓度测定指导调整剂量。

硫唑嘌呤治疗过程中应根据疗效、外周血白细胞计数和 6-TGN 进行剂量调整。目前临床上比较常用的剂量调整方案是，按照当地的推荐，一开始即给予目标剂量，用药过程中进行剂量调整。另有逐步增量方案，即从低剂量开始，每 4 周逐步增量，直至有效或外周血白细胞计数降至临界值或达到当地推荐的目标剂量。该方案判断药物疗效需时较长，但可能减少剂量依赖的不良反应。对于使用硫唑嘌呤维持撤离激素缓解有效的患者，疗程一般不少于 4 年。如继续使用，其获益和风险应与患者商讨，大多数研究认为使用硫唑嘌呤的获益超过发生淋巴瘤的风险。

严密监测硫唑嘌呤的不良反应：不良反应以服药 3 个月内常见，又尤以 1 个月内最常见。但骨髓抑制可迟发，甚至有发生在 1 年及以上者。用药期间应全程监测，定期随诊。最初 1 个月内每周复查 1 次全血细胞，第 2 ～ 3 个月内每 2 周复查 1 次全血细胞，之后每月复查全血细胞，半年后全血细胞检查间隔时间可视情况适当延长，但不能停止；最初 3 个月每月复查肝功能，之后视情况复查。

欧美的共识意见推荐在使用硫唑嘌呤前检查硫嘌呤甲基转移酶（Thiopurine–S–methyltransferase，TPMT）基因型，对基因突变者避免使用或在严密监测下减量使用。TPMT 基因型检查预测骨髓抑制的特异性很高，但灵敏性低（尤其是在汉族人群中），应用时须充分认识此局限性。研究显示，NUDT15 基因多态性检测对预测包括我国在内的亚洲人群使用骨髓抑制的灵敏性与特异性高，有条件的单位使用硫唑嘌呤前可行检测。

2）6- 巯基嘌呤：欧美共识意见推荐的目标剂量为 0.75 ～ 1.50mg/（kg·d）。使用方法和注意事项与硫唑嘌呤相同。

（4）甲氨蝶呤：国外推荐诱导缓解期的甲氨蝶呤剂量为 25mg/周，肌内或皮下注射。12 周达到临床缓解后，可改为 15mg/ 周，肌内或皮下注射，亦可改口服，但疗效可能降低。疗程可持续 1 年，更长疗程的疗效和安全性目前尚无共识。我国人群的剂量和疗程尚无共识。注意监测药物不良反应：早期胃肠道反应常见，叶酸可减轻胃肠道反应，应常规同时使用。最初 4 周内每周、之后每月定期检查全血细胞和肝功能。妊娠为甲氨蝶呤使用禁忌证，用药期间和停药后数月内应避免妊娠。

（5）抗 TNF-α 单克隆抗体：英夫利昔单抗（IFX）使用方法为 5mg/kg，静脉滴注，在第 0、2、6 周给予作为诱导缓解；随后每隔 8 周给予相同剂量行长程维持治疗。使用英夫利昔单抗前接受激素治疗时应继续原来治疗，在取得临床完全缓解后将激素逐步减量直至停用。对于原先使用免疫抑制剂无效者，没有必要继续合用免疫抑制剂；但对于英夫利昔单抗治疗前未接受过免疫抑制剂治疗者，英夫利昔单抗与硫唑嘌呤合用可提高撤离激素缓解率和黏膜愈合率。

对于维持治疗期间复发者，应查找原因，包括药物谷浓度及抗药抗体浓度检测。如为浓度不足，可增加剂量或缩短给药间隔时间；如为抗体产生而未合用免疫抑制剂者，可加用免疫抑制剂，也可换用其他治疗方案。目前，尚无足够资料提出何时可以停用英夫利昔单抗。对于英夫利昔单抗维持治疗达 1 年，维持无激素缓解伴黏膜愈合和 CRP 正常者，可考虑停用英夫利昔单抗，继以免疫抑制剂维持治疗。对停用英夫利昔单抗后复发者，再次使用英夫利昔单抗可能仍然有效。

不良反应和禁忌证参考《抗肿瘤坏死因子 $-\alpha$ 单克隆抗体治疗炎症性肠病专家共识（2017）》，具体如下：

不良反应：

1）药物输注反应：英夫利昔单抗的药物输注反应发生率为 3%～10%，其中严重反应发生率为 0.1%～1%。目前认为抗英夫利昔单抗抗体的产生与药物输注反应密切相关。输注反应发生在药物输注期间和停止输注 2h 内。输注速度不宜过快。对曾经发生过英夫利昔单抗输注反应者在给药前 30min 先予抗组胺药和（或）激素可预防输注反应。对发生输注反应者暂停给药，视反应程度给予处理，反应完全缓解后可继续输注，但输注速度需减慢。多数患者经上述处理后可完成药物输注。

2）迟发型变态反应（血清病样反应）：发生率为 1%～2%，多发生在给药后 3～14d，临床表现为肌肉痛、关节痛、发热、皮肤发红、荨麻疹、瘙痒、面部水肿、四肢水肿等血清病样反应。症状多可自行消退，必要时可予短期激素治疗。对曾发生过迟发型变态反应者，再次给药时应于给药前 30min 和给药后予激素口服。经上述处理后仍再发者应停药。

3）自身抗体及药物性红斑狼疮：综合报道显示有高达 40% 的接受治疗者出现血清抗核抗体、15% 出现抗双链 DNA 抗体。药物性红斑狼疮的发生率约为 1%，一般表现为关节炎、多浆膜腔炎、面部蝶形红斑等，罕有肾或中枢神经系统受累表现，一般在停药后迅速缓解。产生自身抗体者无需停药。若出现药物性红斑狼疮则应停药。

4）感染：机会性感染可涉及全身，最多见的是呼吸系统和泌尿系统感染。病原学包括病毒、细菌、真菌等。IFX 治疗中的严重感染更多见于同时联合使用激素者。用药前需严格排除感染，用药期间严密监测感染发生，对用药期间合并严重感染如肺炎、败血症者，宜在感染彻底控制 3 ～ 6 个月后再继续英夫利昔单抗治疗。应高度警惕抗 TNF 治疗后结核分枝杆菌感染的发生。

5）恶性肿瘤：抗 TNF 药物与硫嘌呤类联用可增加淋巴增殖性疾病的发生风险。抗 TNF 药物增加黑色素瘤发生风险。目前尚无证据显示单用抗 TNF 药物增加淋巴增殖性疾病或实体肿瘤的发生风险，但并不排除这种可能。抗 TNF 治疗前需排除淋巴瘤或其他恶性肿瘤（包括现症和既往史），治疗期间须注意监测。

6）皮肤反应：抗 TNF 治疗中可出现皮肤不良反应，如湿疹、银屑病反应等。若局部外用药物治疗效果不理想，需考虑停药，停药后多缓解。

7）神经系统受损：抗 TNF 治疗期间若出现神经系统脱髓鞘病变，如视神经炎、横贯性脊髓炎、多发性硬化及格林巴利综合征等，应立即停药，与相关专科医师共同讨论给予治疗。

8）肝功能异常：抗 TNF 药物可致药物诱导肝损伤、自身免疫性肝炎等，出现下列情况需考虑停药：①血清谷丙转氨酶或谷草转氨酶 > 8 倍参考值上限（upper limit of normal value，ULN）；②血清谷丙转氨酶或谷草转氨酶 > 5ULN，持续 2 周；③血清谷丙转氨酶或谷草转氨酶＞3ULN，且总胆红素＞2ULN 或国际标准化比值＞5；④血清谷丙转氨酶或谷草转氨酶＞3ULN，伴疲劳及消化道症状等逐渐加重，和（或）嗜酸性粒细胞增多（＞5%）。

9）血液系统异常：1.1%～5.7% 的患者可出现白细胞减少，0.5%～1.9% 出现血小板减少，需请血液专科医师会诊评估停药指征。如出现全血细胞减少和再生障碍性贫血，应及时停药，请血液专科医师参与诊治。

禁忌证：

抗 TNF 药物治疗前应排除以下禁忌证：①过敏：对英夫利昔单抗、其他鼠源蛋白或英夫利昔单抗中任何药物成分过敏或对 ADA 或其制剂中其他成分过敏；②感染：活动性结核病或其他活动性感染（包括败血症、腹腔和 / 或腹膜后感染或脓肿、肛周脓肿等克罗恩病并发症、机会性感染如巨细胞病毒、难辨梭状芽孢杆菌感染等）；③中重度心力衰竭（纽约心脏病学会心功能分级 Ⅲ / Ⅳ 级）；④神经系统脱髓鞘病变；⑤近 3 个月内接受过活疫苗接种。

Ⅲ．手术治疗

尽管相当部分克罗恩病患者最终难以避免手术治疗，但因术后复发率高，克罗恩病的治疗仍以内科治疗为主。因此，内科医师应在克罗恩病治疗全过程中慎重评估手术的价值和风险，并与外科医师密切配合，力求在最合适的时间施行最有效的手术。外科手术指征如下：

1. 克罗恩病并发症 ①肠梗阻，由纤维狭窄所致的肠梗阻视病变部位和范围行肠段切除术或狭窄成形术。短段狭窄肠管（一般＜4cm）可行内镜下球囊扩张术。炎症性狭窄引起的梗阻如药物治疗无效可考虑手术治疗。②腹腔脓肿：先行经皮脓肿引流和抗感染，必要时再行手术处理病变肠段。③瘘管形成：肛周瘘管处理如前述。非肛周瘘管（包括肠皮瘘和各种内瘘）的处理是一个复杂的难题，应由内外科医师密切配合进行个体化处理。④急性穿孔：需急诊手术。⑤大出血：内科治疗（包括内镜止血）出血无效而危及生命者，需急诊手术。⑥癌变。

2. 内科治疗无效 ①激素治疗无效的重度克罗恩病，见前述。②内科治疗疗效不佳和（或）药物不良反应已严重影响生命质量者，可考虑外科手术。外科手术时机：需接受手术的克罗恩病患者往往存在营养不良、合并感染，部分患者长期使用激素，因而存在巨大手术风险。内科医师对此应有足够认识，避免盲目的无效治疗而贻误手术时机、增加手术风险。围手术期的处理十分重要。

同时，需要注意的是，克罗恩病肠切除术后复发率相当高。目前研究资料提示，回结肠切除术后早期复发的高危因素包括吸烟、肛周病变、穿透性疾病行为、有肠切除术史等，要求必须戒烟。术后定期（尤其是术后第 1 年内）内镜复查有助于监测复发和制订防治方案。

术后复发的预防仍是未解之难题。药物预防方面，有对照研究证实美沙拉嗪、硫嘌呤类药物、咪唑类抗菌药物对预防内镜和临床复发有一定疗效。嘌呤类药物疗效略优于美沙拉嗪，但因不良反应多，适用于有术后早期复发高危因素的患者。长期使用甲硝唑患者多不能耐受，有报道术后 3 个月内甲硝唑与硫唑嘌呤合用，继以硫唑嘌呤维持，可显著减少术后 1 年复发率。研究发现，抗 TNF-α 单克隆抗体对预防术后内镜复发有效。

就术后患者是否均要常规予预防复发药物治疗、用什么药物、何时开始使用、使用多长时间等问题，目前尚无普遍共识。比较一致的意见是：对有术后早期复发高危因素的患者宜尽早（术后 2 周）予积极干预；术后半年、1 年以及之后定期行结肠镜复查，根据内镜复发与否及其程度给予或调整药物治疗。

（二）中医辨证论治

1. 湿热证

证候特点：泄泻急迫，粪黄褐臭，肛门灼热，烦热口渴，小便黄短，腹痛拒按。

舌脉：舌苔黄腻，脉濡数或滑数。

治法：清热化湿，缓急止痛。

推荐方剂：黄芩汤。

基本处方：黄芩 10g，白芍 10g，炙甘草 5g，大枣 5 枚。每日 1剂，水煎服。

加减法：兼有食滞者，加焦山楂、鸡内金消食导滞；兼有气滞者，加枳壳、香橼、佛手理气宣壅。热伤血络而致呕血、便血者，加山栀、茜草、侧柏叶凉血止血。热盛伤阴者，加鲜石斛、北沙参等养阴生津。

2. 气滞证

证候特点：脐周或右下腹胀痛，遇情志不遂加重，胸闷食少，善怒，喜叹息，嗳气或矢气则舒，泄泻，大便溏而不爽。

舌脉：脉弦。

治法：理气解郁，宽中止痛。

推荐方剂：柴胡疏肝散。

基本处方：柴胡 10g，枳壳 10g，甘草 6g，香附 10g，川芎10g，白芍 15g。每日 1 剂，水煎服。

加减法：气郁化火者，可用牡丹皮、山栀、龙胆草清热降火。腹痛攻窜两胁者，可加川楝子、延胡索、青皮行气止痛。见有纳差、便溏者，加白术、茯苓、炒薏苡仁健脾利湿。如有腹部胀痛刺痛并见，舌质紫暗，或有瘀点瘀斑者，加桃仁、红花活血化瘀。

3. 脾胃虚弱证

证候特点：腹痛绵绵，喜温喜按，大便溏薄或泄泻，身倦乏力，面色萎黄，食欲不振，饮食减少。

舌脉：舌淡，苔白，脉沉细或濡。

治法：健脾和胃，升清止泻。

推荐方剂：参苓白术散。

基本处方：人参 10g，茯苓 15g，白术 10g，桔梗 3g，山药 15g，甘草 5g，白扁豆 15g，莲子肉 10g，砂仁 3g（后下），薏苡仁 15g。每日 1 剂，水煎服。

加减法：兼有中焦虚寒者，可加附子、干姜、桂枝温中散寒。见有肾阳不足五更泻者，加补骨脂、肉豆蔻温补肾阳。洞泄不止者，加赤石脂、禹余粮涩肠止泻。中虚气滞者，加苏梗、陈皮等理气和胃。

4.瘀血内结证

证候特点：腹痛如刺如绞，痛有定处，呕血或黑便，腹块坚硬不移。

舌脉：舌质紫暗或有瘀点、瘀斑，脉细涩。

治法：活血化瘀，软坚散结。

推荐方剂：膈下逐瘀汤。

基本处方：五灵脂 10g，当归 10g，川芎 10g，桃仁 10g，牡丹皮 10g，赤芍 10g，乌药 10g，延胡索 10g，甘草 5g，香附 10g，红花 6g，枳壳 10g。每日 1 剂，水煎服。

加减法：兼气虚者，加黄芪、党参补益脾气。气滞者，加青皮、陈皮理气行气。腹块坚硬者，加牡蛎、瓦楞子软坚散结。

（三）中医其他治疗

1.中成药

（1）雷公藤多苷片：是从卫矛科植物雷公藤去皮的根部提取的总苷，具有较强的抗炎及免疫抑制作用。有研究通过动物实验证实雷公藤多苷对克罗恩病有治疗作用，其机制可能与干预转化生长因子 $\beta 1$/Smad 信号通路有关。亦有研究对比了雷公藤多苷和美沙拉嗪在维持克罗恩病缓解上的作用，结果显示两组在 3 个月、6 个月及 1 年复发率方面均无差异，表明雷公藤多苷对维持克罗恩病缓解的作用与美沙拉嗪相似。

注意事项：①雷公藤多苷片应严格在医生指导下使用，且需嘱患者按照规定剂量用药，不可自行调整剂量，超量使用。②用药期间应注意定期随诊并监测血、尿常规及心电图和肝肾功能情况，必要时停药并给予相应处理。③连续用药时间一般不宜超过3个月。如继续用药，需根据患者病情及治疗综合决定。

禁忌证：儿童、育龄期有孕育要求者、孕妇和哺乳期妇女；心、肝、肾功能不全者；严重贫血、白细胞和血小板降低者；胃、十二指肠溃疡活动期患者；严重心律失常者禁用。

（2）三七粉：每次3g，每日3次，口服。用于克罗恩病便血时。

（3）云南白药：每次0.5g，每日3次，口服。用于克罗恩病便血时。

（4）参苓白术颗粒（丸）：健脾、益气，用于体倦乏力，食少便溏。

（5）肉蔻四神丸：温中散寒，补脾止泻，用于大便失调，黎明泄泻，肠泻腹痛，不思饮食，面黄体瘦，腰酸腿软者。

2. 针灸 腹痛取脾俞、胃脘、足三里、中脘、气海、关元；泄泻取脾俞、中脘、章门、天枢、足三里；便血取足三里、三阴交、气海、关元、阴陵泉。

（四）中西医结合治疗

1. 英夫利昔治疗克罗恩病时维持临床缓解率和黏膜愈合率分别达21%、30.1%；赛妥珠单抗分别为48%、8%；阿达木诱导临床缓解率和黏膜愈合率分别为36%、27%；维多珠的临床缓解率为14.5%，优特克临床缓解率为18.5%。由此可见，尽管生物制剂的使用取得了一定疗效，仍有大量患者达不到临床缓解和黏膜愈合；且该药价格昂贵，难以推广。由于炎症加重、药物作用机制失效、抗TNF阻断不足、谷浓度过低或血清抗体过多等原因，英夫利昔等生物制剂长期使用存在依赖、抵抗、失效等问题，且易合并感染等不良反应。因此，有必要对克罗恩病治疗方案进行优化或转换，选择联合中医药治疗是有效途径。克罗恩病患者服用雷公藤 12 周后 C 反应蛋白、TNF-α 和白细胞介素 -1 下降，疾病活动指数、内镜指数改善，还可抑制术后克罗恩病复发，优于 5-ASA。

对于克罗恩病患者，应通过中西医结合治疗提高疗效，降低手术率和致残率。中西药联合以抗炎、促进组织愈合，且中药还可在抗纤维化、改善胃肠道功能和营养状况、防治并发症等方面发挥独特作用。

中西医结合治疗克罗恩病患者，可以缓解全身症状，对缩短病程有一定帮助，促进炎症及溃疡修复，某些情况下可减少激素、免疫抑制剂用量，进而减少上述药物副作用。

炎症较轻，病变部位以结肠为主，临床表现为腹痛、腹泻，辨证属湿毒蕴肠者，中药应着眼于祛除湿毒之邪，联合 5-ASA 以诱导和维持临床缓解，促进黏膜愈合。其中湿热毒蕴为主者可选黄芩汤、消疮饮，常用药为黄连、黄芩、黄柏、苦参、秦皮、土茯苓、白头翁；寒湿毒蕴为主者可选薏苡附子败酱散，常用药为生薏苡仁、败酱草、黄连、黄芩、附子、干姜、肉桂。

炎症较重，腹痛、腹泻、便血明显，辨证湿毒瘀积为主者，中药应重点予祛湿解毒、化瘀止血之品。如在糖皮质激素、免疫抑制剂或生物制剂等西药基础上，予地榆、紫草、茜草、槐花、赤芍、侧柏叶、丹参、三七等化瘀止血，蜂房祛湿止痛，僵蚕透邪辟秽。

克罗恩病伴腹部包块、肠腔狭窄者，可在西医治疗基础上，联合虫类等搜剔、软坚散结中药，以改善并发症。如有腹腔脓肿或内瘘形成，可用皂角刺以消肿排脓。此外还应重视解毒生肌愈疡，可选用金银花、白芷、贝母、防风、赤芍、当归、甘草、皂角刺、乳香、没药、陈皮等。必要时需行外科手术治疗。

2. 王沛认为克罗恩病的病因至今尚不清楚，可能与各种致病因素作用于人体引起的免疫功能失调有关。对克罗恩病所致的慢性泄泻患者给予补脾肾的中药治疗，可使患者病情缓解，其机理可能是补脾肾的药物可以增强患者的免疫功能，从而发挥治疗作用。因此，治疗克罗恩病所致的慢性泄泻，应从脾入手，兼顾其肾。常用方药：黄芪 15g，猪苓 15g，补骨脂 15g，茯苓 15g，炒白术 10g，炮姜 10g，葛根 15g，樗根皮 30g。服用法：每日 1 剂，水煎，分 2 次服。

3. 中药外治法治疗克罗恩病的现状：《医学源流论》认为"外科之法，最重外治"，目前以肠道局部外用给药疗效最为确切，缓解率也较高。因为局部用药可使药物直达病所，起到直接治疗的目的，且无消化道刺激等毒副作用。肠道局部用药多以中药汤剂浓缩后保留灌肠，可选用敛疮生肌、活血化瘀与清热解毒类中药进行灌肠治疗，适用于回结肠型及结肠型克罗恩病。中成药灌肠可选用香连片、锡类散、补脾益肠丸、云南白药等。

4. 翟文生等人治疗青少年克罗恩病时，根据本病的临床特征，认为本病应属中医"虚劳"范畴。以虚证为主，但往往易见虚中夹实之证。并依据中医辨证分型为以下几种：

（1）气血亏虚证：本病多以慢性营养缺乏、贫血起病，此乃脾胃亏虚、气血不足所致，治宜益气养血，可用八珍汤加减。若有泄泻可合用参苓白术散，发热者可选用补中益气汤，恶心呕吐可加半夏、生姜和胃降逆。

（2）瘀血阻络证：本病从病理上看，病变肠壁增厚、细胞浸润以及肠壁鹅卵石样改变等均属瘀血范畴，除此之外，临床可见不同程度的腹痛，腹部触及癥瘕痞块，此乃气机不畅、瘀血阻滞所致。治宜益气养血，化瘀通络，可用八珍汤加丹参、赤芍、红花、三棱、穿山甲等。腹痛明显者加白芍、玄胡、枳壳理气活血，化瘀止痛。

（3）脾虚湿困证：证见颜面及下肢浮肿，甚则出现腹水，面色萎黄，疲倦乏力，纳差便溏，舌质淡胖，苔白腻，脉细，此乃脾虚运化无力，水湿泛滥所致。治宜健脾温阳利水，可用五苓散合五皮饮治疗。

（4）肝肾不足证：由于摄食不足，吸收不良可致发育迟缓。证见体质消瘦，身高不增，第二性征不发育，月经初潮来迟，中医责之于脾病日久，损伤肝肾，致肝肾亏虚所致，以物质不足为主，多从阴精不足考虑，可用六味地黄丸加枸杞子、女贞子、肉苁蓉治疗。本病西药多用激素治疗，可有面色潮红、五心烦热、盗汗等副作用，属阴虚阳亢所致，在合用激素时，要加生地黄、知母、地骨皮等养阴清热之品。

（5）脾胃阳虚证：本证多在减停激素以后出现，或在疾病发展到极期出现，长期应用激素，往往有抑制肾上腺皮质功能的副作用，当减停激素时，可见阳虚之证，如面色㿠白，四肢不温，畏寒怕冷，腰膝酸软等症。治宜温补脾肾，可用右归丸加减，也可在原有治疗用药基础上加巴戟天、肉苁蓉、淫羊藿等温肾壮阳之品。此外，在本病的发展过程中，容易合并感染，如感冒等，可加用疏风清热解毒之品，如金银花、连翘、黄芩、柴胡等。

5.肠内营养（Enteral Nutrition，EN）治疗克罗恩病：多项研究均表明克罗恩病的主要病机与脾相关，采用中医药从脾论治可显著减轻克罗恩病患者肠道炎症反应，从而缓解疾病，故补土法治疗克罗恩病的疗效及前景良好。EN也是重要的补土法之一，能够为机体提供能量、营养，促进肠黏膜愈合，保护肠黏膜屏障、减轻肠道炎症反应、调节肠道菌群，改善机体组织器官功能状态，对胃肠功能不全的患者具有重要意义。查阅中医古籍，不难发现脾的重要性，众多医家从脾论治各种疾病，也颇有成效。现代研究表明，"从脾论治"治疗机制可能与营养物质的摄取及运输、线粒体合成ATP、脂质代谢、信号转导及炎症表达相关，一定程度上佐证了"脾主运化、升清"的理论。补土法健脾益气，多项实验也表明采用补土法联合EN治疗胃肠功能障碍的患者，可改善其营养状况、免疫功能，缓解脾虚等证。但由于目前EN多与其他治疗手段联合使用，EN的中医理论基础还有待进一步探讨。

【转归、预后、随访】

本病可经治疗好转，也可自行缓解。但多数患者反复发作，迁延不愈，其中相当部分患者在其病程中会因出现并发症而选择手术治疗，预后不佳。并发症包括局部和全身并发症。局部并发症为肠出血，虽不常见但慢性出血可导致缺铁性贫血。肠管狭窄可导致不同程度的肠梗阻。瘘发生游离性肠穿孔比较少见，以内瘘发生较多。有报道称，约1/10的克罗恩病患者可得到较长期的缓解，3/4的克罗恩病患者呈现缓解和恶化交替的慢性病程，1/8的克罗恩病患者无缓解过程。因此患者生活质量较差，特别是青年期患病者。

【生活调护】

1. 心理调护，情志干预 恐癌心理、丧失治疗信心及对特殊检查的恐惧等可能会使克罗恩病患者产生焦虑、抑郁等心理障碍。长期精神过度紧张、恼怒抑郁后，易致肝气乘脾土，脾胃运化失常，大肠传导失司，水谷并下，日久则湿浊蕴于肠道，气滞血凝，血肉腐败，诱发疾病的发生，影响疾病的进程及预后。克罗恩病亦是一种典型的心身疾病，抗焦虑抑郁药物均具有一定的不良反应，针对克罗恩病患者这一特殊人群，其用药选择、剂量、疗程等尚无统一标准。临床实践证实中医情志疗法治病的经验丰富，对克罗恩病进行中医情志干预，可以改善患者的心理状态，减少精神心理药物的使用。《东医宝鉴》云："欲治其疾，先治其心，必正其心，乃资于道。"从情志致病探讨中医论治克罗恩病，旨在从病机本质着手，调畅情志以协调人体阴阳平衡，提高克罗恩病患者生活质量。

2. 饮食调护 克罗恩病患者在病程中常出现营养不良，营养不良可能带来各种严重的不良后果，应常规进行营养风险筛查。在饮食管理中，蛋白质和脂肪的摄入量与克罗恩病的发生有关系，应

尽量食用 ω-3/ω-6 多不饱和脂肪酸比例高的食物，例如水果、蔬菜，避免高脂肪、高酪蛋白饮食，例如肉类、海鲜及快餐速食品。微量元素和维生素 D 对儿童、青少年的生长发育有重要作用，对回肠切除＞20cm 的患者应适当补充维生素 B_{12}。饮食调护对已确诊的克罗恩病患者十分关键，营养支持治疗更是儿童患者的一线治疗方案。

【中西医最新研究进展】

1. 克罗恩病与"爬行脂肪"：脂肪组织的显著可塑性被认为是为了储存多余的能量或为饥荒时期做储备而存在的。已有的研究显示，脂肪并不是一个被动的组织，而是一个由多种细胞类型组成的复杂环境，它们能够对许多生理过程做出反应并产生影响。其中一个最明显的例子是肠系膜脂肪组织迁移到克罗恩病患者的肠道炎症病灶，即所谓的"爬行脂肪"（Creeping fat，CrF）。CrF 是克罗恩病的一种肠外表现，常出现在纤维化、严重并发症的患者中，表现为增生性肠系膜脂肪组织，它会特异性地扩张并包裹在肠道炎症部位，主要在小肠出现，最常见的是回肠。鉴于炎症诱导的屏障功能障碍是克罗恩病病变的显著特征，研究人员推测这些病变处的 CrF 现象是对微生物从炎症回肠转移到周围肠系膜脂肪组织做出的反应。越来越多的证据表明，肠道通透性是慢性肠道炎症性疾病的一个组成部分，屏障功能受损是 IBD 中公认的病理特征之一。这反过来又会使其他身体部位暴露于肠道微生物群和（或）其代谢产物中，引发免疫反应和肠道周围脂肪的生理变化。

2020 年美国西奈医学中心的 Suzanne Devkota 课题组在 CELL 杂志发表的一项研究中显示，研究人员探讨克罗恩病中的微生物易位是否可以作为 CrF 发展的核心线索。利用从手术切除中收集的人类肠系膜脂肪组织，研究人员发现了黏膜相关肠道细菌的一个子集，在克罗恩病回肠手术切除的 CrF 中持续转位并保持活力，并确定了 Clostridium innocuum 菌株作为这个联合体的标志。Clostridium innocuum 在黏膜和脂肪分离物之间存在菌株变异，表明其偏好富含脂质的环境。此外，研究人员在人类和小鼠中发现的纤维化和脂肪生成表型与肥胖症中描述的内脏脂肪表型相似。这表明，其在克罗恩病中观察到的微生物驱动的肠系膜脂肪组织扩张可能与更广泛的脂肪扩张的发病机制有关。同时该研究也证实了在炎症性肠病患者中，被称为"爬行脂肪"的现象其实是一种保护性反应，肠系膜脂肪组织迁移到肠屏障功能障碍的部位，以阻止潜在的有害病菌透过肠腔在宿主体内发生系统性传播的事件发生。

2. 克罗恩病的西医治疗进展：纵观国际进展，各类新型药物不断涌现，为治疗克罗恩病带来更多新前景，第 2 代皮质激素在结肠释放，有低全身性生物利用度，是传统剂型的替代选择。

近年来，肠道菌群参与克罗恩病的证据不断被证实。克罗恩病存在明显的肠道菌群失调，病变部位多位于菌群浓度较高的回肠末端及结直肠，抗生素具有一定疗效。研究发现，肠道菌群失调可能是克罗恩病发生发展的关键触发点，克罗恩病患者的肠道生物丰富度及多样性明显降低，特别是厚壁菌门、拟杆菌门。粪菌移植（Fecal microbiota transplantation，FMT）作为特殊"器官移植"，是指将健康供体的粪便经过处理后获得的功能菌群有效移植到患者肠道内，重建肠道微生态系统。FMT 对艰难梭菌感染治愈率可达90%。1989 年首次报道 FMT 用于治疗克罗恩病患者以来，至今只有30 余年历史。FMT 治疗克罗恩病的机制尚不完全清楚，但多项研究表明 FMT 对克罗恩病有诱导缓解作用。一项回顾性研究报道，FMT治疗克罗恩病获得 30.0%（3/10）的临床缓解率和 60.0%（6/10）的临床应答率，随访期间无严重不良事件发生。但也有研究报道 FMT治疗克罗恩病的效果不佳。总之，目前 FMT 治疗克罗恩病的数据尚少，结果存在争议较宽且存在偏倚，需要获取更多多中心大样本随机对照试验结果作为支撑。

3. 中医药治疗克罗恩病的基础研究：目前中医药对克罗恩病的基础研究主要包括单味中药、中药提取成分、中药复方以及针灸对克罗恩病发病机理以及治疗效应的研究。有研究发现，用白头翁醇提取物灌肠，能降低实验大鼠结肠 TNF-α 的含量，增高白介素 -10（IL-10）的含量，抑制核转录因子（NF-κB）的活性，下调结肠炎基质金属蛋白酶 -3mRNA（MMP3mRNA）的表达，从而产生明显的抗结肠炎效果。亦有报道指出白头翁汤治疗炎症性肠病（溃疡性结肠炎和克罗恩病）并探讨其分子机制，结果发现阳性药物及中药高剂量组可有效抑制 Smad7 的表达，同时增强 p-Smad3 的表达，这说明白头翁汤可能是通过激活 TGE-β 1/Smad3 信号通路从而发挥对炎症性肠病的抗炎作用。

对单味中药作用机制的研究发现，乳香有效成分五环三萜烯酸可非竞争性抑制脂氧合酶，抑制白三烯的合成，发挥治疗克罗恩病的作用。姜黄素可通过抑制核因子 κB（nuclear factor kappa-B，NF-κB）、环氧合酶 -2（cyclooxygenase-2，COX-2）、一氧化氮（nitric oxide，NO）、白三烯等因子的表达而发挥抗炎作用。雷公藤可下调 COX-1、COX-2、前列腺素 E2、IL-1、IL-2、IL-17、γ- 干扰素、5- 脂氧合酶和 TNF-α 等因子的水平而起到抗炎、免疫抑制的效应。穿心莲具有抑制 TNF、IL-1β 和 NF-κB 表达的作用。

4. 研究通过生物信息学技术分析克罗恩病患者与正常人的基因芯片数据，筛选克罗恩病的差异表达基因，从而探讨克罗恩病的发病机制，进而预测治疗克罗恩病的潜在中药。结果筛选出 931 个克罗恩病患者与正常人的差异表达基因，其中包括 369 个下调基因和 562 个上调基因。上调的 15 个核心基因包括 STAT3、STAT1、CD44、CXCL10、IRF1、ISG15、MMP9、VCAM1、IL-1β、CD86、TIMP1、GBP1、IRF9、TLR8、PSMB8，其生物作用主要富集在 Toll 样受体信号通路、NF-κB 信号通路、细胞黏附分子信号通路等。根据这一信息筛选治疗克罗恩病的潜在中药有黄连、黄芩、地榆、姜黄、枳实、人参、白术等。对差异表达基因和核心基因的分析促进了对克罗恩病发病机制的理解，同时也为克罗恩病在中药方面的新药开发提供了潜在基因靶标与研发思路。

（孟梦）

第十七章　缺血性肠病

缺血性肠病是由各种原因诱发的肠道血流灌注不足或者血液回流障碍而导致肠道结构破坏和功能障碍的临床综合征。分为急性肠系膜缺血（acute mesenteric ischemia，AMI）、慢性肠系膜缺血（chronic mesenteric ischemia，CMI）和缺血性结肠炎（ischemic colitis，IC）。急性肠系膜缺血有非闭塞性（non-occlusive mesenteric ischemia，NOMI）和闭塞性两种类型，闭塞性又可进一步细分为肠系膜动脉栓塞（mesenteric artery embolism，EAMI）、肠系膜动脉血栓形成（mesenteric arterial thrombosis，TAMI）、肠系膜静脉血栓形成（mesenteric venous thrombosis，VAMI）。《2020 中国急性肠系膜缺血诊断与治疗专家共识》参照 2016 年欧洲肠系膜缺血指南，对急性肠系膜缺血的定义进行了更新：即急性肠系膜动脉、静脉栓塞或循环压力降低，导致肠系膜内血流减少，难以满足其相应脏腑的代谢需求。不包括孤立性肠缺血，以及由于粘连性肠梗阻、疝等外压因素造成的局灶性、节段性缺血。1970～1982 年来自瑞典马尔默的一项研究提示，急性肠系膜缺血的年发病率约 12/10 万。缺血性肠病的发病率随着年龄增大而有所增加，我国 90% 缺血性结肠炎患者为老年患者（≥ 60 岁）。

目前我国尚无缺血性肠病中医诊疗共识或指南，参照《中华脾胃病学》中缺血性结肠炎内容，根据临床表现，可将此病归属于中医学"腹痛""血症""肠风"等范畴。

【病因病机】

（一）中医

根据现代部分学者文献，将缺血性肠病的病因病机概况如下：病因主要是感受外邪、饮食不节、情志失调、久病体虚、禀赋不足、劳倦失宜、手术外伤等导致肠道气血运行不畅，肠络血瘀。病位在肠，病机根本在气血，疾病过程中可产生热、毒、瘀、湿等病理产物，在疾病不同阶段均有血瘀病理基础。病性有虚有实，或虚实夹杂。

1. 感受外邪 外感湿热或暑热邪气，或感受湿邪，日久化热，可致气机阻滞，气血运行不畅，热邪日久也可损伤肠络。

2. 饮食不节 饮酒过多或嗜食肥甘厚味，湿热内生，壅遏肠道，气血运行不畅，肠络瘀闭受损。

3. 情志失调 七情失调，肝失调达，气机郁滞，血行不畅，瘀滞肠络。肝郁气滞，日久化火，火热可损伤肠络。

4. 脏腑虚损 久病正气亏虚，气虚不能固摄血液，血溢脉外，或气虚推动无力，则血行不畅，脉络瘀阻，或伤耗阴精，阴虚火旺，破血妄行，而致出血，或久病失治，汗、吐、下后伤津，阴津亏虚，气血失和，肠络瘀闭；劳倦伤脾，脾气亏虚，气血生化乏源，肠络失养，或脾虚运化失健，湿浊内生，阻遏气机，或蕴久化热，湿热阻滞肠腑；脾气虚，日久及阳，导致脾胃虚寒或禀赋不足，脾肾阳虚，致寒凝血脉，也可引起肠络瘀滞。

5. 手术外伤 腹部手术外伤，可直接损伤血络或引起肠道局部气血运行不畅，肠脉瘀阻。

（二）西医

1. 胃肠道血供 胃肠道血供主要来自腹主动脉的三大分支：腹腔动脉、肠系膜上动脉、肠系膜下动脉。腹腔动脉主要有三个分支，供应肝、脾、胆囊、胃、十二指肠、胰腺上部的血液。肠系膜上动脉除供应胰腺、十二指肠外，还供应全部小肠、右半结肠的血液，静脉分布与动脉大致相同，最后汇合成肠系膜上静脉进入门静脉。肠系膜下动脉主要分为结肠左动脉和乙状结肠动脉两支，供应左半结肠血液，由于分支的联络线长、吻合支少，故血供较差。结肠静脉分支的分布大致与相应的动脉并行，肠系膜下静脉与脾静脉汇合后流入门静脉。直肠肛管的血供主要来自直肠上、下动脉及骶中动脉。胃肠道血供占心输出量25%（休息时）和35%（餐后）。70%肠系膜血流在肠壁的黏膜层和黏膜下层，其余在肌层和浆膜层。一般情况下，肠系膜毛细血管只有20%是开放的，就能维持正常的氧供，当血流量低于此阈值，氧供就会不足，表现为肠缺血的症状，短暂的缺血引起微血管通透性增加，而长时间缺血可破坏肠黏膜屏障，引起肠梗死、穿孔等。肠缺血可由于动脉栓塞、动脉血栓形成、肠系膜静脉血栓形成及非闭塞性因素（如心排出量降低和血管收缩）引起。

2. 危险因素　引起本病的主要病理基础是局部血管病变、血流量不足或血液的高凝状态，危险因素主要有：心力衰竭、心律失常、心房颤动、各种原因所致的休克、动脉血栓形成、机械性肠梗阻等。医源性因素有动脉瘤切除术、主动脉手术、冠状动脉搭桥术、肠切除术、肠镜、钡灌肠、妇科手术等；药物因素有可卡因、达那唑、地高辛、雌激素、苯异丙胺、利尿剂、非甾体抗炎药等。

【临床表现】

1. 急性肠系膜缺血　主诉与查体不符的剧烈腹痛是急性肠系膜缺血早期的经典表现。此外还有恶心呕吐（35%～93%）、腹泻（35%～48%）、血便（16%）。大约1/3的患者会同时出现腹痛、发热和血便（或便潜血阳性）的三联征。腹痛症状与体征严重程度不成比例，腹部体征常不明显。临床观察中如出现腹部压痛逐渐加重、反跳痛及肌紧张等，则为肠缺血进行性加重的表现，强烈提示已发生肠坏死。大多数患者都合并急性肠系膜缺血相关风险性疾病，如缺血性心脏病、房颤、糖尿病或肾功能不全等。因急性肠系膜缺血诊断困难，临床干预最有益的是早期阶段，因此《2020 中国急性肠系膜缺血诊断与治疗专家共识》推荐：主诉与查体不符的剧烈腹痛是急性肠系膜缺血早期的经典表现，但不足以作为诊断标准。而漏诊所致的后果十分严重。故无明确病因的急性腹痛患者（特别是合并有心血管方面疾病的老年人）应疑诊为急性肠系膜缺血直至被推翻。

2. 慢性肠系膜缺血　典型症状为餐后腹痛、畏食和体重减轻。腹痛可为持续性钝痛，程度不一，定位不明确，以脐周或左下腹多见（与缺血的肠段有关），多发生于餐后 15 ～ 30 分钟，1 ～ 2 小时达高峰，随后腹痛逐渐减轻，蹲坐位或卧位可使部分患者腹痛缓解。因害怕进食后会引起腹痛，因此进食减少伴体重明显减轻。查体见腹软无压痛，叩诊呈鼓音，上腹部常可闻及血管杂音。

3. 缺血性结肠炎　主要表现为突发性腹痛、腹泻和便血三联征。典型病史为突发性腹部绞痛，多位于左下腹，疼痛轻重不一，进食后加重。腹痛时多伴有便意、里急后重感，部分患者可在 24 小时内排出与粪便相混合的鲜红色或暗红色血便，其他症状有厌食、恶心、呕吐、低热等。体检可发现腹部轻中度压痛、低热、心率加快，发生肠梗死时可有腹膜刺激征，肛门指诊检查指套有血迹。

【实验室和其他辅助检查】

（一）实验室检查

外周血白细胞增高。大便潜血常阳性。血清乳酸、肌酸激酶、乳酸脱氢酶、碱性磷酸酶也可增高。有学者提出 D- 二聚体是肠道缺血的独立危险因素，有研究指出 D- 二聚体＞ 0.9mg/L 分别具有 82%、60%、79% 的特异性、敏感性和准确性。目前并没有可用于确诊急性肠系膜缺血的特定的实验室检验指标。肠脂肪酸结合蛋白、

血清 α – 谷胱甘肽 –S– 转移酶和钴 – 白蛋白结合测定等为改善急性肠系膜缺血的精确诊断提供了可能，但仍需进一步研究。

（二）腹部 X 线检查

腹平片对急性肠系膜缺血不具有特异性，它的主要目的是除外其他腹痛原因。急性肠系膜缺血早期腹平片通常是正常的，在后期可表现为肠梗阻、指压征、积气征，少见的为门静脉或肠系膜静脉内积气。钡灌肠检查可见受累肠段痉挛、激惹；病变发展后期，可由于黏膜下水肿、皱襞增厚等原因致使肠管僵硬似栅栏样；同时肠腔内钡剂充盈形成扇形边缘；溃疡形成后，可见黏膜粗糙，呈齿状缺损；钡剂检查可能加重肠缺血甚至引起肠穿孔，腹膜刺激征阳性患者禁忌钡剂检查。

（三）超声检查

其能显示腹腔动脉、肠系膜上动脉、肠系膜下动脉和肠系膜上静脉的狭窄和闭塞；脉冲多普勒超声能测定血流速度，对血管狭窄有较高的诊断价值。对操作者的要求较高，且易受到肠积气、水肿的影响。

（四）计算机体层摄影术（CT）检查

CT 增强扫描和 CT 血管成像（CTA）可观察肠系膜动脉主干及其二级分支的解剖情况，但对观察三级以下分支不可靠。急性肠系膜缺血直接征象为肠系膜上动脉不显影、腔内充盈缺损、平扫可为高密度（亚急性血栓）；间接征象有肠系膜上动脉钙化，肠腔扩张、积气、积液；门静脉 – 肠系膜静脉内积气、肠系膜水肿、肠壁增厚。肠壁积气、腹水等则提示肠管坏死。慢性肠系膜缺血直接征象为动脉狭窄、动脉不显影、腔内充盈缺损等；间接征象有血管壁钙化、侧支形成、肠腔扩张、肠系膜水肿、肠壁增厚。目前 CTA 成像技术已正式取代了血管造影作为影像学首选检查。

（五）磁共振成像（MRI、MRA）检查

MRI 可显示肠系膜动、静脉主干及主要分支的解剖，但对判断狭窄程度有一定假阳性率，对判断血栓的新旧、鉴别可逆性和不可逆性肠缺血有很高价值。磁共振血管造影（MRA）对继发于低血容量的非阻塞性肠系膜缺血，或远端的栓塞性疾病的诊断价值有限。

（六）选择性血管造影

其可在诊断的同时直接进行血管内药物灌注治疗和介入治疗，但对于选择性血管造影正常者，不能除外非闭塞性血管缺血。

（七）肠镜检查

肠镜检查是缺血性结肠炎主要诊断方法，镜下表现为肠黏膜充血、水肿、瘀斑，黏膜下出血，黏膜呈暗红色，血管网消失，可有部分黏膜坏死，继之黏膜脱落、溃疡形成；病变部与正常肠段之间界限清晰，一旦缺血改善，其症状消失快，病变恢复快，是与其他肠炎相鉴别的关键之一；镜下所见出血结节是缺血性结肠炎的特征性表现，由黏膜下出血或水肿形成所致。病理组织学可见黏膜下层有大量纤维素血栓和含铁血黄素细胞，为此病特征。急性肠系膜缺血如累及结肠，内镜改变与缺血性结肠炎大致相同；慢性肠系膜缺血内镜检查无确切意义，但可排除其他疾病。出现急性腹膜炎体征、持续性腹痛、大量便血、休克、影像学检查提示存在不可逆性缺血损伤的患者不建议此项检查。

【诊断要点】

（一）诊断

1. 急性肠系膜缺血 大约 50% 的急性肠系膜缺血患者都是由肠系膜动脉栓塞（EAMI）所引起（其中 65% 为急性上动脉栓塞）。Bergan 提出剧烈急腹痛、器质性心脏病和强烈的胃肠道排空症状（恶心、呕吐或腹泻）为急性肠系膜上动脉栓塞的三联征。肠系膜动

脉血栓形成（TAMI）的主要危险因素是动脉粥样硬化性疾病和血脂异常。由于发病前动脉已有病变，因此发病后腹痛的剧烈程度不如肠系膜动脉栓塞，临床上表现为肠绞痛等餐后综合征。肠系膜静脉血栓形成（VAMI）所占比例小（约10%）且患者年龄多为40岁左右中年人群，其危险因素中最重要的是凝血功能异常（血液高凝）。因栓塞的血管为侧支循环丰富的静脉系统，患者的临床症状常呈亚急性发展，虽然也有恶心呕吐的症状，但通常与进食无关。实验室检查可见乳酸、D-二聚体升高。腹部 X 线检查可见指压征、黏膜下肌层或浆膜下气囊征。CT 检查可见肠系膜上动脉不显影、腔内充盈缺损。动脉造影有助于鉴别诊断。肠黏膜组织病理学检查以缺血性改变为主要特点。

2. 慢性肠系膜缺血　临床症状为反复发作性腹痛，畏食，体重明显减轻；少数患者可出现脂肪泻；患者呈慢性病容，消瘦，腹软无压痛，叩诊呈鼓音，腹部可能听到收缩期杂音；动脉造影、CT 血管成像、核磁血管成像、超声等影像学检查有助于诊断慢性肠系膜缺血。

3. 缺血性结肠炎　突然发生的不明原因的腹痛、血便、腹泻或腹部急腹症表现者应警惕结肠缺血的可能，根据病情选择肠镜检查，必要时行血管造影。

（二）诊断思路

根据《2020 中国急性肠系膜缺血诊断与治疗专家共识》和《老年人缺血性肠病诊治中国专家建议（2011）》将诊断思路总结如下：

1. 根据腹痛等临床表现，初步疑诊是急性肠系膜缺血、慢性肠系膜缺血还是缺血性结肠炎。

2. 疑诊急性肠系膜缺血的患者，如有与查体不符的剧烈腹痛、有心血管病史的老年人、排除其他原因的乳酸及 D-二聚体水平升高、CTA 明确提示肠系膜血管坏死，则明确诊断急性肠系膜缺血。再判断是否存在腹膜炎，或病情持续恶化。

3. 疑诊慢性肠系膜缺血的患者，进一步完善超声、CT 或 MR 下血管成像。

4. 疑诊缺血性结肠炎的患者，进一步完善超声或 CT 检查，判断有无肠镜检查指征，无禁忌证患者尽早完善结肠镜检查明确诊断。

【鉴别诊断】

（一）溃疡性结肠炎

起病缓慢，偶尔快，腹泻，多伴脓血便，每次大便带血；内镜检查溃疡浅，充血，出血明显，可有假息肉，病变分布连续，绝大多数直肠受累；一般不伴有心血管疾病。

（二）克罗恩病

病变部位可发生于胃肠道任何部位，为节段性、跳跃性、穿壁性，常见瘘管和脓肿、狭窄，结肠镜表现局限性阿弗他溃疡、线性溃疡、铺路石征。

（三）胰腺癌

临床表现为上腹痛、进行性消瘦和黄疸。上腹扪及肿块，影像学检查可见胰腺占位性病变。

（四）结直肠癌

该病多见于中年以后，可有腹痛、便血、消瘦等，直肠指检常可触及肿块，肠镜及病理等检查可有助于鉴别诊断。

（五）急性胰腺炎

急性上腹痛，恶心，呕吐，发热，血清和尿淀粉酶、血脂肪酶显著升高，CT 检查有助鉴别。

【治疗】

缺血性肠病的治疗主要目的在于尽快恢复肠道供血，避免肠道缺血性损伤，促进组织修复，防止并发症。包括一般治疗、药物治疗、介入治疗、手术治疗。一般治疗主要包括禁食、胃肠减压、静脉营养支持等，药物治疗包括扩血管、抗感染、抗凝、溶栓等，介入治疗可直达病灶，有效改善肠道血运。对于药物治疗无效、无介入治疗可能、伴腹膜炎体征的患者应尽快行手术治疗，包括紧急的血运重建、评估肠道活力及坏死肠段切除。

缺血性肠病的中医治疗总体以扶正祛邪、标本兼顾为原则，同时注意分清缓急、标本、虚实、寒热。血瘀基本贯穿整个疾病过程，治疗以活血化瘀为主，配合辨证论治。

（一）西医治疗

1. 一般治疗原则 根据《2020 中国急性肠系膜缺血诊断与治疗专家共识》和《老年人缺血性肠病诊治中国专家建议（2011）》将诊断思路总结如下：

对怀疑急性肠系膜缺血、缺血性结肠炎的患者应立即禁食。慢性肠系膜缺血患者调整饮食，少食多餐，避免进食过多或进食不易消化的食物，餐后腹痛明显者也可禁食。必要时胃肠减压、静脉营养支持、维持水电解质及酸碱平衡。吸氧，密切监测血压、脉搏、尿量、精神状态、外周灌注等，必要时测中心静脉压或肺毛细血管楔压。积极治疗原发病等。

2. 药物治疗

（1）急性肠系膜缺血的治疗［根据《2020 中国急性肠系膜缺血诊断与治疗专家共识》和《老年人缺血性肠病诊治中国专家建议（2011）》进行整理］

1）液体复苏：以晶体液或血液制品进行的液体复苏至关重要。在疾病早期，补液量可高达 100mL/kg 以优化肠道灌注。同时为了避免过度补液和腹腔间隔室综合征的发生，应于早期即实施有创（如中心静脉压、膀胱内压等）监测。抗利尿激素应谨慎使用，多巴酚丁胺、低剂量多巴胺等对肠系膜血流的影响较小。避免静脉输注羟乙基淀粉酶。

2）抗凝：所有急性肠系膜缺血患者，在无禁忌证条件下，均应立即开始抗凝治疗。通常使用低分子肝素或者普通肝素进行。首剂为 80U/kg 静脉注射（总量 ≤ 5000U），而后维持在 18U/（kg·h）左右。治疗目标应维持活化部分凝血酶原时间（APTT）至正常值 2 倍以上。无危及生命的肠道坏死条件下，肠系膜静脉血栓形成（VAMI）通常以溶栓或抗凝治疗为主，在维持 APTT 至目标值后（见前面所述），可视病情逐步调整抗凝剂为口服药物，如华法林或利伐沙班等，至少用药 6 个月以上。

3）解除肠系膜血管痉挛：在初步液体复苏及抗凝治疗后，建议应用血管扩张剂，较常见的非选择性血管舒张药物包括罂粟碱及前列腺素 E1。罂粟碱通常需要血管造影进行局部动脉内注射，通常剂量为 30 ～ 60mg/h。也可罂粟碱 30mg 肌内注射，继以 30mg/h 的速率经泵静脉输注，每日 1 ～ 2 次，疗程 3 ～ 7d，少数患者可用至 2 周。

4）广谱抗生素应用：抗菌谱应该覆盖需氧及厌氧菌，尤其抗革兰阴性菌抗生素，常用喹诺酮类和甲硝唑，严重感染者可用三代头孢菌素。可能会减少细菌移位带来的不良后果。

《2020 中国急性肠系膜缺血诊断与治疗专家共识》中指出：确诊急性肠系膜缺血的患者，无论是否存在休克症状，均建议立即开始液体复苏以增加内脏灌注。抗凝、解除肠系膜血管痉挛以及广谱抗生素的应用建议急性肠系膜缺血早期立即进行。

（2）慢性肠系膜缺血的治疗［根据《老年人缺血性肠病诊治中国专家建议（2011）》整理］：应用血管扩张剂，如丹参 30 ～ 60mL 加入 250 ～ 500mL 葡萄糖注射液中，静脉滴注，1 ～ 2 次/日，可减轻症状，或低分子右旋糖酐 500mL，静脉滴注 1 次/6 ～ 8 小时，促进侧支循环的形成。

（3）缺血性结肠炎的治疗［根据《老年人缺血性肠病诊治中国专家建议（2011）》整理］：①应用广谱抗生素。②积极治疗心血管系统原发病，停用血管收缩药（肾上腺素、多巴胺等）。③应用肛管排气缓解结肠扩张。④应用血管扩张药物：如罂粟碱30mg，肌内注射，1次/8小时，必要时可静脉滴注；前列地尔10μg，静脉滴注，1次/日；或丹参30～60mL加入250～500mL葡萄糖注射液，静脉滴注，1～2次/日。疗程3～7日，少数患者需2周。

3. 介入治疗

（1）急性肠系膜缺血的介入治疗：《2020中国急性肠系膜缺血诊断与治疗专家共识》推荐意见，在病情允许情况下，建议急性肠系膜缺血早期进行血管内介入治疗，以争取更好的预后。介入后应持续抗凝。

适应证：①肠系膜上动脉主干阻塞、无明确肠管坏死证据、血管造影能够找到肠系膜上动脉开口者，可考虑首先采用介入技术开通阻塞，如果治疗技术成功（完全或大部分清除栓塞）、临床症状缓解，可继续保留导管溶栓、严密观察，不必急于手术。如果经介入治疗后症状无缓解，即使开通了肠系膜上动脉阻塞，亦应考虑手术治疗。②存在外科治疗的高风险因素（如心脏病、慢性阻塞性肺气肿、动脉夹层等）、确诊时无肠坏死证据者，可以选择介入治疗。③外科治疗后再发血栓、无再次手术机会者，有进一步治疗价值者。

禁忌证：①就诊时已有肠坏死的临床表现。②导管不能找到肠系膜上动脉开口者。③存在不利血管解剖因素，如严重动脉迂曲、合并腹主动脉瘤 - 肠系膜上动脉瘤，预期操作难度大、风险高、技术成功率低。④存在肾功能不全不是绝对禁忌证，但介入治疗后预后较差。

方法：①溶栓治疗：可经导管选择性注入尿激酶20万U、罂粟碱30～120mg。同时配合全身抗凝及扩张血管药物的应用。②机械性清除栓子：可用导管抽吸栓子和血栓，或者用器械清除栓子和血栓。③其他：术中给予解痉剂、用血管内保护器、置入支架等。

后续抗凝治疗：多建议使用低分子肝素皮下注射（0.1mL/10kg，

2 次 / 日，连续 5 日给药）。一旦腹痛缓解，即可根据病情更换为华法林。介入手术中使用支架治疗的患者同时应进行抗血小板治疗，口服氯吡格雷（75mg/d，疗程 3 个月）及阿司匹林（100mg/d，疗程至少 12 个月）等。

（2）慢性肠系膜缺血的介入治疗：参照《老年人缺血性肠病诊治中国专家建议（2011）》。

目的：治疗慢性肠系膜动脉狭窄的目的是解除腹痛、改善营养不良、预防突发肠梗死。

适应证：①腹腔动脉或肠系膜上动脉狭窄＞70%，且有症状者。②两支及两支以上系膜动脉（腹腔动脉、肠系膜上动脉、肠系膜下动脉）病变。狭窄程度＞50% 者。③肠系膜动脉狭窄或阻塞，外科治疗后发生再狭窄。④无症状的腹腔动脉或肠系膜上动脉狭窄，存在胰十二指肠动脉瘤或瘤样扩张者。⑤肠系膜上动脉主干夹层造成管腔狭窄，具有血流动力学意义，无外科治疗指征者。⑥主动脉夹层内膜片或假腔累及肠系膜动脉开口，有肠缺血症状者。⑦对无症状的腹腔动脉、肠系膜上动脉狭窄患者是否需要治疗，目前存在争议。一般认为对无症状的腹腔动脉狭窄多无须处理。而对无症状的肠系膜上动脉狭窄，特别是狭窄程度＞50%，则应给予积极治疗。

禁忌证：①存在肠管坏死或腹腔炎症。②肠系膜动脉主干狭窄合并多发末梢分支病变。③肠系膜动脉狭窄，病变同时累及多支空、回肠动脉开口。④大动脉炎引起的肠系膜动脉狭窄。动脉炎处于活动期。⑤存在其他不适宜做血管造影和介入治疗的情况。

方法：①单纯球囊扩张术：疗效有限，术后 6 个月内复发狭窄率达 60% ～ 70%。②置入支架：治疗腹腔动脉、肠系膜上动脉开口处狭窄宜首选球囊扩张式支架。

4. 手术治疗 参照《老年人缺血性肠病诊治中国专家建议（2011）》摘录如下：

（1）适应证：①急性肠系膜动脉栓塞。②急性肠系膜动脉血栓形成。③慢性肠系膜动脉闭塞性疾病，内科保守治疗无效。④任何形式的肠系膜动脉缺血性疾病，并出现剧烈腹痛、压痛、腹肌紧张、腹腔抽出血性液体者均应急诊手术。腹膜炎患者原则上仍应进行积极剖腹探查。⑤具有典型的症状和动脉造影确定肠系膜上动脉或腹腔干显著狭窄或闭塞者。⑥主动脉造影明确肾动脉和肠系膜上动脉狭窄同时存在，而施行肾动脉重建时，为预防肠梗死的发生，可考虑预防性主动脉肠系膜上动脉旁路术。

（2）禁忌证：①年老体弱合并严重的心脑肺血管疾病及重要脏器的功能障碍不能耐受手术、同时未发现肠坏死迹象者。②动脉造影显示主动脉、肠系膜上动脉和腹腔干动脉病变广泛，预计手术效果差者。

（3）手术方式：①肠系膜上动脉切开取栓术。②肠系膜上动脉远端与右髂总动脉侧侧吻合术。③动脉移位手术：主要用于慢性肠系膜上动脉开口处狭窄或开口处闭塞。④血管移植动脉搭桥手术：对血栓范围较广、高度狭窄段较长、预计切开取栓效果较差者，常用肠系膜上动脉-腹主动脉搭桥手术。

《2020中国急性肠系膜缺血诊断与治疗专家共识》推荐意见：对于预期需要进行肠道部分切除手术的患者而言，损伤控制性手术（DCS）是急性肠系膜缺血治疗的重要辅助手段，计划性二次开腹是急性肠系膜缺血治疗的重要组成部分。

（二）中医辨证论治

目前关于缺血性肠病的中医辨证论治尚未形成统一的共识意见。《中华脾胃病学》中对缺血性肠炎的辨证论治进行了总结，可供临床参考，药物剂量可参考《中医治法与方剂》《方剂学》和《中药学》，具体如下：

1. 湿热壅塞，腑气不通证

证候特点：阵发性剧烈腹痛，拒按，大便暗红或鲜红色糊状，味腥恶臭；恶心、呕吐，腹胀，肛门灼热，里急后重，小便短赤。

舌脉：舌质红，苔黄厚燥或腻，脉滑数或弦滑。

治法：清热解毒，急下存阴。

推荐方剂：黄连解毒汤合小承气汤加减。

基本处方：黄连 9g，枳实 6g，大黄 12g，黄柏 6g，栀子 9g，厚朴 9g，蒲公英 10～30g，槐花 10～15g，甘草 3～10g。

2. 热滞伤络证

证候特点：腹痛腹泻，大便棕褐水样或鲜血便；口干口苦，烦渴，腹部灼热感，纳呆。

舌脉：舌质暗红，苔黄，脉滑数或弦滑。

治法：清热解毒，凉血止血。

推荐方剂：黄连解毒汤加减。

基本处方：黄连 9g，地榆 10～15g，槐花 10～15g，黄柏 6g，黄芩 6g，栀子 9g，牡丹皮 6～15g，白茅根 15～30g，甘草 3～10g。

3. 热毒炽盛证

证候特点：腹痛剧烈，便血鲜红，气味腥臭；恶心、呕吐，口渴引饮，壮热头痛，烦躁，甚则神昏、谵语、抽搐。

舌脉：舌质红绛，舌苔黄燥，脉滑数。

治法：清热凉血，解毒止痉。

推荐方剂：犀角地黄汤加减。

基本处方：水牛角 30g（先煎），赤芍 12g，生地黄 24g，牡丹皮 9g，黄芩 3～10g，栀子 3～10g，玄参 10～15g，茜草根 10～15g，地榆炭 10～15g。

4. 邪盛正脱证

证候特点：腹痛，发热，冷汗淋漓，四肢厥冷，神志恍惚模糊；面色苍白，口淡不渴，利下不止，动则喘促。

舌脉：脉微细欲绝。

治法：回阳固脱。

推荐方剂：参附汤加减。

基本处方：红参 10 ～ 30g（先煎），熟附子 10 ～ 30g（先煎），丹参 5 ～ 15g，金银花 10 ～ 15g，白芍 10 ～ 30g，炙甘草 3 ～ 10g。

5.气阴两伤，邪热未净证

证候特点：腹痛隐隐，大便溏软或秘结，气短乏力；热退神疲，间有低热，或五心烦热，骨蒸盗汗，四肢疲软，劳则乏甚或气喘。

舌脉：舌苔花剥少津，脉濡细或沉细无力。

治法：益气养阴，兼清余热。

推荐方剂：生脉散合清骨散加减。

基本处方：人参 15g（先煎），麦冬 15g，五味子 2 ～ 6g，莲子肉 6 ～ 15g，白芍 10 ～ 30g，炙甘草 3 ～ 10g，石斛 10 ～ 15g，天花粉 10 ～ 15g，银柴胡 5g，胡黄连 3g，地骨皮 3g。

在辨证论治的基础上，可考虑随症加减：腹痛较甚者，加徐长卿、延胡索；便血明显者，加仙鹤草、紫草、槐花、地榆；伴发热者，加金银花、葛根；里急后重者，加槟榔、炒枳壳；久泻气陷者，加炙升麻、柴胡、荷叶；排便不畅者，加制大黄、麻子仁、冬瓜仁。

（三）中医其他治疗

1.中药制剂及提取物

（1）云南白药胶囊：化瘀止血，活血止痛，解毒消肿，适用于便血等。1 ～ 2 粒（0.25g/ 粒），4 次 / 日。

（2）丹参酮 II A 磺酸钠注射液、丹参注射液、丹红注射液、血栓通注射液等。均具有活血化瘀、扩血管等作用。多项临床研究显示具有活血化瘀作用的中药制剂对缺血性肠病具有治疗作用。

2.中药灌肠　大黄 30g，槐花 30g，水煎至 200mL，保留灌肠，1 次 / 日，10 天为 1 疗程，适用于缺血性结肠炎。

（四）中西医结合治疗

根据现代医家文献及著作，将缺血性肠病中西医结合治疗原则总结如下：缺血性肠病早期临床表现无特异性，但及早确诊、治疗对患者意义重大，因此需借助先进的西医学诊疗手段如电子肠镜、腹部 CT 血管成像等检查手段。在治疗上，发挥中西医的各自优势，彼此互补。西医治疗迅捷，急性发病时建议以西医治疗为主，可适当配合中药提取物注射剂等治疗改善肠供血、缓解临床症状。病情相对平稳的患者，可考虑中西医结合治疗，西药基础治疗，中药在辨病、辨证相结合的基础上，口服或静脉滴注，配合得当，则可提高临床疗效，且减少西药副作用。病情较久，反复发作者，中医也可从整体出发，益气活血，调补脾肾，调整机体微循环，促进局部病变的修复，使机体康复。治疗过程中如患者临床症状持续不能缓解或加重，甚至出现腹膜炎等表现时，切不可一味内科保守治疗，需积极进行介入及外科手术干预。

现代药理研究证实，多种中药及其提取物可以抗血小板、改善微循环等，在辨证论治的基础上可以酌情选用：①丹参制剂：丹参具有活血化瘀、通经止痛、清心除烦、凉血消痈的功效，近年来提取丹参有效成分用于临床的中药制剂有丹参注射液、丹参酮ⅡA 磺酸钠注射液、丹红注射液等。现代药理研究显示，丹参素能降低氧自由基和炎症因子对细胞的损伤，丹参酮ⅡA 能减轻大鼠缺血再灌注脑损伤，丹参提取物还可以通过调节糖脂代谢、抗炎、改善局部微循环、降低血管内皮损伤及抗血小板聚集，改善动脉粥样硬化。②红花：研究证实红花总黄色素抑制血小板激活因子（PAF）所致的血小板活化作用，阻断血小板释放血栓素 A2（TXA_2）、β- 血小板球蛋白（β-TG）、五羟色胺（5-HT）等物质，抑制其聚集、释放反应及降低细胞内游离钙的含量，降低血浆纤溶酶原激活物抑制因子的活性，改善血小板的功能，改善循环功能。③三七：三七总皂苷可提高血小板内的环磷酸腺苷（cAMP）含量，抑制 TXA_2 生成，从而降低血小板活性，抑制血小板聚集。④生大黄：具有促进胃肠蠕动、改善肠黏膜血液循环、保护肠黏膜屏障、抗凝、止血等作用。

【转归、预后、随访】

缺血性肠病常无特有的临床表现，误诊、漏诊率较高。因此早期症状和体征特别重要。对于年龄大于 70 岁，诊断延迟超过 24 小时伴休克、酸中毒的患者，预后差。急性肠系膜缺血患者的病死率高达 50% ～ 80%，研究显示，12 小时内对急性肠系膜缺血进行干预，其生存率为 100%，12 ～ 24 小时为 54%，超过 24 小时则降低至 18%。急性肠系膜缺血"预后良好"的人群中，84% 患者在发病 1 年后都合并显著的并发症，如频繁腹泻、腹胀或肠梗阻等。缺血性结肠炎轻症多为一过性，通常在 1 ～ 3 个月内恢复，并不留后遗症；重症患者经积极处理，约半数可在 24 ～ 48 小时内缓解，1 ～ 2 周病变愈合，严重者 3 ～ 7 个月愈合；少数患者发生不可逆损害，如急性期快速发展为肠坏疽，甚至腹膜炎或广泛中毒性结肠炎，或溃疡延迟不愈进入慢性期，导致肠管严重狭窄，均需手术治疗。

缺血性肠病患者应积极控制心律失常、高血压、高脂血症、高血糖等基础疾病，必要时定期检测血液流变学等，如有腹痛、腹胀、便血等不适及时就诊。

【生活调护】

缺血性肠病临床容易漏诊、误诊，尤其是急性肠系膜缺血的预后与能否早期诊断和治疗关系最为密切，因此需要加强对高危人群的健康宣教，提高对本病的警惕意识，及早发现，及早就诊，提高患者的治疗依从性。积极控制动脉硬化、心律失常、冠心病、心衰等基础疾病，避免长期口服避孕药等。饮食有节，避免暴饮暴食及高盐高糖高油饮食，避免进食不洁食物发生肠道感染，戒烟戒酒，控制体重。起居有常，避免劳逸失调，适当锻炼身体，保持大便通畅。情绪舒畅，避免焦虑、抑郁等不良情绪，挖掘兴趣爱好，陶冶情操，必要时进行专业的心理疏导干预。

【中西医最新研究进展】

（一）部分现代医家中医或中西医结合治疗缺血性肠病的经验

目前对于缺血性肠病的临床辨证分型及治疗，各医家尚未形成统一的认识。张兆清根据临床经验，将此病分为湿热下注、气滞血瘀、脾肾阳虚、脾胃虚弱、肝旺脾弱5个证型，分别予白头翁汤、膈下逐瘀汤、温肾健脾汤、补中益气汤、抑肝散加减治疗，治疗后效果最佳为湿热下注证，其次为气滞血瘀证、脾肾阳虚证、肝旺脾弱证，效果较差者为脾胃虚弱证。王小奇将缺血性结肠炎分为脾虚湿阻肠络血瘀证、肝郁脾虚肠络血瘀证、肠道湿热肠络血瘀证、脾胃虚寒肠络血瘀证、阴虚津亏肠络血瘀证，依据肠道气血运行不畅、肠络血瘀的主要病机，以自拟肠络通方（丹参、当归、三七粉、川芎、红花、鸡血藤、仙鹤草、赤芍、白芍、延胡索、陈皮、木香）作为主方，根据不同证型在主方的基础上加减论治。脾虚湿阻肠络血瘀证在主方基础上酌情加用党参、白术、茯苓、薏苡仁、葛根、白扁豆、砂仁、苍术、白蔻仁等健脾化湿类药味；肝郁脾虚肠络血瘀证在主方基础上酌情加用香附、川楝子、郁金、枳实、乌药、青皮、川朴、佛手、香橼、薄荷等行气疏肝类药味及党参、白术、茯苓、山药、炙甘草等健脾类药味；肠道湿热肠络血瘀证在主方基础上酌情加用地榆、槐花、红藤、败酱草、焦山栀、黄芩、黄连、黄柏、蒲公英、金银花等清热化湿类药味；脾胃虚寒肠络血瘀证在主方基础上酌情加用黄芪、党参、干姜、炮附子、肉桂、桂枝、吴茱萸、公丁香、艾叶等温中类药味；阴虚津亏肠络血瘀证，在主方基础上酌情加用生地黄、熟地黄、南沙参、北沙参、麦冬、玄参、知母、石斛、芦根、桑椹、百合、黄精、旱莲草等养阴生津类药味。

临床上除了辨证论治缺血性肠病，很多医家基于疾病的病机特点也采用协定处方进行治疗，取得了较好的疗效，举例如下：

益气活血化瘀：崔月萍将43例慢性缺血性肠病患者随机分成

2 组，均予以常规治疗，中医治疗组 22 例在常规治疗基础上加中药
汤剂灌肠或口服，方药为生黄芪 20g，党参 15g，炒白术 10g，当归
10g，丹参 15g，红花 8g，三七 8g，炒白芍 12g，炒枳壳 10g，炒薏
苡仁 10g，煨葛根 10g，煨诃子 10g，炙甘草 6g，煎煮 200mL/ 次，
每日分 2 次直肠灌注，每次灌肠时间不小于半小时，待肠道功能恢
复后可改为口服，每日 1 剂，分 2 次口服，2 周为 1 疗程。西医治疗
组 21 例在常规治疗基础上予前列地尔。治疗 2 周，比较两组中医证
候积分的差异，结果显示中医治疗组的中医证候积分显著小于西医
治疗组。吴春晓等将 62 例慢性缺血性结肠炎患者分为 2 组，对照组
31 例予常规抗炎、补液治疗，治疗组 31 例在对照组治疗基础加丹
红注射液静脉滴注，以及补气活血化瘀中药汤剂口服、保留灌肠治
疗，药物组成为黄芪 60g，党参 30g，当归 6g，茯苓 9g，白术 9g，
生地黄 6g，川芎 6g，赤芍 6g，桃仁 6g，地龙 3g，红花 3g，甘草
6g，每剂共取汁 500mL，其中 400mL 分为早、晚 2 次口服，100mL
保留灌肠，治疗 2 周。结论提示，补气活血化瘀法治疗慢性缺血性
结肠炎临床疗效肯定，能有效降低 C 反应蛋白（CRP）、纤维蛋白原
（FIB），早期实现粪隐血试验转阴，改善结肠镜下表现。刘竺华等临
床观察应用补阳还五汤治疗缺血性结肠炎，分为治疗组 40 例，对照
组 20 例。对照组给予西医一般治疗，治疗组在对照组基础上予以补
阳还五汤加减。观察两组治疗前后肠镜及症状变化等，并进行比较。
结论提示，补阳还五汤结合西医疗法治疗缺血性结肠炎疗效肯定且
安全性好。

　　清热祛湿益气：刘红华进行了自拟清热祛湿益气方治疗缺血
性肠病的临床观察，在基础治疗上给予中药治疗，方药为：白头
翁 10g，白芍 10g，黄芩 10g，黄柏 10g，黄连 6g，当归 10g，木香
10g，延胡索 10g，三七 10g，黄芪 10g，白术 10g，肉桂 3g，茯苓
10g，炙甘草 6g。上述中药，患者在禁食期间采取中药保留灌肠治
疗，至患者恢复进食后停止灌肠，改中药水煎剂口服。治疗 26 例，

临床治愈 17 例，有效 8 例，无效 1 例，总有效率 96.2%。李承恩观
察 86 例缺血性肠病，随机分为实验组（中西医结合治疗，43 例）和
对照组（常规西医治疗，43 例）。实验组在西医治疗基础上予自拟清
热祛湿方进行中医治疗。方药为当归、白术、黄芩、延胡索、黄柏、
白头翁、木香、三七、黄芪、白芍、茯苓各 10g，黄连、炙甘草各
6g，肉桂 3g。禁食期间灌肠治疗，肠功能恢复后，改为口服。结果
显示实验组治疗后中医证候积分低于对照组、治疗总有效率高于对
照组，差异有统计学意义。

（二）2016 年欧洲创伤与急诊外科学会（ESTES）缺血性肠病
诊治指南描述的急性肠系膜缺血影像学特征

表 17-1　2016 年 ESTES 缺血性肠病诊治指南描述的
急性肠系膜缺血影像学特征

特征	急性动脉阻塞性肠缺血（AAMI）	急性静脉阻塞性肠缺血（AVMI）	非阻塞性的系膜性缺血（NOMI）
肠壁	变薄（纸样）、无变化或增厚（再灌注后）	变厚	无变化或增厚（再灌注后）
平扫 CT 中肠壁密度变化	无特征	密度降低伴有水肿；密度升高伴有出血	无特征
增强 CT 中肠壁强化程度	减弱、充盈缺损、靶征、过度强化（再灌注后）	减弱、充盈缺损、靶征或增加	减弱、充盈缺损、不均匀强化
肠腔直径	不明显	不同程度扩张	不明显
肠系膜血管	动脉充盈缺损、动脉栓塞、SMA 直径大于 SMV 直径	静脉充盈缺损、静脉扩张	无充盈缺损、动脉收缩

特征	急性动脉阻塞性肠缺血（AAMI）	急性静脉阻塞性肠缺血（AVMI）	非阻塞性的系膜性缺血（NOMI）
肠系膜	无毛玻璃征（除非已经发生肠坏死）	肠系膜毛玻璃征（或云雾征）并伴有腹水	无毛玻璃征（除非已经发生肠坏死）

（三）急性肠系膜缺血的基本病理改变及 CT 表现

表 17-2　急性肠系膜缺血的基本病理改变及 CT 表现

具体病理改变	CT 表现
渗出	
肠腔内渗出	扩张积液
肠腔外渗出	腹水或局限性积液
肠壁内渗出	肠壁肿胀、同心圆征
系膜内渗出	系膜肿胀
变质	
黏膜、肠壁坏死；实质细胞坏死液化	肠壁增厚，门脉系统积气，肠壁下串珠样积气，气液倒置，肠壁及系膜密度不均匀升高并出现点状或条索状高密度影、肠腔扩张、后期肠壁变薄或消失
间质细胞变性：黏液样变性、纤维素样坏死	液化
增生	
实质细胞增生、黏膜肥厚、肠壁增厚、炎性息肉、肉芽肿等	节段性的肠壁增厚、结肠铅管样强直
间质细胞增生	腹膜增厚、筋膜增厚、系膜内条索样改变

具体病理改变	CT 表现
血管和血流动力学改变	
血栓形成、血流受阻	红色血栓密度升高，慢性血栓机化表现为血管内低密度影。动脉阻塞：近端血管增粗，远端突然变细，造影充盈缺损。静脉阻塞：近心端扩张，血栓处静脉腔扩大
栓塞	白色血栓密度降低，增强 CT 表现为充盈缺损
肠系膜卡压、血流受阻	远端血管扩张，血管扭转，同心圆征象，淋巴结肿大，造影强化显著

（四）不同类型急性肠系膜缺血的 CT 影像差异

表 17-3 不同类型急性肠系膜缺血的 CT 影像差异

类型	急性动脉阻塞性肠缺血（AAMI）	急性静脉阻塞性肠缺血（AVMI）	绞窄性肠梗阻（SBO）	非阻塞性的系膜性缺血（NOMI）
肠壁厚度	-	++	++	+
肠壁增强 CT 强化	--	+-	-	-
肠壁平扫 CT 密度	+-	+	++	+-
腹水发生速度	+	++	++	+
腹水量	+	++	++	+
淋巴管显影	-	+	+	
肠腔扩张	+	+	++	+
肠内积液	+	+	++	+
血管内异常密度	++	++	+-	-

续表

类型	急性动脉阻塞性肠缺血（AAMI）	急性静脉阻塞性肠缺血（AVMI）	绞窄性肠梗阻（SBO）	非阻塞性的系膜性缺血（NOMI）
肠系膜血管直径	−	++	++	−−
腹膜增厚	+	+	++	+
血管内积气	+−	+−	+−	++
肠系膜密度升高速度	+	++	++	+
肠系膜密度不均匀	+−	++	++	+−

（王帅）

第十八章 细菌性痢疾

细菌性痢疾（bacterial dysentery）简称菌痢，是由痢疾杆菌引起的一种肠道传染病，属于感染性腹泻的一种，分为细菌性痢疾（志贺菌感染）和阿米巴痢疾，以结肠炎症为主要病变，以腹痛、腹泻、里急后重、排脓血样便及全身中毒症状为主要临床表现。主要通过粪－口途径传播，食物、水源、日常生活接触和苍蝇均可传播。志贺菌可分为4个血清群，A群（痢疾志贺菌）、B群（福氏志贺菌）、C群（鲍氏志贺菌）和D群（宋内志贺菌）。志贺菌都能产生内毒素。痢疾志贺菌能产生志贺外毒素，患者病情常较重；宋内志贺菌感染通常病情较轻；福氏志贺菌感染则易转为慢性迁延性腹泻。潜伏期多为1～2天，发病急、病程短者，为急性菌痢；如果急性菌痢病程超过2个月以上为慢性菌痢。

细菌性痢疾属中医学"痢疾"范畴，是以腹痛、腹泻、里急后重、大便呈赤白黏冻或脓血为主要临床表现的传染性疾病。

【病因病机】

（一）中医

痢疾的发生，是由于夏秋之季，天之暑热之气下迫，地之湿气上蒸，暑湿热交迫，酿生出疫毒秽浊之邪，经口侵入机体，疫毒与秽浊之气内蕴于肠中，与气血相搏，伤及肠腑脂膜及血络，而成痢疾。病位主要在大肠，与脾胃关系密切，并可涉及肝肾。急性期多实证，慢性期多本虚标实证。临床常见病因病机包括：

1. 湿热蕴结 疫毒之邪夹湿热或暑湿之邪侵犯肠道，与肠中气血相搏，大肠传导失司，通降不利，气血凝滞，可见大便赤白脓血；

气机不通则腹痛、里急后重。

2. 热毒炽盛　毒性剧烈的疫毒之邪蕴结肠中，内郁化火，与肠中气血相搏，气血不畅，脂膜和血络受损则下痢鲜紫脓血，腹痛剧烈；热毒化火，内陷营血，则见高热，烦躁；热毒进一步传变，疫毒内闭，可见厥脱。

3. 寒湿困脾　疫毒之邪夹寒湿阻滞肠中，阻困脾阳可见腹痛，下痢赤白黏冻。

4. 脾阳亏虚　下痢日久，脾阳受损，可见白黏冻状大便；脾阳亏虚，肠络失于温养，故腹中冷痛时作。

5. 正虚邪恋　痢疾失治误治，病根不除，因饮食不当、起居失常，或外邪侵袭、情绪变化等诱因发病，下痢时发时止。发作时大便为赤白黏冻或果酱样、腹痛、里急后重。

（二）西医

细菌性痢疾是人感染了志贺菌，主要的传染源是痢疾的患者和带菌者，主要的传播途径是消化道传播，患者可因食用被志贺菌污染的食物或水，或与细菌性痢疾患者、带菌者或其生活用品密切接触等途径被感染。人群普遍易感，学龄前儿童、青壮年为高发人群。该病常年散发，夏秋季节多见，志贺菌不同菌群之间无交叉免疫，易重复感染和多次发病。

【临床表现】

（一）潜伏期

数小时～7天，一般为1～3天。

（二）临床症状和体征

起病急骤，寒战、高热，继而出现腹痛、腹泻和里急后重，每日排便可达10～20次，为脓血便，可有全身中毒症状。重症患者可有惊厥等，亦可引起脱水和电解质紊乱，可有左下腹压痛及肠鸣音亢进。成人急性感染性腹泻病一般无严重的脱水症状，一旦出现严重脱水表现，多提示病情严重，或有基础疾病，或未及时就诊、未及时有效补液。较长时间高热又未得到液体的及时补充，也可导致或加重水电解质紊乱。感染性腹泻从肠道失去的液体多为等渗液体；如果伴有剧烈呕吐，则可出现低氯、低钾性碱中毒；严重脱水、休克未得到及时纠正可引起代谢性酸中毒。

（三）临床分型

1. 急性普通型（典型） 起病急，畏寒、发热，可伴乏力、头痛、纳差等毒血症症状，腹泻、腹痛、里急后重，脓血便或黏液便，左下腹部压痛。

2. 急性轻型（非典型） 症状轻，可仅有腹泻、稀便。

3. 急性中毒型 休克（周围循环衰竭型）：感染性休克表现，如面色苍白、皮肤花斑、四肢厥冷、发绀、脉细速、血压下降等，可伴有急性呼吸窘迫综合征（ARDS）；常伴有腹痛、腹泻。脑型（呼吸衰竭型）：脑水肿甚至脑疝的表现，如烦躁不安、惊厥、嗜睡或昏迷、瞳孔改变，呼吸衰竭，可伴有 ARDS，可伴有不同程度的腹痛、腹泻。混合型：具有以上 2 型的临床表现。

4. 慢性 急性细菌性痢疾反复发作或迁延不愈，病程超过 2 个月。

【实验室和其他辅助检查】

（一）血常规检查

急性菌痢患者常有白细胞计数轻至中度升高，以中性粒细胞为主；慢性菌痢可有红细胞、血红蛋白减少等贫血的表现。

（二）粪便常规检查

多为黏液脓血便，显微镜下可见大量脓细胞或白细胞及红细胞。目前常用的诊断标准为：白细胞或脓细胞 ≥ 15/HPF（400 倍视野），同时可见红细胞、吞噬细胞。

（三）病原学检查

粪便培养志贺菌阳性，需多次检测提高阳性率。

（四）乙状结肠或纤维结肠镜检查

其适用于慢性菌痢，镜下可见黏膜弥漫性充血、水肿及浅表性溃疡。

【诊断要点】

（一）西医诊断

根据 2008 年颁布的中华人民共和国卫生行业标准《法定传染病诊断标准》中的细菌性和阿米巴性痢疾诊断标准（WS287-2008）。

1.流行病学史 患者有不洁饮食和（或）与细菌性痢疾患者接触史。

2.诊断原则

（1）根据流行病学史、临床表现及实验室检查，综合分析后做出疑似诊断、临床诊断。

（2）确定诊断需靠病原学检查。

3.诊断

（1）疑似病例：腹泻，有脓血便或黏液便或水样便或稀便，伴有里急后重症状，尚未确定其他原因引起的腹泻者。

（2）临床诊断病例：同时具备以上流行病学史、临床表现和粪便常规检查结果，并排除其他原因引起之腹泻。

（3）确诊病例：临床诊断病例并具备病原学检查结果。

（二）中医诊断

痢疾是以腹痛、里急后重、下痢赤白脓血为主症的疾病。急性菌痢和中毒性菌痢多相当于中医的湿热痢和疫毒痢，慢性菌痢多相当于中医的休息痢和虚寒痢。

【鉴别诊断】

（一）中医鉴别诊断

1. 泄泻　均可因感受外邪或饮食所伤而发病，病位在肠，多发于夏秋季节，症状都有大便增多，痢疾为大便次数多而粪便少，痢下赤白脓血，多伴里急后重；泄泻为排便次数多，粪便稀薄如水样，无赤白脓血，一般无里急后重。泄泻多与腹痛肠鸣并见，泻后腹痛可减轻；痢疾必有腹痛，多与里急后重并见，泻后腹痛不减。

2. 肠风　痢疾可见纯红色血便须与肠风之下血鉴别。一般痢疾下血常伴腹痛、里急后重；而肠风下血色鲜红，血出如线或点滴不已，无腹痛及里急后重，但肠风下血日久，可有便后重坠感，应防恶变。

（二）西医鉴别诊断

1. 阿米巴痢疾　起病一般缓慢，里急后重较轻，大便次数亦较少，多不发热，腹痛轻且多在右侧，典型者粪便呈果酱色，有腥臭味；镜检仅见少许白细胞、红细胞，可找到阿米巴滋养体。

2. 流行性乙型脑炎　意识障碍明显，可以温盐水灌肠并做镜检及细菌培养，乙脑病毒特异性 IgM 抗体阳性可确诊该疾病。

【治疗】

（一）西医治疗

1. 急性菌痢

（1）一般治疗：消化道隔离至症状消失及粪便培养 2 次阴性，饮食以易消化的流食及半流食为主，保证足够的水分、电解质及酸碱平衡。

（2）病原治疗

①喹诺酮类：是目前较理想的药物，杀菌作用较强，左氧氟沙星片，成人每次 0.5g，每日 1 次，疗程 5～7 天，孕妇、儿童及哺

乳期不宜使用。病情严重不能口服者可静脉滴注。需要注意的是，临床诊断的急性菌痢中，一部分患者实际是弯曲菌肠炎，因此在使用喹诺酮类或 3 代头孢菌素无效时，应尽快改用对弯曲菌敏感的氨基糖苷类或大环内酯类药物。

②其他：庆大霉素、阿米卡星等对耐药的痢疾杆菌有较强的抑菌作用。

对症治疗：高热者用退热药物或物理降温，腹痛剧烈者可以用解痉药物，轻度脱水患者及无临床脱水证据的腹泻患者也可正常饮水，同时适当予以口服补液治疗（oral rehydration therapy，ORT）。水样泻及已发生临床脱水的患者应积极补液治疗。口服补液盐（oral rehydration salts，ORS）应间断、少量、多次，不宜短时间内大量饮用，口服剂量应是累计丢失量加上继续丢失量之和的 1.5 ～ 2.0 倍。

在细菌性痢疾的治疗过程中，出现病情反复，不应简单地归结于痢疾复发，也有可能是抗生素相关性腹泻导致的伪膜性肠炎，如不早期诊断并停用抗生素，可能造成严重后果，因此合理使用抗生素是预防伪膜性肠炎的有效办法，在使用时口服活菌制剂有一定的预防作用。

2. 慢性菌痢

（1）一般治疗：养成良好的生活习惯，规律生活，适当锻炼，避免过劳及紧张，饮食以易消化无刺激且营养丰富为主，积极治疗其他慢性疾病。

（2）病原治疗

①做病原菌分离及药敏试验，根据结果选用有效的抗菌药物。

②联合使用 2 种不同类型的抗生素，治疗 1 ～ 3 个疗程。

③可采用保留灌肠的方法治疗，同时注意全身调理。

（3）对症治疗：肠道功能紊乱者可用镇静、解痉药物。适当补充微生态制剂。

3. 中毒型菌痢

（1）一般治疗：密切观察病情变化，注意生命体征改变，同时积极做好护理工作，防止并发症的发生。

（2）病原治疗：及时应用强效敏感的抗生素静脉滴注，如左氧氟沙星 0.5g qd、头孢噻肟 4 ～ 6g/d，分 2 次静脉滴注，等病情好转后改为口服。

（3）对症治疗：高热者积极应用退热药物及物理降温，以免加重脑缺氧和水肿。

（4）抢救休克：迅速扩容，纠正酸中毒，可用抗胆碱药山莨菪碱改善微循环，每次 20 ～ 60mg，儿童 0.5 ～ 2mg/kg，5 ～ 15 分钟静脉注射一次，肢体回暖、尿量增多、血压回升即可减量渐停；可用多巴胺、间羟胺维持血压；心衰者应用强心剂；可短期使用肾上腺皮质激素，如氢化可的松，300 ～ 500mg/d 静滴；或地塞米松 0.2 ～ 0.4mg/kg 静滴，6 小时可重复使用 1 次。

（5）防治脑水肿：20% 的甘露醇 1g/kg 快速静滴，4 ～ 6 小时 1 次；呼吸衰竭时可用盐酸洛贝林 3mg 静脉注射，必要时使用人工呼吸机。

（二）中医辨证论治

急性期以祛邪为主，宜通，根据兼夹邪气不同，热者清之，寒者温之，湿者燥之。慢性期祛邪与扶正兼顾，宜补宜涩，攻补兼施。需注意的是，急性期忌用收涩之品，以免有闭门留寇之嫌；慢性期忌用攻伐之品，以免耗损正气。在疾病发生发展过程当中，调和气血之法皆可应用。

1. 湿热痢

证候特点：腹痛，痢下赤白脓血，里急后重，口干喜饮或伴发热，肛门灼热，舌质红，苔黄腻，脉滑数。

治法：清热利湿，调气行血。

常用方药：芍药汤加减。

药物组成：黄连 10g，黄芩 10g，木香 10g，芍药 10g，当归 10g，大黄 6g，肉桂 5g，炙甘草 10g。

临证加减：热偏重者，可见赤多白少，加牡丹皮、地榆凉血行血；湿偏重者，可加藿香、佩兰、苍术、厚朴、陈皮健脾燥湿；苔腻脉滑兼食滞者，去炙甘草加焦山楂。

2. 疫毒痢

证候特点：发病急骤，腹痛剧烈，里急后重，痢下鲜紫脓血，高热，甚至昏迷痉厥，舌质红绛，苔黄燥，脉滑数。

治法：清热解毒凉血。

常用方药：白头翁汤加减。

药物组成：白头翁 30g，黄连 10g，黄柏 10g，秦皮 10g，赤芍 10g，牡丹皮 10g，生地榆 10g。

临证加减：可加黄芩、连翘、白芍，增强清热解毒凉血之效；大便不爽者，可加生大黄。

3. 寒湿痢

证候特点：腹痛胀满，喜温喜暖，下痢赤白黏冻，头身困重，舌质淡，苔白腻，脉濡缓。

治法：温化寒湿，行气活血。

常用方药：胃苓汤加减。

药物组成：苍术 15g，生白术 15g，厚朴 15g，陈皮 10g，茯苓 30g，猪苓 10g，泽泻 10g，木香 10g。

临证加减：湿重者加藿香、白豆蔻、佩兰；寒湿化热可加黄连。

4. 虚寒痢

证候特点：腹部隐痛，痢下白黏冻状，畏寒肢冷，食少神疲，舌淡胖或边有齿痕，苔薄白，脉沉细弱。

治法：温补脾肾，涩肠固脱。

常用方药：真人养脏汤加减。

药物组成：人参 10g，白术 15g，肉豆蔻 10g，诃子肉 20g，肉桂 3g，当归 10g，白芍 10g，木香 10g，炙甘草 10g，茯苓 30g，炒山药 20g，芡实 20g。

临证加减：虚寒较重者，加炮姜、干姜、吴茱萸；中气下陷者，加黄芪、升麻、柴胡；滑脱不利者，加赤石脂、禹余粮。

5. 休息痢

证候特点：下痢时发时止，缠绵不愈，发作时大便赤白黏冻或果酱样，里急后重，食少，舌质淡，苔白，脉濡或虚数。

治法：温中清肠，调气化滞。

常用方药：连理汤加减。

药物组成：人参 10g，白术 15g，干姜 5g，黄连 10g，茯苓 30g，炙甘草 10g。

临证加减：湿热明显可加白头翁、白芍；偏于寒湿可加苍术、草果。

（三）中医其他治疗

1. 中成药

（1）葛根芩连丸：解肌透表，清热解毒，利湿止泻。用于湿热蕴结所致的泄泻腹痛、便黄而黏、肛门灼热，每次 3g，每次 3 次，口服，或遵医嘱。

（2）穿心莲滴丸：清热解毒，凉血消肿。用于肠炎，细菌性痢疾，每次 1～2 袋，每日 3 次。

（3）乌梅丸：温脏安蛔。用于久泻久痢，每次 2 丸，每日 2～3 次。

（4）香连丸：清热燥湿，行气止痛。用于湿热痢疾，下痢赤白，里急后重，泄泻腹痛，便黄而黏，每次 3～6g，每日 2～3 次。

2. 针灸

（1）湿热痢：取天枢、合谷、上巨虚等，均用泻法。

（2）疫毒痢：取天枢、足三里、曲池等穴位，均用泻法，高热神昏加水沟、委中，其中委中以三棱针点刺放血。

（3）寒湿痢：取合谷、天枢、上巨虚、中脘、气海等穴，合谷、上巨虚、天枢用泻法，中脘平补平泻，气海补法，加灸。

（4）休息痢：取合谷、关元、上巨虚、脾俞、神阙等穴，合谷、上巨虚平补平泻，关元、脾俞补法，加灸，神阙穴隔盐灸。

【转归、预后、随访】

1. 转归与预后　急性痢疾，经及时治疗，一般在2周左右转向痊愈，预后良好。但对热毒炽盛证要高度重视，抢救不利或延误救治，或平素正气不足而疫毒强盛者，毒邪可以直入心营，或热动肝风，出现厥脱之证。急性菌痢若误治失治亦可转为慢性菌痢，病情缠绵，反复发作，治疗不易。

2. 随访　急性细菌性痢疾消化道隔离至粪便培养隔日1次，连续2～3次阴性方可解除隔离。慢性细菌性痢疾停药后观察大便培养，隔日1次，连续2次阴性结果可停止抗菌治疗。

【生活调护】

1. 管理好传染源　早期发现患者和带菌者，早期隔离，直至粪便培养隔日1次，连续2～3次阴性方可解除隔离。尽早治疗。对于托幼、饮食行业、供水等单位人员，定期进行查体、做粪便培养等，以便及时发现带菌者。对于慢性菌痢带菌者，应调离工作岗位，彻底治愈后方可恢复原工作。

2. 切断传播途径　认真贯彻执行"三管一灭"（即管好水源、食物和粪便，消灭苍蝇），注意个人卫生，养成餐前、便后洗手的良好卫生习惯；严格贯彻执行各项卫生制度。

3. 保护易感人群　痢疾菌苗疗效不够肯定。近年来主要采用口服活菌苗，用于主动免疫，已获初步效果。

4. 情志调摄　保持乐观心态，避免情绪波动。

5. 生活调摄 患者应卧床休息，饮食以流食或半流食为宜，避免多油、多渣及刺激性的食物，勿食用牛奶及豆制品，避免腹胀。

【中西医最新研究进展】

1. 中医 近年有学者针对喜炎平注射液治疗细菌性痢疾，常与西药抗菌类、解热镇痛类，中药清热燥湿、止痢止痛类药物联用，其中联用频次最高的西药为头孢米诺，中药为复方黄连素片。核心联合用药方案中不仅有针对病因治疗、对症治疗，还有对合并症的治疗。喜炎平注射液作为穿心莲提取物，具有清热解毒、凉血止痢的功效，对细菌性痢疾具有良好的治疗效果，符合相关诊疗推荐。慢性细菌性痢疾存在病情迁延、易反复发作的特点。目前，临床上采用的常规抗菌西药疗法收到的效果并不理想。采用中药保留灌肠治疗慢性细菌性痢疾比常规服用西药治疗的临床效果更显著，用药后出现的不良反应情况较少，安全性较高且可有效提高患者的生活质量。

2. 西医 细菌性痢疾临床表现复杂多样，常食用生冷食品、常食用海产品、发病前1周接触腹泻病例、常在外就餐、常食用剩饭菜、居住环境潮湿、长期处于人口流动量大的场所均为细菌性痢疾发生的相关危险因素，常饭前洗手、常便后洗手、用肥皂或洗手液洗手、经常晒太阳均为细菌性痢疾发生的相关保护因素。环丙沙星灌肠联合氨苄西林用于重型细菌性痢疾治疗可明显提高治疗效果，有效改善患者机体炎性反应。近年来志贺菌对抗生素的耐药日趋严重，微生态制剂辅助治疗细菌性痢疾的临床疗效优于常规治疗方法，能降低患者血清 CRP 水平，减少患者不良反应，安全有效，值得临床推广。

（尹成晨）

第十九章　肠易激综合征

　　肠易激综合征（Irritable bowel syndrome, IBS）是一种反复腹痛，并伴排便异常或排便习惯改变的功能性肠病，诊断前症状出现至少6个月，且近3个月持续存在。该病缺乏可解释症状的形态学改变和生化检查异常，为消化科的常见病和多发病。肠易激综合征在亚洲国家的发病率为5%～10%。目前虽尚无大样本人群的流行病学资料，但已证实不同地区本病的患病率有所不同，北京地区的居民患病率为0.82%，广州地区为5.16%，武汉地区就诊于消化科门诊的患者有10.7%诊断为肠易激综合征。近十几年来，随着生活水平的提高，饮食结构、生活习惯的改变，环境的变化，本病就诊人数呈逐年增加趋势。2016年罗马Ⅳ标准颁布后，我国学者进行了许多研究，也提出了符合我国国情的肠易激综合征诊疗新观点。肠易激综合征一般分为肠易激综合征腹泻型（IBS-D）和肠易激综合征便秘型（IBS-C）两型。

　　中医无肠易激综合征之病名，根据其主要临床表现，中医病名属于"泄泻""便秘""腹痛"范畴。以腹痛、腹部不适为主症者，应属于"腹痛"范畴，可命名为"腹痛"；以大便粪质清稀为主症者，应属于"泄泻"范畴，可命名为"泄泻"；以排便困难、粪便干结为主症者，应属于"便秘"范畴，可命名为"便秘"。

【病因病机】

（一）中医

　　1.病因　肠易激综合征的发病多为情志失调、外感六淫、调养不当（饮食不节）或禀赋不足等原因导致，其病位在肠，主要涉及肝、脾（胃）、肾等脏腑，与肺、心亦有一定的关系。

（1）内伤情志：郁怒伤肝，肝失疏泄，气滞不通，或横逆犯脾，或下迫大肠，腹痛则泻，泻后痛缓；思虑伤脾，脾虚失运，水湿内阻，气机不畅，腹胀肠鸣，大便不畅。

（2）外感寒湿：感受寒湿之邪，由表入里，侵及脾胃，寒湿困阻，或兼湿郁化热，脾胃升降失司，清浊不分，阻于中焦，气滞不通，腹部胀痛，大便秘结或腹泻不爽。

（3）调养不当：饮食不节，劳倦过度，或过服苦寒燥烈伤胃之品，损伤脾胃之气：脾胃运化、通降功能失常，水反为湿，谷反为滞，湿阻化热，内蕴于肠，气机不畅，腹胀痞满，便秘不畅。

（4）禀赋不足：先天禀赋不足，素体脾虚，肾阳亏虚，命门火衰。脾虚则气血化源不足、肾气失充，肾气益虚；命门火衰则脾失温煦，而脾气更虚，脾肾阳气亏虚，气化不利，水湿内蕴、下注，而为腹部胀满冷痛，大便冷秘或泄泻不爽。

2. 病机 肠易激综合征发病的3个主要环节：脾胃虚弱和（或）肝失疏泄是肠易激综合征发病的重要环节，肝郁脾虚是导致肠易激综合征发生的重要病机，脾肾阳虚、虚实夹杂是导致疾病迁延难愈的关键因素。诸多原因导致脾失健运，运化失司，形成水湿、湿热、痰瘀、食积等病理产物，阻滞气机，导致肠道功能紊乱；肝失疏泄，横逆犯脾，脾气不升则泄泻；若腑气通降不利则腹痛、腹胀；肠腑传导失司则便秘；病久则脾肾阳虚，虚实夹杂。

此病初期，多为肝气郁结，失于疏泄，肝气横逆乘脾；继则脾失健运，湿从中生；脾虚日久而致脾阳不足，继则肾阳受累。所以此病以湿为中心，以肝气郁结而贯穿始终，气机失调为标，而脾肾阳虚为本。在整个发病过程中，肝失疏泄，脾失健运，脾阳及肾阳失于温煦，最终导致肠易激综合征的病机转归由实转虚，虚实夹杂。

（二）西医

肠易激综合征的病理生理机制尚未被完全阐明，目前认为是多种因素共同作用引起的肠–脑互动异常。随着研究的深入，目前世界范围内对于肠易激综合征的病理生理机制有着越来越多的认识，认为是多种因素共同作用引起的肠–脑互动异常。东西方研究结果相同，发现外周因素主要包括以下方面：

1. 脑–肠轴及胃肠激素问题　脑–肠轴是将胃肠道与中枢神经系统联系起来的神经内分泌网络，对胃肠道各种功能进行调控。肠易激综合征患者存在脑–肠轴功能调节异常，主要表现在中枢神经系统对肠道刺激的感知异常与神经内分泌系统调节异常。

胃肠激素和神经递质广泛参与对胃肠道运动和分泌功能的调节。5–羟色胺（5–HT）是胃肠道的关键神经递质之一，影响肠道的动力、感觉和分泌等功能，肠易激综合征患者5–羟色胺增加，通过脑–肠轴调节，最终可影响胃肠道动力和内脏感觉功能。

2. 胃肠动力学异常　胃肠道动力异常是肠易激综合征的重要病理生理基础和重要发病机制，但不同肠易激综合征亚型患者的胃肠道动力改变有所不同。

3. 内脏感觉异常　内脏高敏感是肠易激综合征的核心发病机制，在肠易激综合征发生、发展中起重要作用。

4. 肠道微生态及免疫激活　肠道微生态失衡在肠易激综合征发病中发挥重要作用；肠道低度炎症可通过激活肠道免疫–神经系统参与部分肠易激综合征的发病。

5. 精神心理障碍　肠易激综合征患者常伴发焦虑、抑郁等表现，急性和慢性应激均可诱发或加重肠易激综合征症状。

6. 中枢神经系统对外围信号处理异常　中枢神经系统对外周传入信号的处理存在异常，以及外周与中枢因素相互作用、相互联系，大脑和肠道通过脑–肠轴紧密联系。

【临床表现】

（一）症状

1. 典型症状 根据其类型的不同主要包括腹痛、腹泻、便秘等。可以合并上消化道症状如烧心、早饱、恶心、呕吐等。

2. 不典型症状 也可有其他系统症状如疲乏、背痛、心悸、呼吸不畅、尿频、尿急、性功能障碍等。部分患者伴有明显的焦虑、抑郁倾向。

（二）体征

本病常无特异性临床体征。

【实验室和其他辅助检查】

实验室和辅助检查的目的主要为排除器质性疾病及代谢异常，解除患者思想顾虑。对初诊不明确诊断或不能排除器质性病变的，应当做如下第 1～3 项，有条件可加做第 4～6 项检查。

（一）血、尿、便常规检查及血沉

肠易激综合征患者检查结果正常，即多次粪便检查无脓球、红细胞、白细胞、寄生虫卵、阿米巴原虫、滴虫、霉菌等，粪便培养阴性（至少 3 次以上），便潜血试验阴性。

（二）X 线钡剂造影检查

肠易激综合征患者灌肠可见结肠痉挛，结肠充盈迅速或肠腔变细，结肠袋增多、加深，或某些结肠袋消失或轻度扩张。钡餐造影可见小肠和结肠排空加速或延迟，但无黏膜破坏、无溃疡、狭窄及充盈缺损等器质性病变。

（三）结肠镜检查

肠易激综合征患者肠黏膜基本正常，或见轻度充血水肿，可见肠管激惹痉挛，黏液便者肠腔黏液增多，但无器质性病变。

（四）胃肠通过时间

在肠易激综合征腹泻型加速，便秘型变慢（目前主要用不透 X 线标记物法，核素显像方法较贵）。

（五）胃肠测压

肠易激综合征患者直肠气囊充气试验痛阈明显降低，直肠内压、肛门内括约肌压及肛门直肠压差降低，肠易激综合征便秘型肛管内压力明显升高。使用胆碱能药物或胆囊收缩素（cholecystokinin，CCK）、促胰酶素后或餐后有乙状结肠压力升高，超过正常人反应，并出现症状加剧，有助于本病诊断。

（六）肠肌电图

肠易激综合征患者尤其是便秘腹痛型患者，结肠每分钟 3 次的慢波频率（15 秒以上的不规则慢波）增加；腹泻型高幅收缩波（HAPC）增加，白天移行性运动复合波周期缩短，且次数增多；便秘型 HAPC 减少。肠易激综合征患者空肠束状收缩波次数增加。

其他辅助检查包括肝功能、肾功能、消化系统肿瘤标志物等生化检查，必要时行腹部超声检查或腹部 CT 扫描除外器质性病变。对诊断可疑和症状顽固、治疗无效者，应有选择地做进一步的检查如血钙测定、甲状腺功能检查、乳糖氢呼气试验、72h 粪便脂肪定量等从而指导调整治疗方案。

【诊断要点】

肠易激综合征的诊断要点是基于 2016 年颁布的罗马Ⅳ标准，在 2015 年中国肠易激综合征专家共识意见的基础上，对肠易激综合征的诊断要点进行了更新，具体如下。

肠易激综合征的诊断主要基于症状，其并非排除性诊断，必要时应有针对性地选择辅助检查。

罗马标准对肠易激综合征的诊断主要基于患者的症状。罗马Ⅲ

诊断标准将腹痛和腹部不适列为肠易激综合征的必备条件，强调症状反复发作，近3个月发作频率＞3天/月，且症状在排便后改善，发作时伴有排便频率、粪便性状或外观改变。罗马Ⅳ标准对肠易激综合征的诊断标准中，删除了"腹部不适"，将发作频率调整为＞1天/周，以诊断更多需要治疗的患者；强调了腹痛与排便的相关性，即表现为排便前、排便过程中或排便刚结束时发生腹痛。西方国家的研究资料表明，删除"腹部不适"对肠易激综合征的诊断影响不大。我国的临床研究资料表明，在符合罗马Ⅲ诊断标准的肠易激综合征患者中，＞1/4的患者仅有腹部不适。腹胀是我国肠易激综合征患者的常见症状，与排便相关的腹胀应考虑肠易激综合征。

结合我国临床实际情况，中华医学会消化病学分会胃肠功能性疾病协作组、中华医学会消化病学分会胃肠动力学组于2020年发布了《2020年中国肠易激综合征专家共识意见》，本工作组建议中国的肠易激综合征诊断标准如下：反复发作腹痛、腹胀、腹部不适，具备以下任意2项或2项以上（①与排便相关；②伴有排便频率改变；③伴有粪便性状或外观改变），诊断前症状出现至少6个月，近3个月符合以上诊断标准。

症状诊断标准对肠易激综合征的诊断符合率为75%～86%。诊断标准中采用6个月的病程可提高对肠易激综合征的诊断率，使更多的患者得到早期诊断；同时足以排除器质性疾病。我国的研究显示，在符合罗马Ⅲ诊断标准的肠易激综合征患者中，行结肠镜和腹部超声检查的器质性疾病检出率为3.3%。肠易激综合征患者接受内镜检查，以及胆囊切除和子宫切除等手术的比例明显高于非肠易激综合征患者；国外对诊断为肠易激综合征的患者进行随访，发现肠易激综合征患者5年后结直肠癌的患病风险与普通人群相当。因此，对于符合诊断标准的肠易激综合征患者，在全面询问其是否存在警报征象、排除器质性疾病的基础上，应尽早做出肠易激综合征诊断，避免不必要的检查和手术；对有警报征象的患者，应有针对性地选择辅助检查以排除器质性疾病。

（一）临床类型

肠易激综合征亚型诊断应基于患者排便异常时的主要粪便性状，分为：①肠易激综合征腹泻型（IBS with predominant diarrhea，IBS-D）；②肠易激综合征便秘型（IBS with predominant constipation，IBS-C）；③肠易激综合征混合型（IBS with mixed bowel habits，IBS-M）；④肠易激综合征不定型（IBS Unclassified，IBS-U）。4 种亚型肠易激综合征患者在症状发作时排便频率和粪便性状的改变有所不同，亚型分类是肠易激综合征诊断的组成部分。

根据患者排便异常时的主要粪便性状（参照 Bristol 粪便性状量表），可分为 IBS-D、IBS-C、IBS-M、IBS-U 4 种亚型。其中 IBS-D 指异常排便（按天数计算）中 > 1/4 为 Bristol 粪便性状量表中的 6 或 7 型，且 < 1/4 的排便为 1 或 2 型；IBS-C 指异常排便（按天数计算）中 > 1/4 为 Bristol 粪便性状量表中的 1 或 3 型，且 < 1/4 的排便为 6 或 7 型；IBS-M 指异常排便（按天数计算）中 > 1/4 为 Bristol 粪便性状量表中的 1 或 3 型，且 > 1/4 的排便为 6 或 7 型；IBS-U 指患者的排便习惯无法准确归入 IBS-D、IBS-C、IBS-M 中的任何一型。

IBS-D 是我国最常见的肠易激综合征亚型。不同肠易激综合征亚型需进行鉴别的疾病谱有所差异，IBS-D 主要注意与 IBD、肠道感染、肿瘤、乳糜泻、显微镜下结肠炎等疾病进行鉴别。亚型分类可指导治疗的选择。

（二）诊断思路

肠易激综合征的诊断应基于以下 5 个主要方面进行：

1. 临床病史　以反复发作的腹痛、腹胀、腹部不适为主诉，症状与排便相关，或伴有排便频率、大便性状及外观的改变。病史至少 6 个月。

2. 体格检查　一般情况良好，无消瘦及发热，系统查体可无特异性体征，或仅腹部轻压痛。以腹泻为主要临床表现的患者可出现肠鸣音亢进，以便秘为主要临床表现的患者可出现肠鸣音减弱。

3. 最少限度的实验室检查　血、尿、便常规及血沉正常，粪便潜血阴性，便培养（至少 3 次）均为阴性。

4. 结肠镜检查　结肠镜检查对于肠易激综合征的诊断十分重要，有条件的患者均应完善结肠镜检查以明确诊断。肠易激综合征患者结肠镜检查肠黏膜基本正常，或见轻度充血水肿，可见肠管激惹痉挛，黏液便者肠腔黏液增多，但无器质性病变。

5. 其他适当检查（有临床指征时方可进行）　①有警报征象患者应特别注意，警报征象包括：年龄＞40 岁、便血、粪便隐血试验阳性、夜间排便、贫血、腹部包块、腹水、发热、非刻意体重减轻、结直肠癌和 IBD 家族史。有报警征象患者应进一步完善消化系统肿瘤标志物、胃肠镜、腹部 B 超或 CT 检查以除外恶性肿瘤。②对诊断可疑，症状顽固，或治疗无效者，可详细询问患者病史，根据伴随症状（如月经不调、白带增多、尿频尿急等）完善如妇科 B 超、盆腔 CT、尿培养等检查除外妇科及泌尿系统疾病。③如患者合并有心慌、烦躁、心动过速、乏力等症状时，可完善甲状腺功能、肝肾功能检查以除外代谢异常引起的消化道症状。④进食乳制品后引发症状的患者，可完善乳糖氢呼气试验以除外乳糖不耐受症。

【鉴别诊断】

（一）器质性病变、妇科疾病及铅中毒等

肠易激综合征应与以下器质性病变、妇科疾病及铅中毒相鉴别。

1. 慢性胃炎　二者均可见腹痛及腹部不适，但是慢性胃炎临床常见痛胀部位为上腹，发作无规律，或伴嗳气、反酸等症状，多无腹泻、便秘等大便异常改变，胃镜检查可见到胃黏膜充血水肿、糜烂、疣状隆起及花斑样改变等以资鉴别。

2. 肠蛔虫症　二者均可见腹痛及腹部不适，但是肠蛔虫症表现为脐周围绞痛，有饮食不洁史，或有便蛔、吐蛔史，食多而体瘦，粪便检查时可见虫卵以供鉴别。

3. 感染性腹泻及痢疾　均可见腹痛、腹泻，但是感染性腹泻及痢疾有饮食不洁史，大便可见黏液及脓血，伴发热、里急后重等症状；便常规及潜血检查中可见脓细胞、红细胞及白细胞，粪便培养可见病原微生物等以资鉴别。

4. 结肠器质性病变　如炎症性肠病（溃疡性结肠炎、克罗恩病）、结肠癌等，临床也见腹痛、腹泻或便秘，但其大便可带有黏液及脓血，多伴有消瘦、贫血、不规则发热等症状，患者腹部可触及包块，通过直肠指诊、结肠镜检查可见到阳性病灶以供鉴别。

5. 乳糖不耐受症　与食用含有乳糖成分的食物有关，试行无乳糖饮食治疗，腹泻很快缓解，通过乳糖吸收试验及氢呼气试验阳性进行鉴别。

6. 医源性及药物不良反应性腹泻/便秘　此病有不适当服药治疗史，停止原治疗方案即缓解。

7. 妇科疾病　如盆腔炎也可表现为下腹不适疼痛，但往往伴月经不调、带下增多等妇科症状以鉴别。

8. 泌尿系感染　表现为下腹痛，常伴尿频、尿急、尿痛、腰痛及发热等症状，尿常规可见红细胞、白细胞等以资鉴别。

9. 慢性铅中毒　表现为脐周或脐下阵发性绞痛，每隔数分钟或数小时发作1次，可断续存在几天至数周，伴呕吐、汗出。腹部平软，无固定压痛点，紧压痛处可减轻。牙龈部位有铅线（出现于牙龈唇颊舌侧的边缘上，距游离龈约1mm，宽约1mm的灰蓝色线条），口有金属甜味。并且有长期与铅接触史，可供鉴别。

（二）其他功能性肠病、功能性排便障碍

肠易激综合征与其他功能性肠病、功能性排便障碍存在转换、重叠，应基于主要症状群做出鉴别诊断。

肠易激综合征与其他功能性肠病（如功能性腹泻、功能性腹胀或腹部膨胀、功能性便秘、非特异性功能性肠病）和功能性排便障碍的重叠现象十分普遍；随着时间推移和对治疗的反应，患者的主要症状（群）可能发生变化，即由肠易激综合征转换成另一种功能性肠病。罗马Ⅳ标准委员会提出，这些疾病是一类连续的症状谱，具有相似的病理生理机制。在临床实践中，对符合肠易激综合征诊断标准且重叠其他功能性肠病或功能性排便障碍的患者，可根据患者的主要症状群做出相应的诊断和鉴别诊断。在临床研究中，应严格按照诊断标准筛选受试者。

（三）功能性消化不良、GERD

肠易激综合征常与功能性消化不良、GERD 等重叠，诊断肠易激综合征时应全面了解消化道症状。

无论是普通人群中有肠易激综合征症状者，还是就诊的肠易激综合征患者，合并消化不良、胃食管反流症状均很常见。在采用罗马Ⅲ标准诊断的肠易激综合征患者中，26% ～ 48% 的患者同时符合功能性消化不良的诊断；平均 37% 的肠易激综合征患者重叠 GERD；59% 的肠易激综合征患者重叠功能性烧心。有症状重叠的肠易激综合征患者的肠道症状更严重。在中国等亚洲国家，肠易激综合征患者常表现为上腹部、脐周症状，与进餐有关，极易与功能性消化不良混淆，而上腹部、脐周症状与排便有明显的相关性，且伴有排便习惯粪便性状的改变，更支持肠易激综合征的诊断；诊断肠易激综合征并不排除对其他功能性胃肠病的诊断。因此，诊断肠易激综合征时应全面了解患者的消化道症状，明确重叠疾病的诊断。

【治疗】

肠易激综合征的治疗目标：①缓解病情，包括临床症状尤其是心理症状缓解；②减少病情复发；③提高生活质量。肠易激综合征的治疗手段应包括饮食、生活方式调整、药物治疗、精神心理、认知和行为学干预在内的个性化方案。目前，临床上普遍采用问卷形式对肠易激综合征的疗效进行评估，问卷内容可包括症状严重程度、内脏敏感性指数、治疗可信度，以及患者的生活质量、精神心理状态等。肠易激综合征的病因和发病机制复杂，常合并精神心理因素等，是处置措施个体化的内在原因。

西医治疗参照中华医学会消化病学分会胃肠功能性疾病协作组、中华医学会消化病学分会胃肠动力学组发布的《2020 年中国肠易激综合征专家共识意见》，以及中国中西医结合学会消化系统疾病专业委员会发布的《肠易激综合征中西医结合诊疗共识意见（2017年）》，包括解痉剂、止泻剂、促动力剂、通便剂、抗抑郁药、胃肠微生态制剂、抗生素等。

中医治疗参照我国中华中医药学会脾胃病分会发布的《肠易激综合征中医诊疗专家共识意见（2017）》。应在综合治疗基础上，分型辨证论治，根据腹泻型、便秘型、混合型及不定型的特点结合证型变化适当佐以通便止泻方法进行治疗。

（一）西医治疗

包括维持良好的医患关系，生活方式、饮食习惯和心理的调整，药物治疗三方面。

1. 维持良好的医患关系 研究显示，医师与患者的良好沟通，以及对症状的解释，对于近期和远期症状改善均优于对照组。医师应当向患者解释：①肠易激综合征是功能性疾病，没有证据显示肠易激综合征可以直接进展成严重的器质性疾病或恶性肿瘤；②肠易激综合征的症状容易反复发作，对患者的影响主要体现为影响患者的生存质量；③治疗应当强调生活方式的调整。通过生活方式调整，以及适当的药物治疗，多数患者的肠易激综合征症状可以比较理想地得到改善。

2. 生活方式，饮食习惯和心理的调整 生活方式和社会行为的调整能够减轻肠易激综合征症状。如减少烟酒摄入、注意休息、充足睡眠等行为改善。限制的食物种类包括：①富含 FODMAPs（即难吸收的短链碳水化合物，如果糖、乳糖、多元醇、果聚糖、低乳半聚糖）等成分的食物；②高脂肪、辛辣、麻辣和重香料的食物；③高膳食纤维素食物可能对便秘有效（但对腹痛和腹泻不利）；寒凉食物可能会加重腹泻；④一旦明确食物过敏原，应避免摄入含有该过敏原成分的食物。

心理调整：建立良好医患关系，对患者进行耐心的解释工作，具体包括心理治疗、生物反馈疗法等，消除患者顾虑及焦虑情绪，提高治疗信心。对于失眠、焦虑、抑郁情况较严重的患者，可适当予以药物干预。

3.药物治疗 主要根据症状选择合适的药物。常用药物有解痉剂、止泻剂（腹泻型）、胃肠动力剂、通便剂、肠道微生态制剂等。对伴有明显焦虑或抑郁状态的患者，可选用抗焦虑、抑郁药物。

（1）解痉剂：①选择性胃肠平滑肌钙离子通道阻滞剂。适用于治疗腹泻型或痉挛性便秘的肠易激综合征患者。如：匹维溴铵，50mg/次，每天3次，口服，孕妇、哺乳期妇女、儿童禁用。奥替溴铵，40mg/次，每天2～3次，口服，过敏者禁用。因奥替溴铵尚没有胚胎毒性、畸形和基因诱变的报道，应在绝对需要和严密的医学监视下才能用于孕妇及哺乳期妇女。②离子通道调节剂：此类药物可直接作用于细胞膜多离子通道，对平滑肌运动具有双向调节作用，故适用于各型，特别是混合型和不定型肠易激综合征患者。如：马来酸曲美布汀，100mg/次，每天3次，口服，过敏者禁用。

（2）止泻剂：适用于腹泻的治疗。如：洛哌丁胺，2mg/次，每天3～4次，口服，本品不应用于肠梗阻、亚肠梗阻或便秘患者，也不可用于胃肠胀气的严重脱水的小儿、急性溃疡性结肠炎及广谱抗生素引起的假膜性肠炎患者，1岁以下儿童和孕妇忌用。复方苯乙哌啶，1～2片/次，每天2～3次，口服。思密达，3～6g/次，每天3次，口服。特别需要说明的是孕妇及哺乳期妇女可安全服用本品。

（3）促动力剂：适用于腹胀和肠易激综合征便秘型（IBS-C）。如：莫沙必利，5～10mg/次，每天3次，口服，对本药过敏者，胃肠道出血、穿孔者，肠梗阻患者禁用。伊托必利，50mg/次，每天3次，口服，对本药过敏者禁用；对那些增加胃肠动力可产生有害作用的疾病，如消化道出血、机械性肠梗阻或穿孔的患者禁用本品。

（4）通便剂：对肠易激综合征便秘型（IBS-C）可试用容积性泻剂。如：聚卡波非钙，1g/次，每天3次，急性腹部疾病（阑尾炎，肠出血，溃疡性结肠炎）的患者、手术后有可能发生肠梗阻的患者、高钙血症患者、肾结石患者、肾功能不全（轻度肾功能不全和透析中的患者除外）的患者、对本药的有效成分有既往过敏史的患者禁用。甲基纤维素、欧车前制剂亦可选用。渗透性轻泻剂，如聚乙二醇、乳果糖等。刺激性泻剂应慎用。

（5）抗抑郁药：对伴有抑郁等心理因素者，可试用抗抑郁药，现多用选择性5羟色胺（5-HT）再摄取抑制剂（Selective serotonin reuptake inhibitor，SSRIs）。

（6）胃肠微生态制剂：适用于伴有肠道菌群失调的肠易激综合征患者。常用药物有思连康（双歧杆菌四联活菌片）、培菲康（双歧杆菌三联活菌胶囊）、金双歧（双歧杆菌乳杆菌三联活菌片）、整肠生（地衣芽孢杆菌活菌胶囊）、亿活（布拉氏酵母菌散）等。胃肠微生态制剂禁忌证均尚不明确，无相关资料报道。

（7）抗生素：利福昔明可改善非便秘型肠易激综合征总体症状以及腹胀、腹泻症状。对本药或利福霉素类药有过敏者、肠梗阻者、严重的肠道溃疡性病变者禁用。

（二）中医辨证论治

Ⅰ.肠易激综合征腹泻型（IBS-D）

1.肝郁脾虚证

证候特点：腹痛即泻，泻后痛减，急躁易怒，两胁胀满，纳呆，身倦乏力。

舌脉：舌淡胖，也可有齿痕，苔薄白，脉弦细。

治法：抑肝扶脾。

推荐方剂：痛泻要方。

基本处方：炒白术 15g，炒白芍 15g，防风 9g，陈皮 10g。每日 1 剂，水煎服。

加减法：腹痛甚者，加延胡索、香附；嗳气频繁者，加柿蒂、豆蔻；泻甚者，加党参、乌梅、木瓜；腹胀明显者，加槟榔、大腹皮；烦躁易怒者，加牡丹皮、栀子。

2. 脾虚湿盛证

证候特点：大便溏泻，腹痛隐隐，劳累或受凉后发作或加重，神疲倦怠，纳呆。

舌脉：舌淡，边可有齿痕，苔白腻，脉虚弱。

治法：健脾益气，化湿止泻。

推荐方剂：参苓白术散。

基本处方：党参 12g，白术 12g，茯苓 12g，山药 12g，白扁豆 9g，莲子肉 6g，桔梗 6g，砂仁 6g，薏苡仁 15g，炙甘草 3g，陈皮 6g。每日 1 剂，水煎服。

加减法：舌白腻者，加厚朴、藿香；泻下稀便者，加苍术、泽泻；夜寐差者，加炒酸枣仁、夜交藤。

3. 脾肾阳虚证

证候特点：腹痛即泻，多晨起时发作，腹部冷痛，得温痛减，腰膝酸软，不思饮食，形寒肢冷。

舌脉：舌淡胖，苔白滑，脉沉细。

治法：温补脾肾。

推荐方剂：附子理中汤合四神丸。

基本处方：附子 6g，人参（多用党参代替）9g，干姜 4.5g，甘草 3g，白术 9g，补骨脂 12g，肉豆蔻 6g，吴茱萸 3g，五味子 6g。每日 1 剂，水煎服。

加减法：忧郁寡欢者，加合欢花、玫瑰花；腹痛喜按、怯寒便溏者，加重干姜用量，另加肉桂。

4. 脾胃湿热证

证候特点：腹中隐痛，泻下急迫或不爽，大便臭秽，脘闷不舒，口干不欲饮，或口苦，或口臭，肛门灼热。

舌脉：舌红，苔黄腻，脉濡数或滑数。

治法：清热利湿。

推荐方剂：葛根黄芩黄连汤。

基本处方：葛根 30g，黄芩 10g，黄连 10g，炙甘草 6g。每日 1 剂，水煎服。

加减法：苔厚者，加石菖蒲、藿香、豆蔻；口甜、苔厚腻者，加佩兰；腹胀者，加厚朴、陈皮；脘腹痛者，加枳壳、大腹皮。

5. 寒热错杂证

证候特点：大便时溏时泻，便前腹痛，得便减轻，腹胀或肠鸣，口苦或口臭，畏寒，受凉则发。

舌脉：舌质淡，苔薄黄，脉弦细或弦滑。

治法：平调寒热，益气温中。

推荐方剂：乌梅丸。

基本处方：乌梅 10g，细辛 5g，干姜 10g，黄连 10g，附子 5g，当归 15g，黄柏 10g，桂枝 6g，人参 10g，花椒 5g。每日 1 剂，水煎服。

加减法：少腹冷痛者，去黄连，加小茴香、荔枝核；胃脘灼热或口苦者，去花椒、干姜、附子，加栀子、吴茱萸；大便黏腻不爽、里急后重者，加槟榔、厚朴、山楂炭。

Ⅱ. 肠易激综合征便秘型（IBS-C）

1. 肝郁气滞证

证候特点：排便不畅，腹痛或腹胀，胸闷不舒，嗳气频作，两胁胀痛。

舌脉：舌暗红，脉弦。

治法：疏肝理气，行气导滞。

推荐方剂：四磨汤。

基本处方：枳壳、槟榔、沉香、乌药。每日 1 剂，水煎服。

加减法：腹痛明显者，加延胡索、白芍；肝郁化热见口苦或咽干者，加黄芩、菊花、夏枯草；大便硬结者，加麻仁、杏仁、桃仁。

2. 胃肠积热证

证候特点：排便艰难，数日一行，便如羊粪，外裹黏液，少腹或胀或痛，口干或口臭，头晕或头胀，形体消瘦。

舌脉：舌质红，苔黄少津，脉细数。

治法：泄热清肠，润肠通便。

推荐方剂：麻子仁丸。

基本处方：火麻仁 30g，白芍 15g，枳实 10g，大黄 6g，厚朴 6g，杏仁 10g。每日 1 剂，水煎服。

加减法：便秘重者，加玄参、生地黄、麦冬；腹痛明显者，加延胡索，原方重用白芍。

3. 阴虚肠燥证

证候特点：大便硬结难下，便如羊粪，少腹疼痛或按之胀痛，口干，少津。

舌脉：舌红，苔少根黄，脉弱。

治法：滋阴泄热，润肠通便。

推荐方剂：增液汤。

基本处方：玄参 30g，麦冬 24g，生地黄 24g。每日 1 剂，水煎服。

加减法：烦热或口干或舌红少津者，加知母；头晕脑涨者，加枳壳、当归。

4. 脾肾阳虚证

证候特点：大便干或不干，排出困难，腹中冷痛，得热则减，小便清长，四肢不温，面色㿠白。

舌脉：舌淡，苔白，脉沉迟。

治法：温润通便。

推荐方剂：济川煎。

基本处方：当归15g，牛膝15g，肉苁蓉30g，泽泻10g，升麻4.5g，枳壳15g。每日1剂，水煎服。

加减法：舌边有齿痕、舌体胖大者，加炒白术、炒苍术；四肢冷或小腹冷痛者，加补骨脂、肉豆蔻。

5. 脾肺气虚证

证候特点：大便并不干硬，虽有便意，但排便困难，便前腹痛，神疲气怯，懒言，便后乏力。

舌脉：舌淡，苔白，脉弱。

治法：益气润肠。

推荐方剂：黄芪汤。

基本处方：黄芪、陈皮、白蜜、火麻仁。每日1剂，水煎服。

加减法：气虚明显者，可加党参、白术；久泻不止、中气不足者，加升麻、柴胡、黄芪；腹痛喜按、畏寒便溏者，加炮姜、肉桂；脾虚湿盛者，加苍术、藿香、泽泻。

（三）中医其他治疗

1. 中成药

（1）参苓白术颗粒（丸）：健脾益气。用于体倦乏力，食少便溏。

（2）补中益气颗粒（丸）：补中益气，升阳举陷。用于脾胃虚弱、中气下陷所致的泄泻。

（3）肉蔻四神丸：温中散寒，补脾止泻。用于大便失调，黎明泄泻，肠泻腹痛，不思饮食，面黄体瘦，腰酸腿软。

（4）附子理中丸：温中健脾。用于脾胃虚寒所致脘腹冷痛、呕吐泄泻、手足不温。

（5）补脾益肠丸：补中益气，健脾和胃，涩肠止泻。用于脾虚泄泻。孕妇及儿童禁用，感冒发热者忌服。

（6）人参健脾丸：健脾益气，和胃止泻。用于脾胃虚弱所致腹痛便溏、不思饮食、体弱倦怠。

（7）固本益肠片：健脾温肾，涩肠止泻。用于脾虚或脾肾阳虚所致慢性泄泻。泄泻时腹部热胀痛者忌服。

（8）枫蓼肠胃康颗粒：清热除湿化滞。用于伤食泄泻型及湿热泄泻型。

（9）麻仁软胶囊：润肠通便。用于肠燥便秘。孕妇忌服。

（10）麻仁润肠丸：润肠通便。用于肠胃积热所致胸腹胀满、大便秘结。孕妇忌服。

（11）芪蓉润肠口服液：益气养阴，健脾滋肾，润肠通便。用于气阴两虚、脾肾不足、大肠失于濡润而致的虚证便秘。实热病忌服。

2.针灸 泄泻取足三里、天枢、三阴交，实证用泻法，虚证用补法，脾虚湿盛加脾俞、章门；脾肾阳虚加肾俞、命门、关元，也可用灸法；脘痞纳呆加公孙；肝郁加肝俞、行间。便秘取背俞穴和腹部募穴及下合穴为主，一般取大肠俞、天枢、支沟、丰隆，实证宜泻，虚证宜补，寒证加灸，肠燥加合谷、曲池；气滞加中脘、行间，用泻法；阳虚加灸神阙。

3.其他外治法 中医按摩、药浴、穴位注射、穴位埋线等外治法对改善患者临床症状有一定的帮助。推荐采用以神阙穴为主的敷贴疗法：①虚性体质：当归、升麻、党参等。②实性体质：大黄、黄芪、牡丹皮等。贴敷时间及疗程：每日1次，每次2～4小时，7天1个疗程。采用多维度的综合治疗方法可以提高临床疗效。

（四）中西医结合治疗

肠易激综合征治疗难点在于如何在改善单项症状如腹痛、腹泻或便秘的同时达到长期症状的改善。许多肠易激综合征患者除了肠道症状外，往往伴有精神症状。已证实肠易激综合征患者较正常人及其他胃肠道器质性疾病患者存在更多的焦虑、抑郁、躯体化障碍。目前身心医学的概念已经引入肠易激综合征的治疗观念中，抗焦虑抑郁药物的使用已经日益得到消化界的重视，但使用的起点与结点仍是目前关注的焦点，中医因其辨病与辨证相结合，整体调整，可弥补西医学对肠易激综合征重叠症状及伴焦虑抑郁障碍患者等治疗方案的不足，减少长期服用抗焦虑抑郁药物的不良反应。

中西医结合治疗肠易激综合征要关注以下几点：①坚持将西医学的诊断、分型与肠易激综合征的中医诊疗特点相结合，采用病—证结合模式开展肠易激综合征临床及科研。②在治疗方面，肝郁脾虚被认为是肠易激综合征腹泻型（IBS-D）的基本病机，与西医学的内脏高敏感性、肠道菌群失调等机理存在着相关性，肝郁脾虚的代表方痛泻要方可被用于作为肠易激综合征腹泻型（IBS-D）的基本方，并加以化裁。殷卫东等以痛泻要方为基础方治疗肠易激综合征，便秘者改炒白术为生白术 30g，加紫苏子 10g；久泻不愈者加升麻 6g，疗效显著。梁崇俊以痛泻要方为主方，酌情加黄芪建中汤或左金丸或交泰丸治疗肠易激综合征，疗效确切。洪哲明在痛泻要方的基础上加地榆、秦皮各 30g，延胡索、枳壳各 10g，党参、茯苓各 15g 治疗肠易激综合征，其中湿重者加藿香、炒薏苡仁各 10g；肾阳虚加补骨脂、煨肉豆蔻各 10g；腹泻为主加煨诃子 10g，炮姜 5g；便秘加肉苁蓉 15g，熟大黄 5g，取得了良好的临床疗效。③从肠易激综合征的终点结局来看，该病反复发作，难以彻底治愈，临床应着眼于疾病的长期调理，以中医调理体质，配合西医学改善短期症状。有研究指出，肠易激综合征患者中医体质主要集中在气郁质、气虚质、阳虚质三种类型上，气郁体质的患者可在西医学治疗的基础上服用疏肝理气的药物配合治疗；气虚质的患者则应服用健脾益气类药物调整体质；阳虚质患者则需温补脾肾以协助治疗。④肠易激综合征患者伴有的焦虑、抑郁状态是目前临床的关注要点之一，但是西医学抗焦虑、抑郁药物副作用较大，有研究表明中医在调理焦虑、抑郁情绪方面存在一定优势，故在中医调理时可加用抗焦虑、抑郁药物治疗，如柴胡、郁金、佛手、合欢花、槟榔、罗布麻、石菖蒲、巴戟天等，以上药物均被现代药理研究证实其主要成分可有效缓解患者焦虑、抑郁情绪。

【转归、预后、随访】

肠易激综合征是一种功能性疾病，呈良性过程，没有证据显示肠易激综合征可以直接发展成为严重的器质性疾病或恶性肿瘤。但肠易激综合征症状可反复或间歇发作，影响患者生活质量但一般不会严重影响全身情况，预后良好。临床也发现少数功能性胃肠病患者由于病程长、病情反复发作而影响全身状况。肠易激综合征的治疗中还应当重视健康教育（生活方式、饮食、心理疏导）的作用。肠易激综合征发病多由情志因素诱发，症状又常常伴有心烦、失眠等情志异常相关表现，因此必须重视情志在肠易激综合征中的作用。除了对肠易激综合征患者进行心理疏导外，还可以运用中医情志学方面的优势，在药物治疗之外，配合使用音乐疗法及传统中医导引术等。由于肠易激综合征受心理、社会影响因素较多，建议随访时间可在治疗症状消失 4 周后。

【生活调护】

保持心理健康、生活起居规律、养成良好的饮食习惯可减少肠易激综合征的发生。教育患者充分认识该病的发病本质、特点及治疗知识，对治疗该病有十分重要的作用。

饮食原则如下：

（1）要规律饮食，以清淡、易消化、少油腻饮食为主，避免冷食、辛辣刺激食物、生食。一日三餐定时定量，不过饥过饱，不暴饮暴食，这样有利于肠道消化吸收平衡，避免因无规律饮食而致肠道功能紊乱。

（2）肠易激综合征便秘型（IBS-C）患者可适量补充水果、蔬菜、谷类、玉米等富含植物纤维食物以加速食物的运转，增加粪容量，使排便顺利。肠易激综合征腹泻型（IBS-D）患者尽量避免纤维素含量丰富的食物，可能会促进肠道蠕动进一步加重腹泻症状。

（3）已明确的可以引起症状的食物应该避免，例如含山梨醇的产品（低卡路里口香糖）、含高纤维或脂肪的食物和过量的咖啡因和酒精；乳糖不耐受可被认为是产生症状的原因之一；限制产气食物，如咖啡、碳酸饮料、酒精、豆类、甘蓝、苹果、葡萄、土豆以及红薯等的摄入。

（4）低 FODMAP 饮食，即减少难吸收的短链碳水化合物如果糖、乳糖、多元醇、果聚糖、低乳半聚糖的摄入，可能有利于改善肠易激综合征症状。

【中西医最新研究进展】

（一）发病机制最新研究

1. 小肠细菌过度生长（SIBO）：SIBO 是肠道微生物组营养不良的一种表现，在肠易激综合征中非常普遍。SIBO 可以通过小肠吸出培养物［每毫升吸出菌落形成单位（CFU）］进行诊断，也可以通过乳酸氢果糖或葡萄糖呼气试验阳性诊断。经研究证实许多致病微生物在患有 SIBO 和肠易激综合征的受试者中增加，包括但不限于肠球菌、大肠杆菌和克雷伯菌。此外，甲烷呼吸试验呈阳性的病原微生物史密斯产甲烷短杆菌（Methanobrevibactersmithii）已证实与便秘为主的肠易激综合征便秘型（IBS-C）相关。由于肠道微生物组营养不良，可能会引起肠易激综合征患者肠道通透性增加、肠道运动障碍、慢性炎症、胆盐吸收降低，甚至改变肠和中枢神经元活动。因此，许多症状和 SIBO 与肠易激综合征有关，包括腹痛，腹泻和腹胀。此外，肠道微生物组营养不良可能与某些神经心理学症状有关，尽管需要更多的研究来证实这种联系。

2. 离子通道广泛存在于消化道黏膜中，其表达和（或）功能异常是肠易激综合征重要的致病机制之一。电压门控钠离子通道（VGSCs）、电压门控钙离子通道（VGCCs）及瞬时受体电位通道（TRPs）等离子通道不同程度地参与肠易激综合征胃肠运动及内脏超敏，是调节胃肠运动和内脏超敏的关键病理生理机制及治疗靶点。

3.肥大细胞（Mast cells，MCs）作为一类重要的免疫细胞，起源于骨髓 CD34$^+$ 前体细胞，并且在干细胞生长因子（Stem cell growth factors，SCF）或其他调节发育的细胞因子诱导下分化，广泛分布于皮肤、消化道、气道等部位，以及时应对环境中的变应原做出免疫应答。从基础研究到临床试验研究结果都显示 MCs 的活化及释放出活性介质可能参与内脏高敏感性、肠道动力异常、肠道屏障损坏、肠道免疫失衡等多种病理过程，进而介导了肠易激综合征的发生与发展。所以，MCs 有望成为治疗肠易激综合征的潜在靶细胞，从而为肠易激综合征患者提供更为安全有效的治疗药物。虽然目前国际上的研究取得了一定的进展，但多环节的病理生理机制仍不明确。

4.情绪因素诱发肠易激综合征的相关机制：一项长期、前瞻性随访临床研究发现，只有焦虑、抑郁而无肠道症状的功能性胃肠病患者在 12 年后出现肠易激综合征肠道症状，说明中枢神经系统对外周的影响；12 年前只有肠易激综合征症状的患者随访发现其焦虑、抑郁的风险明显增加，说明外周对中枢神经系统的影响。在合并心理异常的肠易激综合征腹泻型（IBS–D）患者中，平时腹痛或腹部不适的比例、中重度腹痛或腹部不适的比例均高于无心理异常的患者。母婴分离联合出生后复合应激可通过影响蓝斑核内促肾上腺皮质激素释放激素（Corticotropin releasing hormone，CRH）基因的转录，进而造成 CRH 系统和去甲肾上腺素能系统应激调控网络的激活，导致大鼠内脏敏感性增加。给予肠易激综合征患者直肠球囊刺激时，中枢神经系统对肠道刺激的感知发生异常，前扣带回皮质、顶下小叶和额中回脑区被激活。

（二）中医辨治新思路

近年来有不少学者在辨证治疗方面提出新的方法。有医家认为肠易激综合征腹泻型（IBS-D）大多以脾虚为主，病机相似可不拘于病，因此用妇科主方完带汤治疗肠易激综合征腹泻型（IBS-D）取得较好疗效。亦有学者另辟蹊径，从脾阴不足的角度论治，认为脾阴不足与脾阳不足在客观上均存在，不能忽视脾阴不足在肠易激综合征腹泻型（IBS-D）发病中的作用，临证选用代表方资生颗粒治疗。

从"风"论治：有研究认为肠易激综合征腹痛发作时游走性、痉挛性的特点与"风邪"致病特点相符，因此治疗可从风论治，以祛风疏肝为要。有医者提出类似理论，以"风胜湿"为依据，在治疗肠易激综合征腹泻型（IBS-D）时加入风药往往能取得较好疗效。

经方辨治：经方目前多指张仲景《伤寒杂病论》中记载之方，在各种病证中应用甚广，对肠易激综合征腹泻型（IBS-D）的治疗也有记载。有学者运用六经辨证，认为肠易激综合征腹泻型（IBS-D）这样一种慢性疾病是以三阴经病及与情绪有关的少阳病多见，临证以选用小柴胡汤、附子理中汤及泻心汤类为主，取得较好的临床观察疗效。

（孟梦）

第二十章 功能性便秘

便秘是一种（组）症状，表现为排便困难和（或）排便次数减少、粪便干硬。排便困难包括排便费力、排出困难、排便不尽感、肛门直肠堵塞感、排便费时和需辅助排便。排便次数减少指每周排便少于 3 次。慢性便秘的病程至少为 6 个月。按病因包括功能性、器质性和药物性。功能性疾病所致便秘主要由于结肠、直肠肛门的神经平滑肌功能失调所致，包括功能性便秘、功能性排便障碍和肠易激综合征便秘型（IBS-C）等。我国成人患病率为 7.0% ~ 20.3%，且随着年龄的增长，便秘患病率有所升高，我国老年人患病率为 15% ~ 20%，农村高于城市，北方高于南方，男性患病率低于女性，男女患病率之比为 1 :（1.22 ~ 4.56）。

便秘之症首见于《黄帝内经》，其称便秘为"后不利""大便难"；汉代张仲景所著《伤寒杂病论》称便秘为"脾约"；《景岳全书·秘结篇》将便秘分为阳结、阴结。《兰室秘藏》等有"大便燥结"的叙述；而"便秘"一名首见于清代沈金鳌所著《杂病源流犀烛》，并沿用至今。

【病因病机】

（一）中医

便秘的病因主要有饮食不节、情志失调、劳逸过度、年老体虚、感受外邪、禀赋不足等，病机主要是热结、气滞、寒凝、气血阴阳亏虚引起肠道传导失司。病位主要在大肠，与肺、脾、胃、肝、肾等脏腑功能失调密切相关。病性可概括为寒、热、虚、实四个方面，常又相互兼夹或相互转化。

1. 饮食不节　过食辛热厚腻、煎烤之品，过度饮酒，可致胃肠积热，津液耗伤，大便干结，难以排出；恣食生冷，可致阴寒凝滞，腑气不通，排便艰涩；饮食量少，新鲜蔬菜及饮水量不足，可使水谷精微化源不足，肠道津亏，大便干结。

2. 情志失调　思虑过度，或郁怒伤肝，致使气机郁滞，通降失常而致大便秘结；气郁日久化火伤津，或气郁导致水津不布，肠道失润，大便干结不行或欲便不出。

3. 劳逸过度　久坐少动，致意志消沉，体力下降，气血郁滞，大肠传导失职，久则中气暗耗，津液布散失常，而为便秘；或积思难解，长期熬夜，导致阴血暗耗，中气受损，血虚肠道失于濡润，气虚肠道传导无力；房劳过度，可致肾精亏损，中气耗伤，气虚大肠传送无力，津亏肠道干涩。

4. 感受外邪　外感寒邪可导致阴寒内盛，凝滞胃肠，失于传导；若热病之后，肠胃燥热，耗伤津液，大肠失润，均可导致便秘。

5. 正气亏虚　年老体虚、先天禀赋不足、久病之后、产后或用药失当等，皆可导致气血亏虚，气虚则大肠传导无力，血虚则肠道失于濡润，而致便秘；病后阳虚，或素体阳虚或因长期服用苦寒泻下药物，耗伤阳气，肠道失于温煦，寒阴凝固，传导失司致便秘。

（二）西医

慢性功能性便秘是多种病理生理机制共同作用下发生的，包括肠道动力障碍、肠道分泌紊乱、内脏敏感性改变、盆底肌群功能障碍和肠神经系统功能紊乱等。根据结肠传输时间、肛门直肠测压（anorectal manometry）和排粪造影（defecography）等检查结果，可将功能性便秘进一步分为正常传输型便秘（normal Transit constipation，NTC）、慢传输型便秘（slow transit constipation，STC）、排便障碍型便秘和混合型便秘。

【临床表现】

（一）症状

1.典型症状 每周排便少于 3 次。每次排便时间长，排便困难，包括排便费力、排出困难、排便不尽感、肛门直肠堵塞感、排便费时和需辅助排便。排出粪便干硬，甚至如羊屎。

2.不典型症状 下腹胀痛，食欲减退，疲乏无力，头晕，烦躁，焦虑，失眠等，部分患者还可能有肛门疼痛，肛裂及痔疮出血，肛门下坠，肛乳头炎等。

（二）体征

左下腹乙状结肠部位触及条索状物。

【实验室和其他辅助检查】

（一）电子肠镜

其可以直接观察结、直肠黏膜是否存在病变，对于存在便血、粪隐血试验阳性、大便变细、贫血、消瘦、明显腹痛、腹部包块、有结直肠息肉史和结直肠肿瘤家族史等报警征象的，建议进行检查，以除外器质性病变。

（二）胃肠道 X 线检查

胃肠钡餐造影检查对了解胃肠道运动功能有参考价值。正常情况下，钡剂在 12 ～ 18 小时可达结肠脾区，24 ～ 72 小时应全部从结肠排出，便秘时可有排空延迟。钡剂灌肠造影检查能发现结肠扩张、乙状结肠冗长和肠腔狭窄等病变，有助于便秘的病因诊断。

（三）结肠传输试验

结肠传输时间测定有助于慢传输型便秘的诊断。检测胃肠传输时间以检测结肠传输时间为主，方法包括不透 X 线标志物法、核素法、氢呼气法、胶囊内镜等，其中以不透 X 线标志物法在临床应用最为广泛。随标准餐顿服不透 X 线的标记物（如直径 1mm、长 10mm 的标记物 20 个），于 48h 拍摄腹部 X 线片 1 张，若 48h 大部分标记物在乙状结肠以上，可于 72h 再摄片 1 张；根据标记物的分布计算结肠传输时间和排出率，判断是否存在结肠传输延缓、排便障碍，若 48h 时 70% 的标志物在乙状结肠以上，则提示存在结肠慢传输，若 80% 标志物存留于乙状结肠和直肠，则提示功能性排便障碍的可能。该方法简易、价廉、安全。

（四）肛门直肠测压

其能评估肛门直肠的动力和感觉功能，了解用力排便时肛门括约肌或盆底肌有无不协调性收缩，是否存在直肠压力上升不足，是否缺乏肛门直肠抑制反射和直肠感觉阈值。肛门直肠压力测定正常类型是以用力排便时直肠内压力升高、同时肛门松弛为特征。根据肛门直肠压力测定排便推进力不足有 2 个亚型，即 II 型和 IV 型，II 型表现为推进力不足（直肠内压力 < 45mmHg），伴有肛门括约肌松弛不充分甚至肛门括约肌收缩；IV 型表现为推进力不足（直肠内压力 < 45mmHg），肛门括约肌足够松弛（> 20%）。不协调性排便有 2 个亚型，即 I 型和 III 型，I 型表现为直肠内压力升高（≥ 45mmHg），同时肛门括约肌收缩引起肛管压力升高；III 型表现为直肠内压力升高（≥ 45mmHg），而肛门括约肌不松弛或松弛不充分（< 20%）。

（五）排粪造影

在模拟排便过程中，通过钡剂灌肠，了解肛门、直肠、盆底在排便时动静态变化，能检出慢性便秘患者存在的形态学异常（如直肠前突、直肠脱垂、肠疝、巨结肠等）和排出功能异常（如静息和力排时肛门直肠角变化、耻骨直肠肌痉挛、直肠排空等），可用于排便障碍型，特别是怀疑有形态结构改变的慢性便秘的诊断。

（六）球囊逼出试验

其可作为排便障碍型便秘的初筛检查。球囊逼出试验可反映肛门直肠对球囊（可用水囊或气囊）的排出能力，健康者可在 1～2min 内排出球囊，该检查简单、易行。但球囊逼出试验结果正常并不能完全排除盆底肌不协调收缩的可能。

（七）盆底肌电图

盆底肌电图检查能明确是否为肌源性病变，盆底肌肉众多，但盆底肌电图可精细检测到每块肌肉的活动情况。

（八）肛门直肠指诊

其能帮助了解肛门狭窄、粪便嵌塞、痔疮或直肠脱垂、直肠肿块等情况，也可了解肛门括约肌的功能状态、直肠壁的光滑程度，对于便秘的鉴别诊断能提供重要信息。

【诊断要点】

（一）诊断标准

功能性便秘的诊断参照罗马Ⅳ标准，需要排除肠道及全身器质性因素、药物及其他原因导致的便秘并符合以下标准。

1. 必须符合下列 2 个或 2 个以上的症状：①至少 25% 的时间排便感到费力；②至少 25% 的时间排便为块状便或硬便（参照布里斯托粪便量表 1～2 型）；③至少 25% 的时间排便有不尽感；④至少 25% 的时间排便有肛门直肠梗阻或阻塞感；⑤至少 25% 的时间排便需要手法辅助（如用手指协助排便、盆底支持）；⑥每周自发性排便少于 3 次（在未使用缓泻剂的情况下计算）。

2. 不使用泻药时很少出现稀便。

3. 不符合 IBS-C 的诊断标准。

诊断之前症状出现至少 6 个月，且近 3 个月症状符合以上诊断标准。

（二）诊断步骤

功能性便秘的诊断需要进行以下 5 个循序渐进的步骤：①临床病史；②体格检查；③实验室检查；④结肠镜检查或其他检查；⑤特殊的检查用以评估便秘的病理生理机制（有必要且有条件时进行）。

【鉴别诊断】

（一）大肠肿瘤

临床表现为排便习惯及粪便性状改变、便血、腹痛、腹部肿块等，还可引起肠道梗阻，结肠镜及病理是诊断的金标准，对于肠镜检查有困难的可用钡剂灌肠。

（二）肠结核

该病以右下腹痛、腹泻、糊状便、腹部包块和全身结核中毒症状为特征；增生型肠结核多以便秘为主要表现，增生型肠结核 X 线胃肠钡餐造影可见肠段增生性狭窄、收缩与变形，可见充盈缺损、黏膜皱襞紊乱，肠壁僵硬与结肠袋消失，如进行结肠镜检查，从病变部位做活检可获得进一步确诊。

（三）其他器质性疾病相关的慢性便秘

引起便秘的器质性疾病主要包括代谢性疾病（如甲状腺功能减退症、糖尿病、高钙血症、低钾血症、低镁血症等）、神经病变（帕金森病、截瘫、多发性硬化症等）、肌病（如淀粉样变性、硬皮病、皮肌炎、强直性肌营养不良等）、肠神经病变（如先天性巨结肠病、慢性假性肠梗阻等）、肛门直肠疾病（肛裂、肛门狭窄等）、慢性肾功能不全、妊娠、机械性肠梗阻（如结肠癌，其他肠内或肠外包块、狭窄，直肠前突等）等，需仔细询问病史，以及行相关实验室检查排除。

（四）药物性便秘

药物性便秘主要由抗胆碱能药物、阿片类药、钙拮抗剂、抗抑郁药、抗组胺药、解痉药、抗惊厥药等诱发，需仔细询问用药史，进行鉴别。

【治疗】

功能性便秘的治疗目的是缓解症状，恢复正常肠道动力和排便生理功能，强调个体化综合治疗。增加膳食纤维和水的摄入、增加运动等生活方式调整是慢性便秘的基础治疗措施；患者需建立良好的排便习惯；药物方面，容积性泻剂和渗透性泻剂主要用于轻、中度便秘患者，作为补救措施，刺激性泻剂可以短期、间断使用，此外还有鸟苷酸环化酶 –C（guanylyl cyclase–C，GC–C）激动剂、高选择性 5– 羟色胺 4（5-hydroxytryptamine4，5–HT$_4$）受体激动剂、氯离子通道活化剂可以缓解便秘症状；微生态制剂可作为治疗选择之一；生物反馈治疗是功能性排便障碍患者的首选治疗方法；骶神经刺激可用于常规内科治疗无效的难治性便秘；对合并精神心理症状的便秘患者建议先进行相应社会心理评估；非手术治疗疗效差和经便秘特殊检查显示有明显异常的慢传输型便秘患者及排便功能障碍型便秘，可考虑手术治疗。

便秘的治疗以恢复肠腑通降为要，针对寒、热、虚、实采取对应的治疗方法，还应注意区分病程的长短、虚实的主次，在辨证施治的基础上联合使用多种治疗方法，如联合宣肺导下、益气运脾、养血润肠、滋阴润燥、温补肾阳等治法，还可适当选用具有泻下作用的药物。

（一）西医治疗

1. 基础治疗

（1）调整生活方式

①建立合理的饮食习惯，增加膳食纤维（25 ～ 35g/ 天）和水分

（1.5～2.0L/天）的摄入。

②适度运动：尤其对久病卧床、运动少的老年患者更有益。

③排便习惯：结肠活动在晨醒和餐后最为活跃，建议患者在晨起或餐后2小时内尝试排便，排便时集中注意力，减少外界因素的干扰；每次大便时间不宜过长（＜10min/次）；避免用力排便。

（2）认知治疗：加强患者的自身认知，帮助患者充分认识导致便秘的因素，消除对排便过度紧张的心理负担。

2. 药物治疗　药物治疗的目的是软化大便，促进肠道动力，刺激排便。选择药物应以毒副作用小和药物依赖性低为原则，避免长期应用刺激性泻药。

（1）容积性泻剂：通过滞留粪便中的水分，增加粪便含水量和粪便体积起到通便作用，常用药物包括欧车前、聚卡波非钙和麦麸等。服用此类药物的同时需要摄入足够的水分，潜在的不良反应包括腹胀、食管梗阻、结肠梗阻，以及钙和铁吸收不良。

（2）渗透性泻剂：可在肠内形成高渗状态，吸收水分，增加粪便体积，刺激肠道蠕动，主要包括聚乙二醇和不被吸收的糖类（如乳果糖）。此类药物的优点为疗效可靠、副反应少，最常见的副反应为腹胀，极少因腹胀而不能耐受者。

（3）刺激性泻剂：作用于肠神经系统，可增强肠道动力和刺激肠道分泌，包括比沙可啶、酚酞、蒽醌类药物和蓖麻油等，长期使用刺激性泻剂易出现药物依赖、吸收不良和电解质紊乱，还可损害患者的肠神经系统而导致结肠动力减弱，甚至引起结肠黑变病。

（4）润滑性通便剂：具有软化粪便、润滑肠壁的作用而使粪便易排出，如液体石蜡、甘油、多库酯钠等，可以口服或制成灌肠剂。主要用于便硬、须用力排便的患者。由于液体石蜡可干扰人体脂溶性维生素的吸收，对于吞咽困难的老年患者还有误吸导致吸入性肺炎的危险，应尽量避免口服。

（5）促动力剂：目前常用的促动力药物有多巴胺受体拮抗剂和

胆碱酯酶抑制剂伊托必利、5-HT$_4$受体激动剂莫沙必利和普芦卡必利。普芦卡必利是一种高选择性 5-HT$_4$受体激动剂，促进结肠蠕动，缩短结肠传输时间，增加患者排便次数，而对胃排空和小肠传输无明显影响。普芦卡必利主要不良反应有恶心、腹泻、腹痛和头痛等，推荐用于常规泻药无法改善便秘症状的患者，当服用普芦卡必利 4 周仍无疗效时，需重新评估患者的病情和是否继续服用该药。

（6）促分泌药：代表药物有鲁比前列酮、利那洛肽。鲁比前列酮是氯离子通道活化剂，可以促进肠上皮分泌，增加患者自发排便次数，不良反应主要表现为恶心、腹泻、腹胀、腹痛和头痛。利那洛肽是 GC-C 激动剂，可结合和激活肠上皮细胞 GC-C 受体，使细胞内和细胞外环磷酸鸟苷的浓度显著升高，从而增加氯化物和碳酸氢盐的分泌并加速肠道蠕动，降低肠内痛觉末梢神经的敏感性，可以改善慢性便秘患者的腹痛、便秘等症状。

（7）微生态制剂：虽不是治疗慢性便秘的一线药物，但可通过调节肠道菌群失衡，促进肠道蠕动和胃肠动力恢复，可作为慢性便秘的长期辅助用药。微生态制剂可分为益生菌、益生元和合生素三类，粪菌移植治疗也属于广义的肠道微生态治疗。益生菌是指摄入足够数量后，能对宿主起有益健康作用的活的微生物，常用于治疗慢性便秘的益生菌主要是双歧杆菌属和乳酸杆菌属。益生元是指一类虽不被宿主消化吸收，但可选择性刺激肠道内一种或数种细菌生长繁殖的可发酵食物，如菊粉等。合生素是同时含有益生菌和益生元的制剂。粪菌移植是将健康者粪便中的菌群移植到患者胃肠道内，以重建具有正常功能的肠道菌群，目前仅限于研究，不宜作为常规手段用于临床治疗。

3. 生物反馈治疗 属行为调节疗法，在患者模拟排便时，腹壁电极和肛直肠压力感受器可感知并向患者显示其腹壁、直肠、肛管肌肉用力的状态，患者借此自我调节并纠正不协调排便的用力方式，训练患者协调腹部和盆底肌肉，从而恢复正常的排便模式，是功能性排便障碍患者的首选治疗方法。

4. 精神心理治疗 便秘患者可伴有多种精神心理症状，有精神心理问题的便秘患者很难获得满意的疗效。要加强心理疏导，提高患者对便秘的认知水平，使患者充分认识到便秘是可防可治的，良好的心理状态、睡眠及饮食习惯有助于缓解便秘，对有明显心理障碍的患者给予抗抑郁焦虑药物治疗，存在严重精神心理异常的患者应转至精神心理科接受专科治疗。

5. 手术治疗 经保守治疗无效或明确有器质性疾病时，可考虑手术，应严格掌握手术适应证，术前应全面评估患者肠道功能及形态学异常。

骶神经刺激可用于常规内科治疗无效的难治性便秘；非手术治疗疗效差和经便秘特殊检查显示有明显异常的慢传输型便秘患者，可考虑手术治疗，术式包括全结肠切除回直肠吻合术、结肠次全切除术、结肠旷置术、回肠造口术。

（二）中医辨证论治

参考中华中医药学会脾胃病分会发布的《便秘中医诊疗专家共识意见（2017）》及《方剂学》、名家经验典籍总结如下：

1. 热积秘

证候特点：主症：①大便干结；②腹胀或腹痛。次症：①口干；②口臭；③面赤；④小便短赤。

舌脉：舌红苔黄，脉滑。

证候诊断：主症2项，次症2项，参考舌脉，即可诊断。

治法：清热润下。

推荐方剂：麻子仁丸。

基本处方：火麻仁30g，芍药15g，杏仁10g，大黄6g，厚朴6g，枳实10g。

加减法：大便干结难下者，加芒硝、番泻叶；热积伤阴者，加生地黄、玄参、麦冬。

2. 寒积秘

证候特点：主症：①大便艰涩；②腹中拘急冷痛，得温痛减。次症：①口淡不渴；②四肢不温。

舌脉：舌质淡暗，苔白腻，脉弦紧。

证候诊断：主症2项，次症2项，参考舌脉，即可诊断。

治法：温通导下。

推荐方剂：温脾汤。

基本处方：大黄15g，人参6g，附子6g，干姜9g，甘草6g，当归9g，芒硝6g。

加减法：腹痛如刺，舌质紫暗者，加桃仁、红花；腹部胀满者，加厚朴、枳实。

3. 气滞秘

证候特点：主症：①排便不爽；②腹胀。次症：①肠鸣；②胸胁满闷；③呃逆或矢气频。

舌脉：舌暗红，苔薄，脉弦。

证候诊断：主症2项，次症2项，参考舌脉，即可诊断。

治法：行气导滞。

推荐方剂：六磨汤。

基本处方：槟榔9g，沉香4.5g，木香6g，乌药9g，枳壳9g，大黄6g。

加减法：忧郁寡言者，加郁金、合欢皮（花）；急躁易怒者，加当归、芦荟。

4. 气虚秘

证候特点：主症：①排便无力；②腹中隐隐作痛，喜揉喜按。次症：①乏力懒言；②食欲不振。

舌脉：舌淡红、体胖大、或边有齿痕，苔薄白，脉弱。

证候诊断：主症2项，次症2项，参考舌脉，即可诊断。

治法：益气运脾。

推荐方剂：黄芪汤。

基本处方：炙黄芪 20g，麻子仁 15g，陈皮 9g，白蜜 30g。

加减法：乏力汗出者，加党参、白术；气虚下陷脱肛者，加升麻、柴胡；纳呆食积者，可加莱菔子。

5. 血虚秘

证候特点：主症：①大便干结；②排便困难；③面色少华。次症：①头晕；②心悸；③口唇色淡。

舌脉：舌质淡，苔薄白，脉细弱。

证候诊断：主症 2 项，次症 2 项，参考舌脉，即可诊断。

治法：养血润肠。

推荐方剂：润肠丸。

基本处方：当归 12g，生地黄 15g，火麻仁 10g，桃仁 9g，枳壳 9g。

加减法：头晕者，加熟地黄、桑椹、天麻；气血两虚者，加黄芪、白术。

6. 阴虚秘

证候特点：主症：①大便干结如羊矢；②口干欲饮。次症：①手足心热；②形体消瘦；③心烦少眠。

舌脉：舌质红、有裂纹，苔少，脉细。

证候诊断：主症 2 项，次症 2 项，参考舌脉，即可诊断。

治法：滋阴润燥。

推荐方剂：增液汤。

基本处方：玄参 30g，麦冬 24g，生地黄 24g。

加减法：大便干结者，加火麻仁、杏仁、瓜蒌仁；口干者，加玉竹、石斛；烦热少眠者，加女贞子、墨旱莲、柏子仁。

7. 阳虚秘

证候特点：主症：①大便干或不干，排出困难；②畏寒肢冷。次症：①面色㿠白；②腰膝酸冷；③小便清长。

舌脉：舌质淡胖，苔白，脉沉细。

证候诊断：主症 2 项，次症 2 项，参考舌脉，即可诊断。

治法：温阳泻浊。

推荐方剂：济川煎。

基本处方：当归 15g，牛膝 15g，肉苁蓉 30g，泽泻 10g，升麻 4.5g，枳壳 10g。

加减法：腹中冷痛者，加肉桂、小茴香、木香；腰膝酸冷者，加锁阳、核桃仁。

（三）中医其他治疗

1. 中成药　参照中华中医药学会脾胃病分会发布的《便秘中医诊疗专家共识意见（2017）》，具体如下：

（1）麻仁丸：润肠通便。用于肠热津亏所致的便秘。小蜜丸 9g/次，水蜜丸 6g/ 次，1 ～ 2 次 / 日。

（2）麻仁软胶囊：润肠通便。用于肠燥便秘。平时 1 ～ 2 粒 /次（0.6g/ 粒），1 次 / 日；急用时 2 粒 / 次，3 次 / 日；或早晚口服，3 ～ 4 粒 / 次，2 次 / 日。

（3）麻仁润肠丸：润肠通便。用于肠胃积热、胸腹胀满、大便秘结。大蜜丸 1 ～ 2 丸 / 次（6g/ 丸），小蜜丸 9g/ 次，2 次 / 日。

（4）通便宁片：宽中理气，泻下通便。用于实热便秘。4 片 / 次，1 次 / 日。

（5）枳实导滞丸：消积导滞，清利湿热。用于饮食积滞、湿热内阻所致的脘腹胀痛、不思饮食、大便秘结。6 ～ 9g/ 次，2 次 / 日。

（6）清肠通便胶囊：清热通便，行气止痛。用于热结气滞所致的大便秘结。2 ～ 4 粒 / 次，2 ～ 3 次 / 日。

（7）四磨汤口服液：顺气降逆，消积止痛。用于中老年气滞、食积证。成人 20mL/ 次，3 次 / 日。

（8）厚朴排气合剂：行气消胀，宽中除满。用于腹部非胃肠

吻合术后早期肠麻痹等。于术后 6 小时、10 小时各服一次，每次
50mL。服用时摇匀，稍加热后温服。

（9）芪蓉润肠口服液：益气养阴，健脾滋肾，润肠通便。用于
气阴两虚、脾肾不足、大肠失于濡润而致的便秘。20mL/ 次，3 次 /
日。

（10）滋阴润肠口服液：养阴清热，润肠通便。用于阴虚内热所
致的大便干结、排便不畅。10 ～ 20mL/ 次，2 次 / 日。

（11）苁蓉通便口服液：润肠通便。用于老年便秘、产后便秘。
10 ～ 20mL/ 次，1 次 / 日。

（12）便通胶囊：健脾益肾，润肠通便。用于脾肾不足、肠腑气
滞所致的便秘。3 粒 / 次（0.35g/ 粒），2 次 / 日。

2. 针灸、耳穴压豆　参照中华中医药学会脾胃病分会发布的
《便秘中医诊疗专家共识意见（2017）》，具体如下：

针刺主穴多选用天枢、大肠俞、支沟、上巨虚等穴。热积秘加
合谷、曲池、内庭；气滞秘加中脘、太冲；寒积秘加关元；气虚秘
加脾俞、胃俞、肺俞、气海；阴虚秘、血虚秘加足三里、三阴交；
阳虚秘可艾灸神阙、关元。针刺手法的选择：实证便秘，以泻法为
主，强刺激，腹部穴位如天枢等，以局部产生揪痛感为宜；虚证便
秘，针刺手法以补法为主，轻刺激，以局部得气为宜，可加用温针
灸或者灸盒悬灸，以热感向皮下组织渗透为佳。耳穴压豆常选用胃、
大肠、直肠、交感、皮质下、三焦等穴位。

朱莹等对近五年针灸治疗便秘的文献进行搜索，选出 69 篇有效
文献，应用中医传承辅助平台（TCMISS）V2.5 分析临床选择穴位
的配伍规律，研究结果提示：从治疗便秘的腧穴应用角度来看，选
取天枢最多，再者就是上巨虚、大肠俞；经脉最多被采用的是足阳
明胃经，其次是足太阳膀胱经；穴位的分布主要在胸部和腹部；特
定穴中以募穴应用最为频繁；选穴配伍方面多采用天枢 – 上巨虚、
天枢 – 大肠俞。临床施治中据此规律将天枢、大肠俞、上巨虚、足

三里、支沟作为主要穴位并随症加减。

3. 穴位埋线 常用取穴为天枢、大肠俞、足三里、气海、关元、八髎穴等，羊肠线埋线，每15日1次。

4. 敷贴 参照中华中医药学会脾胃病分会发布的《便秘中医诊疗专家共识意见（2017）》，具体如下：

敷贴药物的选择：①实证便秘：中药处方可包含大黄、芒硝、甘遂、冰片等。②虚证便秘：中药处方可包含肉桂、大黄、丁香、木香、黄芪、当归等。

穴位的选择：虚证及实证便秘皆可选用神阙穴，此外可根据证候不同选用相应的背部俞穴。如实证便秘可选膈俞、脾俞、胃俞、三焦俞、大肠俞等；虚证便秘可选肺俞、膈俞、脾俞、肾俞、关元俞等。

敷贴时间及疗程：每日1次，每次6～8小时，3～5天为1个疗程。

5. 中药灌肠 常用药物为番泻叶水煎，或大黄水煎，加玄明粉搅拌至完全溶解，去渣后灌肠用。药液温度控制在40℃，保留灌肠20分钟后排出大便，若无效，间隔3～4小时重复灌肠。

（四）中西医结合治疗

李军祥教授等在《功能性便秘中西医结合诊疗共识意见（2017年）》中对功能性便秘的中西医结合治疗要点做了很好的总结，参照文中内容，具体整理如下：

功能性便秘的治疗可在调整饮食习惯、运动、培养良好排便习惯等基础治疗措施的同时配合中医辨证论治，如可服用中药汤剂，或中成药，或采用针灸、穴位埋线、耳穴压豆、中药贴敷等中医特色治疗；或中医辨证论治结合西药、生物反馈、心理等治疗。

慢传输型便秘可在中药辨证施治的同时配合针灸、中药贴敷，以增强腹肌力量，促进肠道蠕动，加快粪便排出；西药可选用促肠动力药或渗透性及刺激性泻药，或调节肠道菌群等药物。

排便障碍型便秘可在中药辨证施治的同时配合生物反馈及针灸治疗，使盆底肌肉及肛门括约肌协调运动；西药可选用开塞露栓剂纳肛，或渗透性泻药。

对于顽固性便秘患者若伴有焦虑、抑郁等精神心理障碍可加用抗焦虑抑郁等药物治疗，必要时可手术治疗。

【转归、预后、随访】

功能性便秘的转归与预后一般良好。老年人、体质弱的患者治疗上可能难以速愈。便秘日久还可引发痔疮、肛裂、便血，用力过度又可诱发疝气。中老年人便秘用力，可诱发心脑血管疾病而危及生命。

对于治疗无效的便秘患者需注意重新进行全面评估，包括生活习惯、饮食结构、精神心理状态、结直肠肛门形态学和功能检查，排除可能引起便秘的器质性疾病等。

【生活调护】

每天摄入充足的水分，坚持适当的锻炼，避免久坐不动；多进食高纤维含量的食物，避免进食过少或食物过于精细；避免过食辛辣厚味，或饮酒嗜茶无度，不可过食寒凉生冷食品；养成定时排便的习惯，晨起后和餐后是排便的最佳时机；蹲厕时间不宜过长，一般以大便排净为准，不边排便边看书、看手机等；不要压制自身的便意，一有便意应及时如厕；及时调整心理状态，保持心情舒畅；避免滥用泻药，如大量或长期服用蒽醌类刺激性泻药等。

【中西医最新研究进展】

（一）粪菌移植

自2013年美国食品和药物管理局批准粪菌移植用于治疗复发性和难治性艰难梭菌感染以来，粪菌移植成为研究热点。当前功能性便秘是粪菌移植潜在的适应证之一。

粪菌的来源主要是患者家属、关系亲密的友人的粪便标本，也可以是标准粪菌库。实验室制备方法包括粗滤法、粗滤加离心富集法、微滤加离心富集法。手工制备粪菌的步骤包括混匀、搅拌、过滤、离心、重悬等。2014年张发明等创造了世界上首个粪菌智能分离系统（GenFMTer），实现了粪菌分离、纯化等全自动化的过程，粪菌植入可以通过上消化道、中消化道和下消化道3种途径给入。

大量国内外文献已经证实，肠道菌群失调与功能性便秘的发生有着重要联系，便秘患者肠道菌群结构存在异常。粪菌移植将健康人肠道菌群通过某种合适的途径移植至患者的肠道内，重建肠道微生物群的微生态，使肠道微生物群的组成和功能正常化，同时调节肠道黏膜免疫和肠屏障功能，恢复肠道动力，从而缓解便秘导致的相关症状。

1989年Borody等首次运用粪菌移植治疗功能性便秘患者，结果发现治愈率达36%；并且在随后一份长期随访的病例中，接受粪菌移植治疗的45例功能性便秘的患者中有89%的患者临床症状得到缓解。张春霞选择医院收治的100例顽固性功能性便秘患者作为研究对象，分为参考组、探究组，每组50例，参考组采用聚乙二醇治疗，探究组在参考组基础上采用粪菌移植对策，治疗相同疗程后对比两组的临床治疗效果及生活质量。结果提示，治疗后探究组的评分显著低于参考组，临床疗效更好（$P < 0.05$），提示顽固性功能性便秘患者进行粪菌移植治疗，能够确保患者正常排便，提高生活质量。杜三军等收治86例功能性便秘老年患者为对象进行研究：分为两组，每组各43例，对照组予以乳果糖治疗，实验组予以粪菌移植联合乳果糖治疗，对比两组疗效。结果显示，治疗后，实验组厌氧菌群酵母菌、肠杆菌水平较对照组低，实验组双歧杆菌水平、厌氧菌群乳杆菌较对照组高（$P < 0.05$）；实验组血清血管活性肠肽水平较对照组低，乙酰胆碱、c-kit原癌基因蛋白水平较对照组高（$P < 0.05$）；实验组胃肠动力的餐前与餐后平均幅值、餐前与餐后

平均频率均较对照组高（$P < 0.05$）；实验组布里斯托粪便性状评分较对照组高（$P < 0.05$）。提示粪菌移植联合乳果糖治疗老年慢性功能性便秘有助于改善患者肠道菌群及神经递质，并且提升胃肠道动力。由此可见，目前粪菌移植在治疗功能性便秘上获得了显著成效。

根据目前的证据，粪菌移植被认为是一种通常安全的治疗方法，几乎没有副作用。大多数临床试验和系统评价表明，粪菌移植后短暂发现一些轻微的不良事件，如腹胀、排便习惯改变和腹部不适等，但这些症状多数会在 48 小时后消失。罕见的严重副作用通常与内镜和镇静可能的并发症有关。

粪菌移植虽然是一种普遍安全、副作用少的治疗方法，但在菌液制备的标准、最佳的实施途径的选择、远期并发症及进行粪菌移植的最佳时间选择、如何筛选粪菌捐赠者、如何在多种多样的粪菌群中选择合适的粪菌等问题上尚未形成共识，需要更深入的研究。

（二）精神心理与功能性便秘的相关性

由于现代生物－心理－社会医学模式的提出和不断完善，精神心理因素在功能性便秘中的作用越来越受到人们重视。

一方面，便秘可作为一种躯体化症状伴随焦虑、抑郁等异常的精神心理状况的发展而持续存在，甚至逐渐加重。马佳等对秦皇岛地区中老年人慢性便秘患病情况进行了调查，并分析其相关影响因素，结果提示处于焦虑、抑郁等负面情绪中是慢性便秘的主要危险因素之一。丁元伟等研究结果显示焦虑抑郁能够提高功能性便秘患者直肠感觉阈值，增加盆底肌群的紧张度，从而引起排便时肛门直肠矛盾运动增加。

另一方面，便秘亦可导致或加重精神心理障碍。丁晓洁等选择滨州医学院在校大学生为研究对象，结果显示大学生功能性便秘会伴有不同程度的焦虑或抑郁倾向，其中抑郁倾向更明显。成都肛肠专科医院自 2010 年建立便秘专科以来，已收治慢性便秘患者 5000 余例，临床数据证实，慢性便秘患者多并发精神心理障碍，如抑郁、焦虑、睡眠障碍、躯体化障碍和强迫症、认知功能障碍等。

　　大量研究表明，精神心理行为干预对功能性便秘的治疗具有重要意义。龚文敬等前瞻性纳入成都肛肠专科医院收治慢传输型便秘并符合精神心理障碍判定标准的 94 例患者，随机分为心理干预组（结肠次全切除术配合术后精神心理干预组）和对照组（单纯结肠次全切除术组），结果提示结肠次全切除术结合精神心理干预治疗慢传输型便秘伴精神心理障碍患者，不仅能显著改善患者的精神心理障碍，而且可提高慢传输型便秘的手术疗效。谢晓琴等选择 108 例功能性便秘患者，将其随机分为对照组与观察组，每组 54 例，对照组采用常规护理方法，观察组患者在常规护理基础上予以心理护理干预，比较两组患者 1 个月后的临床效果及生活质量评分并比较，结果显示，观察组患者总有效率高于对照组（$P < 0.05$），观察组患者 SF-36 量表各因子得分改善程度明显高于对照组患者（$P < 0.05$），提示在临床治疗过程中，增加心理干预可取得更好的治疗效果。

　　（三）生物反馈疗法

　　生物反馈疗法是一种调节疗法，它将人体内一些生理过程的信息转化为声音、图像等可被理解的信号，让患者学会控制紊乱的生理、心理活动。在患者模拟排便时，借助肛门直肠测压器或肌电传感器让患者理解腹壁、盆底、直肠、肛门肌肉用力的状态，纠正错误动作，增加腹内和直肠压力，松弛盆底肌和肛门外括约肌，在反复训练中强化正确动作，掌握正确的如厕行为。临床上常见的生物反馈技术包括肛门直肠测压反馈、腹壁肌电生物反馈、球囊排出训练等，不仅可用于便秘患者的治疗，同时还可用于功能性排便障碍临床诊断的辅助检查。

　　生物反馈的具体疗程目前尚无统一标准。有研究推荐每两周定期进行 5 ~ 6 次训练，每次持续 30 ~ 60 分钟，但应根据患者需求进行个性化训练。一项 Meta 分析显示，使用压力生物反馈研究的平均成功率（78%）优于使用肌电生物反馈研究的平均成功率（70%）。

也有研究发现，肌电生物反馈和压力生物反馈的疗效均优于球囊排出训练。

目前在临床中应用的生物反馈仪器主要是肌电生物反馈和压力生物反馈两种：肌电生物反馈的电极片是放置在腹壁或者盆底等肌群表面或肛门内，通过训练过程中的肌电图波形不同进一步协调排便动作；直肠肛管压力型生物反馈仪的电极放置在肛门内及肛周，患者通过了解排便训练中盆底肌肉活动的压力变化，纠正排便姿势。

治疗过程具体有以下几方面：

1. 治疗前进行宣教　向患者解释生物反馈的目的以及相关基本知识，建立良好的医患沟通及互动，消除患者疑虑和恐惧心理，增加患者依从性。

2. 直肠协调训练　患者坐在治疗椅上，身体稍微前倾，保持双腿分开，展示图像或者肌电变化的显示器放在患者面前。同时要求患者做排便动作。显示器上的直肠和肛管压力变化可为患者提供有关其表现的即时反馈，通常尝试 10～15 次排便。反复试验时，治疗师指导患者逐渐改变腹部压力及肛门放松的程度。患者通过直肠协调训练开始意识到协调排便，然后进行模拟排便训练。在直肠中插入一个带气囊的导管，注入 50mL 空气，让患者坐在治疗椅上并试图排出人工大便。治疗师指导患者放松盆底肌肉，采用正确的排便姿势以及适当的呼吸技巧。这个动作重复数次，直到患者学会协调排便动作和排出气球。

3. 直肠感觉训练　直肠低敏感的便秘患者应该进行直肠感觉训练。在直肠内间歇性地充气来降低直肠感觉阈值。随着注水量的增加，直肠气囊逐渐膨胀，并需要患者报告排便的冲动。进而确定气球膨胀到引起排便冲动的体积。此后，每次充气，气球体积都会逐步减少约 10%。鼓励患者观察显示器并注意直肠中的压力变化，同时密切注意他们的感觉强度变化。如果患者未能感知到特定的体积或报告感觉强度发生了显著变化，则可以在 5 秒钟内使用相同的体

积或使用先前感知的（较高）体积重复进行球囊充气。要求患者观
察显示大屏，每次气囊膨胀时任何可能的直肠感觉与直肠内压升高
所提供的视觉信号相关联。通过反复试验，建立了较新的直肠知觉
阈值。

（王帅）

第二十一章　肠道菌群失调

　　肠道是人体最庞大和最重要的微生态系统，对宿主的健康与营养起着重要作用，是激活和维持肠道生理功能的关键因素，同时与感染、肝病、消化道疾病、肿瘤、糖尿病、肥胖、自闭症、阿尔茨海默病、高血压的发生发展等密切相关。

　　高通量宏基因测序技术应用研究发现，肠道内可能栖息着种类更多的细菌，其总生物量为 $10^{13} \sim 10^{14}$ 菌落形成单位（Colony forming units，CFU），总重量超过 1.5kg，这些细菌给每个人平均约增加了 60 万个基因。肠道内大部分细菌定植于人体结肠内，其中每克肠内容物细菌含量高达 10^{12}CFU。正常情况下，人体选择性地让某些微生物定植于肠道，并为其提供适宜的栖息环境和营养；而这些微生物及其代谢产物在人体内发挥生物屏障功能、参与免疫系统成熟和免疫应答的调节，并对机体内多种生理代谢起着重要作用。甚至有研究指出，人体肠道内有益菌种类和数量的多少，在一定程度上可以反映出人体的健康状态。

　　当机体受到年龄、环境、饮食、用药等因素影响时，就会引起肠道微生态失衡，又称为肠道菌群失调（Intestinal dysbacteriosis，ID），主要是指由于肠道菌群组成改变、细菌代谢活性变化或菌群在局部分布变化而引起的失衡状态；表现为肠道菌群在种类、数量、比例、定位转移（移位）和生物学特性上的变化。临床上，引起肠道菌群失调的原因和疾病很多，常互为因果。主要表现是腹泻、便秘、腹胀、腹痛、消化不良等。肠道菌群失调对许多疾病的发生、发展和转归有重要影响。肠道菌群失调在临床上并不少见，但常被医师所忽视，且目前尚缺乏较为客观的临床诊断标准与规范的治疗方案，为此《中华消化杂志》编委会召集了国内部分专家，于2009年发布了《肠道菌群失调诊断治疗建议》。后中华预防医学会微生态学分会发布了《中国消化道微生态调节剂临床应用共识（2016版）》并于2020年进行了更新，即《中国微生态调节剂临床应用专家共识（2020版）》。此三版共识对肠道菌群失调及微生态调节剂进行了深入讨论，提出肠道菌群失调的诊断与治疗建议，供各科临床医师在工作中参考。

中医历史上并无"肠道菌群失调"诊断，但根据其主要临床表现，中医当属"泄泻""便秘""腹痛""腹胀满"等范畴。

【病因病机】

（一）中医

中医认为，脾胃为气血生化之源，能将水谷精微转化为气血濡养全身，以维持机体营养代谢。而西医学发现，肠道菌群中的某些益生菌能降低血中胆固醇含量净化血液，预防由于高胆固醇引起的代谢性疾病。由此可见，脾胃的某些功能与肠道微生态有着密切联系。用肠道微生态的观点理解脾胃学说，或用中医脾胃学说的理念来印证肠道微生态表现，二者相辅相成。故，中医脾胃与肠道菌群关系最为密切。总结肠道菌群失调中医病因如下：

1. 外感六淫 六淫是风、寒、暑、湿、燥、火（热）六种外感病邪的总称。其中湿和燥最易亲和脾胃，脾为湿土最易病湿，胃为燥土最易病燥。故有"脾喜燥恶湿，胃喜润恶燥"之说。内因之湿，必伤脾胃，而外因之湿最初侵犯人体皮肤筋脉日久终归脾胃。湿为阴凝板滞之邪，一旦入脾，必伤其阳，阳虚生寒，寒湿相合而为寒湿困脾之证。表现为大便清稀如水样，腹痛绵绵，得温则减。夏季暑湿易使人中暑也会造成上吐下泻的病证。在肠道菌群中如常见的引起细菌性痢疾的志贺氏菌、引起胃肠型食物中毒的沙门氏菌，以及副溶血性弧菌、金黄色葡萄球菌、大肠杆菌等都会导致腹泻的症状。

　　燥为阳邪，有内外而因，外燥多为感受湿热之邪入于（胃）阳明热甚而化。内燥多为胃阴不足脾虚血少引起。外燥多病为结胸、便难；内燥多病为噎膈、消渴。西医学证实便难消渴多与肠道菌群失调有关。

　　2. 七情内伤　七情即喜、怒、忧、思、悲、恐、惊，也就是所谓的精神因素。和脾胃关系最为密切的是忧和思。过思伤脾，可见食欲不振、脘腹胀满、大便溏泻等。过怒伤肝，肝气太过，横逆犯脾，可见腹痛、泄泻。悲忧伤肺，肺主宣降，肺与大肠相表里，肺失宣降会导致大肠传导失司，表现为便难或泄泻。

　　3. 饮食不节（洁）　脾胃主运化水谷，饮食不节易造成脾胃病变。李东垣在《脾胃论》中说："饥饿不得饮食者，胃气空虚，此为不足；饮食自倍而停滞者，胃气受伤，此不足中兼有余。"即饥饿可致脾胃不足而成虚证；过饱则令饮食停滞而成实证。伤生冷，指瓜果、凉水、冷饮等，生冷瓜果最易伤脾胃之阳，脾胃虚冷，影响运化功能，积滞于中，则为下痢等病。此外，饮食不洁也是引起脾胃疾病的重要原因，如腹泻、下痢、黄疸等病，都与饮食不洁有关，其表现的证多是湿热或湿热郁蒸。多为泻而不爽，里急后重，所下臭秽；或暴注下迫，腹中剧痛，肛门灼热，便呈恶臭。

　　4. 劳倦损伤　李东垣说："劳役过度，则损耗元气"，因为"元气"生于脾胃，因此，损耗元气即脾胃之气受损。陆九芝说："逸乃逸豫，安逸之所生病，与劳相反"（《世补斋医书》）。《素问·宣明五气》中曾言："久卧伤气，久坐伤肉。"久卧、久坐都是指逸而言，"气"者元气，"肉"者肌肉，都属于"脾"。因此，逸的结果也是伤脾。此外，脾阳大虚则所下完谷不化，肾阳大虚则五更泄泻。研究发现脾虚湿阻型痛风患者常伴有腹满、腹泻等肠道功能失调的症状并且双歧杆菌、乳酸杆菌等益生菌的数量较正常人降低；厚壁菌、变形菌较正常人相比有所升高。有研究对比肾阳虚患者与正常人的粪便标本显示，肾阳虚患者的肠道需氧菌和葡萄球菌较正常人增加；需氧菌与厌氧菌比值明显高于正常人，提示肾阳虚患者存在肠道微生态的失调。

综上，肠道菌群失调的发病与机体正气内虚，感受外邪，饮食不节，七情不和，损伤脾胃等有着内在和必然的联系。其病机可由气到血，由实转虚，虚中夹实，寒热互化，其病位在脾胃与大小肠。

（二）西医

正常情况下，肠道各菌种与宿主相互依存、相互制约，维持一种动态的生态平衡，一旦受到宿主以外环境变化的影响，平衡状态就会被打破，从而造成肠道菌群失调。引起肠道菌群失调的病因复杂多样，尚未完全明确，但可能包括以下几方面：①药物因素：抗生素、免疫抑制剂、细胞毒性药物、激素及抗肿瘤等药物的应用，将抑制或促进部分肠道菌群生长，引发菌群失衡，这是导致肠道菌群失调最常见的原因。②饮食习惯：饮食习惯能影响肠道菌群的种类和数量，不良的饮食习惯会破坏肠道菌群的平衡。③年龄因素：肠道菌群随年龄的变化而变化，有研究表明老年人肠道内双歧杆菌数量显著减少，肠杆菌、肠球菌数量增加，肠道抵抗能力下降。婴儿免疫力低下，也易罹患本病。④肠道动力异常：正常的肠道运动具有清除细菌的作用，小肠动力障碍时，食物推进速度减慢，细菌在肠道内滞留的时间过长，大量繁殖，造成肠道菌群失调。⑤肠道免疫功能障碍：肠道自身具有一定免疫功能，当人体免疫功能下降时，例如分泌型免疫球蛋白 A 缺乏，肠道细菌会因失去监控而过度繁殖，造成肠道菌群失调。⑥其他：化学制剂、辐射等均可导致肠道菌群失调。此外，多种原发疾病也可引起肠道菌群的失调，包括：炎症性肠病、肠易激综合征、肝脏疾病（肝炎、脂肪肝、肝硬化）、糖尿病、多脏器功能衰竭（Multiple organ failure, MOF）、重症感染、精神疾病、肿瘤等。

相关机制：

1. 缺血缺氧与肠黏膜损伤　在某些情况下，如低灌注状态，机体出现全身血流重新分布，通过减少四肢、胃肠道的血流量，来保护心、脑等重要器官，肠道血流灌注相对减少，胃肠组织氧供下降，致肠道功能受损。另外，组织细胞缺血最根本的治疗是恢复血流灌注，然而恢复灌注后同样也会引起损伤，即缺血再灌注损伤。黏膜损伤主要是由于缺氧及缺血再灌注后的过氧化损伤引起，导致黏膜上皮坏死，黏膜修复能力降低，致病微生物入侵，从而导致肠道菌群失调。

2. 内毒素与肠黏膜损伤　内毒素是革兰阴性菌细胞壁的脂多糖（Lipopolysaccharide，LPS）部分，其生物学效应是由脂多糖的类脂A部分所致，胃肠道黏膜通透性增高，内毒素、细菌入血，刺激单核细胞和巨噬细胞，释放大量细胞因子和炎症介质（NO 和 PG 等），引起肠黏膜一系列病理改变：黏膜下水肿、肠绒细胞坏死、肠黏膜通透性增加，从而破坏肠黏膜屏障功能，导致肠道菌群失调。

【临床表现】

（一）症状与体征

1. 症状　肠道菌群失调的出现常伴随其他原发病，可出现原发病的各种症状，并在原发病的基础上出现腹泻、腹胀、腹痛、腹部不适，少数伴发热、恶心、呕吐，并产生水、电解质紊乱，低蛋白血症，重症患者可出现休克症状。腹泻为肠道菌群失调的主要症状，大多发生在抗生素使用过程中，少数见于停用后。轻者每天 2～3 次稀便，短期内可转为正常；重者多为水样泻或带黏液，可达每日数十次，且持续时间较长。

2. 体征　本病可无明显特异性体征。体格检查应特别注意患者肠道菌群失调伴随的原发病体征。

（二）并发症

当肠道菌群失调未得到及时治疗时，患者往往会因为持续腹泻，出现脱水、电解质紊乱、低蛋白血症等并发症，若体内水分丢失过多，患者将出现休克症状，同时当患者肠道菌群失调持续存在得不到纠正时，致病菌过量繁殖，内毒素产生增多，将引发内源性感染及内毒素血症等并发症。

【实验室和其他辅助检查】

菌群分析是肠道菌群失调的主要检查方法，定性分析以直接涂片法为主，定量检查以细菌培养为主（需氧菌与厌氧菌培养）。

（一）直接涂片

直接涂片是目前广泛采用的分析方法，由于所需设备简单，操作简便，耗时短，适宜临床应用。该方法是通过显微镜观察革兰染色粪便涂片的菌群像，估计细菌总数、球菌与杆菌比例，革兰阳性菌与革兰阴性菌的比例，结合各种细菌的形态特点、有无特殊形态细菌增多等，当非正常细菌明显增多（如酵母菌、葡萄球菌和艰难梭菌），甚至占绝对优势时可能会引起严重的伪膜性肠炎和真菌性肠炎，应引起高度重视。

（二）培养法

培养法是将新鲜粪便直接接种于多种不同的培养基上，对生长出来的菌落进行菌种鉴定，通过控制接种粪便重量的方法可以对肠道菌群进行定量培养。将每种细菌的数量与参考值进行比较，或计算双歧杆菌/肠杆菌（B/E）值，即可评估肠道菌群的状况。B/E值＞1表示肠道菌群组成正常，B/E值＜1表示肠道菌群失调，B/E值越低，提示菌群失调越严重。

（三）有条件的单位可选择下列检查，更有助于肠道菌群失调的诊断

①以小亚基RNA/DNA为基础的分子生物学技术对肠道菌群失

调诊断有较高的价值。②粪便中应用指纹技术检测肠道菌群，如肠杆菌基因重复一致序列 PCR（ERICPCR）指纹图动态监测。③通过对人体的尿液、血液等生物体液和活检组织的代谢组学特征分析，经模式识别处理，可以得到具有正常菌群和菌群失调的早期诊断和病程监控效力的生物标识物。

【诊断要点】

肠道菌群失调的诊断根据主要包括：

（1）病史中具有能引起肠道微生态失衡的原发性疾病。

（2）有肠道菌群失调的临床表现，如腹泻、腹胀、腹痛、腹部不适等症状。

（3）有肠道菌群失调的实验室依据：①粪便镜检球/杆菌比值（成人参考值为 1 ∶ 3）。但正常参考值各家报道不一，有人建议采用康白标准（3 ∶ 7）。②粪便菌群涂片或培养中，非正常细菌明显增多，甚至占绝对优势。③李兰娟院士实验室用双歧杆菌与肠杆菌（B/E）DNA 拷贝数的对数值，粪便定量 PCR 检测 B/E 值＜1。④粪便细菌指纹图谱等新技术检测，明确肠道微生态改变。⑤宏基因组测序技术分析肠道菌群变化。

（一）严重程度分级

按照肠道菌群失调的程度，可以分为三度：

1. 一度失衡　也称潜伏型微生态失衡，只能从细菌定量检查上发现菌群组成有变化，临床上无或仅有轻微表现，为可逆性改变，去除病因后可自然恢复。

2. 二度失衡　又称为局限微生态失衡，不可逆，在临床上可有多种慢性疾病的表现，如慢性肠炎、慢性痢疾等，需治疗后才能纠正。

3. 三度失衡　也称为菌群交替症或二重感染（superinfection），肠道的原籍菌大部分被抑制，而少数菌过度繁殖，临床表现病情急且重，多发生在长期大量应用抗生素、免疫抑制剂、细胞毒性药物、激素及射线照射后，或患者本身患有糖尿病、恶性肿瘤、肝硬化等疾病。此类患者肠道菌群失调程度严重必须及时积极治疗。

（二）疾病类型

肠道菌群失调只指肠道正常微生态的失调，根据肠道菌群失调的发病特点，可分为比例失调、定位转移、自身感染三大类型。

1.比例失调　是指肠道正常菌群数量减少或被抑制而消失，非定植菌增多，引起感染症状。

2.定位转移　又称易位，是指肠道细菌及其产物越过肠道黏膜屏障向肠系膜淋巴结、肝、脾、肾等肠外组织迁移的过程。

3.自身感染　因各种原因人体抵抗力下降，肠道正常菌群转化为条件致病菌引起的机体感染。

【鉴别诊断】

肠道菌群失调需与其他肠道疾病（食物中毒、旅行者腹泻、感染性腹泻）进行鉴别，临床中常需要完善粪便检查及内镜检查排除上述疾病，进行鉴别。

（一）食物中毒

此类患者常有致病源接触史，常见致病源包括：化学药物、重金属、杀虫药、毒蘑菇、过期食物等。食物中毒患者，常会出现腹痛腹泻等消化道症状，可对其近期食物进行询问分析，并进行粪便检验以鉴别。

（二）旅行者腹泻

患者近期常有外出旅游、活动经历。旅行者腹泻85%是由细菌性病原体引起，产肠毒素的大肠杆菌是其最常见的病原体。此类腹泻常与服用带有病原体的水或食物有关，发病急且重，可以对其进行粪便检查予以鉴别。

（三）感染性腹泻

感染性腹泻包括病毒（轮状病毒、柯萨奇病毒、埃可病毒等）、细菌（大肠杆菌、沙门菌、志贺菌、痢疾杆菌、霍乱弧菌）或寄生虫（溶组织阿米巴原虫、梨形鞭毛虫）引起的肠道感染。感染性腹泻病原菌种类多，需要进行粪便检查及内镜检查进行鉴别。

【治疗】

西医对肠道菌群失调的治疗主要体现在以下三方面：积极治疗原发病，纠正可能的诱发因素；调整机体的免疫功能和营养不良状态以及合理应用微生态调节剂等。

中医药治疗肠道菌群失调由于历史条件的限制，古代医家不能精确地揭示现代微生态学的内容，但中医学的"正气内存，邪不可干"的"祛邪扶正"治则与微生态学者提出"矫正生态失调，保持生态平衡，间接排除病原体"的微生态调整概念有相通之处。

肠道菌群失调多属中医"泄泻"范畴，中医治疗原则为扶正祛邪，视其标本寒热虚实随证治之。一般而言，外邪侵袭或饮食所伤，多属实证，风寒束表宜疏解，暑热宜清化，伤食宜消导，湿盛则需分利。泄泻日久，耗伤正气，多属虚证，脾肾阳虚宜温补，中气下陷宜提升，七情不和宜疏泄，久泻不止宜固涩，在扶正之时应祛邪，还需调理阴阳，养护气血，补益肝肾等，同时需要注意饮食起居的调护。

（一）西医治疗

肠道菌群失调的西医治疗原则主要包括：①积极治疗原发病，纠正可能的诱发因素，并减少使用、慎用引起肠道菌群失调的药物（制酸剂、免疫抑制剂、抗生素等），同时关注引起肠道菌群失调的情况，处理好放化疗、各种创伤、围手术期的治疗工作，防止肠道微生态失衡的发生。②调整机体的免疫功能和营养不良状态。③合理应用微生态调节剂，如活菌制剂等。具体西医治疗详述于下：

1. 一般治疗 ①祛除诱因，包括抗菌药物、免疫制剂的使用，肿瘤放疗等。②适当补充水分及盐的摄入，纠正腹泻引起的水、电解质紊乱，酸碱平衡失调。③对于营养不良患者，应积极补充营养，保证糖分、蛋白质、维生素等营养物质的摄入。可增加富含纤维的食物，增强肠黏膜局部屏障防御功能，防止细菌易位。

2. 止泻药 肠道菌群失调的临床表现主要为腹泻、腹痛，可以应用止泻药物治疗，止泻药种类繁多，常用包括以下几类：

（1）蒙脱石散、碱式碳酸铋、药用炭等，主要作用是保护胃肠黏膜。蒙脱石散注意与其他药物（如甲硝唑）合用时两药间隔 2 小时以上，以免同服时被蒙脱石散吸附随粪便排出体外，起不到应有的作用。碱式碳酸铋注意 3 岁以下儿童禁用，伴有发热症状的患者禁用，服用该药时不得服用其他铋制剂，且不宜大剂量长期服用。药用炭注意 3 岁以下儿童禁用，本品不宜与维生素、抗生素、洋地黄、生物碱类、乳酶生及其他消化酶等类药物合用，以免被吸附而影响疗效。

（2）地芬诺酯、洛哌丁胺等，可以减少肠蠕动，改善腹泻、腹痛症状。地芬诺酯大剂量用药可产生欣快感，长期用药可成瘾，并有致畸作用；不能与巴比妥类、阿片类及其他中枢抑制药合用。洛哌丁胺服药期间注意观察肠鸣音、腹胀情况，如肠鸣音减弱，伴有腹胀应立即停药，以免诱发肠麻痹、中毒性肠扩张。急性细菌性痢疾、急性溃疡性结肠炎及伪膜性肠炎或腹胀严重者均不宜给药，重症肝病患者慎用。

（3）生长抑素、消旋卡多曲等，可以抑制肠道过度分泌，缓解腹泻。生长抑素注意：①禁用于妊娠和哺乳期妇女。②给药开始时可引起暂时性血糖下降，对于胰岛素依赖性糖尿病患者应每 3～4 小时查血糖一次。③本品可以延长环己巴比妥的催眠作用时间，加剧戊烯四唑的作用，不宜同时使用。④应单独给药，本品不宜与其他药物配伍给药。消旋卡多曲对于肝肾功能不全者禁用；不能摄入果糖，对葡萄糖或半乳糖吸收不良，缺少蔗糖酶、麦芽糖酶的患者禁用。如果患者出现脱水现象，本品应与口服补液盐合用。该药不要一次服用双倍剂量。与细胞色素酶 P450-3A4 抑制剂如红霉素、酮康唑（可能减少消旋卡多曲的代谢）同时治疗时慎用；与细胞色素酶 P450-3A4 诱导剂如利福平（可能降低消旋卡多曲的抗腹泻作用）同时治疗时慎用。

3. 微生态制剂 常用的微生态制剂包括益生元及益生菌（活菌制剂）。益生元是一种营养物质，能刺激特定生理性细菌生长繁殖。益生菌包括双歧杆菌、乳酸杆菌、肠球菌等活菌制剂，可以补充肠道菌群，调节菌群平衡。

微生态制剂通过与致病菌争夺肠黏膜的黏附点，参与构建防卫屏障，抑制条件致病菌繁殖与生长，可调控肠道菌群的平衡增强机体免疫力。

可以单独应用活菌制剂（推荐数种活菌联合应用）或益生元制剂，也可两种联合应用。

肝硬化患者常伴有肠源性内毒素血症，推荐使用含双歧杆菌、乳酸杆菌（包括鼠李糖乳杆菌 GG 株）及肠球菌等制剂作为辅助治疗。此外，乳果糖及拉克替醇可促进双歧杆菌和乳酸杆菌增殖，改善肠道营养环境，降低炎症因子，改善肝功能。对肝硬化自发性腹膜炎的预防及治疗，推荐使用枯草芽孢杆菌、双歧杆菌、乳酸杆菌、酪酸梭菌等作为辅助治疗。对肝硬化肝性脑病患者，推荐使用酪酸梭菌、双歧杆菌、乳酸杆菌等作为辅助治疗。此外，乳果糖及拉克替醇促进双歧杆菌和乳酸杆菌成倍生长，减少吲哚等胺类物质，降低血胺水平，明显改善肝性脑病的临床症状。

对于炎症性肠病，多项临床研究及 Mate 分析显示，VSL#3（一种适用于溃疡性结肠炎和过敏性肠道综合征等特殊肠道疾病的复合型益生菌制剂）对轻 - 中度溃疡性结肠炎，在诱导缓解、维持治疗、预防及治疗术后贮袋炎方面起一定作用，维持治疗与 5- 氨基水杨酸疗效相当。另外，非致病大肠杆菌 Nissle1917 对溃疡性结肠炎的疗效也与美沙拉嗪相当。其他益生菌，如双歧杆菌、嗜酸乳酸菌、鼠李糖乳酸杆菌、酪酸梭菌等作为轻 – 中度溃疡性结肠炎辅助治疗有助于维持缓解病情，且具有良好的安全性和耐受性。国内研究表明，双歧杆菌三联活菌、复方嗜酸乳酸杆菌、枯草杆菌、屎肠球菌二联活菌等作为辅助治疗也有确切疗效。目前尚未有研究发现益生菌在克罗恩病的诱导缓解和维持治疗中有确切疗效。益生菌对于炎症性肠病的治疗具有良好的应用前景，但菌种、菌株的选择、配伍，给药时机、剂量，有效性和安全性仍需要进一步研究。

抗生素相关性腹泻（AAD），按病情严重程度可分为单纯腹泻、结肠炎或伪膜性肠炎。25% ～ 30% 的抗生素相关性腹泻是由于艰难梭菌感染（CDI）引起的，其通过分泌毒素 A、毒素 B 和 / 或二元毒素引起肠道黏膜损伤和炎症，导致艰难梭菌相关性腹泻（CDAD），如不及时医治可导致严重的伪膜性肠炎和脓毒血症，病死率高达15% ～ 24%。几乎所有抗生素都会增加对艰难梭菌感染（CDI）的易感性，特别是头孢菌素、氟喹诺酮类、克林霉素和某些青霉素类（如阿莫西林克拉维酸）会最大程度地增加风险。

目前治疗抗生素相关性腹泻的益生菌主要包括双歧杆菌、乳酸杆菌、酵母菌、链球菌、肠球菌等。鼠李糖乳酸杆菌预防抗生素相关性腹泻发生的有效性和耐受性最好，干酪乳酸杆菌降低艰难梭菌感染具有更好的疗效和中等耐受性，且组合菌株并不优于单一菌株。嗜酸乳酸杆菌耐受胃酸，且不易受致病菌代谢产物的影响，可用于婴幼儿抗生素相关性腹泻预防和治疗，促进免疫力提高。酪酸梭菌治疗新生儿抗生素相关性腹泻疗效确切，也可迅速改善主要临床症状。

布拉氏酵母菌在婴幼儿及老年患者中均有效、安全地预防抗生素相关性腹泻，可作为预防抗生素相关性腹泻的选择性药物之一，其对于成人抗生素相关性腹泻和艰难梭菌相关性腹泻也具有一定的预防作用；文献推荐儿童每日剂量不少于 250mg 但不超过 500mg，成人不超过 1000mg，以匹配临床随机试验中使用的剂量。国内前瞻性随机对照研究显示，使用抗菌药物的同时补充布拉氏酵母菌（500mg/ 次，每天 2 次，疗程 21 天）可以有效预防老年住院患者抗生素相关性腹泻，缩减腹泻的次数和持续时间。此外，布拉氏酵母菌也可有效预防艰难梭菌感染，特别是复发性艰难梭菌感染。

国外临床研究报道，嗜酸乳酸杆菌 CL1285、干酪乳酸杆菌 LBC80R 及鼠李糖乳酸杆菌 CLR2 等益生菌混合制剂可用于艰难梭菌感染一级预防，其中 > 50 岁患者推荐 5×10^{10}CFU/d，18 ～ 50 岁减半。乳酸杆菌、酵母菌和部分益生菌混合物整体上有利于降低艰难梭菌相关性腹泻的发病风险，并且无明显不良反应事件发生，特别是对于高危艰难梭菌感染患者（包括全身感染、免疫受损、手术后、危重病、长期住院或 > 65 岁老年患者），应用益生菌可以显著降低患者的成本效益。值得注意的是，相对于初始使用抗生素的时间，益生菌补充延迟可导致艰难梭菌感染发生概率每天增加 18%，抗生素首次使用 2d 内给予益生菌制剂，可显著降低艰难梭菌感染的风险。

益生菌的作用具有菌株特异性和剂量依赖性。益生菌的补充剂量通常限制在 10^8 ～ 10^{11}CFU 的范围内，这意味着在此范围内，剂量越高，效果越好。在儿童中，鼠李糖乳酸杆菌使用最高剂量 [（1 ～ 2）$\times 10^{10}$CFU] 可获得最佳效果（抗生素相关性腹泻风险降低 71%），但成人的最佳剂量尚未明确，文献推荐使用剂量为 5×10^9CFU。益生菌的最佳使用剂量应根据不同菌株、剂型做进一步研究。

总之，Mate 分析和临床试验均表明，益生菌能有效降低抗生素相关性腹泻的发病率，推荐使用益生菌预防和治疗抗生素相关性腹泻。

4. 治疗原发疾病　如炎症性肠病、肠易激综合征、肝脏疾病（肝炎、脂肪肝、肝硬化）、糖尿病、多器官功能衰竭、重症感染、精神疾病、肿瘤等，及时纠正菌群的微生态环境失调。

5. 合理使用抗菌药物　根据菌群分析及抗菌药物敏感试验，选择合适的抗菌药物，确定合理的治疗方案，以减少或杜绝因滥用抗菌药物所致的肠道菌群失调症及耐药菌株的扩散和传播。

6. 手术治疗　肠道菌群失调症，多采用保守治疗。除原发疾病合并有严重外伤、肿瘤、中毒性巨结肠、肠穿孔等特殊情况，一般不考虑手术治疗。

（二）中医辨证论治

1. 寒湿困脾证

证候特点： 大便清稀，或如水样，腹隐痛或伴肠鸣，脘闷少食，口淡欲呕，可兼有外感症状，如恶寒发热，鼻塞头痛，身重肢痛，小便短少但不黄赤。

舌脉： 舌淡红，苔薄白或白腻，脉濡缓。

治法： 解表散寒，芳香化湿。

推荐方剂： 藿香正气散加减。

基本处方： 藿香 10g，紫苏 6g，白芷 10g，桔梗 6g，白术 10g，厚朴 10g，半夏 10g，大腹皮 10g，茯苓 10g，橘皮 10g，大枣 10g，甘草 6g。每日 1 剂，水煎服。

加减法： 便如水泻，次数多，小便不利，加薏苡仁、车前子以分利小便。

2. 肠道湿热证

证候特点： 泻下急迫，黏滞不爽，大便黄褐臭秽，肛门灼热，脘闷不舒，可伴有烦热口渴，小便短赤。

舌脉： 舌红，苔黄腻，脉濡数或滑数。

治法： 清热利湿，厚肠止泻。

推荐方剂： 葛根芩连汤加减。

基本处方： 葛根 10g，黄芩 10g，黄连 10g，炙甘草 10g。每日 1 剂，水煎服。

加减法： 烦热口渴，小便短赤，加滑石 12g，茯苓 10g 以清利湿热；恶心呕吐，加枳壳、竹茹以调和胃气；腹部胀痛加白芍、木香以理气缓急；发热汗出，加金银花、蒲公英、马齿苋等以清热解毒；舌苔黄厚腻，泻下垢浊，口臭，加枳实、大黄通因通用，泄浊除秽；嗳腐食臭，加焦三仙、焦槟榔以消食导滞；夏季伤于暑湿加藿香、佩兰、荷叶、香薷以清暑化湿。

3. 食滞肠胃证

证候特点： 腹部胀满疼痛，肠鸣，泻下粪便臭如败卵，泻后痛减，伴有不消化之物，脘腹痞满，嗳腐酸臭，不思饮食。

舌脉： 舌苔垢浊或厚腻，脉滑。

治法： 消食导滞，调和脾胃。

推荐方剂： 保和丸加减。

基本处方： 茯苓 10g，半夏 10g，神曲 10g，山楂 10g，陈皮 10g，连翘 10g，莱菔子 10g。每日 1 剂，水煎服。

4. 肝气郁滞证

证候特点： 每逢抑郁恼怒，或情绪紧张之时，即发生腹痛泄泻，腹痛即泻，泻后痛减，平素急躁易怒，两胁胀满，嗳气少食，矢气频发。

舌脉： 舌淡，苔薄白或薄腻，脉弦。

治法： 抑肝扶脾，缓急止泻。

推荐方剂： 痛泻要方加减。

基本处方： 白术 10g，白芍 10g，防风 10g，炒陈皮 10g。每日 1 剂，水煎服。

加减法： 素日脾虚，脘闷纳差，加党参 10g，茯苓 10g 以健脾止泻；胸胁胀满，加柴胡 10g，木香 10g，青皮 10g，香附 10g 以增强疏肝之力；胃中吞酸，食嘈杂者，加吴茱萸 10g，黄连 10g 以泄肝和胃；大便溏薄如水样，加茯苓 10g，车前子 10g 以渗湿利水；舌苔黄、口干苦、泻下垢腻，加黄连 10g，地锦草 10g 以清热厚肠。

5. 脾气亏虚证

证候特点：大便时溏时泻，反复发作。稍进油腻则大便次数增多，完谷不化，纳呆食少，脘腹胀闷，面色少华，肢倦乏力。

舌脉：舌淡，苔白，脉细弱。

治法：健脾益胃。

推荐方剂：参苓白术散加减。

基本处方：人参 10g，茯苓 12g，白术 12g，桔梗 10g，山药 12g，白扁豆 10g，莲子肉 10g，砂仁 6g，薏苡仁 10g，甘草 6g。每日 1 剂，水煎服。

6. 肾阳亏虚证

证候特点：晨起泄泻，大便夹有未消化食物，腹部冷痛，喜暖，得温痛减，腰膝酸软，不思饮食，形寒肢冷。

舌脉：舌淡胖，苔白；脉沉细。

治法：温肾健脾，固涩止泻。

推荐方剂：四神丸加减。

基本处方：补骨脂 10g，肉豆蔻 10g，吴茱萸 10g，五味子 10g，生姜 6g，大枣 10g。每日 1 剂，水煎服。

加减法：年老体衰者，或久泻不止，中气下陷，宜加黄芪 10g，党参 10g，白术 10g 益气健脾，合桃花汤之赤石脂 10g，干姜 10g 以固涩止泻。

（三）中医其他治疗

1. 中成药

（1）补脾益肠丸：补中益气，健脾和胃，涩肠止泻。用于治疗腹泻腹痛，腹胀肠鸣，黏液血便或阳虚便秘等症。6g/次，3次/日。禁忌证：孕妇及儿童禁用，感冒发热者忌服。

（2）枫蓼肠胃康颗粒：清热除湿化滞。用于急性胃肠炎，属伤食泄泻型及湿热泄泻型者，症见腹痛腹满、泄泻臭秽、恶心呕腐或有发热恶寒苔黄脉数等。亦可用于食滞胃痛而症见胃脘痛、拒按、恶食欲吐、嗳腐吞酸、舌苔厚腻或黄腻脉滑数者。1袋/次,3次/日。

2. 针灸

（1）体针：取上脘、中脘、足三里、脾俞、肾俞、大肠俞、内关、合谷、上巨虚、关元、气海，平补平泻，每日1次，用于急性腹泻。

（2）耳针：取大肠、小肠、胃、神门、交感，压上王不留行籽，每日数次中强刺激，3日轮换另一耳。适用于慢性腹泻。

（3）灸法：取脾俞、关元、命门、气海、足三里，每日灸2次，每次40分钟。用于脾肾阳虚，泄泻不止。

3. 其他外治法

（1）药物灌肠：①可使用锡类散灌肠治疗，每次1～2支，适用于慢性腹泻。②将大蒜100g捣烂加水至1000mL，浸出液体500mL加2%利多卡因10mL，保留灌肠，适用于虚寒泄泻。

（2）穴位贴敷：①大蒜1头，胡椒20粒，艾叶3g，共捣如泥状加酒适量，敷于脐部。主治寒泻。②大葱100g与食盐合炒热后，用布包裹，敷于背、腰、腹部。主治寒湿泻。③附子15g，生姜15g，共捣烂敷于脚心。主治寒泻。

（3）火罐疗法：用口径6cm中型火罐于神阙、天枢拔罐，或在背部脾俞、胃俞、肾俞、大肠俞、小肠俞上走罐，每日1～2次。适用于虚寒证腹泻。

（4）理疗：对脾虚湿盛或脾肾阳虚泄泻可配合理疗，如远红外或超短波，照射腹部及背俞穴治疗。

（四）中西医结合治疗

中西医结合治疗应重视辨病与辨证相结合。

1.若患者诊断为伪膜性肠炎应重用分清利浊法。

（1）可选用清热解毒，分清利浊汤。组成：金银花60g，连翘18g，牡丹皮24g，赤芍9g，败酱草30g，天花粉18g，玄参18g，茜草根12g，滑石块60g，麦冬12g，车前子15g，薏苡仁30g，生甘草 12g。适应证：正盛邪实之毒热炽盛型。服法用量：每日 1 剂，早晚分服。

（2）可选用养阴解毒，分清利浊汤。组成：生地黄 15g，玄参 12g，川石斛 12g，青蒿 15g，金银花 30g，连翘 15g，蒲公英 18g，败酱草 18g，牡丹皮 12g，赤芍 12g，通草 6g，当归 9g，栀子 6g。适应证：阴血大伤，毒热未尽型。服法用量：每日 2 剂，分 4 次服。

（3）可选用健脾利湿，分清利浊汤。组成：党参 12g，白术 6g，云茯苓 12g，泽泻 9g，猪苓 9g，怀山药 9g，肉豆蔻 6g，扁豆 12g，熟地黄 12g，麦冬 9g，陈皮 9g，五味子 4.5g，通草 3g，肉桂 3g。

2.若患者诊断为腹泻，有医者认为腹泻由于病程较长，常虚实夹杂，寒热互见，故治疗上辨证论治常用以下三法，适用于慢性泄泻之治疗。

（1）消补同用：久泻脾虚，运化失常，多同时兼夹食滞，常用方如资生丸、香砂六君子丸、保和丸。

（2）温涩合用：脾肾阳虚之泻下清稀，日久不愈，常可导致滑脱不固，常用方如真人养脏汤、附子理中丸合赤石脂禹余粮丸；若气虚下陷，门户不藏，用补中益气汤合桃花汤。

（3）寒热并用：大便泻下杂有黏液，可多见正虚邪实。正虚者，或为脾气虚弱，或有脾肾阳虚；邪实者，多为湿热留滞。治疗上以苦寒燥湿，清热解毒，辛热温补脾肾，调合寒热升降，久泻得止。常用方为连理汤、生姜泻心汤、黄连汤、乌梅丸等。概而括之，久泻虚中夹实，不宜分利，不宜纯补，以免伤阴恋邪，注意邪正关系，调虚实，调寒热，以恢复脾胃升降功能，泄泻得以治愈。

3.亦有医者结合中西医诊断，主张泄泻（慢性腹泻）在治疗上应温补脾肾，并加助藏药。

（1）虚寒腹泻，肠鸣腹痛，常用理中汤或附子理中汤，用干姜、白术、党参及甘草等炒后使用。脾虚及肾和泻后完谷不化或五更泄，以附子理中汤合四神丸治之。灶心土为必加之药，涩以固脱，偏温而重于补。常用黄连反佐，即为连理汤。

（2）肝胃不和泄泻，多见于痛一阵，泻一阵，肝气横逆，克脾太过，则出现腹痛，脾受克过甚，运化水湿功能受阻则腹泻，常用方剂为痛泻要方，由陈皮、芍药、防风、白术组成，临床见胃酸过多致痛泻者，用戊己丸即左金丸加芍药。

（3）湿泻无痛，无明显阴寒现象，一般时间较长，肠鸣便溏，稀而爽利，便次较多，常用利小便实大便之法，方取四苓散加味，一般加炮姜、灶心土健脾去湿，寓"通阳不在温，但在利小便"之意。

（4）久泻滑脱，损伤肾阳，治疗重在温涩，常用方剂为真人养脏汤，用此方药常去归、芍、参、甘，而加入赤石脂、禹余粮、石榴皮、煅龙牡、灶心土等，以治疗虚性腹泻。

（5）有常有变：外感湿邪腹痛水泻，恶寒发热，头重身痛，用"肚疼水泻丸"即由藿香正气散与六合定中丸合方，以祛邪为主，注重散湿于表和化浊于里，不治脾而治胃，脏实治腑之意；外感热病中有协肠热下利者，全身大热，口渴，起病急速，便泄灼肛，甚爽，苔黄腻，脉滑数，基本方使用葛根芩连汤，主用苦降，清肠热，益津液，不从脾治，不从脏治，直清大肠之热，在清热基础上燥湿，即病热之泻从腑论治；伤食腹泻，脘腹胀满，嗳腐吞酸，泻后痛减，属实证，故应从本论证，常用方药如山楂、麦芽、神曲、莱菔子、鸡内金等。

【转归、预后、随访】

肠道菌群失调多数预后良好，轻度肠道菌群失调患者不经治疗去除致病因素亦可痊愈。但应注意的是，肠道菌群失调对许多疾病的发生、发展和转归有重要影响。故当发现肠道菌群失调时，应积极去除病因，有需要的患者选择合适的方案进行积极治疗。

【生活调护】

肠道菌群失调除原发疾病治疗及药物治疗外，患者生活调护对重新建立菌种与人体间的平衡具有重要意义，包括进行饮食调理、规律作息、适当锻炼等。

应按时按量用餐，不宜暴饮暴食，注意起居规律，禁烟酒、咖啡、浓茶、生冷辛辣食物，少吃不易消化、刺激性食物。多食用富含膳食纤维食物，以及食用富含益生元类食物，如洋葱、大蒜、姜黄、豆类等食物，能够促进肠道益生菌生长。食用富含果胶类的食物，如苹果、香蕉等，此类食物能为肠道有益菌提供能量，同时抑制致病菌生长。通过研究证实，适宜运动可通过优化肠道菌群，促进宿主肠道微生态健康。

【中西医最新研究进展】

1.肠易激综合征伴随肠道菌群失调时的诊治：根据《2011WGO全球指南：益生菌和益生元》，益生菌治疗肠易激综合征可以缓解腹胀、胃肠胀气，一些特定菌株还可以缓解疼痛，改善患者症状，提高生活质量。所以根据患者的病情，选取针对性的益生菌制品就显得尤为重要。根据国内外的研究报道，双歧杆菌、布拉氏酵母菌、酪酸梭菌具有改善肠易激综合征症状及生活质量的作用，植物乳酸杆菌可以减轻患者腹痛、腹胀，鼠李糖乳酸杆菌、植物乳酸杆菌、复方嗜酸乳酸杆菌、屎肠球菌可以改善肠易激综合征患者腹痛、排便习惯，以及腹泻和便秘情况；凝固芽孢杆菌和低聚果糖合剂以及嗜热链球菌、保加利亚乳酸杆菌可以改善患者腹痛和便秘；婴儿双歧杆菌不仅可以改善患者腹胀、腹痛，还可以起到减轻肠道炎症反应的作用。此外，还应根据患者病情适当调整应用剂量，以及联合益生元、合生素等微生态调节剂才能达到治疗缓解肠易激综合征的目的。

2.肠道菌群参与了大肠癌的发生发展，并和预后密切相关：结直肠癌（Colorectal cancer，CRC）又名大肠癌，其发生与遗传和环境因素密切相关。最新研究发现，肠道菌群参与了大肠癌的发生发展，并和预后密切相关。大肠癌的肠道菌群结构和功能发生明显变化，主要表现为机会性致病菌增多，具有抗炎和产丁酸的细菌比例下降，菌群结构的变化也同时伴随功能的变化。目前已经发现多种细菌和大肠癌的发生发展及化疗耐药相关，包括具核梭杆菌、微小单胞菌、产肠毒素的大肠杆菌、空肠弯曲菌、脆弱类杆菌、消化链球菌等。益生菌、益生元、合生素等微生态制剂在大肠癌的预防和治疗中的价值逐步得到认可。

3.微生态调节剂是调节肠道微生态失衡（肠道菌群失调）的生理性活菌（微生物）制品，分成益生菌（Probiotics）、益生元（Prebitocs）、合生素（Synbiotics）三部分。国外对微生态调节剂的研究起步较早，并制定出了有关微生态调节剂使用的规范化指南，但由于益生菌菌株、剂型和研究人群等因素国内外存在较大差异，因此，完全参照国外标准显然不适用于我国患者。为此，中华预防医学会微生态学分会集学会组织微生态基础研究专家、微生态制剂专家、微生态临床应用专家经过多次论证，结合国内外相关文献，制定了《中国消化道微生态调节剂临床应用专家共识》，于2016年发布并在2020年进行了更新。

4.近年来肠道菌群失调亦有一些新兴疗法值得关注，比如粪菌移植（FMT）治疗和后生素（Postbiotics）治疗。

（1）粪菌移植，是一种将健康供体的粪便以一定的方式放入另一个患者胃肠道内，直接改变受体肠道微生物群以使其正常化，从而获得治疗效益的方法。

多项研究表明粪菌移植在复发性和难治性艰难梭菌感染病例中具有显著效果，这可能归因于粪菌移植后正常微生物群的持续恢复。在复发性或难治性艰难梭菌感染中，治愈率高达约90%，远远优于延长的抗微生物治疗。因此，粪菌移植现在已经被列入几个治疗复发性和难治性艰难梭菌感染的标准实践专家指南，这是自 2013 年以来美国食品药品监督管理局（FDA）批准的唯一指南。

（2）后生素是益生菌的功能性代谢产物，具有维持肠道微生态平衡等作用。后生素包括短链脂肪酸（short-chain fatty acids，SCFA）、各种细菌素、维生素、多肽、胞外多糖等，具有免疫调节及肠道屏障保护等作用。

炎症性肠病和结肠炎是微生物组相关失调性疾病，其病理生理机制可能是短链脂肪酸 - 肠上皮细胞相互作用受损。一系列开放式和随机临床对照研究验证后生素，如丁酸和短链脂肪酸，对炎症性肠病和结肠炎患者的疗效。开放式研究结果表明，短链脂肪酸灌肠治疗可改善结肠炎患者组织学和内镜疾病评分。后生素是微生物组学研究的新前沿。

5. 中医药治疗肠道菌群失调进展：中医药与微生态关系的研究还处于起步阶段，现有资料证明，中药多成分体系中，除含有活性成分外，还含有蛋白质、多糖、脂类、微量元素、维生素等营养成分，对肠道微生态系统的平衡具有很好的保护作用。其中多糖又称多聚糖，是中药重要成分，也是中药的有效成分，随着深入研究，已有 300 多种多糖被提取出来。研究发现中药多糖具有降血脂、降糖、抗肿瘤、增强免疫功能等作用。有报道证实中药多糖能够调节肠道菌群。同时，肠道菌群分泌多种酶使多糖分解产生短链脂肪酸，起到治疗疾病的作用。很多健脾益气、扶正固本作用的中药制剂对调整肠道菌群紊乱具有良好疗效。中药对肠道菌群的作用是多方面的，甚至在浓度不同时对双歧杆菌的增殖作用也截然不同，或促进或抑制或无明显影响。一些中药如黄芪、党参、枸杞子、刺五加、五味子等可以促进双歧杆菌的生长，充当益生元的作用。

（孟梦）

第二十二章 结肠息肉

结肠息肉是指结肠黏膜上的向肠腔内突出形成的单个或多个肠道赘生物，多见于结肠各段及直肠。以腹痛或腹部胀满不适，大便习惯改变，或便血等为临床表现。息肉包括增生性、炎症性、错构瘤、腺瘤及其他良性肿瘤等。息肉与肠壁的连接方式、部位、范围、单发或多发、大小、形态和颜色等都对判断其性质、有无恶变倾向及治疗有关。结肠息肉约占肠道息肉的80%，其中大多数位于乙状结肠或直肠，单发多见，多发者占15%～42%，男性多于女性，发病率随年龄的增长而增加。

结肠息肉多属于中医学"肠瘤"范畴，也可根据结肠息肉的临床表现，归属中医学中的"肠澼""泄泻""便秘""便血"等范畴。

【病因病机】

（一）中医

结肠息肉的病因主要是外感六淫、饮食不节、情志不畅、劳逸不调、素体脾虚等因素，导致湿热下注，气滞血瘀。病位主要在肠，与肝、脾胃关系密切。有些患者结肠息肉易反复发作，病程较长，往往表现为虚实夹杂。最常见的包括：

1. 外邪侵袭 感受寒邪，内侵腹中，伤及中阳，凝滞气机，经脉气血运行受阻，气滞血瘀。

2. 饮食不节 饮食不节，过食肥甘，食物停积不化，湿热内生，结于肠道，腑气不通。

3. 情志因素 七情过极，脏腑气机逆乱，气化失常，肠道气血运行不利，气滞血瘀。

4.脾胃虚弱 素体脾胃虚弱，或劳倦过度，或久病脾胃受伤，中阳不足，寒邪内生，脉络失于温养，气虚血瘀。

（二）西医

1.饮食因素 长期进食高脂肪、高蛋白、低纤维性饮食者结肠息肉的发生率明显增高。

2.胆汁代谢紊乱 胆汁的流向和排出时间发生改变，如胆囊切除术后患者，大肠内胆汁酸的含量增加。

3.肠道炎性疾病 结肠黏膜的慢性炎症病变是导致炎症性息肉发生的主要原因，最多见于溃疡性结肠炎、克罗恩病及阿米巴痢疾、肠道血吸虫和肠结核等，也见于结肠手术吻合口部位。

4.遗传因素 家族成员中有人患有腺瘤性息肉时，其他成员发生结肠息肉的可能性明显升高，尤其是家族性息肉病具有明显的家族遗传性。

【临床表现】

结肠息肉的临床表现无特异性，可无明显症状，有症状者主要表现为腹部不适、腹痛、腹胀、大便习惯改变、便血等症状，大的息肉可引起肠套叠、肠梗阻或严重腹泻，可伴有口干、口苦、食欲不佳等症状。患者症状之有无及其严重程度与内镜所见及病理的严重程度并无肯定的相关性。

（一）症状

1.腹痛腹胀 一般为中、下腹部隐痛，与进食无明显相关。部分结肠息肉患者可无腹痛腹胀。

2.便血 一部分患者以便血为初发症状，粪便可混有血液，或鲜血便，伴炎症感染者大便可出现大量黏液。

3.腹泻 一般患者出现腹泻，大便日 3～5 次，不成形，糊状，极少数出现水样便。

4. 便秘　一般患者出现便秘，大便 3 ～ 4 日一行，质偏干，甚则呈球状。

（二）体征

结肠息肉患者无特异性体征，患者可出现中、下腹部轻度压痛或按之不适感。

【实验室和其他辅助检查】

（一）一般检验

血常规、尿常规＋镜检、便常规＋潜血、心肝肾系列、肿瘤标志物系列等。

（二）一般检查

心电图、腹部 B 超、腹部 CT 等。

（三）下消化道造影

一般下消化道造影可显示充盈缺损。

（四）内镜及病理检查

电子结肠镜检查及病理是结肠息肉诊断的金标准。结肠镜检查可发现赘生物，而组织活检病理，有助于与其他赘生物鉴别和了解息肉的组织学类型。

【诊断要点】

1. 有腹痛、腹泻及黏液便或便秘、便血等症状或腹部局部压痛体征，也可无明显症状及体征。完善以下检查，如 CT 仿真结肠镜：此检查对 > 1cm 腺瘤样息肉检出的敏感性为 75%，特异性为 94%，其优点是快速、无损伤性，患者耐受性好；X 线钡剂检查可见多少不一充盈缺损，气钡双重造影更清晰。以上症状、体征、检查再结合结肠镜及病理才能诊断。

2. 诊断思路

（1）如考虑结肠息肉，应进行结肠镜和病理诊断，结肠镜检查是结肠息肉诊断最佳方法，同时进行黏膜活检，对息肉进行鉴别诊断及组织学类型。

（2）特异性血液肿瘤标志物等可辅助诊断：如 CEA、CA242、CA724、CA19-9 等升高。

（3）评价息肉性质及癌变风险：结肠息肉分类方法不一。根据息肉的数目分为单发性和多发性息肉；根据息肉有蒂与否，分为无蒂、亚蒂和有蒂息肉；根据组织学分类，将息肉分为炎症性、增生性、错构瘤性及腺瘤性四类。

①炎症性息肉：又称为假性息肉，是由于肠黏膜长期受慢性炎症刺激引起的息肉样肉芽肿，这种息肉多见于溃疡性结肠炎、克罗恩病及阿米巴痢疾、肠道血吸虫和肠结核等疾病。常为多发性，息肉直径多在 1cm 以下，病程较长者，体积可增大。此类息肉一般不会恶变。

②增生性息肉：息肉多分布在远侧结肠，直径很少超过 1cm，其外形为黏膜表面的一个小滴状凸起，表面光滑，基底较宽，一般为多发，组织学上此类息肉是由增大而规则的腺体形成，细胞核排列规则。增生性息肉不发生恶变。

③错构瘤性息肉：一般包括 Peutz-Jeghers 综合征、Cronkhite-Canada 综合征及幼年性息肉综合征。

④腺瘤性息肉是最常见的消化道息肉，包括管状腺瘤、绒毛状腺瘤及管状绒毛状腺瘤三种。

管状腺瘤：是消化道息肉最常见的一种，约占 80%。由增生的黏膜腺上皮构成，多个或单个，表面呈结节状，大多有蒂，一般不超过 2cm，色暗红，易出血。镜下为增生的腺体组织，腺上皮排列规则，分化好，主要为管状结构绒毛成分 < 20%。管状腺瘤癌变率 < 5%。

绒毛状腺瘤：又称乳头状腺瘤，较少见，镜下可见其表面上皮呈乳头状或绒毛状增生、隆起，绒毛成分＞80%。常为单发，基底宽，一般无蒂。绒毛表面有柱状上皮被覆，中间有少量间质，内含较多血管，极易出血。有时柱状上皮中含有多量黏液。此种上皮细胞可有不同程度的异型性，癌变率甚高。绒毛状腺瘤癌变率为30% ～ 70%。

管状绒毛状腺瘤：兼有上述两者的表现，绒毛成分在20% ～ 80%。癌变率较高。管状绒毛状腺瘤癌变率约为23%。

3. 家族性结肠息肉病（familial polyposis，FPC）：本病是一种常染色体显性遗传性疾病，30% ～ 50% 的病例有 APC 基因（位于 5 号染色体长臂，5q21–22）突变。新生儿中发生率为万分之一，常在青春期或青年期发病，多数在 20 ～ 40 岁得到诊断。FPC 一般可表现全结肠及直肠多发性腺瘤，息肉数目从 100 左右到数千个，大小不等，多数有蒂，常常密集排列，有时成串。本病患者最早的症状为腹泻，也可有腹痛、出血、贫血、体重降低和肠梗阻，大多数患者可无症状。本病有高度癌变倾向，据有关报告，一般在息肉发生的前 5 年内癌变率为 12%，在 15 ～ 20 年则大于 50%，癌变的平均年龄为 40 岁。所以患者应尽早（推荐 25 岁之前）做全结肠切除与回肠 - 肛管吻合术或回肠 - 直肠吻合术，术后应终生每年行肠镜检查，如发现新的息肉可镜下治疗。如有上消化道息肉者，应定期复查胃镜检查。伴有全消化道息肉无法根治者，当出现肠套叠、大出血等并发症时可做部分肠切除术。

【鉴别诊断】

（一）结肠癌

本病多见于中年以后，起病隐匿，早期常仅见便潜血阳性，随后可出现排便习惯及粪便性状改变、腹痛、腹部肿块等，也可伴全身症状，如贫血、低热、进行性消瘦、恶病质、腹水等，低位者经直肠指检可触及肿块，可完善肿瘤标志物、便常规＋潜血、腹盆增强 CT/MRI、X 线钡剂检查等协助诊断，而结肠镜及病理可确诊。一般认为大部分肠癌来源于腺瘤。

（二）缺血性肠病

本病多见于老年人，患者既往有动脉粥样硬化、高血压、糖尿病、冠心病等疾病，临床表现为突发性左下腹疼痛、腹泻、便血等症状，餐后明显，可完善腹盆 CTA、X 线钡剂、结肠镜等检查以明确诊断。

（三）溃疡性结肠炎

本病可发生在任何年龄，多见于 20～40 岁，病变呈连续性、弥漫性分布，多自直肠开始，倒灌性生长，主要侵袭黏膜下层，一般表现为腹痛、腹泻、黏液脓血便等，也可伴全身及肠外表现，完善血液检查、粪便检查、抗体检查、X 线钡剂检查等协助诊断，结合结肠镜及病理方可确诊。结肠镜提示黏膜充血、水肿、出血、多发糜烂及浅溃疡，可见假息肉，结肠袋变浅或消失，病理提示弥漫性慢性炎症细胞浸润，活动期可见糜烂、溃疡、隐窝炎或隐窝脓肿，慢性期可见隐窝结构紊乱、杯状细胞减少。

（四）克罗恩病

本病可发生在任何年龄，多见于 15～30 岁，病变主要呈非连续性、非弥漫性分布，节段性生长，可累及黏膜全层，一般表现为腹痛、腹泻、腹部包块、瘘管形成等，腹泻无肉眼血便，完善血液检查、粪便检查、抗体检查、X 线钡剂检查等协助诊断，结合结肠镜及病理方可确诊。结肠镜提示纵行溃疡、裂隙溃疡，黏膜铺路石样改变，肠壁增厚变硬，肠腔狭窄，病理提示裂隙溃疡、非干酪性肉芽肿等特点。

（五）肠易激综合征

该综合征以反复发作的腹痛为主要症状，与排便有关或伴有排便频率改变和（或）伴有粪便性状（外观）改变，一般症状出现至少 6 个月，近 3 个月持续存在，每周至少发作 1 天，通过临床常规检查，尚无法发现能解释这些症状的器质性疾病。

（六）肠结核

本病是肠道的慢性特异性感染，多见于中青年，一般可表现为右下腹或脐周腹痛、腹泻、腹部肿块等，多伴有全身症状和肠外结核表现，如低热、盗汗、乏力、消瘦、贫血、咳嗽咳痰、咯血、胸痛等，完善 PPD（结核菌素）试验、X 线钡剂检查等可协助诊断，结肠镜提示回盲部可见肠黏膜炎症、溃疡、炎症息肉或肠腔狭窄等，活检提示干酪性肉芽肿。

【治疗】

结肠息肉的治疗目标是延缓病变进展，降低癌变风险，改善患者的临床症状，提高患者的生活质量。一般增生性、炎症性及错构瘤性息肉可暂不予特殊处理，嘱患者定期复查，而腺瘤性息肉需要镜下治疗，防止息肉癌变。

中医认为肠瘤是由各种病因导致湿热下注，气滞血瘀，壅于肠道，形成息肉。有些患者结肠息肉易反复发作，病程较长，往往表现为虚实夹杂，治疗上主要从健脾益气、清热利湿、活血化瘀入手。

（一）西医治疗

1. 一般治疗　建议结肠息肉患者改善饮食和生活习惯，规律饮食，多食新鲜蔬菜、水果等，高纤维性饮食，低盐低脂，少食或忌食辛辣、腌制、熏烤和油炸等食物。避免长期过度劳累，注意休息，适当运动，生活规律。对患者进行科普宣教，正确认识结肠息肉的风险，早期发现，早期治疗，定期复查，提高监测、随访的依从性。

2. 药物治疗 在药物治疗和预防结肠息肉方面，目前尚无特效西药能够预防和治疗。出现便血严重者可予口服止血药等，如出现便秘、腹泻等症状，可暂予对症治疗。

过去有人认为 NSAIDs 类药物对于结肠息肉有明显的降低发病率作用，也有人认为长期使用阿司匹林可降低腺瘤的发生。另外也有使用钙剂、叶酸及二甲双胍等药物治疗结肠息肉的研究，但都存在药物不良反应、远期疗效欠佳、长期服药困难等问题。

3. 内镜下治疗 一般炎性息肉或增生性息肉，癌变率较低，可暂不予特殊处理，但对于腺瘤性息肉，为了避免进一步引起出血、梗阻或癌变，应给予切除治疗。

（1）APC：即结肠病损氩气刀术。它是指采用惰性气体进行电凝，原理是使用特殊装置将氩气离子化，通过探头将能量传递至组织表面，将病变组织凝固灼烧钳除，进而达到治疗目的。

（2）EMR：即内镜结肠黏膜切除术。它主要是于黏膜下层注射一定量溶液，形成的水垫可抬高黏膜下层上的息肉组织，从而将病灶圈套切除。

（3）ESD：即内镜结肠黏膜剥离术。它是指将黏膜病变通过特制高频电切进行剥离后完整切除，不受息肉位置、大小影响，均可完整切除病灶，利于术后对切除组织进行病理学检查，评估病变范围、深度等。

APC 及 EMR 适于直径较小、有蒂或亚蒂的息肉。ESD 的治疗优势在于，对于直径较大、亚蒂或无蒂的息肉能够整块切除，且在切除时可控制切除病灶范围，避免 EMR 不完全切除时息肉病灶的残留和复发。但 ESD 操作难度更大，手术时间较长，术后出血、穿孔的发生风险往往较大，对医护、器械的要求较高。

手术禁忌证：①患有精神类疾病者；②意识不清或患有急性脑血管病者；③喉头水肿者；④心肺功能差者；⑤出血伴血流动力学不稳定者；⑥急性肠梗阻、溃疡性结肠炎急性期等患者。

注意事项：术前应停用阿司匹林、氯吡格雷等抗血小板聚集药物和华法林等抗凝药物至少 1 周，防治术中或术后出血不止；除此，结肠镜下切除治疗前，不能使用甘露醇为肠道准备药，否则在术中可能引起爆炸；术后应嘱患者平卧休息，避免剧烈运动，禁食水，补液治疗，后饮食逐渐过渡至流食—半流食—少渣软食，密切关注腹部及大便情况，保持大便通畅，多次复查便常规＋潜血，创面较大时可予预防感染治疗，钛夹脱落时谨防再次出血、穿孔等。

4. 精神心理治疗　伴有精神心理因素、睡眠障碍等患者，常规治疗无效和疗效差者，可考虑进行精神心理治疗，让患者正确地认识结肠息肉的发病、治疗及预后。

（二）中医辨证论治

1. 湿瘀阻滞证

证候特点：大便溏烂不爽或黏液便，或见便下鲜红或暗红血液，或腹痛腹胀，或腹部不适，脘闷纳少。

舌脉：舌质偏暗或有瘀点、瘀斑，苔白厚或腻，脉弦或涩。

治法：行气化湿，活血止痛。

推荐方剂：平胃散合地榆散加减。

基本处方：苍术 10g，陈皮 10g，地榆 10g，槐花 10g，茯苓 10g，薏苡仁 20g，莪术 10g，丹参 10g，赤芍 10g，槟榔 6g。每日 1 剂，水煎服。

加减法：便鲜血明显者，加仙鹤草、血余炭收敛止血；腹胀腹痛或腹部不适严重者，加木香、延胡索行气，调中，止痛；纳少者，加鸡内金、莱菔子健胃消食除胀。

2. 肠道湿热证

证候特点：腹胀腹痛，大便溏泻，或黏液便，泻下不爽而秽臭，或有便血，或大便秘结，兼口渴喜饮，小便黄，肛门灼热坠胀。

舌脉：舌质偏红，舌苔黄腻，脉弦滑或滑数。

治法：清热解毒，行气化湿。

推荐方剂：地榆散合槐角丸加减。

基本处方：地榆10g，槐花10g，枳壳10g，槟榔6g，当归10g，赤芍10g，黄芩10g，茯苓10g，蒲公英10g，薏苡仁20g，防风10g。每日1剂，水煎服。

加减法：腹泻明显者，加佩兰、苍术健脾化湿止泻；便秘明显者，加大黄、瓜蒌、火麻仁泻下攻积，清泄湿热，润肠通便；口渴严重者，加生石膏、生地黄清热泻火，养阴生津。

3. 气滞血瘀证

证候特点：脘腹胀闷疼痛，或有刺痛，便秘、便血或大便溏烂，或有痞块，时消时聚。

舌脉：舌质偏暗或有瘀斑，脉弦或涩。

治法：活血化瘀，行气止痛。

推荐方剂：血府逐瘀汤加减。

基本处方：当归10g，生地黄10g，桃仁10g，红花10g，枳壳10g，赤芍10g，柴胡10g，川芎10g，牛膝10g，薏苡仁20g，槐花10g，地榆10g，桔梗10g，甘草6g。每日1剂，水煎服。

加减法：脘腹刺痛者，加丹参、延胡索活血，行气，止痛；有痞块者，加莪术、三棱破血行气，消积止痛。

4. 脾虚夹瘀证

证候特点：见腹痛隐作，大便溏薄，便血色淡，神倦乏力，面色萎黄，纳呆，或畏寒、四肢欠温。

舌脉：舌质淡胖而暗，或有瘀斑、瘀点，脉虚或细涩。

治法：补益气血，活血化瘀。

推荐方剂：四君子汤和化积丸加减。

基本处方：党参10g，白术10g，茯苓10g，薏苡仁20g，莪术10g，煅瓦楞子20g，丹参10g，三七3g，槟榔6g。每日1剂，水煎服。

加减法： 畏寒者，加干姜、桂枝温中散寒，温经通脉；便溏严重者，加山药、芡实健脾止泻；纳呆明显者，加山楂、神曲健脾消食和胃。

（三）中医其他治疗

1.中成药　中成药对于结肠息肉的复发有一定疗效。常用中成药如下：

（1）四妙丸：清热利湿。用于湿热下注证，6g/次，2次/日。

（2）血府逐瘀口服液：活血祛瘀，行气止痛。用于气滞血瘀证，20mL/次，3次/日。

（3）乌梅丸：清热燥湿。用于寒热错杂证之久痢，2丸/次，2～3次/日，空腹温开水送下。

（4）香连丸：清热燥湿，行气止痛。用于湿热下注，便血，里急后重，3～6g/次，2～3次/日，温开水送服。

（5）枳实导滞丸：消积导滞，清利湿热。用于饮食积滞、湿热内阻所致的腹痛、便秘、痢疾里急后重，6～9g/次，2次/日，空腹温开水送服。

2.针灸

（1）针刺

1）主穴：天枢、大肠俞、上巨虚、三阴交、血海。

2）配穴：湿瘀阻滞证配阴陵泉、丰隆；肠道湿热证配合谷、内庭、阴陵泉；气滞血瘀证配太冲、阳陵泉；脾虚夹瘀证配脾俞、足三里、关元。

3）操作方法：患者取卧位或坐位，使用0.40×50mm毫针，取主、配穴进行治疗，根据穴位部位不同选择进针角度及深度，根据病情使用补、泻手法，留针30分钟。

4）疗程：每天1次，7天为1个疗程。一般治疗3～4个疗程。

（2）艾灸

1）穴位选择：关元、天枢、大肠俞。

2）灸法：艾条灸30分钟，艾罐灸30分钟。

3）操作方法：点燃艾条，将点燃的一端，在距离施灸穴位皮肤3cm左右处进行熏灸，以局部有温热感而无灼痛为宜。每处灸30分钟，至局部皮肤红晕为度。

4）疗程：每天1次，每次2个部位。10天为1疗程，一般治疗3个疗程。

3. 贴敷

（1）常用穴：神阙、天枢、关元。

（2）辨证用药

湿瘀阻滞证：薏苡仁、苍术、当归、赤芍、川芎、冰片各等份，研细末。

肠道湿热证：黄芩、黄连、茯苓、冰片各等份，研细末。

气滞血瘀证：当归、赤芍、延胡索、香附、冰片各等份，研细末。

脾虚夹瘀证：党参、黄芪、川芎、桃仁、红花、冰片各等份，研细末。

（3）操作方法：在调配好的中药粉末中加入适量凡士林或蜂蜜调成膏状，做成直径约0.5cm的药饼，用胶布固定于所选穴位上。贴药后留置8小时。敷药后局部皮肤若出现红疹、瘙痒、水疱等过敏现象，应暂停使用。

（4）疗程：每次选1～2个穴位。每日换药1次，10天为1疗程。

（四）中西医结合治疗

临床更多医家会采用中西医结合方法治疗结肠息肉，中医和西医单独治疗息肉虽各有优势，但均存在不足之处。我们应该充分发挥中西医结合的优势，急则治其标，缓则治其本，在镜下治疗息肉后，术后配合中医药内治、外治或内外兼治，改善患者体质，调和气血。中医药在治疗结肠息肉方面，应用整体观念及辨证论治，可预防息肉复发，降低肠癌的发病率。而且，临床上很多患者息肉切除后，临床症状缓解不明显，或术后患者出现不适症状，中医药可以改善症状，提高患者的生活质量，促进手术创面黏膜的愈合。

对于增生性息肉，中医多属气滞血瘀、热毒内蕴证，可予抗增生方，如半枝莲、莪术、姜黄、薏苡仁、陈皮、甘草等清热解毒，理气活血，疗效显著；对于炎性息肉者，可应用乌梅、僵蚕、莪术、红花等消肿散结，化瘀行血，可明显减轻息肉黏膜炎症反应；而对于腺瘤者，可予龙葵、皂角刺、白英等清热解毒、利湿消肿治疗，药理研究其具有抑菌、抗肿瘤作用；对于结肠多发息肉者，多认为乃患者脾气虚弱、秽浊瘀血互结于肠道而成，可予党参、黄芪、赤芍、桃仁、白芍、莪术、薏苡仁、枳壳、甘草等，虚实并调，标本兼顾，效果佳。

结肠息肉尤其是腺瘤性息肉癌变率较高，中医治疗在辨证施治的基础上可加抗肿瘤专方治疗，以有效抑制恶性细胞增生，临床上常用的抗肿瘤中药有菝葜、藤梨根、天龙、野葡萄藤、猫爪草、蛇莓、地耳草等，上述药物主要通过抑制细胞增殖，阻滞细胞周期，诱导细胞凋亡，改善免疫功能等，有效降低癌变发生，充分体现了中医治未病思想。

目前西医学尚无明确有效药物来预防息肉复发，西医最好的办法就是通过定期复查电子肠镜检查，如有息肉就再次行内镜下切除，缺点是术后息肉容易复发，而复发的病因较复杂，如遗传、基因、生活习惯、饮食结构等。这时需要中医通过辨证论治及治未病等预防息肉术后复发，如口服中药、针灸、穴位埋线及中药灌肠等方法，临床上均取得很好的疗效。有研究显示用清热利湿汤（败酱草 30g，莪术 15g，三棱 15g，黄芩 15g，蒲公英 30g，红藤 30g，薏苡仁 30g）保留灌肠治疗结肠息肉术后湿热内蕴证的患者，其能改善肠道湿热状态，有效减少结肠息肉术后复发，改善患者的临床症状，提高临床疗效，体现了未病先防的思想。

【转归、预后、随访】

从正常腺细胞—腺瘤—腺癌的动态发展变化，需要 7～12 年，且与息肉的数目、大小、形态、生长部位、组织学分型及上皮异型增生密切相关，现代研究表明 95% 以上的大肠癌来源于大肠腺瘤，一般非肿瘤性息肉，如炎性息肉及增生性息肉癌变率较低，而腺瘤性息肉癌变率较高，高级别上皮内瘤变较低级别上皮内瘤变癌变率更高。一般经过镜下治疗后，临床症状可得到一定程度的改善，预后尚可。

治疗后结肠息肉复发仍是西医学一大难题，据有关研究表明，大肠息肉切除治疗 1 年内复发率为 35.1%，所以建议患者要定期复查。对于有结肠息肉病史的患者，应根据其病理类型决定复查时间。非肿瘤性息肉 2～3 年复查肠镜，可适当延长检查时间，但腺瘤性息肉则需要 1～2 年复查，有明显症状者可随时门诊就医。

【生活调护】

1. 饮食规律，忌烟酒，勿恣食辛辣、腌制、熏烤和油炸等食物，多食新鲜蔬菜、水果等，高纤维性饮食，低盐低脂饮食。
2. 避免长期过度劳累，注意休息，适当运动，生活规律。
3. 保持乐观情绪，心情舒畅。
4. 注意气候变化，避免六淫外袭。
5. 早期发现，早期治疗，定期复查。

【中西医最新研究进展】

（一）西医方面

西医认为结肠息肉主要与病毒感染、环境因素、不良生活习惯及遗传等因素密切相关，若患者表现出腹部不适、腹泻、便血或便秘等症状时，应及时治疗，预防息肉癌变。所以，西医建议结肠息肉的治疗原则应为早发现、早切除。

目前关于结肠癌相关危险因素报道较多，而关于结肠息肉的相关危险因素的研究相对不足。有研究表明随着年龄增长，息肉的检出率显著升高，而且以远端结肠息肉多见。该研究还发现，蔬菜、水果摄入减少者，体内叶酸水平降低，息肉检出率增加，并且以管状腺瘤息肉多发。叶酸缺乏可导致 DNA 甲基化程度降低，继而影响DNA 的整合及损伤修复，激活原癌基因，促进了肿瘤的发生。所以可以采用多食蔬菜、水果，减少肉类摄入等作为预防。

除此，为了探究脂肪代谢及微炎症指标与结肠息肉病理分型的关系，了解结肠息肉的发病机制，特将 407 例结肠息肉患者分为增生性息肉组、炎症性息肉组、腺瘤性息肉组及息肉恶变组，检测各组患者的脂肪代谢及微炎症指标，运用 Logistic 回归方程，得出脂肪代谢异常可对结肠息肉病理分型造成明显影响，血脂综合指数（LCI，LCI= 甘油三酯 × 总胆固醇 × 低密度脂蛋白 / 高密度脂蛋白）、总胆红素、直接胆红素、间接胆红素、白细胞介素 –6、C 反应蛋白、白蛋白、白细胞计数、红细胞比容水平的增高可能预示腺瘤性息肉方向的发展。

也有学者研究内源性肿瘤坏死因子 α（TNF–α）在小儿结肠息肉中的表达及临床意义。TNF–α 作为一个重要的细胞炎症因子，它是炎症反应的发起者，而研究发现 TNF–α 在结肠息肉患儿血清中及结肠组织中的表达均高于正常结肠黏膜儿童，提示 TNF–α 在儿童结肠息肉的发生发展中可能起到重要作用，有可能成为判断结肠息肉预后复发的标志物，为今后研究其发病机制提供一定的参考意义。

还有人研究幽门螺杆菌（Hp）感染与结肠息肉发生的相关性。普通人群中 Hp 感染率超过 50%，Hp 除了能引起胃肠道疾病外，还与不明原因贫血、特发性血小板减少性紫癜、冠心病等疾病相关，当然 Hp 感染也可导致代谢综合征，而代谢综合征与结肠息肉密切相关。该研究发现结肠息肉患者 Hp 感染发生率高于健康体检人群，其中结肠息肉数量多，病理为腺瘤性息肉的患者 Hp 感染发生率更高。而 Hp 感染与结肠息肉发生的确切机制尚不清楚，但可能与以下结论有关：首先，Hp 感染可以上调基质金属蛋白酶的表达，这可能参与了腺瘤性息肉的结直肠癌的发生；其次，Hp 感染还可导致胃黏膜中生长激素释放肽的分泌异常，生长激素释放肽可预防结肠腺瘤性息肉和结直肠癌的发生；第三，Hp 通过释放细胞毒素、脂多糖和其他有毒物质从而影响了肠道的炎症状态，这些物质参与了结肠腺瘤性息肉的形成。因此，治疗幽门螺杆菌感染有助于预防结肠腺瘤性息肉。

现今结肠镜下治疗包括活检钳钳除术、高频电凝电切术、APC、EMR、ESD、金属夹术等。镜下治疗疗效显著，且对机体创伤小，但术后存在并发症，如出血、穿孔、感染等。所以，临床上应根据息肉大小、形态、生长部位、组织学分型等，选择最合适的切除方式，并嘱患者避免剧烈运动，禁食，后逐渐过渡饮食，关注腹部及大便情况，保持大便通畅，复查便常规＋潜血，必要时可予预防感染治疗，术中、术后密切观察，积极做好预防措施，以防迟发性出血、穿孔。而研究报道对住院期间收治结肠息肉行 EMR 治疗的患者，进行分析术后迟发性出血的危险因素，并针对此情况予以治疗干预，分析治疗效果，发现对于结肠息肉行 EMR 治疗后迟发性出血的发生与结肠息肉大小、形态及息肉的位置存在密切相关性，对于该症状予硬化剂结合钛夹治疗可起到有效止血的作用。

（二）中医方面

中医在治疗结肠息肉方面具有丰富的理论经验，认为湿、热、瘀是结肠息肉发生、发展中的重要因素，且不同证型患者采用不同的中医辨证治疗方案，效果甚佳。中医治疗对改善结肠息肉患者的生活质量及减少息肉的复发有很大帮助。

中医认为在结肠息肉治疗中应采用扶正与化积的疗法，扶正以健脾为主，温肾固本为次，化积主要指用莪术、丹参、山慈菇、藤梨根、凤尾草等药物以化痰祛瘀，清热解毒，这对防治结肠息肉效果显著；还有人认为脾胃是后天之本，气机升降之枢纽，气血生化之源，采用参苓白术散加减，补中气，渗湿浊，行气滞，强土固本，以达扶正消积的作用。一些多发性息肉患者镜下切除后不易恢复，病情缠绵，患者易产生焦虑、抑郁等情绪，这时可以佐疏肝理气之药，如北柴胡、白芍、枳壳等，调节情绪，畅达气机，再配合安神药，如茯神、珍珠母、酸枣仁等，效果甚佳。

　　王兰英教授临床上擅长治疗结肠息肉，她认为结肠息肉的主要病机是本虚标实，本虚为脾胃虚损，是发病的最根本原因，贯穿始终；标实为寒、湿、热、瘀相互作用，其中寒为外客之邪，湿、热、瘀则是脾虚运化失常的病理产物。一般分为脾虚湿蕴证、脾肾阳虚证、湿热蕴结证、痰瘀互结证，中医辨证施治用药，功效甚佳。治疗上以健脾化湿为基础治则，辅以疏肝理气、温阳化湿之法。有时结肠息肉患者临床表现为肠道湿热之症，其为表象，而患者体质基础仍为脾肾虚寒，若在此时重用苦寒之品，则更伤脾阳，运化之力更弱，水湿更重，故临床上当慎用苦寒之品。

（李享）

第二十三章 大肠癌

结直肠癌统称大肠癌，是常见的消化道恶性肿瘤。发病年龄以 40～50 岁居多，发病中位年龄约为 45 岁。男性大肠癌的发病率高于女性，约为 1.6：1。

本病属于中医"肠蕈""便血""肠积""肠澼"等范畴。

【病因病机】

（一）中医

1. 感受外邪 久居湿地，感受湿邪，导致水湿困脾，饮食不节，恣食膏粱厚味，损伤脾胃，滋生水湿，内外之水湿日久不去，化热而下迫大肠，与肠中之糟粕交阻搏击或日久成毒，损伤肠络而演化为本病。

2. 情志不畅 情志不遂、肝气郁结亦是本病的常见发病诱因，肝木太过，克伐脾土，脾失健运，水湿内生，郁而化热，湿热合邪，下迫大肠，诱生本病。

3. 素体虚弱 正气亏虚，先天不足或年高体虚之人，脾虚肾亏。肾为先天之本，脾为后天之本，两者与水湿的运化也有密切的关系，两脏虚损，导致水湿内停，日久也可导致本病的发生。

本病病位在大肠，与脾、胃、肝、肾的关系密切。病理性质属本虚标实，早期以邪实为主，晚期则多为正虚邪实。脾虚、肾亏、正气不足乃病之本，湿热、火毒、瘀滞属病之标，两者互为因果，正气虚损，易招致邪毒入侵，更伤正气，且正气既虚，无力抗邪，致邪气留恋，气、瘀、毒留滞大肠，壅蓄不散，大肠传导失司，日久则积生于内，发为大肠癌。

（二）西医

1. 生活方式　研究认为，吸烟、食用红肉和加工肉类、饮酒、低运动量以及肥胖/高体质指数是大肠癌发病的危险因素。

2. 遗传因素　遗传因素在结肠癌发病中具有相当重要的角色。近亲中有患结肠癌者，其本身患此病的危险度增加，更多亲属有此病的危险度更大。结肠癌的发生发展是一个多阶段的、涉及多基因改变的逐渐积累的复杂过程，即由正常上皮转化为上皮过度增生、腺瘤的形成，腺瘤伴不典型增生，并演进至癌及癌的浸润与转移，先后发生了许多癌基因的激活、错配修复基因的突变以及抑癌基因的失活与缺如。

3. 大肠腺瘤　从腺瘤演变为大肠癌大约需要 5 年以上，平均 10～15 年，但也可终生不变。根据腺瘤中绒毛状成分所占比例不同，可分为管状腺瘤（绒毛成分在 20% 以下）、混合性腺瘤（绒毛成分占 20%～80%）和绒毛状腺瘤（绒毛成分在 80% 以上，又称乳头状腺瘤）。临床发现的腺瘤中管状腺瘤约占 70%；混合性腺瘤和绒毛状腺瘤分别占 10% 与 20%；管状腺瘤、混合性腺瘤及绒毛状腺瘤的癌变率分别为 5%～9%，20%～30% 及 40%～45%。

4. 大肠慢性炎症　炎症性肠病（如溃疡性结肠炎、克罗恩病）患者的结直肠癌风险升高。慢性非特异性溃疡性结肠炎，特别是合并有原发性硬化性胆管炎的患者大肠癌发生率比正常人高出 5～10 倍，病程越长癌变率越高。血吸虫病、慢性细菌性痢疾、慢性阿米巴肠病以及克罗恩病发生大肠癌概率均比同年龄对照人群高。

5. 其他因素　亚硝胺类化合物中致癌物也可能是大肠癌的致病因素之一。宫颈癌放射治疗后患直肠癌的风险提高，放射后 15 年危险性开始上升。胆囊切除术后的患者大肠癌发病率显著高于正常人群，而且多见于近端结肠。原发性与获得性免疫缺陷症也可能与本病发生有关。

【临床表现】

（一）症状

早期大肠癌常无症状，随着癌肿的增大或并发症的发生才出现症状。主要症状有：

1. 排便习惯与粪便性状改变　常为最早出现的症状，多表现为排便次数增加，腹泻，便秘，或腹泻与便秘交替；有黏液便、血便或脓血便，里急后重，粪便变细。

2. 腹痛　由于癌肿糜烂、继发感染刺激肠道，表现为定位不确切的持续隐痛，可仅为腹部不适或腹胀感。

3. 腹部肿块　大肠癌腹部肿块以右腹多见，肿块质硬，结节状。

4. 肠梗阻症状　一般为大肠癌晚期症状，多表现为低位不完全性肠梗阻，可出现腹胀，腹痛和便秘。完全梗阻时，症状加剧。

5. 全身症状　由于慢性失血、癌肿溃烂、感染、毒素吸收等，患者可出现贫血、消瘦、乏力、低热等。

6. 肿瘤外侵、转移的症状　肿瘤扩散出肠壁在盆腔广泛浸润时，可引起腰骶部酸痛、坠胀感，当浸润腰骶神经丛时常有腰骶尾部持续性疼痛。肿瘤通过血道、淋巴道及种植转移时，可出现肝、肺、骨转移，左锁骨上、腹股沟淋巴结转移，直肠前凹结节及癌性腹水。晚期可出现黄疸、水肿等。据国内资料显示，大肠癌患者的首诊主诉症状以便血最多（48.6%），其次为腹痛（21.8%）。

（二）分类

按部位分为以下几类：

1. 右侧结肠癌　右侧结肠腔径较大，以吸收功能为主，肠腔内粪汁稀薄。故右侧结肠癌时，可有腹泻、便秘、腹泻与便秘交替、腹胀、腹痛、腹部压痛、腹块、低热及进行性贫血。晚期可有肠穿孔、局限性脓肿等并发症。以肝内多发转移为首发表现也不在少数。

2. 左侧结肠癌　由于左侧结肠腔不如右侧结肠宽大，乙状结肠腔狭小并与直肠形成锐角，且粪便在左侧结肠已形成，因此左侧结肠癌时容易发生慢性进行性肠梗阻。由于梗阻多在乙状结肠下段，所以呕吐较轻或缺如，而腹胀、腹痛及肠型明显。

3. 直肠癌　主要表现为大便次数增多，粪便变细，带黏液或血液，伴有里急后重或排便不净感。当癌肿蔓延至直肠周围而侵犯骶丛神经，可出现剧痛。如癌肿累及前列腺或膀胱，则可出现尿频、尿急、尿痛、排尿不畅和血尿等症状，并可形成通向膀胱或女性生殖器的瘘管。

4. 肛管癌　主要表现为便血及疼痛，疼痛于排便时加剧。当癌侵犯肛门括约肌时，可有大便失禁。肛管癌可转移至腹股沟淋巴结。

【实验室和其他辅助检查】

（一）实验室检查

1. 血常规：了解有无贫血。

2. 尿常规：了解有无血尿，结合泌尿系影像学检查观察大肠癌是否侵犯泌尿系统。

3. 大便常规：注意是否有红、白细胞。

4. 大便隐血试验：对本病的诊断虽无特异性，但方法简便易行，可作为大规模普查时的初筛手段，或提供早期诊断的线索，对消化道出血的诊断有重要价值。

5. 在诊断和治疗以前评价大肠癌患者的疗效和随访时必须检测外周血癌胚抗原、CA19-9；有肝转移的患者建议查甲胎蛋白；怀疑有腹膜、卵巢转移的患者建议检查 CA125。

（二）内镜检查

多采用全结肠镜检查，可观察全部结肠，直达回盲部，并对可疑病变进行组织学检查，有利于早期及微小结肠癌的发现。直肠镜和乙状结肠镜适用于病变位置较低的结直肠病变。对内镜检查发现的病灶，除需要活检确定性质之外，可采用病灶上下缘金属夹定位，有利进一步治疗。由于结肠肠管在检查时可能出现皱缩，因此内镜下所见肿物下缘距肛缘的距离可能出现误差，建议结合 CT、MRI 或钡灌肠明确病灶部位。

（三）影像学检查

1. X 线检查　推荐气钡双重造影技术，可清楚显示黏膜破坏、肠壁僵硬、结肠充盈缺损，肠腔狭窄等病变，但不能用于结直肠癌分期。但腹部平片检查对判断肠梗阻的作用不可忽略。

2. 腔内超声、CT、MRI　结肠腔内超声扫描可清晰显示肿块范围大小，深度及周围组织情况，可分辨肠壁各层的微细结构。CT 及 MRI 检查对了解肿瘤肠管外浸润程度以及有无淋巴结或远处转移更有意义。CT 检查提供结直肠恶性肿瘤的分期，发现复发肿瘤，评价肿瘤对各种治疗的反应。MRI 检查提供直肠癌的术前分期，结直肠癌肝转移的评价，发现腹膜以及肝被膜下病灶。

3.PET/CT　不推荐常规使用，但对于常规检查无法明确的转移复发病灶可作为有效的辅助检查。

4. 排泄性尿路造影　不推荐术前常规检查，仅适用于肿瘤较大且可能侵及尿路的患者。

【诊断要点】

大肠癌除早期可无症状之外，绝大多数均有不同程度的症状存在。详细询问病史、认真体格检查辅以实验室、内镜和 X 线检查，确诊一般并无困难。

【鉴别诊断】

（一）溃疡性结肠炎

本病可以出现腹泻、黏液便、脓血便、大便次数增多、腹胀、腹痛、消瘦、贫血等症状，伴有感染者尚可有发热等中毒症状，与结肠癌的症状相似，纤维结肠镜检查及活检是有效的鉴别方法。

（二）阑尾炎

回盲部癌可因局部疼痛和压痛而误诊为阑尾炎。特别是晚期回盲部癌，局部常发生坏死溃烂和感染，临床表现有体温升高，白细胞计数增高，局部压痛或触及肿块，常诊断为阑尾脓肿，需注意鉴别。

（三）肠结核

肠结核在我国较常见，好发部位在回肠末端、盲肠及升结肠。常见症状有腹痛，腹泻、便秘交替出现，部分患者可有低热、贫血、消瘦、乏力、腹部肿块，与结肠癌症状相似。但肠结核患者全身症状更加明显，如午后低热或不规则发热、盗汗、消瘦、乏力，需注意鉴别。

（四）结肠息肉

本病主要症状可以是便血，有些患者还可有脓血样便，与结肠癌相似，钡餐灌肠检查可表现为充盈缺损，行纤维结肠镜检查并活组织送病理检查是有效的鉴别方法。

（五）血吸虫性肉芽肿

本病多见于流行区，目前已少见。少数病例可癌变。结合血吸虫感染病史，粪便中虫卵检查，以及钡餐灌肠和纤维结肠镜检查及活检，可以与结肠癌进行鉴别。

（六）阿米巴肉芽肿

本病可有肠梗阻症状或查体扪及腹部肿块与结肠癌相似。本病患者行粪便检查时可找到阿米巴滋养体及包囊，钡餐灌肠检查常可见巨大的单边缺损或圆形切迹。

【治疗】

（一）西医治疗

1. 手术治疗 根治手术，包括癌肿、足够的两端肠段及区域淋巴结清扫。区域淋巴结清扫必须包括肠旁、中间和系膜根部淋巴结三站。

（1）结肠癌：结肠具有宽长系膜，易将整个相关的系膜淋巴引流系统全部切除，预后较直肠癌为好。手术方法和范围的选择取决于肿瘤部位、拟切除肠段及其动脉血供范围和淋巴引流范围。腹腔镜下结肠切除术已经被列为治疗结肠癌的一种手术方式。对于结肠癌手术，淋巴结的清扫是非常重要的，至少应检测到 12 枚淋巴结。对于 pN0 患者，若初始检查不能找到 12 枚淋巴结，推荐病理医师重新解剖标本。被判定为 N0 但是送检淋巴结少于 12 枚的患者分期是未达到标准的，视为高危人群。

（2）直肠癌：直肠癌原发灶的手术治疗方法众多，主要取决于肿瘤的部位以及肿瘤的广泛程度。这些手术方法包括局部切除法，如经肛门局部切除和经肛门显微手术（TEM）经腹手术方法，包括低位前切除术（LAR），行结肠 – 肛管吻合的全直肠系膜切除术（TME）或腹会阴联合切除术（APR）。术前新辅助放化疗可能使肿瘤体积缩小，让保肛手术成为可能，"全直肠系膜切除（total mesorectal excision，TME）"手术可使中下段直肠癌术后复发率由传统的 12% ～ 20% 降至 4% 左右。

（3）肝转移的处理：确诊大肠癌时，15% ～ 25% 已有肝转移。在大肠癌切除后的患者随访中另有 20% ～ 30% 将发生肝转移。如果大肠癌患者除肝脏转移外无其他远处转移，原发灶又能做根治性切除者，则应对肝脏转移灶做积极的治疗。判定肝转移瘤是否适合手术在于保留正常肝储备功能的基础上，是否能获得阴性手术切缘。

对于肝转移灶无法根治手术的患者选择以肝脏为导向的治疗方

法作为补充或替代。主要方法包括肝脏动脉灌注，经动脉的化疗栓塞，肿瘤消融术。消融技术包括射频消融（RFA）、微波消融、冷冻消融、经皮无水酒精注射和电凝固技术。同时以肝脏为导向的放疗方法包括微球体动脉放射栓塞术以及适形（立体）外照射放疗。

（4）并发症的处理：结直肠癌发生完全性肠梗阻占 8% ～ 23%，患者预后一般较差，死亡率及并发症发生率也较高。梗阻时，应当在进行胃肠减压、纠正水和电解质紊乱以及酸碱失衡等准备后，早期施行手术。右侧结肠癌，可行右半结肠切除一期回肠结肠吻合术。如患者情况不许可，则先做盲肠造口解除梗阻，二期手术行根治性切除。如肿瘤已不能切除，可切断末端回肠，行近切端回肠横结肠端侧吻合，远切端回肠断端造口。左侧结肠癌并发急性肠梗阻时，一般应在梗阻部位的近侧做横结肠造口，在肠道充分准备的条件下，再二期手术行根治性切除。对肿瘤已不能切除者，则行姑息性结肠造口。

近年来内镜技术得到肯定和广泛应用，结肠梗阻尤其左半结肠梗阻的患者，可在灌肠等准备后经内镜行结肠支架放置术或结肠引流，解除梗阻，减少肠壁水肿，在梗阻解除 1 ～ 2 周后再行 1 期肿块切除 + 肠吻合术。

结直肠癌穿孔的手术和围术期的并发症发生率和死亡率均较高，5 年生存率低于 10%，可能与穿孔后结肠癌细胞在腹腔种植有关。手术原则与结直肠癌性梗阻相同。

2. 化学药物治疗　临床诊断的大肠癌患者中，20% ～ 30% 已属晚期，手术已无法根治，必须考虑予以化疗。化疗药物为 5Fu/LV、伊立替康、奥沙利铂、卡培他滨和靶向药物，包括西妥昔单抗（推荐用于全 RAS 基因野生基因型患者）、贝伐珠单抗、帕尼单抗、瑞戈非尼及阿柏西普。治疗的选择主要取决于治疗目标、既往治疗的类型和时限以及治疗方案构成中各种药物不同的不良反应谱。在考虑不同给药方案对具体患者的疗效和安全性时，不但要考虑药物构成，还要考虑药物的剂量、给药计划和途径，以及外科根治的潜在性和患者的身体状况。

3. 放射治疗　直肠癌放疗或放化疗为辅助治疗和姑息治疗，适应证为肿瘤局部区域复发和（或）远处转移。对于某些不能耐受手术或保肛意愿强烈的患者，可以尝试根治性放疗或放化疗。

4. 内镜下治疗　限于黏膜层的早期大肠癌，腺瘤癌变，采用内镜下黏膜切除术（EMR）或者黏膜剥离术（ESD）可将癌变腺瘤完整切除；直肠类癌局限病变也可以考虑内镜下治疗。在不能进行手术治疗的晚期病例，可通过内镜放置金属支架预防或者接触肠腔狭窄和梗阻。

5. 其他治疗　包括基因治疗、导向治疗、免疫治疗、中医中药治疗，均作为辅助疗法。

（二）中医辨证论治

本病临床上以正气不足，湿毒瘀结为基本病机。病程早期以标实为主，湿热、瘀毒蕴结于肠中，日久形成结块，因此治疗上应以清热利湿、化瘀解毒为基本原则。病至晚期属正虚邪实，治疗上当根据患者所表现的不同证候，以补虚为主兼以解毒散结。

目前关于结肠癌的中医辨证论治尚未形成统一的共识意见。《中华脾胃病学》中对此病的辨证论治进行了总结，可供临床参考，药物剂量可参考《方剂学》和《中药学》，具体如下：

1. 湿热内蕴证

证候特点：腹部阵痛，便中夹血，里急后重，肛门灼热，或有发热，恶心，胸闷等。

舌脉：舌质红，苔黄腻，脉滑数。

治法：清热利湿。

推荐方剂：槐花地榆汤或清肠饮加减。

基本处方：槐花 10 ~ 20g，地榆 10 ~ 20g，白头翁 10 ~ 20g，

败酱草 10 ～ 30g，马齿苋 10 ～ 30g，黄柏 10 ～ 20g，苦参
10 ～ 20g，黄芩 10 ～ 20g，赤芍 10 ～ 15g，炙甘草 6 ～ 10g。

2. 瘀毒蕴结证

证候特点：腹痛，泻下脓血，色紫暗，气味臭秽，量多，烦热，
口渴，里急后重。

舌脉：舌质紫或有瘀点，脉涩滞或细数。

治法：化瘀解毒。

推荐方剂：膈下逐瘀汤或桃红四物汤加减。

基本处方：归尾 10 ～ 15g，红花 10 ～ 15g，桃仁 10 ～ 15g，
赤芍 10 ～ 15g，丹参 10 ～ 20g，生地黄 10 ～ 20g，川芎 10 ～ 15g，
生薏苡仁 10 ～ 30g，半枝莲 10 ～ 15g，藤梨根 10g，败酱草
10 ～ 30g，炮山甲 10g。

3. 脾肾阳虚证

证候特点：腹痛隐隐，畏寒肢冷，面色苍白，少气无力，五更
泄泻。

舌脉：舌胖，脉沉细无力。

治法：温补脾肾。

推荐方剂：附子理中汤加减。

基本处方：附子 10 ～ 15g，党参 10 ～ 20g，白术 10 ～ 30g，茯
苓 10 ～ 20g，生薏苡仁 10 ～ 30g，诃子 5 ～ 10g，干姜 10g，陈皮
10 ～ 20g，炙甘草 6 ～ 10g。

4. 气血两虚证

证候特点：腹痛绵绵，喜揉按，少气无力，脱肛，下坠，神疲
懒言，面色苍白，唇甲不华。

舌脉：舌质淡，苔薄白，脉沉细无力。

治法：补益气血。

推荐方剂：八珍汤合当归补血汤加减。

基本处方：党参 10 ～ 20g，当归 10 ～ 15g，茯苓 10 ～ 15g，

黄芪 10 ~ 30g，熟地黄 10 ~ 20g，白芍 10 ~ 15g，川芎 10g，升麻 6 ~ 10g，白术 10 ~ 30g，炙甘草 6 ~ 10g，丹参 10 ~ 20g，陈皮 10g。

5. 肝肾阴虚证

证候特点： 五心烦热，腰酸盗汗，形体消瘦，头晕耳鸣，遗精带下。

舌脉： 舌质红或绛，少苔，脉弦细。

治法： 滋阴益肾。

推荐方剂： 知柏地黄丸加减。

基本处方： 生地黄 10 ~ 15g，知母 10 ~ 15g，黄柏 10 ~ 15g，白芍 10 ~ 20g，牡丹皮 10 ~ 15g，山茱萸 10 ~ 20g，五味子 10g，麦冬 10 ~ 20g，泽泻 10 ~ 20g。

（三）中医其他治疗

1. 灌肠 中药灌肠法增加了中药给药途径，药物通过直肠吸收，直肠给药吸收快、疗效好，同时克服了部分患者因梗阻等不能口服药物的问题。灌肠常用中药：①清热解毒类：黄芩、黄连、黄柏、紫草、栀子、白头翁、苦参、鸦胆子、败酱草、白花蛇舌草等；②活血化瘀止血类：丹参、三七、乳香、没药、仙鹤草、地榆、槐花等；③敛疮生肌类：白及、儿茶、诃子、赤石脂等。

2. 针灸 主穴选中脘、内关、足三里。便秘、腹泻者加天枢、上巨虚；恶心者加下脘、公孙；食欲不振者加脾俞、胃俞。减轻放化疗对骨髓的抑制作用时，多取三阴交、血海、膈俞、太冲、太溪。

（四）中西医结合治疗

目前，大肠癌治疗仍以手术、化疗、放疗、靶向治疗等为主要手段，而中医药治疗在改善患者生存质量、提高生存率、放化疗的增敏减毒、预防肿瘤复发和转移等方面均显示出了极大的潜力。中西医结合在大肠癌的治疗中已显示了独特的优势。

　　根治性手术切除是治愈大肠癌的唯一希望，而在围手术期采用中医辅助治疗也不相同。术前多为实证，治以通腑泻实、改善手术条件为主。术后患者体内肿瘤去除，加之手术创伤，多为虚证，治以扶正补虚，并对症处理术后腹胀便秘、感染发热等并发症。围手术期中西医结合治疗对提高患者机体免疫力、促进术后胃肠功能及整体恢复等方面均起着重要作用，既可巩固和加强肿瘤的治疗效果，又可保证进一步治疗的顺利进行，充分体现中西医结合治疗的优势。

　　化疗、放疗是大肠癌主要的辅助治疗手段，治疗期间会对人体产生较大的毒副作用。辅以中医治疗，可发挥增敏、减毒的作用。具体需根据中医证候的变化，辨证施治。也可配合运用中药抗肿瘤静脉制剂，疗效显著优于单用化疗者。

　　对于经过根治性手术和辅助放化疗后的大肠癌患者，西医学一般采取观察的手段而不行治疗，而此阶段肿瘤的复发率可达50%～70%，这是西医学治疗过程存在的"盲区"。中医药在此有较大的发挥余地，通过调体、辨证施治等，改善患者的内环境，提高抵抗力，可减少肿瘤的复发及转移。

　　对于肿瘤已有远处转移，且无法施行根治性切除术，或者术后复发，无法切除的患者，治疗以改善生存质量为目的。西医主要以姑息性放化疗和对症支持治疗为主。中医辨证施治可以辅助放化疗增效减毒，治疗晚期大肠癌肠梗阻、癌性发热、恶病质等并发症，改善患者身体状况，提高患者的生存质量。

【转归、预后、随访】

　　大肠癌预后与其生物学行为有关。结肠癌根治术后5年生存率达到60%以上。年龄小，浸润型和胶样型、分化程度低的大肠癌预后较差。结肠癌的预后比直肠癌好。除针对肿瘤治疗外，积极处理并发症可提高患者生存质量和延长患者的寿命。

【生活调护】

改变生活方式如戒烟、保持体质指数，锻炼身体，增加纤维膳食，积极防治癌前病变如炎症性肠病，处理结肠及直肠腺瘤和息肉病。

【中西医最新研究进展】

（一）部分现代医家中医或中西医结合治疗结肠癌的经验

目前对于此病的临床辨证分型及治疗，各医家尚未形成统一的认识。严小军等从中医的角度深入探讨了结肠癌前病变的病因病机及治则方药，认为脾胃虚弱、阴津耗伤、肠络瘀阻、毒邪内蕴是结肠癌前病变的病理机转，治疗应以健脾益气、养阴活血、清热解毒为法。毛竹君等探究 FOLFOX 化疗方案联合中医健脾法对结肠癌术后患者 Th1/Th2 免疫应答平衡、癌因性疲乏及对其周围神经病变的影响。选取 150 例结肠癌术后患者，按照数字表法随机分为对照组和观察组，每组各 75 例，对照组给予常规治疗及 FOLFOX 化疗方案治疗，观察组给予中医健脾法配合 FOLFOX 化疗方案治疗，分析两组治疗效果、癌因性疲乏评分、Th1/Th2 免疫应答平衡和周围神经病变情况。结果发现 FOLFOX 化疗方案与中医健脾法联合对结肠癌术后患者疗效显著，缓解周围神经病变，有效减轻癌因性疲乏，维持 Th1/Th2 免疫应答平衡。阮善明等探索中医解毒法协同化疗在结肠癌辅助治疗阶段的优化治疗模式，并初步探讨作用机制。①皮下接种 CT26 细胞于 120 只 BALB/c 小鼠建立移植瘤模型，分为 6 组：提前干预组、延后干预组、维持干预组、单纯中药组、单纯化疗组、模型对照组，每组 20 只。②取 6 组移植瘤模型小鼠每组 10 只，治疗后观察生存期，绘制生存曲线。③免疫组化（SP 法）及 Western Blot 法检测瘤体天冬氨酸特异性半胱氨酸蛋白酶 -3（Caspase-3）、Rho 相关的卷曲蛋白激酶 2（ROCK2）、哺乳动物雷帕霉素靶蛋白

（mTOR）表达水平。结果发现：①化疗前应用解毒法能延长总生存期，起到减毒增效的作用。单独运用中医解毒法可以缓解疾病进展，延长生存时间，达到"带瘤生存"。②中医解毒法协同化疗能延长生存期的作用机制可能与上调肿瘤促凋亡蛋白 Caspase-3 表达，下调肿瘤侵袭转移相关蛋白 ROCK2 表达，下调增殖相关蛋白 mTOR 表达有关。

临床上除了辨证论治，很多医家基于疾病的病机特点也采用协定处方进行治疗，取得了较好的疗效，举例如下：

董晶等回顾性分析 2013 年 6 月至 2016 年 6 月宁波市中医院肿瘤科收治的 62 例晚期结肠癌脾虚证患者，所有患者接受复方藤梨根制剂口服每日 1 剂，同时联合 XELOX 或 FOLFIRI 方案化疗，以 42 天为 1 个疗程，治疗至出现病情进展。治疗前及治疗 1 个疗程后进行中医症状评分，包括食少纳呆、体倦乏力、腹胀、大便异常；观察患者无进展生存期并进行其影响因素分析；治疗 1 个疗程后评价近期临床疗效、中医证候疗效和生活质量疗效。发现复方藤梨根制剂辅助化疗治疗晚期结肠癌脾虚证患者近期临床疗效有效率高达 58.1%，癌转移数目少、无内脏转移、转移脏器较少的患者无进展生存期更长。

（二）结肠癌的多学科综合治疗协作

随着结肠癌研究的进展及理念的变化，单一的治疗方式无法满足结肠癌的诊治需求，以外科手术为基础的结肠癌多学科综合治疗协作组（multidisciplinary team，MDT）诊治模式正在发挥越来越重要的作用。

结直肠外科、消化内科、肿瘤内科、放射科、病理科应为结肠癌 MDT 学科的基本组成，在此基础上可再根据所诊治患者的具体情况做出灵活调整，吸纳其他相关学科进行综合诊治。如合并肝转移的患者，应有肝胆外科专家的加入，并同结直肠外科专家商讨能否完成患者获益的 R0 切除，是一期联合手术，还是分期手术。合并肺转移的患者，应有胸外科专家的加入。需行结肠造口的患者，进行术前讨论时有造口护理师的参与也是十分必要的，可为患者提供针对永久造口的护理和相关心理指导。

团队负责人负责本 MDT 的管理，制定相应的规章制度：对违反规章制度者，应该有相应的惩罚措施；对表现优异者，同样应当有相应的奖励措施。制订议事日程：定期举行团队会议，总结近期的工作得失，布置下一阶段的工作任务。

（三）《2021.V1 版 NCCN 临床实践指南：结肠癌》中有关转移性结肠癌的转化治疗的更新

关于转移性结肠癌的转化治疗，新版《2021.V1 版 NCCN 临床实践指南：结肠癌》最大的更新点就是将免疫治疗提到了一线治疗，作为 DNA 错配修复缺陷（dMMR）/ 微卫星高度不稳定型（MSI-H）患者的备选方案。具体更新内容如下：①规定了长达 6 个月的围手术期治疗时限。②对于可切除的同时性单纯肝和（或）肺转移患者，增加治疗选择："考虑纳武利尤单抗 ± 伊匹木单抗或帕博利珠单抗（优选），序贯同期或分期结肠切除和转移瘤切除"。③对于不可切除的同时性单纯肝和（或）肺转移患者的系统治疗，同样增加治疗选择："纳武利尤单抗 ± 伊匹木单抗或帕博利珠单抗（优选）"，然后每 2 个月进行再评估，如转化为可切除，则施行结肠和转移瘤的同期或分期切除。④对于不可切除的异时性转移患者，且既往 12 个月内接受过辅助 FOLFOX/CAPEOX 化疗，初始免疫治疗将帕博利珠单抗列为"优选"方案，然后每 2 个月进行再评估，如转化为可切除则首选手术切除。

近年来，以检查点抑制剂为代表的免疫治疗在 dMMR/MSI-H 晚期结直肠癌患者中取得了显著的效果。例如，经典的 CheckMate-142 系列临床试验显示，纳武利尤单抗单药或联合伊

匹木单抗作为转移 dMMR/MSI-H 结直肠癌一线治疗的客观缓解率
（objective response rates，ORR）分别为 51% 和 60%（中位随访 13.8
个月），联合用药优于单独用药，而且均优于作为非一线治疗中的
31%（单药，中位随访 12 个月）和 55%（联合，中位随访 13.4 个月）。
最新的 KEYNOTE-177（NCT02563002）Ⅲ期随机对照研究显示，
帕博利珠单抗组的 ORR、12 个月无进展生存率（progression free
survival，PFS）、24 个月 PFS 和 3～5 级不良事件（adverse events，
AE）发生率分别为 43.8%、55.3%、48.3% 和 22%（中位随访为 28.4
个月），而标准化疗组的 ORR、12 个月 PFS、24 个月 PFS 和 3～5
级 AE 发生率分别为 33.1%、37.3%、18.6% 和 66%（中位随访 27.2
个月）；帕博利珠单抗组中位 PFS 优于化疗组（16.5 个月 vs.8.2 个
月，P=0.0002）。可见，帕博利珠单抗一线治疗晚期 dMMR/MSI-H
结直肠癌在 ORR、PFS 和毒性方面均优于标准化疗方案。这两项研
究奠定了检查点抑制剂，尤其是帕博利珠单抗，在转移性 dMMR/
MSI-H 结直肠癌中的一线治疗地位，并写入了新版指南。但免疫治
疗作为一线治疗的支持证据仍十分有限，而且早期进展的风险可能
比化疗更高，所以专家组推荐帕博利珠单抗或纳武利尤单抗 ± 伊匹
木单抗仅用于不适合强化治疗的晚期 dMMR/MSI-H 结直肠癌患者。
而且考虑到联合治疗的潜在毒性，纳武利尤单抗联合伊匹木单抗为
2B 类推荐。此外，CheckMate-142 和 KEYNOTE-177 均未公布检查
点抑制剂治疗后的转化手术率和 R0 切除率，所以在免疫治疗时代，
转化治疗理念能否上一个新的台阶尚不得而知。

（王万卷）

第二十四章　非酒精性脂肪肝

非酒精性脂肪肝（nonalcoholic fatty liver disease，NAFLD）是除外酒精和其他明确的肝损害因素所致，与胰岛素抵抗和遗传易感性密切相关的代谢应激性肝损伤，以肝细胞显著脂肪变性为主要病理特征的疾病，包括非酒精性单纯性脂肪肝（NAFL）、非酒精性脂肪性肝炎（NASH）、肝硬化、肝细胞癌。NAFLD 最早在 1980 年由 Ludwig 等提出，特指不合并过量饮酒的肝脏脂肪过量沉积与肥胖、代谢综合征、糖尿病、心血管疾病等多种代谢异常疾病密切相关，近期有专家提议以代谢相关脂肪性肝病（metabolic associated fatty liver disease，MAFLD）加以取代。

中医学典籍中无脂肪性肝病的记载，现多根据其临床表现，将其归属于"胁痛""痞满""肝胀""肝癖""肝癖""肝着""积聚""痰证""痰浊""湿阻""瘀证""肥气"和"积证"等范畴。"十一五"国家中医药管理局中医肝病协作组将 NAFLD 的中医病名确定为"肝癖"。

【病因病机】

（一）中医

NAFLD 的病因主要是饮食不节、劳逸失度、情志失调、久病体虚、禀赋不足。饮食不节、劳逸失度、脾胃乃伤，情志失调、肝气郁结、肝气乘脾，久病体虚、脾胃虚弱，均可致脾失健运，湿浊内生，湿邪日久，郁而化热，而出现湿热内蕴；禀赋不足或久病及肾，肾精亏损，气化失司，痰浊不化，痰浊内结，阻滞气机，气滞血瘀，瘀血阻络，终致痰瘀互结。本病病位在脾，涉及肝、肾诸脏，其病理基础与痰、湿、浊、瘀、热等有关，证属本虚标实，脾虚为本，痰浊血瘀为标。

1. 饮食不节　过食肥甘厚味，大量饮酒，湿热内生，蕴结中焦，脾胃受损，健运失司，饮食积滞。《素问·痹论》曰："饮食自倍，肠胃乃伤。"《景岳全书·痢疾论积垢》载："饮食之滞，留蓄于中，或结聚成块…乃为之积。"《诸病源候论·癖病诸候》曰："夫酒癖者，因大饮酒后……酒与饮俱不散，停滞在于胁肋下，结聚成癖，时时而痛……"

2. 情志失调　情志所伤，或暴怒伤肝。肝主疏泄，调畅气机，情志不遂，疏泄失常，气机不利。《金匮翼·胁痛统论》说："肝郁胁痛者，悲哀恼怒，郁伤肝气。"肝郁气滞，气血津液运行不畅，则水湿不化，血瘀内阻，郁积于肝，或肝病传脾，脾失健运，痰湿内生，痰浊瘀血滞留于肝，久而成积。朱丹溪《医林绳墨》曰："气也，常则安，逆则祸，变则病，生痰动火，升降无穷，燔灼中外，血液稽留，为积为聚"。

3. 先天禀赋　先天禀赋强弱与偏颇，形成身体体质类型。陈修园有云："大抵素禀之盛，从无所苦，惟是痰湿颇多。"脂肪肝患者多肥胖，而素体禀赋决定对某些病邪的易感受性不同。朱丹溪在《丹溪心法》提出："肥人多痰，乃气虚也。"《石室秘录》曰："肥人多痰，乃气虚也。虚则气不能运行，故痰生之。"

（二）西医

1. 肥胖　肥胖与 NAFLD 之间的联系已得到大量证实。研究表明腰围、内脏脂肪和 BMI 是 NAFLD 的主要危险因素之一。摄入能量过多，营养过剩，超重肥胖，外周脂肪分解增多，经血液流向肝脏的脂肪酸增多，使肝内合成的甘油三酯增多，形成 NAFLD。中心性肥胖以内脏型肥胖为主，通过影响胰岛素的敏感性参与胰岛素抵抗的发生和发展，表现为脂肪肝。

2. 代谢综合征（metabolic syndrome，MS） 是人体的蛋白质、脂肪、碳水化合物等物质发生代谢紊乱的病理状态，是一组复杂的代谢紊乱症候群。脂肪肝和 MS 有着密切的关系。MS 的重要中心环节是产生胰岛素抵抗，而胰岛素抵抗是脂肪肝发病的基础。

3. 2 型糖尿病（type 2 diabetes T2DM） 与 NAFID 的发展具有密切关系，T2DM 人群 NAFLD 患病率显著增加，患病率为 65% ～ 70%；同时，NAFLD 常促使糖脂代谢紊乱、加重胰岛素抵抗，致使 T2DM 患者心血管疾病和糖尿病微血管并发症发病率显著增加。肝脏是胰岛素发挥作用的主要靶组织，也是调节机体糖、脂质代谢平衡的关键器官。T2DM 患者存在胰岛素抵抗影响脂质代谢，影响肝细胞因子水平及炎症通路，从而导致 NAFLD 的发生，加速 NAFLD 发展，使其更易进展为 NASH、肝纤维化、肝硬化。NAFLD 患者肝脏发生脂肪变性，释放的肝细胞因子及炎症信号改变可扰乱正常的糖代谢，促进胰岛素抵抗及 T2DM 的发生与发展。

4. 高血压 高血压是 NAFLD 发病及进展的危险因素，高血压病严重程度与 NAFLD 的发生正相关，而且高血压还能影响 NAFLD 疾病的进展，目前认为造成这种情况与胰岛素抵抗、肠道菌群和肾素 – 血管紧张素 – 醛固酮系统相关。

5. 高脂血症 高脂血症是脂肪肝发生的主要因素，尤其是甘油三酯升高。血脂升高，生成大量脂肪酸运送到肝脏部位，过度堆积在肝脏中，引起肝细胞变性，形成脂肪肝。

【临床表现】

NAFLD 的临床表现无特异性，可无明显症状，有症状者主要表现为全身乏力、肝区隐痛、右上腹不适或胀满感，可伴有食欲不振、恶心等消化道症状。进展至肝硬化阶段可出现肝硬化并发症腹水、上消化道出血、肝性脑病等相关临床症状。

（一）症状与体征

1. 典型症状　脂肪肝患者缺乏典型的临床表现。

2. 不典型症状　全身乏力、肝区隐痛、右上腹不适或胀满感、食欲减退、恶心等非特异性症状。

3. 体征　肝肿大是 NAFLD 常见的体征，其次是脾肿大，少数患者可有轻度黄疸。

（二）常见并发症

1. 心血管疾病　NAFLD 患者有更高的心血管疾病流行率和发病率。相比肝脏疾病，心血管疾病是 NAFLD 患者更常见的死亡原因。心血管并发症经常决定 NAFLD 的预后，所有 NAFLD 患者均应进行心血管疾病的筛查及相关干预。

2. 肝细胞癌（HCC）　NAFLD 是 HCC 的危险因素，甚至在肝硬化发生前即可发展至 HCC，应进行系统随访，尽早发现并进行相关治疗。

3. 其他肝外疾病　20% ～ 50% NAFLD 患者可发现慢性肾脏疾病，尤其是 NASH 患者中。NAFLD 也与结肠直肠癌、代谢性骨病（维生素 D 缺乏、骨质疏松）和罕见的代谢疾病（脂肪代谢障碍、糖原贮积病）等有关，应进行相关干预筛查，定期随访。

【实验室和其他辅助检查】

（一）实验室检查

丙氨酸氨基转移酶（ALT）和（或）天门冬氨酸氨基转移酶（AST）、γ - 谷氨酰转移酶（GGT）持续升高；严重者可出现总胆红素、直接胆红素升高。

（二）影像学检查

影像学检查是目前常用检查方法。腹部 B 超已作为拟诊脂肪肝的首选方法，可大致判断肝内脂肪浸润的有无及其在肝内的分布类型，另外 Fibroscan 作为无创超声检查可测量肝脏脂肪含量及硬度，CT 腹部平扫对脂肪肝的诊断有很高的敏感性，但费用高，一般不作为常规检测项目。MRI 是诊断脂肪肝最准确的影像学方法，其诊断脂肪肝的准确性优于 B 超和 CT。

（三）肝脏病理

肝组织学检查（简称肝活检）是目前本病诊断及分类鉴别最可靠的手段。

【诊断要点】

1. 无饮酒史或饮酒折合乙醇量男性 < 140g/ 周，女性 < 70g/ 周。

2. 除外病毒性肝炎、药物性肝病、全胃肠外营养、肝豆状核变性、自身免疫性肝病等可导致脂肪肝的特定疾病。

3. 肝活检组织学改变符合脂肪性肝病的病理学诊断标准，或者肝脏影像学的表现符合弥漫性脂肪肝的诊断标准。

【鉴别诊断】

（一）酒精性肝病

出现肝功能异常，化验提示 AST/ALT > 2，GGT 以及平均红细胞容积（MCV）增高。饮酒史超过 5 年，饮酒精量男性 ≥ 40g/d，女性 ≥ 20g/d，或 2 周内有大量饮酒史，折合酒精量 > 80g/d 时，禁酒后这些指标可明显下降，通常 4 周内基本恢复正常。

（二）病毒性肝炎

病毒性肝炎是肝生化检查异常的常见原因，其中 HCV 病毒感染造成脂肪肝最为常见，相应病毒检测可助诊断。

（三）自身免疫性肝病

相关自身抗体、免疫球蛋白等检测，结合病史进行鉴别。

（四）药物性肝损伤

类固醇、布洛芬、氨甲蝶呤、非甾体类药及化疗药都可导致大泡性脂肪变；四环素、丙戊酸、核苷及核苷类似物等可导致小泡性脂肪变；胺碘酮、硝苯地平、他莫昔芬等可能引起肝脏的脂肪病变。中药（包括中药饮片及中成药）及保健品导致的肝损伤不可忽视。RUCAM 因果关系评估量表有助于药物性肝损伤的诊断。

【治疗】

NAFLD 的病因有复杂的异质性，目前西医治疗上缺乏疗效肯定的药物，通常在调整生活方式、控制体质量的基础上，针对 NAFLD 的致病因素、发病机制的关键环节、相关代谢紊乱特征选择有效药物。而中医治疗在改善胰岛素抵抗、调节糖脂代谢紊乱、减少肝内脂质沉积、抑制氧化应激反应、抗炎和抗纤维化方面有一定疗效，中医外治法对部分患者可能具有更大优势。治疗的目标是预防并发症的发生，改善生活质量，延长寿命。

（一）西医治疗

1. 生活方式治疗　对超重或肥胖（尤其是腹型肥胖）的 NAFLD 患者，应将以减轻体重为目的的生活方式治疗作为首选。应该根据一天的能量需求，合理选择进食量，避免暴饮暴食；减少食用富含饱和脂肪的食物，如单糖、精制谷物和土豆等，并且减少高脂饮食摄入；三餐规律进食，戒除零食等。推荐 NAFLD 患者坚持进行合理的有氧运动，如快走、慢跑、骑自行车、跳绳等。锻炼运动强度保持锻炼时心率 100 ～ 150 次 / 分，每次 30 ～ 60 分钟，每周 5 次以上。

2. 药物治疗　NAFLD 病因的高度异质性决定了不同致病因素导致的脂肪肝患者在药物治疗的反应上存在巨大差异。虽然迄今已有超过 300 项针对 NAFLD 的临床研究项目，但是仍没有任何一种药物正式获批用于 NAFLD 的临床治疗，奥贝胆酸是目前应用前景较好的新药，可以调节葡萄糖和脂质代谢，还可以显著降低 NAFLD 的纤维化。维生素 E 可以改善部分非糖尿病合并脂肪肝患者炎症反应，被欧美国家及日本推荐使用。根据疾病的活动和病期合理选择药物多烯磷脂酰胆碱、水飞蓟宾、双环醇、甘草酸制剂。

（二）中医辨证论治

1. 肝郁脾虚证

证候特点： 右胁肋胀满或走窜作痛，每因烦恼郁怒诱发，腹胀便溏，腹痛欲泻，倦怠乏力，抑郁烦闷，时欲太息。

舌脉： 舌淡，边有齿痕，苔薄白或腻，脉弦或弦细。

治法： 疏肝健脾。

推荐方剂： 逍遥散加减。

基本处方： 当归 10g，白芍 10g，柴胡 10g，茯苓 10g，白术 10g，炙甘草 6g，生姜 1 块，薄荷 6g。每日 1 剂，水煎服。

加减法： 腹胀明显者，加枳壳、大腹皮；乏力气短者，加黄芪、党参。

2. 湿浊内停证

证候特点： 右胁肋不适或胀闷，形体肥胖，周身困重，倦怠乏力，胸脘痞闷，头晕恶心，食欲不振。

舌脉： 舌淡红，苔白腻，脉弦滑。

治法： 祛湿化浊。

推荐方剂： 胃苓汤。

基本处方： 苍术 15g，陈皮 10g，厚朴 10g，甘草 6g，泽泻 6g，猪苓 5g，赤茯苓 5g，白术 5g，肉桂 3g。每日 1 剂，水煎服。

加减法： 形体肥胖、周身困重等湿浊明显者，加绞股蓝、焦山楂；胸脘痞闷者，加藿香、佩兰。

3. 湿热蕴结证

证候特点： 右胁肋胀痛，口黏或口干口苦，胸脘痞满，周身困重，食少纳呆。

舌脉： 舌质红，苔黄腻，脉濡数或滑数。

治法： 清热化湿。

推荐方剂： 三仁汤合茵陈五苓散。

基本处方： 苦杏仁 12g，滑石 18g，通草 6g，白蔻仁 6g，竹叶 6g，厚朴 6g，薏苡仁 18g，半夏 10g，茵陈 18g，茯苓 10g，泽泻 15g，猪苓 10g，桂枝 6g，白术 10g。每日 1 剂，水煎服。

加减法： 恶心呕吐者，加枳实、姜半夏、竹茹；黄疸明显者，加虎杖；胸脘痞满、周身困重等湿邪较重者，加车前草、通草、苍术。

4. 痰瘀互结证

证候特点： 右胁下痞块，右胁肋刺痛，纳呆厌油，胸脘痞闷，面色晦滞。

舌脉： 舌淡暗，边有瘀斑，苔腻，脉弦滑或涩。

治法： 活血化瘀，祛痰散结。

推荐方剂： 膈下逐瘀汤合二陈汤。

基本处方： 桃仁 12g，牡丹皮 6g，赤芍 6g，乌药 6g，延胡索 3g，炙甘草 9g，川芎 6g，当归 9g，五灵脂 6g，红花 9g，枳壳 5g，香附 5g，陈皮 15g，半夏 10g，茯苓 10g，乌梅 1 个，生姜 7 片。每日 1 剂，水煎服。

加减法： 右胁肋刺痛者，加川楝子；面色晦暗等瘀血明显者，加莪术、郁金。

（三）中医其他治疗

1. 中成药　对于逆转、延缓脂肪肝进展有一定疗效。常用中成药如下：

（1）当飞利肝宁胶囊：清利湿热，益肝退黄。用于非酒精性单纯性脂肪肝湿热内蕴证，4 片 / 次，3 次 / 日。

（2）化滞柔肝颗粒：清热利湿，化浊解毒，祛瘀柔肝。用于非酒精性单纯性脂肪肝湿热中阻证，1 袋 / 次，3 次 / 日，每服 6 天需停服一日或遵医嘱。

（3）壳脂胶囊：消化湿浊，活血散结，补益肝肾。用于非酒精性脂肪肝湿浊内蕴、气滞血瘀或兼有肝肾不足郁热证，5 粒 / 次，3 次 / 日。

（4）血脂康胶囊：化浊降脂，活血化瘀，健脾消食。用于痰阻血瘀所致的高脂血症，2 粒 / 次，2 次 / 日。

（5）逍遥丸（颗粒）：疏肝健脾，养血调经。用于肝郁脾虚证，1 袋 / 次，2 次 / 日。

（6）护肝片：疏肝理气，健脾消食，降低转氨酶。4 片 / 次，3 次 / 日。

（7）绞股蓝总苷胶囊：养心健脾，益气和血，除痰化瘀，降血脂。用于心脾气虚、痰阻血瘀证，1 粒 / 次，3 次 / 日。

（8）茵栀黄颗粒：清热解毒，利湿退黄。用于湿热内蕴证急性发作，2 袋 / 次，3 次 / 日。

（9）水飞蓟宾胶囊：清热利湿，疏肝利胆。用于急慢性肝炎、脂肪肝患者肝功能异常的恢复，2 ～ 4 粒 / 次，3 次 / 日。

（10）复方益肝灵片：益肝滋肾，解毒祛湿。用于肝肾阴虚，湿毒未清证，4 片 / 次，3 次 / 日。

2. 外治法　针灸、耳针、贴敷是治疗本病的重要手段，具有经济、安全的优势。

根据辨证论治的中医基本法则，实施个体化治疗，在改善临床症状上有一定帮助。一般取穴丰隆、足三里、太冲、肝俞、三阴交等，根据患者的情况，采取不同手法及方式，或补或泻，或针或灸，或采用其他穴位刺激法。对 NAFLD 合并肥胖，可选取中脘、气海、天枢、脾俞、肝俞、太冲、丰隆、足三里、三阴交等穴，2 周埋线 1 次。

（四）中西医结合治疗

辨病与辨证相结合治疗要点，在西医明确诊断 NAFLD 的基础上，根据疾病发展的不同阶段，辨证施治。

1. 西医理论，中药治疗　NAFLD 主要是肝脏的脂肪病变，随着病情的进展可发生脂肪性肝炎及肝硬化的相应病理变化，同时脂肪肝同多种代谢性疾病密切相关，高脂血症、胰岛素抵抗等可能是疾病发生发展的重要原因，可选用具有降血脂改善胰岛素抵抗的中成药，如绞股蓝总苷胶囊、壳脂胶囊等进行治疗，或根据病情辨证选药组方个体化治疗。另外，出现肝纤维化的患者，在中医辨证论治基础上，可选用抗纤维的中成药扶正化瘀片、安络化纤丸等。

2. 中医理论，西医治疗　NAFLD 中医诊断"胁痛""痞满""肝胀""肝痞""肝癖""肝着""积聚""痰证""痰浊""湿阻""瘀证""肥气""积证"等，多与肝郁气滞、肝郁化火、湿浊内阻致痰、湿、瘀证有关，可按中医辨证论治给予中药治疗；也可依据中医证候的特点给予西药治疗。肝郁气滞，可给予心理疏导治疗；痰湿证可给予患者相应的运动处方等。

【转归、预后、随访】

NAFLD 起病隐匿，进展缓慢，一般情况 7～10 年进展一个纤维化级别，肝病死亡风险随肝纤维化进展而加重。另一方面 NAFLD 并发 2 型糖尿病、心血管事件的发生风险明显升高，随访 NAFLD 5～10 年 2 型糖尿病风险增加至 1.89 倍，代谢综合征发生风险增加 3.24 倍，心血管事件风险增加 1.64 倍。

【生活调护】

1. 健康宣教，改善行为　通过健康宣教，加强自我监督，改变不良生活方式和行为。戒酒，严格限制过多热量的摄入，低糖低脂平衡膳食，加强锻炼，以中等量有氧运动为主。

2. 饮食、体重控制 控制饮食，建立高蛋白、高维生素、足够纤维素及低脂低糖的食谱，忌肥腻、辛辣、甜食，可常饮淡茶。

3. 情绪调畅 保持心情舒畅，情绪稳定。

4. 运动调节 依据不同体质情况，安排合适的体育运动，但也需要注意避免因消耗过大而造成补充过多的弊端。

5. 控制相关病证 积极控制代谢综合征，治疗糖尿病、高血压病等原发病。改善胰岛素抵抗，纠正代谢紊乱。

6. 避免肝损害 减少附加打击以免加重肝脏损害。避免体重急剧下降，避免接触肝毒性物质，严禁过量饮酒，慎重使用可能造成肝损害的药物和食物。

7. 积极控制并发症 在肝硬化阶段，积极处理并发症。

8. 完善检查 推荐患者经常测量体重、腰围、血压，每3～6个月检测肝功能、血脂和血糖，每年完善包括肝脏、胆囊和脾脏在内的上腹部影像学检查

【中西医最新研究进展】

（一）NAFLD 命名变化

NAFLD 的发病是一个复杂的病理生理过程，除了代谢异常因素之外，有多种已知因素（包括遗传因素、年龄、性别、饮食结构、酒精摄入、肠道菌群等）共同参与了 NAFLD 的发生发展，而 NAFLD 的定义并不区分以代谢因素和以其他脂肪肝危险因素为主导的脂肪肝，造成临床诊疗过程中 NAFLD 的高度异质性问题。由于 NAFLD 是指所有排除了过量饮酒和其他已知病因的肝脏脂肪样变，既往酒精性脂肪肝、病毒性肝炎患者合并的代谢异常因素往往被严重忽视。正因为 NAFLD 的传统命名存在诸多局限性，国际知名肝病专家组联合倡议采用以代谢相关脂肪性肝病（MAFLD）取代 NAFLD 的命名和定义，特指以超重/肥胖、2 型糖尿病或多项代谢紊乱为主要致病因素的脂肪肝，并且明确提出 MAFLD 可以与病毒

性肝炎、酒精性肝病等其他肝病合并存在。NAFLD 向 MAFLD 的命名和诊断标准改变则将数量庞大的以代谢异常为主要致病因素的脂肪肝患者从 NAFLD 这一范畴中独立出来，有助于更加有效地指导临床治疗。

（二）NAFLD 的西医药物临床研究现状

目前已有超过 300 项针对 NAFLD 药物治疗的临床研究项目在全球范围内开展，然而至今仍没有正式批准的有效治疗药物。已有的临床药物研究最多仅有 20% ~ 30% 的受试者达到非酒精性脂肪性肝炎或肝脏纤维化的改善。奥贝胆酸是目前应用前景较好的新药，该药可调节葡萄糖和脂质代谢，同时可以减低 NAFLD 纤维化和无肝纤维化恶化发生，但应看到 80% 患者治疗无效，同时导致低密度脂蛋白水平升高、出现明显瘙痒等症状，还有一些受较多关注的 NASH 药物在 Ⅱ 期及 Ⅲ 期临床研究也未获得批准，例如 GTF505、cenicriviroc、selonsertib 等。一些已经上市、安全性较好的老药新用也给 NAFLD 治疗带来希望，其中糖尿病药物司美格鲁肽的 Ⅱ 期临床研究显示，0.4mg 治疗组中 59% 的患者实现了脂肪性肝炎缓解且纤维化不恶化。

（三）NAFLD 的中医辨证论治特点

西医学对其确切的发病机制仍未完全阐明，缺乏特异性有效的药物。目前运动处方是治疗 NAFLD 重要手段，但部分患者病情仍未获得控制。事实上，脂肪肝患者已经接受了中医药治疗，只要运用合理，辨证施治准确，中药对 NAFLD 的疗效是肯定的。中医药整体调节和多层次、多靶点作用的特点，以及较好的安全性是治疗本病的主要优势。此外，中医外治法对部分患者可能具有更大优势。本病病位在脾，涉及肝、肾诸脏，脾气虚弱，脾失健运，易为饮食所伤，酿生湿热之邪，由虚转实；而湿邪内蕴，情志不畅，或劳逸失度，损伤脾胃，则由实转虚，虚中夹实。病变初起者，以气机不畅为主，疾病多在气分；随着疾病的进展，脾虚则湿浊内停；湿邪日久，郁而化热，而出现湿热内蕴；久病及肾，气化失司，痰浊不化，阻滞气机，气滞血瘀，瘀血内停，阻滞脉络，痰瘀互结于肝脏，病入血分；脾虚失运、肾失气化、肝失疏泄，多重病理因素相互搏结，最终导致本病的发生，其病理基础与痰、湿、浊、瘀、热等有关，证属本虚标实，脾虚为本，痰浊血瘀为标，常见证型包括肝郁脾虚、湿浊内停、湿热蕴结、痰瘀互结等，而复合证型常见，可根据上述基本证型的辨证要点进行判断，进行个体化治疗。中医治疗应当分期论治，疾病初期的治疗方法主要为疏肝理气，健脾和胃；中后期的治疗方法主要为健脾益肾，化瘀散结，佐以清热化湿。重症患者应采取中西医结合治疗。

（四）非酒精性脂肪性肝炎（NASH）新药临床试验人群的比较

表 24-1　非酒精性脂肪性肝炎（NASH）新药临床试验人群的比较

部分要点	美国食品药品监督管理局	我国国家药品监督管理局
入组前组织学诊断	患者应在尽可能接近入组时（入组前6个月内）有NASH肝纤维化的组织学诊断	肝组织活检至入组的时间窗一般不超过6个月，在该时间窗内需注意患者是否接受可能影响肝组织学变化的干预
入组标准	NASH活动评分（NAS）>或=4分的关键入排标准，其中炎症和气球样变各至少1分，同时NASH CRN纤维化分级应>1级且低于4级	尽管肝组织学检查存在有创性、取样和评价误差等局限性，但仍然是目前NASH诊断的金标准。入组标准：NAS评分≥4分，其中炎症和气球样变各至少1分；同时，CRN纤维化≥F2

续表

部分要点	美国食品药品监督管理局	我国国家药品监督管理局
合并症	2 型糖尿病（T2DM）患者：入组前应至少服用 3 个月稳定剂量的抗糖尿病药物且有血糖适度控制的记录。如入选糖尿病患者，应按是否合并 T2DM 进行分层随机	NASH 患者常同时合并糖尿病、高血压、高脂血症、痛风等代谢相关疾病，而且，此类患者的心脑血管事件风险增加。在 NASH 药物早期临床试验中应至少开展与常用抗糖尿病药、抗高血压药、调脂药等的药物相互作用研究
体质量	基础治疗或体质量应该至少稳定 3 个月，才能入组。体质量稳定的定义：体质量变化不超过 5%	应该提供明确证据证明患者在随机入组前 6 ~ 8 周体质量和代谢参数保持稳定。稳定的体质量定义为变化不超过 5%

（李晶滢）

第二十五章　酒精性肝病

酒精性肝病（alcoholic liver disease，ALD）是由于长期大量饮酒导致的中毒性肝损伤，初期表现为肝细胞脂肪变性，进而发展为酒精性肝炎，最终导致肝纤维化、酒精性肝硬化。短期严重酗酒时也可诱发广泛肝细胞损害甚或肝衰竭。本病在欧美国家多见，近年来我国发病率也在上升。目前居肝硬化病因的第二位。

中医学中没有"酒精性肝病"之名，但在中医学古文献中有"伤酒""酒痞""胁痛""积症""酒癖""酒疸""酒鼓"等相关记载。

【病因病机】

（一）中医

酒精性肝病的致病原因明确，均因饮酒所致。但患者的体质如脾胃虚弱、素体禀赋不足的情况在发病中起着重要作用。酒性热而有毒，如《症因脉治》谓："酒疸之因，其人以酒为事，或饮时浩饮，大醉当风水，兼以膏粱积热；互相蒸酿，则酒疸之症成矣。"《景岳全书·虚损》曰："纵酒者，既能伤阴，尤能伤阳。"《诸病源候论·癖病诸候》曰："夫酒癖者，因大饮酒后，渴而引饮无度，酒与饮俱不散，停滞在于胁肋下，结聚成癖，时时而痛，因即呼为酒癖，其状胁下弦急而痛。"中医认为，酒精性肝病乃饮酒过多，湿热毒邪蕴结体内所致。湿热损伤肝脾，肝郁脾虚，痰浊内生，气滞血瘀，湿热痰瘀搏结，停于胁下，形成积证；湿热熏蒸肝胆，胆汁不循常道，浸淫肌肤而发为黄疸；病程日久，损及肝肾，导致肝、脾、肾功能失调，气、血、水三者互相搏结，形成鼓胀。

（二）西医

饮酒后乙醇主要在小肠上段吸收，90% 以上在肝内代谢。乙醇进入肝细胞后，80% ～ 85% 经过乙醇脱氢酶（ADH）代谢为乙醛，再通过乙醛脱氢酶（ALDH）代谢为乙酸，后者在外周组织中降解为水和 CO_2。多余的乙醇可通过肝微粒体乙醇氧化酶（MEOS）、过氧化氢酶（ H_2O_2 酶）降解。MEOS 中细胞色素 P450CYP2E1 是代谢限速酶，可由酒精诱导而加速乙醇降解。乙醇代谢为乙醛、乙酸过程中，氧化型辅酶 I（NAD）转变为还原型辅酶 I（NADH）明显增加，肝内氧化还原状态异常。

乙醇导致肝脏脂肪变可能与以下原因有关：①外周脂肪组织动员、肠道乳糜微粒吸收增多，脂肪酸转运入肝脏增多；②肝脏合成内源性脂肪酸增多。肝内氧化还原状态异常。脂肪酸 β 氧化减少，转化为甘油三酯增多；③极低密度脂蛋白合成或分泌减少，甘油三酯转运出肝细胞减少；④乙醇诱导单磷酸腺苷活化蛋白激酶（AMPK）活性，抑制 PPAR-a，诱导激素调节元件结合蛋白 1c 促进脂肪合成增加，降解减少。最终导致肝脏内甘油三酯积聚，加剧细胞氧化应激反应。

酒精性脂肪肝肝炎与以下机制有关：①乙醇的中间代谢物乙醛是高度反应活性分子，结合细胞内蛋白质和 DNA 形成复合物，作为新抗原诱发机体自身免疫损伤；并造成线粒体损伤、谷胱甘肽功能抑制，促进氧化应激反应。②长期摄入酒精诱导 MEOS 通路的 P450CYP2E1，加剧细胞氧化应激和脂质过氧化反应。③内毒素和细胞因子：ALD 患者肠菌易位，肠道通透性增加，单核 - 吞噬细胞系统清除减弱，产生内毒素血症；肝脏的库普弗细胞通过 Toll 样受体（toll-like receptor）诱发 CD14 的表达，促使其与内毒素成分脂多糖结合火花，诱导炎症信号通路活化，激活肝星状细胞，促进肝纤维化发生。

【临床表现】

临床症状为非特异性，可无症状，或有右上腹胀痛、食欲不振、乏力、体重减轻、黄疸等；随着病情加重，可有肝硬化的表现，如蜘蛛痣、肝掌以及谵妄等神经精神症状。

【实验室和其他辅助检查】

（一）实验室检查

1.血常规　多有白细胞升高、营养不良性贫血。脾功能亢进时可有白细胞、血小板减少。

2.生化检查　①血清AST、ALT轻中度升高，以AST为著，AST/ALT比值可超过2倍。线粒体AST/总AST明显增高。禁酒后4周血清AST、ALT基本恢复正常（低于2倍正常上限值），但酒精性肝炎AST > 500U/L，ALT > 200U/L较少，需考虑其他病因；②血清y-谷氨酰转肽酶（yGT）升高2倍以上，禁酒4周后明显下降（降到正常值的1/3或比戒酒前下降40%以上）；③糖缺陷转铁蛋白（CDT）增高：过量乙醇抑制糖蛋白糖基转移酶活性，影响转铁蛋白糖基化过程，是反映慢性乙醇中毒的指标，但敏感性特异性有限；④其他：平均红细胞容积（MCV）增高。

（二）影像学检查

1.B型超声　可见肝脏体积增大，近场回声弥漫性增强，远场回声逐渐衰退；肝内管道结构显示不清，但肝内血管走向正常，对诊断脂肪肝帮助较大。肝硬化为小结节性肝硬化，肝表面波纹状，可有门脉高压症。

2.CT　可见弥漫性肝脏密度降低，肝/脾CT比值≤1。0.7 <肝/脾CT比值≤1.0为轻度；0.5 <肝/脾CT比值≤0.7为中度；肝/脾CT比值≤0.5者为重度。

3.磁共振扫描　对鉴别脂肪肝或肝炎和肝硬化及肝癌等可能

更好。

（三）病理学检查

肝活组织检查是确定酒精性肝病及分期分级的可靠方法，是判断其严重程度和预后的重要依据。但很难与其他病因引起的肝脏损害鉴别。

【诊断要点】

酒精性肝病的诊断包括病因诊断、病理诊断。

（一）病因诊断

1. 病史

（1）饮酒史：长期大量饮酒是诊断酒精性肝病的必备条件。包括酒的种类、每天的摄入量和持续时间等。目前酒精摄入的安全量尚有争议，我国标准是：长期饮酒史，一般超过 5 年，折合乙醇量男性 ≥ 40g/d，女性 ≥ 20g/d，或 2 周内有大量饮酒史（＞ 80g/d）。但应注意性别、遗传易感性等因素的影响。

乙醇量换算公式：乙醇量（g）= 饮酒量（mL）× 酒精含量（%）× 0.8（酒精比重）。

（2）饮酒方式：不同酒精饮料所致肝损伤亦有差异。狂饮模式、空腹饮酒造成的肝损伤更严重。

（3）慢性肝炎病毒感染史：酒精性肝病和慢性病毒性肝炎有明显协同作用。酒精性肝损害可增加患者对 HBV、HCV 的易感性；反之，慢性肝炎患者对酒精敏感性增高，容易促进肝硬化和肝癌的发生发展。

（4）其他：女性对酒精介导肝毒性的敏感性是男性 2 倍，酒精性肝硬化发生于非白色人种者较多。存在蛋白质热量营养不良和严重程度对决定 ALD 患者的预后、死亡率与营养不良程度成正比。遗传因素、基因多态性也影响酒精代谢。此外尚需排除代谢异常和药物因素引起的肝脏损伤。

2. 症状和体征

（1）轻症酒精性肝病：肝脏生化、影像学和组织病理学，检查基本正常或轻微异常。

（2）酒精性脂肪肝：一般情况良好，常仅有肝脏肿大，影像学诊断符合脂肪肝标准，血清 ALT、AST 或 yGT 可轻微异常。

（3）酒精性肝炎：临床表现差异大，与组织学损害程度相关。常发生在近期大量饮酒后，出现全身不适、食欲减退、恶心呕吐、乏力、腹泻、肝区疼痛等症状。可有低热、黄疸、肝大并有触痛。严重者可并发急性肝衰竭。

（4）酒精性肝硬化：常有明显酒精性容貌，肝掌、蜘蛛痣、面部毛细血管扩张。可以门脉高压为主要表现，但脾大不如肝炎、肝硬化常见。此外还可出现肝外器官酒精中毒损害，如酒精性心肌病、胰腺炎，巨幼红细胞贫血，骨骼肌萎缩，生育障碍。可伴神经系统表现：谵妄、Wernicke 脑病、周围神经病等。

（5）评价酒精性肝病严重程度的指标：有几种方法可用于评估酒精性肝炎的严重程度和近期存活率。Maddrey 判别函数（discriminant function，DF），即 $4.6 \times$（凝血酶原时间 – 对照值）+ 血清总胆红素（mg/dL），当 DF > 32，提示患者近期死亡率高。终末期肝病模型（MELD 评分）> 18，Glasgow 评分 > 8，提示预后不良。其他如 Lille 评分也有预测价值。

（二）病理诊断

见病理学检查。

【鉴别诊断】

首先应排除其他原因所引起的脂肪肝。排除非酒精性脂肪肝，嗜肝病毒感染，药物、中毒性肝损伤和自身免疫性肝病等。对于酒精性肝病与病毒性肝炎所致的肝硬化应审慎鉴别。肝性脑病要和酒精性谵妄、Wernicke 脑病等相鉴别。

（一）非酒精性肝病

酒精性脂肪肝应与肥胖、营养不良性脂肪肝等鉴别。糖尿病及Reye征常合并脂肪肝，临床也应鉴别。可根据主要病史及是否有饮酒史进行鉴别。

（二）急、慢性病毒性肝炎

无饮酒史，有相关流行病学史，ALT/AST比值＞1，特异的血清学、肝组织学检查可资鉴别。

（三）药物性肝损害

有明确的服用特殊药物史，停药后肝脏异常可恢复。

（四）原发性肝癌或转移癌

不均匀性脂肪肝应与原发性肝癌或转移癌鉴别，主要通过实验室检查及腹部CT或MRI影像学检查鉴别，必要时通过肝穿组织病理诊断。

【治疗】

（一）西医治疗

酒精性肝病的治疗原则：戒酒、营养支持、清除肝脂肪浸润、治疗酒精性肝炎、防治肝硬化及并发症。

1.戒酒 戒酒是治疗酒精性肝病的关键。戒酒4周可使酒精性脂肪肝恢复正常，也可使酒精性肝炎的临床症状、肝功能、病理学改变逐渐减轻，在彻底戒酒后甚至可完全恢复。虽然戒酒难以逆转肝硬化的病理改变，但可以提高肝硬化患者的存活率。可以用心理疗法或用纳曲酮、阿坎酸（acamprosate）等药物辅助戒酒。若出现酒精戒断症状时可减量应用安定类等药物。

2.营养支持 长期酗酒者，酒精代替了食物提供身体所需热量，故而蛋白质营养不良和维生素缺乏症常见。在戒酒的基础上，对酒精性肝病患者应给予高热量（35～40kcal/kg）、高蛋白（1.5g/kg）、低脂饮食，如有肝性脑病的表现或先兆，应限制蛋白质饮食。此外，乙醇代谢过程中对维生素的利用、转化、贮存均发生障碍，尤其是B族维生素缺乏普遍，应注意及时补充维生素A、B、E，叶酸和微量元素。对严重酒精性肝病患者，积极给予肠内营养支持。

3. 药物治疗　单纯戒酒可使酒精性脂肪肝恢复正常，戒酒配合积极的药物治疗也可使酒精性肝炎恢复，肝纤维化得到改善，并降低肝衰竭的死亡率。

（1）糖皮质激素：虽然多年来对其疗效尚存在争议，但到目前为止多数临床研究表明糖皮质激素对重型酒精性肝炎有效，可降低其死亡率。主要机制是通过抑制 NF-B 转录活性进而抑制以 TNF-α 为主的多种炎症因子的转录，抑制肝细胞的炎症反应。泼尼松龙每天 40mg，7 天后如果 Lille 评分 < 0.45，可继续激素治疗 3 周，2 周内逐步撤药；如果 7 天后 Lille 评分 > 0.45，提示预后不良，合适的患者应尽早考虑肝移植。感染和消化道出血是激素应用的禁忌证。

（2）己酮可可碱（pentoxifylline，ptx）：可抑制 TNF-α 基因的转录，相应降低 TNF-α 下游效应分子水平。主要用于酒精性肝炎，尤其适宜合并感染或肝肾综合征的严重酒精性肝炎患者。用法：400mg 每天 3 次，连续 28 天。

（3）抗氧化剂：补充外源性谷胱甘肽及其前体药物 N- 乙酰半胱氨酸、S- 腺苷蛋氨酸可增加肝细胞内谷胱甘肽含量，改善肝细胞的抗氧化能力，促进肝细胞修复。N- 乙酰半胱氨酸与糖皮质激素有协同作用。

（4）抗 TNF-α 抗体（infliximab）：可阻断 TNF-α 活性，减轻 TNF-α 介导的病理损伤。但疗效和安全性尚存争议。

4. 肝移植　Child-Pugh 一级和 MELD > 15 的酒精性肝硬化患者在经过仔细的医疗和心理评估后可考虑肝移植，但要求患者肝移植前戒酒 3 ～ 6 个月，并且无其他脏器的严重酒精性损害。移植后主要问题是患者再次酗酒，则会很快进展为包括肝纤维化在内的肝脏损害。

（二）中医辨证论治

目前此病的中医辨证论治尚未形成统一的共识意见。《中华脾胃病学》中对此病的辨证论治进行了总结，可供临床参考，药物剂量可参考《方剂学》和《中药学》，具体如下：

1. 湿困脾胃证

证候特点：胃腹胀满，肢体困倦而重，或头重如裹；胸闷腹胀，纳食不香；口中黏淡无味；便溏。

舌脉：舌质淡，白腻，脉濡滑。

治法：健脾化湿，理气消胀。

推荐方剂：二陈汤合胃苓汤加减。

基本处方：陈皮 10～15g，半夏 9g，厚朴 10g，苍术 10g，甘草 10g，泽泻 10g，砂仁 6g，木香 10g，茯苓 10g，白术 10g。

2. 肝胆湿热证

证候特点：胁肋胀痛；身目发黄，皮肤瘙痒，口干口苦；胸闷纳呆，疲乏无力，恶心厌油腻，小便短赤；大便干燥。

舌脉：舌质红，苔黄腻，脉弦滑数。

治法：清利湿热，疏肝利胆。

推荐方剂：茵陈蒿汤加味。

基本处方：茵陈 10～20g，栀子 3～10g，大黄 3～10g，柴胡 10～15g，黄芩 10～15g，白芍 10～20g，白术 10～20g，茯苓 10～30g。

3. 肝郁脾虚证

证候特点：胁肋胀痛；纳少，乏力；胸闷喜太息；胃脘痞闷，大便时干时溏；月经不调。

舌脉：舌质淡，苔薄白或白腻，脉弦滑或弦细。

治法：疏肝解郁，健脾益气。

推荐方剂：逍遥散加减。

基本处方：柴胡 10～20g，当归 10～20g，白芍 10～20g，白术 10～30g，茯苓 10～15g，茵陈 10～20g，郁金 10～20g，陈皮 10～20g，白花蛇舌草 10～30g，炙甘草 6～10g。

4.气滞血瘀证

证候特点：肝区刺痛；肝脾肿大；胸闷太息，性急易怒；见颈胸部或手背蜘蛛痣、肝掌；面色晦暗，口干不欲饮水。

舌脉：舌质红绛或有瘀斑，脉弦细数或细涩。

治法：活血化瘀，散结化积。

推荐方剂：膈下逐瘀汤加减。

基本处方：当归 10～20g，川芎 10～20g，赤芍 10～20g，桃仁 10～15g，红花 10～15g，柴胡 10～15g，枳壳 10～20g，牡丹皮 10～20g，丹参 10～20g，香附 10～15g，五灵脂 10～15g，玄胡 10g，炙甘草 6～10g。

5.肝肾阴虚证

证候特点：胁肋隐痛；腰膝酸软；两眼干涩，视物模糊；午后低热，盗汗；口燥咽干；头晕目眩，耳鸣健忘；心烦不安，失眠多梦。

舌脉：舌红苔少，脉细数。

治法：滋补肝肾，通络散结。

推荐方剂：一贯煎加减。

基本处方：北沙参 10～20g，麦冬 10～20g，生地黄 10～15g，当归 10～20g，枸杞子 10～20g，山茱萸 10g，山药 10～30g，柴胡 10～20g，白芍 10～20g，牡丹皮 10～20g，女贞子 10～20g，墨旱莲 10～20g，丹参 10～20g。

6.脾肾阳虚证

证候特点：胁肋隐痛；畏寒肢冷；身目萎黄；神疲乏力，纳差食少；腰腹或小腹冷痛；面浮肢肿，甚者出现腹水，小便不利或清长；大便稀溏，或五更泄泻。

舌脉：舌淡胖大或齿痕，苔白或白腻，脉沉细或弱。

治法：温补脾肾，利水消肿。

推荐方剂：茵陈术附汤合金匮肾气丸加减。

基本处方：茵陈 10～20g，制附子 10g，炒白术 10～30g，干姜 10～20g，甘草 6～10g，熟地黄 10～20g，山茱萸 10～20g，山药 10～30g，茯苓 10～20g，泽泻 10～20g，牡丹皮 10～20g。

（三）中医其他治疗

1. 中成药

（1）金匮肾气丸：每次 6g，每日 2 次，口服。温补肾阳，化气行水。用于脾肾阳虚证。

（2）复方鳖甲软肝片：每次 4 片，每日 3 次，口服。软坚散结，化瘀解毒，益气养血。用于肝肾阴虚证。

（3）扶正化瘀胶囊：每次 5 粒，每日 3 次，口服。活血祛瘀，益精养肝。用于气滞血瘀证。

（4）逍遥颗粒：每次 15g，每日 2 次，开水冲服。疏肝健脾，养血调经。用于肝郁脾虚证。

（5）茵栀黄颗粒：每次 6g，每日 3 次。清热解毒，利湿退黄。用于肝胆湿热证。

（6）香砂平胃颗粒：每次 10g，每日 3 次，空腹温开水送服。健脾，燥湿。用于湿困脾胃证。

2. 针灸

（1）主穴：内关、丰隆、天枢、气海、肝俞、脾俞、肾俞、足三里、太冲、期门。

（2）操作法：每次选穴 4～5 个，气海用补法，余穴用泻法。

（3）作用：疏肝理气，健脾化湿，活血化痰。用于肝郁脾虚、痰瘀互结之酒精性脂肪肝的治疗。

3.外敷疗法 消痞散：阿魏 15g，血竭 15g，穿山甲 40g，红花 15g，生桃仁 15g，生杏仁 15g，核桃仁 30g，栀子 60g，麝香少许，干醋适量。上药共轧为细面过罗，分为 2 包，用温开水先将病区洗净，用鲜姜擦 1 遍，再用干醋适量调和药面（干醋即米醋），敷在肿块上面，再盖上消毒的布，用长绷带敷好，48 小时后揭去。有活血化瘀、消酸止痛之功，治疗肝脾肿大（《秘传中药外治特效方》）。

（四）中西医结合治疗

根据报道，中西医结合治疗 ALD 疗效明显高于纯西药治疗。中西医结合不仅能从整体着手治疗本病，而且可依据病情轻重及分型诊断制定个体治疗方案，如李雪松等对酒精性肝炎采用中西医结合治疗，在戒酒及营养支持的基础上，观察组以中药解毒清肝饮联合还原型谷胱甘肽治疗；对照组以常规护肝降酶药物治疗，结果治疗组总有效率为 96.4%，明显优于对照组 73.2%。章建良等采用中西医结合治疗方法对酒精性肝硬化患者肝功能损伤及肠黏膜屏障的保护作用进行研究，在基础治疗的前提下，中西医组给予双歧杆菌三联活菌胶囊和血府逐瘀汤；西医组予以双歧杆菌三联活菌胶囊，疗程为 8 周。结果两组观察指标治疗后均较前下降，但中西医组下降更为明显（$p < 0.05$）。

【转归、预后、随访】

酒精性脂肪肝一般预后良好，戒酒后可完全恢复。酒精性肝炎如能及时戒酒和治疗，大多可恢复，主要死亡原因为肝衰竭。若不戒酒，酒精性脂肪肝可进展为酒精性肝硬化，部分酒精性肝硬化可并发肝癌。

【生活调护】

1.预防为主 首先戒酒。

2.饮食 宜多食蔬菜、水果、粗粮，并保证有足量的蛋白质摄入。限制糖、脂肪，使糖、脂肪、蛋白质代谢保持均衡。

3. 适当活动　控制体重，坚持体育锻炼。

【中西医最新研究进展】

（一）部分现代医家中医或中西医治疗酒精性肝病的经验

目前对于此病的临床辨证分型及治疗，各医家尚未形成统一的认识。吴云等收集 ALD 门诊（100 例）或住院（71 例）患者，统计患者的中医体质分布特点，分析患者不同中医体质的证型分布情况。结果 171 例 ALD 患者中医证型分布以肝胆湿热证居多，占 62.6%（107/171），其中湿热质、血瘀质、痰湿质、阴虚质、阳虚质及平和质患者的中医证型分布差异有统计学意义（$P < 0.05$）。ALD 患者中医体质以湿热质为主，男性居多，年龄主要分布在 40 ～ 59 岁，日折合乙醇量在 120 ～ 159g/d 居多，病情多处于酒精性肝硬化阶段。且不同中医体质患者的证型分布具有差异性，湿热质、痰湿质及平和质均以肝胆湿热证为主，血瘀质以痰瘀阻滞证为主，阴虚质以肝肾阴虚证为主，阳虚质以脾肾阳虚证为主。冯崇廉教授根据酒精性肝病不同病变阶段的临床证候特点，结合国医大师邓铁涛教授治疗肝病经验，针对患者不同证候进行辨证论治，病证结合，谨守病机，分证论治，以"和解"为大法。"和"，是指调和气机，调和阴阳；"解"，是指祛除病邪，配以清热祛湿、疏肝理气、益气健脾、软坚化痰、化瘀解毒等治法，予四逆散、四君子汤、温胆汤、软肝煎、鳖甲煎丸等临证加减。王绍登等收集 120 例 ALD 男性患者，随机分为对照组（单纯戒酒）和观察组（戒酒＋积葛口服液）各 60 例，4周 1 疗程，共 3 个疗程。观察各组在治疗前后的临床症状、肝功能、血脂、肝脏脂肪含量，并动态分析血清超氧化物歧化酶（SOD）、丙二醛（MDA）、瘦素（LEP）、乙醇脱氢酶（ADH）和乙醛脱氢酶（ALDH）等指标变化。结果观察组总有效率显著高于对照组，血清 ALT、ALP、TG、TC、ADH、ALDH、SOD、MDA、LEP 水平改善

显著优于对照组（$P < 0.01$ 或 $P < 0.05$）。枳葛口服液可通过增强乙醇代谢酶活性、减轻胰岛素抵抗、改善机体氧化应激反应等机制来实现 ALD 患者肝功能的改善。

临床上除了辨证论治，很多医家基于疾病的病机特点也采用协定处方进行治疗，取得了较好的疗效，举例如下：

芪叶保肝饮：牛春红等招募 100 例酒精性肝病患者，服用芪叶保肝饮，每日 1 剂，分早晚 2 次服用，3 个月为 1 个疗程，连续服用 2 个疗程。用药结束后，经临床评价有效 87 例，继续进行 6 个月的随访，随访期间每月电话与患者及家属沟通一次，了解患者的症状和饮酒情况，并嘱家属督促患者戒酒。在用药前、用药结束时及用药结束后第 6 个月，检查患者肝功能、血脂及血清转化生长因子（TGF）β、白细胞介素（IL）-6 和 IL-8 的水平。结果显示芪叶保肝饮可明显改善酒精性肝病患者的肝功能，降低血脂水平和血清 TGF-β、IL-6 和 IL-8 的水平。远期随访，戒酒依从性较好的患者预后相对较好。芪叶保肝饮治疗酒精性肝病有较好的应用前景，但酒精性肝病患者的远期预后效果在一定程度上受患者自身是否戒酒、生活方式是否健康等的影响。

护肝醒脾汤：闫爱春等选择酒精性肝病 98 例随机分为治疗组 50 例与对照组 48 例，治疗组在对照组护肝治疗的基础上应用自拟的护肝醒脾汤（黄芪 15g，白术 10g，当归 15g，连翘 10g，大黄 6g，泽泻 15g，败酱草 15g，白花蛇舌草 15g，柴胡 10g，山楂 10g）治疗，观察两组肝功能、血脂及肝纤维化指标并进行比较。结果：两组经 60 天治疗后，治疗组改善肝功能、血脂及肝纤维化指标明显优于对照组（$P < 0.01$）。结论：护肝醒脾汤具有改善肝功能，促进脂质代谢，抗纤维化的作用。

消脂护肝汤：付月箫等将 120 例患者随机分为 2 组，治疗组 93 例口服消脂护肝汤（赤芍 30g，山楂、泽泻、决明子、莱菔子、葛根各 20g，郁金、虎杖、制大黄、桃仁、丹参、陈皮各 12g，柴胡

12g）治疗；对照组27例口服凯西莱治疗。疗程12周，观察治疗前后临床疗效、肝功能、血脂、影像学指标等。结果治疗组总有效率为95.70%，对照组为66.67%，两组比较差异有非常显著性意义（$P < 0.01$）。

（二）酒精性肝病的疾病管理与健康教育

ALD带来的健康危害和经济负担不容小觑。ALD重在预防，应加强健康宣教，增强国民对嗜酒和酗酒行为危害的认识，注重筛查高危患者，及早戒酒，早期诊断，早期治疗。

1. 酒精使用障碍量表测试（AUDIT）　AUDIT是筛查危险饮酒和酒精依赖的金标准，共有10个问题，涉及酒精消费、酒精依赖及酒精相关性疾病。

2. 精神疾病患者的筛选　在酗酒者中，精神疾病（包括焦虑症、情感障碍、精神分裂症等）、尼古丁成瘾的发病率较高，需对其进行筛查。

3. 戒酒　对于ALD患者，持续酒精摄入与疾病进展有关；因此对于这些患者最有效的推荐是完全戒酒。

4. 心理干预　治疗酒精使用障碍时，应常规使用简短的动机干预。简短干预至少应该有5个组件，定义为5As模式：询问饮酒情况、建议戒酒或减少饮酒量、意愿评估、协助戒酒或减少饮酒量、安排随访。

（三）酒精性肝硬化肝移植

当临床医生为终末期肝病患者制订治疗计划时，应考虑肝移植。

不仅要评估近6个月戒酒情况，也要评估其他指标，以判断酒精性肝硬化患者肝移植的可行性。

根据医院的具体政策和患者特征，考虑为那些体力虚弱而无法完成康复治疗的患者行肝移植。这些患者可在肝移植后完成康复治疗。

肝移植受体每次访视期间均应询问饮酒情况以及烟草和大麻等其他物质的使用情况。对于仍继续饮酒的患者，应量化饮酒量，以确定其危害。

尽可能使用最低剂量的免疫抑制剂预防移植排斥反应。可以优先考虑使用西罗莫司和依维莫司，而不是其他免疫抑制药物。

（王万卷）

第二十六章　肝纤维化

肝纤维化是指肝脏细胞外基质（即胶原、糖蛋白和蛋白多糖等）的弥漫性过度沉积与异常分布，是肝脏对慢性损伤的病理性修复反应，是各种慢性肝病向肝硬化发展过程中的关键步骤和影响慢性肝病预后的重要环节。肝纤维化进一步发展可引起肝小叶结构紊乱，肝细胞结节性再生，形成假小叶结构即肝硬化，临床上出现肝功能减退和门静脉高压症表现。肝纤维化组织学上是可逆的。

肝纤维化属中医"胁痛""黄疸""积聚""鼓胀""肝积"等范畴。

【病因病机】

（一）中医

1.感受外邪　《灵枢·百病始生》云："积之始生，得寒乃生，厥乃成积也。"虚邪贼风如"六淫"太过或"七情"不适等方可乘虚而入，而致气滞血瘀，常常过程迁延，日久而成。

2.饮食不节　饮食不节如过量饮酒也是重要因素。"又多饮人结成酒癖，肚腹积块，胀急疼痛，或全身肿满，肌黄少食……肝积在左胁下，状如覆杯……名曰肥气"（《证治要诀》）。

3.脏腑虚损　"积之成者，正气不足，而后邪气踞之"（《医宗必读》）。肝脏形质损伤，阴精亏损，无以化气为用，以致气血不行，凝血蕴里不散而成积。

肝纤维化的原发病因各异，临床表现虽有不同，但是基本病机为正虚邪盛，邪毒久稽，肝络受损，气滞血瘀，可归纳为"虚损生积"。依患者病情不同还可有寒热转化、肝气郁结、脾运失调、湿热内蕴、寒凝积滞等不同病机的临床表现。其中"虚损"主要表现在脾气虚、肝气虚和肝肾阴精虚损等方面，气虚反映了机体功能的损伤与降低，而肝肾阴精虚损则指肝脏形质损伤，是虚损更深层次的病机变化。

（二）西医

1.细胞外基质（ECM）与肝纤维化 肝纤维化是由于大量的ECM在肝内堆积所致，HSC活化是ECM产生的主要原因。ECM包括胶原、基质金属蛋白酶（matrix metalloproteinases，MMPs）、金属蛋白酶组织抑制剂（tissue inhibitior of metalloproteinases，TIMPs）等成分。肝纤维化、肝硬化时肝脏胶原含量可数倍增加。MMPs可特异地水解胶原和其他基质蛋白，是细胞外降解ECM主要的酶，而TIMPs抑制MMPs的活性。激活的HSC可以产生MMP1和MMP13，但随着HSC不断活化，MMP1和MMP13表达减少，而TIMP1和TIMP2合成增加。肝纤维化的产生与ECM合成的增加以及MMPs活性的下调密切相关，而TIMPs不仅可以通过抑制MMPs的活性防止ECM的降解，而且可以抑制活化的HSC的凋亡。因此，调节MMPs — TIMPs的平衡对ECM的降解至关重要。

2.肝星状细胞（HSC）与肝纤维化 肝脏由肝细胞、HSC、Kupffer细胞等细胞组成，它们均与肝纤维化的产生密切相关。其中HSC是肝纤维化中ECM的主要细胞来源，其活化的分子机制是研究肝纤维化发病机制的关键环节。HSC表现2种不同的表型：在正常肝脏中是静息状态，病变时则活化。在正常肝脏中，HSC是储存维生素A的主要细胞。静止的HSC可以表达过氧化物酶体增殖物激活受体γ（peroxisome proliferator activated receptor γ，PPARγ），被视为脂肪生成的基本转录调节器，而且在转录水平可以通过抑制Ⅰ型胶原的表达而显示抗纤维作用，PPARγ活性的减少导致HSC的活化和增殖。在各种病因刺激下，静止的HSC释放出维生素A，表型和功能均发生改变，如HSC增殖增加，凋亡减少，变得具有移动性、收缩性、化学趋化性，合成ECM的种类及数量发生变化，合成一系列细胞因子。HSC 的活化过程包括初始激活和持续激活，前者主要由邻近细胞的旁分泌机制参与，后者则由旁分泌机制与自分泌机制共同参与。在初始激活阶段，肝细胞、Kupffer 细胞、血小板、内皮细胞等在肝脏受损后释放一系列细胞因子，包括转化生长因子 β（transforming growth factor β，TGF-β）、血小板衍生生长因子（platelet derived growth factor，PDGF）、结缔组织生长因子（connective tissue growth factor，CTGF）、肿瘤坏死因子 α（tumor necrosis factor，TNF-α）、白细胞介素（IL）-1 等，导致 HSC 被激活。肝细胞坏死和 Kupffer 细胞激活是 HSC 激活的重要启动因素。持续激活阶段是这些因素持续作用于激活的表型而导致肝纤维化。HSC 活化后可以自分泌肝细胞生长因子、TGF-β、PDGF、CTGF 及 TNF-α、IL-1、IL-6 等多种细胞因子，细胞因子反过来又可促进 HSC 的活化，导致肝纤维化的循环反复。由此可知，HSC 的活化是肝纤维化的细胞学基础。

3. 细胞因子、细胞信号传导与肝纤维化 根据细胞因子对 ECM 合成和 HSC 增殖、分化的影响，可将肝纤维化相关性细胞因子分为激活因子和抑制因子。在 HSC 增殖、活化及合成 ECM 的过程中，TGF-β、PDGF、CTGF 及 TNF-α、IL-1、IL-6、IL-8 等多种细胞因子起重要激活作用。抑制因子主要通过抑制 HSC 增殖和 ECM 合成而发挥作用，以 γ 干扰素（interferon-γ，IFN-γ）的作用最为突出。TGF-β、PDGF、CTGF 等细胞因子通过多条细胞信号传导通路共同介导了慢性肝损伤至肝纤维化复杂的病理过程。

（1）TGF-β-Smad 信号通路：TGF-β 是目前最强的致肝纤维化的细胞因子之一。TGF-β 既可促进 ECM 的合成，又可抑制其降解，在 HSC 活化过程中起重要作用。肝损伤早期，肝细胞及 Kupffer 细胞等分泌 TGF-β，引起 HSC 激活，自分泌大量的 TGF-β 而导致 HSC 的进一步活化。TGF-β 主要通过细胞内 Smad 通路介导其生物学活性。TGF-β 可引起静止 HSC 内 Smad2 磷酸化，从胞质转移至胞核内,而引起活化的 HSC 内 Smad3 磷酸化和细胞核内转移。Smad3 在 HSC 内过度表达引起 I 型胶原沉积增加,而敲除 Smad3 的小鼠没有发展为肝纤维化。在慢性肝损伤中,HSC 转化为肌样成纤维细胞后,Smad2 持续磷酸化,Smad7 表达水平下降,不能有效抑制 TGF-β 的信号转导。

(2)PDGF 信号通路:PDGF 主要由肝内 Kupffer 细胞和 HSC 产生,是目前 HSC 最强的促分裂剂,主要激活 HSC 以促进其分裂、增殖、转化,也可促进其产生胶原,合成 TGF-β 等细胞因子。PDGF 由 A、B 两条肽链组成,形成 3 种亚型,其中 PDGF-BB 导致肝纤维化的作用最强。在慢性肝病中,肝细胞变性、坏死和肝组织的慢性炎症均可持续地释放 PDGF,刺激 HSC 活化和增殖,而活化的 HSC 又能自分泌 PDGF 形成恶性循环以维持 HSC 于活化状态,从而导致胶原等 ECM 大量产生和堆积,促进肝纤维化的发生发展过程。PDGF 与受体结合后启动下游蛋白级联磷酸化反应信号通路 Ras/ERK、PI3K、JAK/STAT 等。Ras 激活可引发 ERK 的磷酸化级联反应,PDGF 刺激 HSC Ras/ERK 通路的激活促使 HSC 的增殖;PDGF 激活 PI3K 后,产生第二信使激活下游信号分子蛋白激酶 B,从而促进 HSC 增殖和迁移,并聚集于炎症区;PDGF 与受体结合后可激活 JAK,与 STAT 形成二聚体移位入胞核,激活靶基因转录促使 HSC 生长和分裂。可见 PDGF 可以通过激活 HSC 的细胞外信号转导通路 Ras/ERK、PI3K、JAK/STAT 引起 HSC 增殖而致纤维化。

(3)CTGF:CTGF 是一种高表达于许多纤维化病变中的多肽因子,具有趋化细胞,促细胞增殖、黏附,合成 ECM 的作用,与肝纤维化的发生发展密切相关。PARADIS 等发现,在慢性肝病活检肝组织、肝纤维化实验模型中 CTGF mRNA 和蛋白表达水平均升高。CTGF 主要是在 TGF-β 的刺激下由 HSC、纤维母细胞、内皮细胞等产生,从而促进 HSC 的黏附、增殖、运动和胶原蛋白的形成,对肝纤维化的发展起重要作用。Smad 家族是 TGF-β 信号转导通路中的胞质递质，转染了 Smad3 和 Smad4 的成纤维细胞 CTGF 的表达升高。可见，CTGF 是致肝纤维化的重要因子，在 TGF-β 刺激下，与 TGF-β 相伴表达。

（4）炎性细胞因子：TNF-α 主要由单核巨噬细胞、HSC、Kupffer 细胞等产生，具有促炎及细胞毒性作用，它不仅与 IL-1、IL-6 形成重要的炎症介质，而且还能刺激 HSC 的增殖，促使 HSC 产生 ECM。IL-1、IL-6 等与肝纤维化形成密切相关，主要通过促使肝脏炎症反应的产生间接激活 HSC，使 HSC 增殖，胶原蛋白合成增加，导致 ECM 产生增加，从而启动或加速肝纤维化的发生和发展。HSC 通过 JNK、NF-κB 通路分泌 TNF-α、IL-1、IL-6 等激活 HSC，使 HSC 增殖而致肝纤维化，反过来持续分泌的 TNF-α、IL-1、IL-6 又可进一步激活 JNK、NF-κB 的表达，致使肝纤维化的循环反复。

（5）IFN-γ：IFN-γ 参与了多种肝损伤的病理生理过程，已成为目前研究最广泛的抗纤维化细胞因子。IFN-γ 可以抑制 HSC 的增殖和活化而减少 ECM 的合成，以及促进 HSC 的凋亡。

【临床表现】

肝纤维化患者的临床表现多为原发慢性肝病的临床表现，差异较大。常见的临床表现有：疲倦乏力、食欲不振、大便异常、肝区不适或胀或痛、睡眠障碍、舌质暗红或暗淡、舌下静脉曲张、脉弦细等。肝硬化患者还可有面色晦暗、蜘蛛痣、肝掌、脾脏肿大、舌有瘀斑等体征。部分患者可无明显症状与体征，或可表现为伴同于原发慢性肝病的其他临床表现。

【实验室和其他辅助检查】

（一）肝活检组织病理学

目前，肝活检组织病理学检查仍是肝纤维化诊断的金标准。由于肝活检属于创伤性检查，少数病例可能会发生并发症，如疼痛、出血、感染甚至死亡，不易被患者接受和费用较高等缺点，限制了其普遍应用。当存在腹水、凝血功能异常或血小板 $< 60 \times 10^9/L$ 时，经皮肝活检的风险较大，此时可选择经颈静脉肝活检。

（二）肝静脉压力梯度（hepatic venous pressure gradient，HVPG）

HVPG 是肝静脉楔压和肝静脉自由压之间的差值，反映了门静脉与腔静脉之间的压力差；对于窦性原因导致的门静脉高压，HVPC 可以间接反映门静脉压力。HVPG $\geqslant$ 10mmHg 是诊断临床显著性门静脉高压（clinically significant portal hypertension，CSPH）的金标准，提示肝硬化代偿期患者发生静脉曲张、失代偿事件（静脉曲张出血、腹水、肝性脑病等）和肝癌的风险升高。HVPG $\geqslant$ 12mmHg 是发生静脉曲张出血的高危因素。HVPG $\geqslant$ 16mmHg 提示肝硬化门静脉高压患者的死亡风险升高。HVPG $\geqslant$ 20mmHg 提示肝硬化急性静脉曲张出血患者的止血治疗失败率和死亡风险升高。

（三）血液生物化学指标

目前，尚缺乏血清特异性肝纤维化诊断指标。依单一血液指标对肝纤维化评估作用有限，联合检测和评估可提高诊断价值。目前已对数个以血液学检查结果为参数的肝纤维化无创诊断模型进行了评价，部分模型诊断价值较高。无创诊断模型只能在一定程度上替代肝活检，可减少30% ～ 40% 的肝活检需要。需要注意的是这些诊断模型大多来自慢性乙型肝炎（chronic hepatitis B，CHB）和慢性丙型肝炎（CHC），且只对无纤维化或有极重度纤维化的患者有价值。

（四）影像学评估

1. 超声 传统二维超声通常通过肝脏表面和边缘形态、肝包膜厚度、肝实质回声、肝右叶最大斜径、门静脉主干和左右支内径、脾长径和厚度、脾静脉内径和门静脉每分钟血流量、胆囊壁厚度等指标参数用于评估肝纤维化程度。但由于标准纷繁复杂、机器型号、医师主观判断等差别，使其在诊断肝纤维化方面的临床实用性欠佳。超声造影诊断肝纤维化已取得一定进展，但仅限于重度肝纤维化、肝硬化及肝脏占位诊断，对早期肝纤维化的诊断及分期尚无可靠指导意义。

2. CT 和磁共振成像　常规 CT 磁共振成像检查包括平扫和增强扫描，可观察肝脏的形态学改变，但难以对早期肝纤维化进行定量评估，对肝硬化和肝占位有较大的价值。

3. 弹性成像

（1）瞬时弹性成像（transient elastography，TE）：TE 是一种较新的无创性诊断肝纤维化技术，通过测定肝脏的弹性评估肝纤维化程度，目前已临床应用的有 Fibroscan 和 FibroTouch。基本原理为利用特殊探头震动产生一个瞬时低频脉冲激励，使肝组织产生瞬间位移和剪切波，跟踪并采集剪切波可获得组织弹性模量，通过肝脏硬度测定评估肝纤维化程度。

（2）磁共振弹性成像（magnetic resonance elastography，MRE）：MRE 是在 MR 技术基础上再加入应变声波（波长）检测系统，从而将组织弹性程度和 MR 图像相结合的一门新的成像技术，也是近年来肝纤维化无创性诊断技术的研究热点。与 TE 技术相比，MRE 有其独特的优点：首先它不受采集声窗和检查路径的限制，可扫描整个肝脏，对其进行全面评估，避免了抽样误差；其次实施 MRE 时还可添加其他 MRI 技术对腹部脏器进行全方位、一站式检查；再次 MRE 相对不受患者腹水和肥胖等因素的影响，对操作者依赖性也较低。但 MRE 的实施需要配备额外的硬件，检查相对耗时，检查费用也较超声高和尚未有统一的不同病因肝纤维化 MRE 的肝弹性值等，限制了 MRE 的普及与临床应用。

【诊断要点】

1. 慢性肝病病史　有慢性乙型病毒性肝炎、慢性丙型病毒性肝炎、寄生虫感染、酒精性肝病、非酒精性脂肪性肝病、肝豆状核变性、药物性或中毒性肝病、胆汁淤积与自身免疫性肝病等病史。病原学诊断参考中华医学会肝病学分会与感染病学分会制定的相关标准。

2. 临床表现　临床症状无特异性，可无症状或体征。除原发疾病临床表现外可有疲倦乏力、食欲不振、肝区不适或胀或痛、大便异常、舌质暗红或暗淡、舌下静脉曲张、脉弦细等。肝硬化患者还可有面色晦暗、蜘蛛痣、肝掌、脾脏肿大、舌有瘀斑等体征。

3. 肝组织病理学检查　肝组织切片做苏木精-伊红染色、Masson 三色染色、天狼猩红染色和（或）网状纤维染色，光镜下可观察到纤维组织不同程度的增生（F1～F4）。对于明确 F4 的患者，应结合临床，做胃镜检查，明确有无食管胃底静脉曲张。

4. TE 检查　参考我国《瞬时弹性成像技术（TE）临床应用专家共识（2015 年）》的建议，对于 HBV 感染者，通常在 ALT 及总胆红素（TBIL）均正常的情况下，肝脏硬度值（LSM）7.0～8.5kPa 可以确定为显著肝纤维化（F2）、排除及确诊肝硬化的临界值为 11～14kPa。对于 HCV 感染者，显著肝纤维化（≥F2）的 LSM 临界值定为 7.0～8.5kPa，肝硬化（F4）的 LSM 临界值为 11～14kPa；对于非酒精性脂肪性肝病，LSM ≥ 9.8kPa 则考虑为进展性肝纤维化；对于酒精性肝病，LSM ≥ 8.0kPa 诊断为进展性肝纤维化（F3），LSM ≥ 12.5kPa 则诊断为肝硬化（F4）；对于胆汁淤积性肝病，肝纤维化分别为≥ F1、≥ F2、≥ F3 及 F4 者，参考的 LSM 临界值分别为 7.1～7.3kPa、8.8kPa、9.8～10.7kPa 及 16.9～17.3kPa。

5. 影像学检查　腹部 B 超检查发现肝包膜粗糙，回声增密、增粗、增强且分布不均匀或呈网络状，血管走向不清等，或见门脉内径增宽、脾脏增厚等。应用二维剪切波弹性成像（2D-SWE）、声脉冲辐射力成像（ARFI），可参照相应的技术标准。

6. 实验室检查　肝功能异常或正常。

7. 无创伤诊断模型　AST和血小板比率指数（APRI）、FIB-4、Fibro Test模型等可异常升高。

临床上慢性肝病史患者如经肝组织病理检查确定纤维化程度在F2以上，即可确诊为肝纤维化；未行肝活组织检查的患者，可用无创伤诊断方法如血清无创伤诊断模型、TE检测LSM、MRE、2D-SWE或ARFI达到肝脏纤维化硬度值，可确诊为肝纤维化。如不具备以上检查条件，肝脏B超检查见肝包膜粗糙、回声增密增粗不均匀或呈网络状，血管显示欠清晰、门脉内径增宽、脾脏增厚等；肝功能生化检查正常或长期不稳定；血清纤维化标志物值异常升高等，高度怀疑肝纤维化。

【鉴别诊断】

（一）非酒精性脂肪性肝炎

非酒精性脂肪性肝炎又称单纯性脂肪肝，是非酒精性脂肪性肝病的早期表现，大泡性或大泡为主的脂肪变累及5%以上肝细胞，可以伴有轻度非特异性炎症。通过肝活检取病理可以鉴别。

（二）原发性肝癌

原发性肝癌是指原发生于肝细胞或肝内胆管细胞的恶性肿瘤，早期无症状或症状无特异性，中晚期主要表现为肝脏进行性肿大与疼痛、食欲减退、疲乏无力、消瘦、衄血等；或伴有腹胀、腹泻、发热等；及黄疸、腹水、上消化道出血和神昏。B超、CT等影像学检查多可鉴别。

【治疗】

（一）西医治疗

目前，临床上尚无特异有效的抗肝纤维化治疗方法，主要通过治疗引起肝损伤的基础疾病来缓解肝损伤和炎症，并对肝纤维化进行防治。

1. 治疗目标 肝纤维化治疗旨在阻止或逆转肝纤维化，改善患者的肝脏功能与结构，延缓肝硬化及其失代偿期的发生，改善患者生活质量与延长其生存期。

2. 治疗方法 肝纤维化治疗包括肝纤维化病因治疗和抗肝纤维化治疗两个方面。

（1）病因治疗：肝纤维化治疗目前最重要的是病因治疗。有效抑制和清除慢性肝炎病毒（HBV 和 HCV）、药物根除血吸虫感染、解除胆汁淤积或治疗相关的病因、非酒精性脂肪性肝病患者控制体质量及改善相关的代谢紊乱、酒精性肝病患者戒酒、血色病患者进行放血治疗、自身免疫性肝病患者应用激素和免疫抑制剂治疗等，均可减轻肝脏持续损伤，从而促进纤维化肝组织的修复。

（2）抗肝纤维化治疗：《肝纤维化诊断及治疗共识（2019 年）》推荐抗肝纤维化治疗。肝纤维化是肝组织抗损伤的修复过程，早期对肝组织的损伤修复有重要的防御作用。因此，在肝纤维化发生的早期阶段，以病因治疗及抗炎保肝治疗为主，进展期和显著肝纤维化期以及肝硬化期需要进行抗肝纤维化治疗。慢性炎症反应是纤维化形成的前提及进展的驱动力，抑制肝脏炎症、肝细胞保护和抗氧化是抗肝纤维化的重要措施。

甘草酸类制剂衍生于甘草的主要活性成分甘草酸和甘草甜素，目前甘草酸类制剂发展到了第四代，代表药物为异甘草酸镁注射液和甘草酸二铵肠溶胶囊。甘草酸类制剂具有类似糖皮质激素的非特异性抗炎作用，而无抑制免疫功能的不良反应，可改善肝脏生物化学指标、肝组织炎症和纤维化。水飞蓟素是提取自水飞蓟的黄酮类物质，在肝脏中具有抗炎和抗纤维化的作用。糖皮质激素可以抑制炎症及免疫反应，多年来用于治疗自身免疫性肝炎。熊去氧胆酸具有抗炎、促进胆汁分泌和抗凋亡的作用，是治疗原发性胆汁性肝硬化（PBC）的主要药物，可以改善肝组织纤维化。奥贝胆酸也有利胆和肝细胞保护作用，增加胰岛素敏感性，调节脂肪代谢，发挥抗炎和抗肝纤维化作用。在 NASH 临床试验中，奥贝胆酸可明显减轻 NASH 肝纤维化。多烯磷脂酰胆碱具有抗氧化和抗纤维化双重作用，因酒精性肝病常与氧化应激有关，氧化应激可以导致脂质过氧化、细胞损伤、炎症反应和纤维化，故多烯磷脂酰胆碱在酒精性肝病的治疗中备受关注。这些药物在动物实验中显示有较好的抗肝纤维化作用，但人体研究数据还有限，需待进一步深入研究。

（二）中医辨证论治

《肝纤维化中西医结合诊疗指南（2019 年版）》中对此病的辨证论治进行了总结，可供临床参考，药物剂量可参考《方剂学》和《中药学》，具体如下：

1. 肝胆湿热证

证候特点：口干苦或口臭，胁胀或痛，纳呆，胃脘胀闷，倦怠乏力，巩膜皮肤黄染，大便黏滞秽臭或干结。

舌脉：舌质红，苔黄腻，脉弦数或弦滑数。

治法：清热祛湿。

推荐方剂：茵陈蒿汤加味。

基本处方：茵陈 10 ～ 15g，栀子 10 ～ 20g，制大黄 3 ～ 10g，黄芩 10 ～ 20g，泽泻 10 ～ 20g，车前子 10 ～ 30g。

2. 肝郁脾虚证

证候特点：胁肋胀满疼痛，胸闷善太息，精神抑郁或性情急躁，纳食减少，脘腹痞闷，神疲乏力，面色萎黄，大便不实或溏泻。

舌脉：舌质淡有齿痕，苔白，脉沉弦。

治法：疏肝健脾。

推荐方剂：逍遥散加减。

基本处方：柴胡 10 ～ 15g，芍药 10 ～ 20g，当归 10 ～ 15g，薄荷 3 ～ 10g，甘草 6 ～ 10g，川芎 10 ～ 15g，白术 10 ～ 20g，茯苓 10 ～ 15g 等。

3.肝肾阴虚证

证候特点：胁肋隐痛，遇劳加重，腰膝酸软，口燥咽干，心中烦热，头晕目眩，失眠多梦，两目干涩。

舌脉：舌质红，苔薄白少津，脉弦细数。

治法：滋养肝肾。

推荐方剂：一贯煎与六味地黄丸加减。

基本处方：生地黄 10 ～ 20g，当归 10 ～ 15g，沙参 10 ～ 15g，麦门冬 10 ～ 15g，枸杞子 10 ～ 15g，山药 10 ～ 30g，山茱萸 10 ～ 15g，牡丹皮 10 ～ 15g，泽泻 10 ～ 15g，茯苓 10 ～ 20g。

（三）中医其他治疗

中药制剂及提取物

（1）扶正化瘀胶囊（片）：由丹参、虫草菌粉、绞股蓝、桃仁、松花粉、五味子（制）等组成。功效：益精养肝，活血祛瘀。适应证：乙型肝炎肝纤维化属"肝肾不足，瘀血阻络"证者，症见：胁下痞块，胁肋疼痛，面色晦暗，或见赤缕红斑，腰膝酸软，疲倦乏力，头晕目涩，舌质暗红或有瘀斑，苔薄或微黄，脉弦细。宜饭后服，早期湿热盛者慎用。

（2）复方鳖甲软肝片：由鳖甲（制）、莪术、赤芍、当归、三七、党参、黄芪、紫河车、冬虫夏草、板蓝根、连翘等组成。功效：软坚散结，化瘀解毒，益气养血。症见：胁肋隐痛或胁下痞块，面色晦暗，脘腹胀满，纳差便溏，神疲乏力，口干且苦，赤缕红丝等。适应证：慢性肝炎肝纤维化及早期肝硬化属瘀血阻络，气阴亏虚，热毒未尽证候者均可使用。

（3）安络化纤丸：由地黄、三七、水蛭、僵蚕、地龙、白术、郁金、牛黄、瓦楞子、牡丹皮、大黄、生麦芽、鸡内金、水牛角浓缩粉等组成。功效：健脾养肝，凉血活血，软坚散结。适应证：慢性乙型肝炎，乙型肝炎后早、中期肝硬化，表现为肝脾两虚、瘀热互结证候者。症见：胁肋疼痛、脘腹胀满、神疲乏力、口干咽燥、纳食减少、便溏不爽、小便黄等。

（4）强肝胶囊（丸）：由茵陈、板蓝根、当归、白芍、丹参、郁金、黄芪、党参、泽泻、黄精、地黄、山药、山楂、六神曲、秦艽、甘草等组成。功效：清热利湿，补脾养血，益气解郁。适应证：慢性肝炎、早期肝硬化、脂肪肝、中毒性肝炎等证属气血不足，湿热蕴结者。妇女经期暂停服用，胃十二指肠溃疡或高酸性慢性胃炎患者减量服用。

（5）安珐特：主要成分为牛胎肝提取物、维生素 B_{12}、肌醇。用于急、慢性肝炎，肝纤维化，脂肪肝，肝硬化等症的辅助治疗。急慢性肝功能衰竭、肝性脑病患者禁用。

（6）肝爽颗粒：由党参、柴胡（醋制）、白芍、当归、茯苓、白术（炒）、枳壳（炒）、蒲公英、虎杖、夏枯草、丹参、桃仁、鳖甲（烫）组成。功效：疏肝健脾，清热散瘀，软坚散结。适应证：急、慢性肝炎，肝硬化，肝功能损害，表现为肝郁脾虚夹湿热血瘀证候者。症见：乏力，纳差，腹胀，厌油腻，口苦口干，胁肋胀满、肝区疼痛等。

疗程：肝纤维化发生、发展是一个缓慢的过程，其逆转也同样需要较长时间，因此抗肝纤维化药物治疗给药周期及观察疗程应不少于12个月，或者需更长的时间。

（四）中西医结合治疗

根据现代医家文献及著作，将肝纤维化中西医结合治疗原则总结如下：在了解病因、病理生理基础和纤维化进展的自然史，明确纤维化的分期及疾病的活动程度的基础上，去除病因或高危因素，满足安全、有效并符合卫生经济学基本原则，合理安排治疗方案和疗程，并及时评价疗效。

在病因防治和抗肝纤维化治疗本身，现代医药目前尚无特效或高效低毒方法与药物，中西医结合治疗肝纤维化有明显的特色与优势；应用中药或中成药物一定要在中医理论指导下，针对病因病机，四诊合参，辨证论治；肝纤维化呈慢性病程，需要较长疗程。

【转归、预后、随访】

肝纤维化一般需长期治疗。如果 LSM 下降到正常值范围后，一年期间至少连续两次检查均正常且其血清酶学指标及影像学指标稳定，相关证候消失，可考虑停止肝纤维化治疗，并做长期随访。

慢性肝炎肝纤维化、肝硬化患者，特别是 HCC 高危人群（＞40 岁，男性，嗜酒，肝功能不全或已有甲胎蛋白增高），治疗期间和停药后，宜每 3 个月左右检测甲胎蛋白和腹部 B 超（必要时做 CT 或 MRI 上腹部增强扫描或肝脏超声造影），以便早期发现 HCC。

【生活调护】

禁酒。宜进清淡而富有营养的饮食。规律作息，劳逸结合。注意心理疏导。对原发病给予相应的调摄与护理。

【中西医最新研究进展】

（一）部分现代医家中医或中西医结合治疗肝纤维化的经验

姚乃礼以"肝络"理论辨治慢性乙型病毒性肝炎肝纤维化。姚教授认为，慢性乙型病毒性肝炎、早期肝硬化的始动因子及持续因素是湿热疫毒，发病之本是正气不足；病机在于"毒损肝络"，疾病渐进深入；瘀、毒、湿、热是主要致病因素。治以化瘀通络、扶正解毒之法。分为以下证型：

1. 肝络失和 湿热疫毒初袭肝络，络脉气机不畅，多以气滞表现为主，常见胸胁或脘腹胀满、嗳气，或腹中包块，聚散不定，按之不痛，大便不畅，舌暗红，脉弦或弦细。对于气分表现明显者，常予疏通气血、疏肝通络之法，临证多用旋覆花、桂枝、当归、木香、香附、姜黄、郁金等辛香通络之品。

2. 肝络瘀滞 肝络气机不畅，气滞常与血瘀兼见，患者多见局部胀满疼痛，甚者刺痛，口干不欲饮，舌暗紫，脉弦涩或细涩，治疗常以化瘀通络之法，临证常用黄芪、白术、莪术、丹参、桃仁等。

3. 络损成积 肝络气血不畅日久，瘀、毒、湿、热蕴结肝络，形成结节、积块、癥瘕，患者多见局部肿块或癥积，面色晦暗或暗黑，肌肤甲错，如鱼鳞状，痛如针刺，按之加重，舌质紫暗或有瘀斑，舌下络脉曲张或有结节状，脉细涩，病证较深重。常治以化瘀消癥散结之法，常用丹参、莪术、浙贝母、牡蛎、䗪虫、山慈菇、鸡内金等，同时随证佐以虫类药以搜剔在络之邪，如全蝎、地龙、蜈蚣、蝉蜕等药。

4. 络脉失养 机体感受疫毒邪气，其本在于素体不足，正气亏虚，络虚留邪，精微化生不足，肝络愈虚而毒邪深伏；或邪毒侵袭，伤及正气，正邪交争，则肝络益损。临证可见神疲乏力，少气懒言，爪甲不荣，皮肤起屑或干燥，唇舌色淡，脉虚或弱等络虚不荣的表现。治以养血和络之法，常用黄芪、白术、茯苓、当归、白芍、丹参等药。

柏文婕等将 106 例慢性乙型肝炎肝纤维化患者按随机数字表法分为观察组和对照组，两组给予恩替卡韦分散片治疗，对照组给予中药安慰剂，观察组采取柴芍六君汤内服，两组疗程均 24 周，比较两组肝郁脾虚证症状评分、肝功能、肝纤维化、疗效、乙型肝炎病毒（HBV）转阴率以及外周血 Treg 和 Th17 细胞水平。结果发现在常规治疗基础上，柴芍六君汤治疗慢性乙型肝炎肝郁脾虚证疗效显著，调节 Treg/Th17 比率可能是其作用途径之一。

张佩佩等将 2017 年 5 月～ 2018 年 10 月北京中医药大学枣庄医院门诊就诊的 80 例明确诊断的慢性乙型肝炎肝纤维化且中医辨证为正虚邪恋、血瘀阻络证的患者，随机分为两组，研究组 40 例，对照组 40 例。研究组采用院内制剂芎芪颗粒口服治疗，每次 1 包，每日 3 次；对照组口服安络化纤丸治疗，每次 1 包，每日 2 次。疗程均为 3 个月，分别治疗 2 个疗程后统计对比临床疗效。治疗结束后，两组在降低肝纤维化血清学指标、肝脏彩超等指标方面进行前后对比，研究组均明显优于对照组（$P < 0.05$）。显示芎芪颗粒具有较好逆转慢性肝炎肝纤维化、恢复肝功能的作用，是治疗慢性乙型肝炎肝纤维化的有效药物。

临床上除了辨证论治，很多医家基于疾病的病机特点也采用协定处方进行治疗，取得了较好的疗效，举例如下：

疏肝健脾汤：徐祥涛等将江苏省中医院感染科 2016 年 2 ～ 9 月收治的慢性乙肝患者 84 例，采用信封法随机分为观察组和对照组，每组 42 例。对照组采用西药抗病毒（恩替卡韦）治疗，观察组在对照组的基础上采用疏肝健脾汤治疗，比较两组患者治疗前后临床症状、细胞免疫功能、肝纤维化情况及肝脏硬度值（LSW）。结果观察组中医证候总效率为 92.86%，对照组为 73.81%，两组差异有统计学意义（$P < 0.05$）。显示疏肝健脾汤联合西药能有效增强慢性乙肝患者的免疫功能，改善临床证候，减小肝脏硬度值，延缓肝纤维化的进程，且不良反应少。

扶肝化纤汤：肖政华等将清洁级 SD 大鼠 120 只，随机等分为正常组，模型组，秋水仙碱组，扶肝化纤汤高、中、低剂量组。除正常组外，其余各组在经典四氯化碳（CCl_4）皮下注射制备大鼠肝纤维化（HF）模型的基础上，以中医理论指导，建立正虚毒蕴血瘀型 HF 大鼠模型。造模 6 周验证模型，造模成功后，给药组相应灌胃给药，正常组和模型组给予等体积纯净水，均连续灌胃 3 周。末次灌胃的次日，检测各组大鼠血清丙氨酸氨基转移酶（ALT）、天门冬氨酸氨基转移酶（AST）、白蛋白（ALB）、羟脯氨酸（HyP）、层粘连蛋白（LN）、Ⅲ型前胶原肽（PⅢNP）的含量，肝组织行 HE 染色和 Masson 染色。用 qRT-PCR、免疫组化法检测各组肝组织转化生长因子 β1（TGF-β1）、果蝇抗生物皮肤生长因子蛋白 3（Smad3）、果蝇抗生物皮肤生长因子蛋白 7（Smad7）及其 mRNA 的表达。结果显示扶肝化纤汤具有保护肝细胞、减轻肝损伤、抑制 HF 的作用。扶肝化纤汤能够调控 TGF-β1、Smad3、Smad7 及其 mRNA 的表达，可能是其抗 HF 的作用机制之一。

（二）2017 年美国胃肠病学会（AGA）《瞬时弹性成像技术在评估肝纤维化中的应用指南》描述的振动控制瞬时弹性成像技术（vibration controlled transient elastography，VCTE）在慢性乙型病毒性肝炎（chronic hepatitis B，CHB）患者肝纤维化诊断中的价值

关于 CHB 患者中肝纤维化诊断方法的评估包含了 19 项 VCTE 研究，5 项 APRI 研究，4 项 FIB-4 研究，具体诊断性能结论如下。VCTE 诊断肝纤维化的灵敏度为 86%（95% 置信区间为 0.79～0.91），特异度为 85%（95% 置信区间为 0.79～0.89）；APRI 诊断肝纤维化的灵敏度为 66%（95% 置信区间为 0.47～0.85），特异度为 74%（95% 置信区间为 0.56～0.84）；FIB-4 诊断肝纤维化的灵敏度为 87%（95% 置信区间为 0.79～0.92），特异度为 65%（95% 置信区间为 0.51～0.73）。结果提示，在成人 CHB 患者中，VCTE 用于诊断肝纤维化明显优于 APRI 及 FIB-4。AGA 并未评估其他血清学或影像学检测指标用于乙肝肝纤维化的诊断。与其他慢性肝病（如 HCV）患者相比，常规肝穿刺活检在 CHB 患者中应用较少，指南也并未规

定抗病毒治疗前必须进行组织学评估。然而，明确有无肝硬化对于拟定治疗方案及监测肝癌的发生至关重要。尽管弹性超声检查对评估肝纤维化较血清学检测有优势，但总体对于肝纤维化诊断的价值，差别不大。尤其是与 FIB-4 相比，VCTE 在诊断 CHB 肝硬化中与 FIB-4 效果相似，但在排除 CHB 肝纤维化中则优于 FIB-4。在使用 VCTE 诊断肝纤维化时应注意结合其他临床资料。

故本指南推荐，在 CHB 患者中建议使用 VCTE 而非其他血清学指标（如 APRI 及 FIB-4 等）进行肝纤维化检测。

（王万卷）

第二十七章 肝硬化

肝硬化（hepatic cirrhosis）是一种由不同病因长期作用于肝脏引起的慢性、进行性、弥漫性肝病。是在肝细胞广泛坏死基础上产生肝脏纤维组织弥漫性增生，并形成再生结节和假小叶，导致肝小叶正常结构和血液供应遭到破坏。病变逐渐进展，晚期出现肝衰竭、门静脉高压和多种并发症，每年约有100万患者死亡。

本病属于中医"鼓胀"范畴。

【病因病机】

（一）中医

1. 毒邪内伏　毒邪内伏，致肝失疏泄，肝体肝用受损，湿浊凝聚，络脉血瘀，而形成肝硬化。毒邪是本病的外在因素，药物、毒物等所致之肝脾损伤，亦可归于邪毒感染。

2. 饮食不节　恣食肥甘厚味，酿生湿热；酒食不节，湿热毒邪内生。

3. 情志失调　情志不畅，或感染虫毒，阻塞络道，内伤肝脾，而成此病。

4. 脏腑虚损　先天禀赋不足，脾肾亏虚，化生精血不足，肝阴亏耗；或他病转化，都可致肝疏泄功能失常，脾失健运，气机阻滞，水液运化失常，血行为之迟滞，气滞、血瘀、痰阻，致肝失所养，胁下积块形成，而成肝硬化。

本病病机转化初起为湿热邪毒阻滞中焦，气机升降失调，脾胃受伤，土壅木郁，致肝失调达；肝脾两伤，脾失健运，清浊不分，水湿聚于腹中；久则及肾，气化无权，气血水壅结更甚。本病首病气血，继而病水，肝郁血瘀是其源，脾胃气虚升降无权是其本。以肝郁脾虚，水气内阻为主者谓之气鼓；以脾肾阳虚，水湿内阻为主者谓之水鼓；以肝肾阴虚，血瘀湿阻为主者谓之血鼓；晚期肝硬化腹水多因郁热伤阴，或长期使用西药利尿剂伤阴，或滥用攻逐法泻水伤阴，故难治性腹水的病机复杂，可兼见水瘀互结、阴虚内热或脾肾阳虚。

（二）西医

1. 病毒性肝炎　乙型、丙型和丁型肝炎病毒引起的慢性肝炎是我国肝硬化的主要病因，占 50%～60%。慢性乙型肝炎演变为肝硬化的年发生率为 0.4%～14.2%。病毒的持续存在、中到重度的肝脏坏死炎症以及纤维化是演变为肝硬化的主要原因。乙型和丙型或丁型肝炎的重叠感染或酗酒常可加速肝硬化的进展。

2. 慢性酒精性肝病　在欧美国家慢性酒精中毒为肝硬化最常见的原因（50%～90%），我国较为少见（约 10%），但近年来有升高趋势。长期大量饮酒可导致肝硬化。如合并乙型和丙型肝炎的感染，可加速病情的进展。

3. 非酒精性脂肪性肝病　由非酒精性脂肪性肝炎引起的肝硬化逐年增多，尤其合并代谢综合征者，是仅次于上述两种病因的最为常见的肝硬化前期病变。

4. 长期胆汁淤积　包括原发性胆汁性胆管炎和继发性胆汁性肝硬化。后者由各种原因引起的肝外胆道长期梗阻所致。高浓度胆酸和胆红素对肝细胞的毒性作用可导致肝细胞变性、坏死、纤维化，进而发展为肝硬化。

5. 药物或毒物　由各种药物，化学毒物或保健品引起的肝损伤可演变为肝硬化。

6. 肝脏血液循环障碍　慢性右心心力衰竭、慢性缩窄性心包炎和各种病因引起的肝静脉阻塞综合征［巴德-吉（基）亚利综合征]、肝窦阻塞综合征/肝小静脉闭塞病（hepatic sinusoidal obstruction syndrome/hepatic veno-occlusive disease，HSOS/HVOD）引起肝窦长期淤血、缺氧，导致肝小叶中心区肝细胞坏死、纤维化，演变为肝硬化。

7. 遗传和代谢性疾病　由遗传和代谢性疾病导致肝脏病变发展成肝硬化，又称代谢性肝硬化。在我国，以由铜代谢障碍所致的肝豆状核变性最多见。

8. 免疫紊乱　自身免疫性肝炎最终可发展为肝硬化。

9. 血吸虫病　血吸虫卵在门静脉分支中堆积，造成嗜酸性粒细胞浸润、纤维组织增生，导致窦前区门静脉高压，在此基础上发展为血吸虫性肝硬化。

10. 隐源性肝硬化　由于病史不详，组织病理辨认困难、缺乏特异性的诊断标准等原因未能查出病因的肝硬化，占 5% ～ 10%。其他可能的病因包括营养不良、肉芽肿性肝病、感染等。

【临床表现】

起病常隐匿，早期可无特异性症状、体征，根据病程进展可分为代偿期和失代偿期。

（一）代偿期肝硬化

本病包括临床 1 期（无静脉曲张、无腹水）和临床 2 期（无腹水，内镜检查有食管静脉曲张，无出血）。10% ～ 20% 代偿期肝硬化患者无症状。其他患者可有食欲减退、乏力、消化不良、腹泻等非特异性症状。临床表现同慢性肝炎，鉴别常需依赖肝脏病理。

（二）失代偿期肝硬化

出现腹水是肝硬化患者进入失代偿期的标志。此期包括临床 3 期（有腹水，伴或不伴食管静脉曲张，无出血）、4 期（食管静脉出血，伴或不伴腹水）和 5 期（出现脓毒血症或肝肾综合征等）。

1. 症状 食欲减退、乏力、腹胀、腹痛、腹泻（较普遍，常与肠壁水肿、吸收不良和肠腔菌群失调有关）、体重减轻；出血倾向（凝血功能障碍可出现牙龈、鼻腔出血，皮肤黏膜紫斑或出血点，女性常有月经过多）；内分泌系统失调（男性有性功能减退，男性乳房发育，女性常有闭经及不孕）。肝硬化患者的糖尿病发病率增加，表现为高血糖、糖耐量试验异常、高胰岛素血症和外周性胰岛素抵抗。进展性肝硬化伴严重肝细胞功能衰竭患者常发生低血糖及各种并发症的临床表现。

2. 体征 患者常呈慢性病容，面色黧黑，面部有毛细血管扩张、口角炎等。皮肤表现常见蜘蛛痣、肝掌，可出现男性乳房发育，胸、腹壁皮下静脉可显露或曲张，甚至在脐周静脉突起形成水母头状，曲张静脉上可听到静脉杂音。黄疸常提示病程已达到中期，随着病变进展而加重。1/3 患者常有不规则发热，与病情活动及感染有关。腹部移动性浊音阳性。肝性胸腔积液常见于右侧（占85%），但也有双侧（2%）甚至仅为左侧（13%）。肝脏在早期肿大，晚期坚硬缩小、肋下常不易触及。35%～50% 患者有脾大，常为中度，少数重度。

3. 并发症的临床表现

（1）食管胃底静脉破裂出血：急性出血患者出现呕血、黑便，严重者休克。死亡率平均32%，是肝硬化较为常见和严重的并发症。

（2）自发性细菌性腹膜炎：住院的腹水患者中发生率为10%～30%。常表现为短期内腹水迅速增加，对利尿剂无反应，伴腹泻、腹痛、腹胀，发热，腹壁压痛和反跳痛。少数患者伴血压下降、肝功能恶化或门体分流性脑病加重。

（3）原发性肝癌：进行性肝大，质地坚硬如石，表面结节状。

（4）肝肾综合征：顽固性腹水基础上出现少尿、无尿以及恶心等氮质血症时的临床表现。常伴黄疸、低蛋白血症、肝性脑病；无蛋白尿。临床有两种类型：Ⅰ型，进展性肾功能损害，2周内肌酐成倍上升；Ⅱ型，肾功能缓慢进展性损害。

（5）肝肺综合征：终末期肝病患者中发生率13%～47%。患者可出现杵状指、发绀、蜘蛛痣。

（6）肝性脑病：常在诱因作用下，患者出现认知障碍，表现为计算能力下降，定位定时错误，轻度性格改变例如欣快激动或淡漠少言，行为失常如衣冠不整或随地便溺，昼夜倒错。严重时出现谵妄，进而昏迷。患者有肝臭，可引出扑翼样震颤（flapping tremor 或 asterixis）。

（7）门静脉血栓形成：发生率10%～25%，大多B超检查时发现。43%稳定型，血栓缓慢形成，无明显临床症状；38%出现食管静脉或门脉高压性胃病出血；18%可出现剧烈腹痛，其中70%出现小肠梗死（intestinal infarction）。

（8）肝硬化性心肌病：没有其他已知的心脏疾病的肝硬化患者，在应激情况下（行创伤性措施如外科手术/经颈静脉肝内门体分流术），心脏收缩反应损害和（或）舒张功能不全以及电生理异常（如Q-T间期延长），发生心功能不全甚至猝死。

综上所述，肝硬化早期表现隐匿，失代偿期的临床表现可以归结为：①门脉高压的表现，如侧支循环、脾大、脾功能亢进、腹水等；②肝储备功能损害所致的蛋白合成功能降低（包括白蛋白，凝血酶原）、黄疸，内分泌失调及皮肤表现等；并可出现并发症相关的临床表现。

【实验室和其他辅助检查】

（一）实验室检查

1. 血常规　代偿期多在正常范围。失代偿期由于出血、营养不良脾功能亢进可发生轻重不等的贫血。有感染时白细胞可升高，脾功能亢进者白细胞和血小板均减少。

2. 尿液检查　一般在正常范围，乙型肝炎肝硬化合并乙肝相关性肾炎时尿蛋白阳性。胆汁淤积引起的黄疸，尿胆红素阳性，尿胆原阴性。肝细胞损伤引起的黄疸，尿胆原亦增加。腹水患者应常规测定 24 小时尿钠、尿钾。

3. 便常规　消化道出血时出现肉眼可见的黑便和血便，门脉高压性胃病引起的慢性出血，便隐血试验阳性。

4. 肝功能试验

（1）血清胆红素：失代偿期可出现结合胆红素和总胆红素升高，胆红素的持续升高是预后不良的重要指标。

（2）蛋白质代谢：肝脏是合成白蛋白的唯一场所，在没有蛋白丢失的情况（如蛋白尿）时，血清白蛋白量常能反映肝脏储备功能。在肝功能明显减退时，白蛋白合成减少。正常值为 35 ～ 55g/L，白蛋白低于 28g/L 为严重下降。肝硬化时由于损伤的肝细胞不能清除从肠道来的抗原，或后者经过门体分流直接进入体循环，刺激脾脏 B 淋巴细胞产生抗体，形成高球蛋白血症。白蛋白与球蛋白比例降低或倒置。蛋白电泳可显示白蛋白降低，γ - 球蛋白显著增高，β - 球蛋白轻度升高。血清前白蛋白也由肝合成，当肝细胞受损伤尚未引起血清白蛋白下降时，血清前白蛋白则已明显下降，肝硬化患者可下降 50% 左右。

（3）凝血酶原时间：是反映肝脏储备功能的重要预后指标，晚期肝硬化及肝细胞损害时明显延长，如用维生素 K 后不能纠正，更说明有功能的肝细胞减少。

（4）血清酶学检查：①氨基转移酶：肝细胞受损时，ALT 升高，肝细胞坏死时，AST 升高。肝硬化患者这两种酶不一定升高，但肝硬化活动时可升高。酒精性肝硬化患者 AST/ALT ≥ 2。② γ-GT：90% 肝硬化患者可升高，尤其以 PBC 和酒精性肝硬化升高更明显。合并肝癌时明显升高。③胆碱酯酶（ChE）：肝硬化失代偿期 ChE 活力明显下降，其降低程度与血清白蛋白大致平行，若 ChE 极度下降，提示预后不佳。

（5）反映肝纤维化的血清学指标：有Ⅲ型前胶原氨基末端肽（PⅢNP），Ⅳ型胶原，透明质酸。肝纤维化时以上各项指标升高，由于受多种因素影响，尚不能作为确诊肝纤维化的指标，联合不同血清学指标的数学模型有助于鉴别有无显著肝纤维化。

（6）脂肪代谢：代偿期患者血中胆固醇正常或偏低，PBC 和非酒精性脂肪性肝病患者升高。失代偿期总胆固醇特别是胆固醇酯明显降低。

（7）定量肝功能试验：吲哚菁试验（ICG），检测肝细胞对染料清除情况以反映肝细胞储备功能，是临床初筛肝病患者较有价值和实用的试验。患者空腹静脉抽血后注射 ICG 0.5mg/kg，注射后 15 分钟对侧手臂静脉血测滞留率。正常值 10% 以下，肝硬化患者 ICG 滞留率明显升高，甚至达 50% 以上。其他的定量肝功能试验包括利多卡因代谢产物生成试验、氨基比林呼气试验、半乳糖耐量试验、色氨酸耐量试验、咖啡因清除试验等。

（8）血氨：动脉血氨的测定对肝性脑病有辅助诊断的价值。

5. 血清电解质　对于判断患者有无电解质紊乱以及治疗有重要意义。

6. 甲胎蛋白（AFP）　肝硬化活动时，AFP 可升高。合并原发性肝癌时明显升高，如转氨酶正常，AFP 持续升高，需怀疑原发性肝癌。

7. 病毒性肝炎标记测定　怀疑肝硬化者须测定乙、丙、丁肝炎标记以明确病因。肝硬化有活动时应做甲、乙、丙、丁、戊型标记及 CMV、EB 病毒抗体测定，以明确有无重叠感染。

8. 血清免疫学检查　血清抗线粒体抗体阳性提示 PBC（阳性率 95%），自身免疫性肝病时常有抗平滑肌抗体、抗核抗体阳性。

9. 血清铜蓝蛋白　肝豆状核变性时明显降低（< 200mg/L），伴尿铜增加（> 100μg/24h）。年龄 < 40 岁的肝损伤患者应检查血清铜蓝蛋白排除此病。

（二）影像学检查

1. 超声检查 肝硬化的声像图为肝表面不光滑或凹凸不平；肝叶比例失调，多呈右叶萎缩和左叶、尾叶增大；肝实质回声不均匀增强，肝静脉管腔狭窄、粗细不等。此外，还有脾大、门静脉扩张和门脉侧支开放等门脉高压症的声像图改变，部分患者还可探及腹水。多普勒超声可发现门脉侧支开放、门静脉血流速率降低和门静脉血逆流等改变。对门静脉血栓形成和肝癌等肝硬化的并发症也有较高的诊断价值。超声造影检查对鉴别肝硬化结节和肝癌有较高的诊断价值。

2. CT 肝硬化影像学与超声检查所见相似，表现为肝叶比例失调、肝裂增宽和肝门区扩大，肝脏密度高低不均。此外，还可见脾大、门静脉扩张和腹水等门脉高压症表现。对于肝硬化和原发性肝癌的鉴别十分有用。

3. 磁共振成像（MRI） 磁共振成像对鉴别肝硬化结节、肝瘤结节更优于 CT 检查。磁共振血管造影（MRA）可代替血管造影显示门脉血管变化和门脉血栓。用于门静脉高压病因的鉴别以及肝移植前对门脉血管的评估。

4. 放射性核素显像 经放射性核素 ^{99}mTc– 扫描测定的心 / 肝比值能间接反映门静脉高压和门体分流程度，对诊断有一定意义，正常值 0.26，肝硬化患者一般在 0.6 以上，伴门脉高压者常 > 1。

5. 上消化道钡餐摄片 可发现食管及胃底静脉曲张征象，食管静脉曲张呈现虫蚀状或蚯蚓状充盈缺损，胃底静脉曲张呈菊花样缺损。但诊断敏感性不如胃镜。

（三）特殊检查

1. 内镜 胃镜可直接观察并确定食管及胃底有无静脉曲张，了解其曲张程度和范围，并可确定有无门脉高压性胃病。存在食管及胃底静脉曲张是门静脉高压最可靠的指标，一旦出现曲张静脉即可诊断门静脉高压。结肠镜可在结肠发现异位静脉曲张；胶囊内镜和小肠镜可发现小肠异位静脉曲张，从而找出下消化道出血原因。

2.肝穿刺　1秒钟快速穿刺、超声指引下或腹腔镜直视下肝穿刺，取肝组织做病理检查，对肝硬化，特别是早期肝硬化确定诊断和明确病因有重要价值。凝血酶原时间延长及有腹水者可经颈静脉、肝静脉做活检。

3.肝硬度检测　瞬时弹性成像技术，又称Fibroscan，通过量化肝硬度值（kPa）诊断慢性肝病肝纤维化。无或Ⅰ级纤维化< 7.3kPa；显著肝纤维化（3 ～ 4级）> 12.4kPa；> 17.5kPa时，诊断肝硬化的特异性> 90%。> 20kPa，提示合并临床显著门脉高压（clinically significant portal hypertension，CSPH）。

4.腹腔镜　可见肝脏表面高低不平，有大小不等的结节和纤维间隔，边缘锐利不规则，包膜增厚，脾大，圆韧带血管充血和腹膜血管曲张，腹水原因诊断不明确时，腹腔镜检查有重要价值。

5.门静脉测压　经颈静脉测定肝静脉楔压和肝静脉游离压，两者差为肝静脉压力梯度（HVPG），可代表门静脉压力。正常值0 ～ 5mmHg，食管静脉曲张出血者均> 12mmHg。门静脉压力的测定是评价降门脉压力药物疗效的金标准。

6.腹水检查　所有新出现腹水者、进展性肝硬化或上消化道出血伴腹水者以及腹水稳定的患者病情突然恶化，都应做诊断性穿刺。目的在于明确腹水是否由肝硬化引起，如果血清－腹水白蛋白梯度（SAAG）> 11g/L提示腹水由肝硬化门静脉高压所致。此时则应寻找是否存在导致腹水增加的原因，如自发性细菌性腹膜炎（SBP）等。检查内容包括：腹水的性质，如颜色、比重、蛋白含量、细胞分类，以及腺苷脱氨酶（ADA）、血与腹水乳酸脱氢酶（LDH）比值、细菌培养和内毒素测定。腹水培养应在床旁进行，使用血培养瓶，包括需氧、厌氧两种。每个培养瓶接种的腹水至少10mL。

【诊断要点】

（一）诊断

肝硬化的诊断主要依据：①病史：应详细询问肝炎史、饮酒史、药物史、输血史、社交史及家族遗传性疾病史。②症状体征：根据上述临床表现逐条对患者进行检查，确定是否存在门脉高压和肝功能障碍表现。③肝功能试验：血清白蛋白降低，胆红素升高，凝血酶原延长提示肝功能失代偿，定量肝功能试验也有助于诊断。④影像学检查：B超、CT有助于本病诊断。

（二）诊断思路

肝硬化完整的诊断应包括病因、病理、功能和并发症四个部分。

1. 病因诊断　明确肝硬化的病因对于估计患者预后及进行治疗密切相关。根据上述各种病因做相关检查以排除及确定病因诊断，如应做病毒性肝炎标志物检查排除由肝炎引起的肝硬化，怀疑 Wilson 病应由眼科检查 K-F 环，测定血清铜蓝蛋白、尿铜、血铜等。

2. 病理诊断　肝活组织检查可明确诊断及病理分类，特别对于有引起肝硬化的病因暴露史、又有肝脾大但无其他临床表现、肝功能试验正常的代偿期患者，肝活检常可明确诊断。

3. 肝脏储备功能诊断　可用 Child-Pugh 分级（Child-Pugh Classification，CPC）来评定。

【鉴别诊断】

（一）肝、脾大

其与血液病、代谢性疾病的肝脾大鉴别。必要时做肝活检。

（二）腹水的鉴别诊断

应确定腹水的程度和性质，与其他原因引起的腹水鉴别。肝硬化腹水为漏出液，SAAG > 11g/L，合并自发性腹膜炎为渗出液，以中性粒细胞增多为主，但 SAAG 仍大于 11g/L。结核性和肿瘤性腹水 SAAG < 11g/L，结核性腹膜炎为渗出液伴 ADA 增高。肿瘤性腹水比重介于渗出液和漏出液之间，腹水 LDH/ 血 LDH > 1，可找到肿瘤细胞。腹水检查不能明确诊断时，可做腹腔镜检查，常可明确诊断。

（三）并发症的诊断和鉴别诊断

1.食管胃底静脉破裂出血 表现为呕血、黑便，常为上消化道大出血。在大出血暂停，血压稳定后，急症胃镜检查（一般在入院后 12 ～ 48 小时）可以明确出血部位和原因，鉴别是食胃管静脉出血（gastricesophageal variceal bleeding）还是门静脉高压性胃病（portal hypertensive gastropathy）或溃疡病引起。如由静脉曲张引起，需进一步检查明确静脉曲张由单纯肝硬化引起门静脉高压还是由门脉血栓或癌栓引起。

2.感染 发热的肝硬化患者需要确定有无感染以及感染的部位和病原。应摄胸片，做痰培养、中段尿培养、血培养，有腹水者进行腹水检查，以明确有无肺部、胆道、泌尿道及腹水感染。患者在短期内腹水迅速增加，伴腹痛、腹胀、发热，腹水检查白细胞 > 500×10^6/L 或中性粒细胞 > 250×10^6/L，如能排除继发性感染者，即可诊断 SBP。腹水和血鲎试验以及血细菌培养可阳性，常为革兰阴性菌。少数患者可无腹痛，患者可出现低血压或休克（革兰阴性菌败血症）。鉴别诊断应除外继发性腹膜炎、内脏破裂或脓肿。继发性腹膜炎的特点是腹水中性粒细胞 > 10000×10^6/L，糖 < 0.5g/L，蛋白 > 10g/L，抗生素治疗无效，腹水可分离出 2 种以上病原体，以及不常见病原体如厌氧菌及真菌。

3.肝肾综合征 顽固性腹水患者出现少尿、无尿、氮质血症、低血钠、低尿钠，考虑出现肝肾综合征。国际腹水协会诊断标准：①肝硬化腹水。②血清肌酐 > 133μmol/L（1.5mg/dL）。其中 I 型肾病综合征（HRS）：2 周内血清肌酐成倍上升，> 226μmol/L（2.5mg/dL）。③停止使用利尿剂和使用白蛋白 [1g/（kg·d），最多 100g/d] 扩容治疗后 2 天，血清肌酐水平无改善（降低到 1.5mg/dL 或以下）。④未出现休克，或近期使用过肾毒性或血管扩张药物。⑤无肾实质病变（蛋白尿 < 500mg/d），无微小血尿（< 50 红细胞 /HPF）和（或）无超声波肾脏异常发现。应与非甾体抗炎药、环孢素和氨基糖苷类药物的应用引起的医源性肾衰区分开来。

4. 原发性肝癌 患者出现肝大、肝区疼痛、有或无血性腹水、无法解释的发热要考虑此病，血清甲胎蛋白持续升高而 ALT 正常或 B 超提示肝占位病变时应高度怀疑，CT 或 MRI 可确诊。

5. 肝性脑病（HE） 主要诊断依据为：①有严重肝病史和（或）广泛门体侧支循环分流。②出现精神紊乱、昏睡或昏迷。③有常见的诱因。④存在明显肝功能损害或血氨增高。以精神症状为唯一突出表现的 HE 易被误诊为精神病，因此凡遇精神错乱患者，应警惕 HE 的可能性。肝性昏迷还应与可引起昏迷的其他疾病，如代谢性疾病（糖尿病、低血糖、糖尿病酸中毒、Wilson 病）、缺氧、高（低）钠血症、尿毒症、颅内损伤 / 创伤、脑血管意外（颅内出血、硬膜下和硬膜外血肿）、脑部肿瘤或感染、癫痫、中毒、酒精相关性、某些药物（镇静剂、催眠药、麻醉剂等）、特殊的营养（维生素 B_1）缺乏等相鉴别。诊断隐匿性肝性脑病（covert HE）前提是除外症状性 HE。对于"高危人群"，我国专家推荐采用数字连接试验（number connect test-A，NCT-A）、数字 - 符号试验（number-digit test，DST），两者均阳性可做出诊断。有条件者可进行核磁共振波谱、fMRI 和临界视觉闪烁频率等检查。

6. 肝肺综合征（HPS） 肝肺综合征（hepatopulmonary syndrome，HPS）是进展性肝病、肺内血管扩张、低氧血症 / 肺泡 - 动脉氧梯度增加（> 20mmHg）组成的三联征。有上述 HPS 临床表现，立位呼吸室内空气时动脉氧分压 < 70mmHg 或肺泡 - 动脉氧梯

度＞20mmHg，下述试验提示肺血管扩张有助于做出诊断：①超声心动图气泡造影左心房有延迟出现的微气泡（心搏4～6次后）；②肺扫描阳性。前者敏感性高，后者特异性高。HPS应与肺动脉高压相鉴别，后者有进行性呼吸困难，心前区疼痛而发绀少见，体检肺动脉瓣区第2音亢进，杂音向胸骨左缘传导，X线显示心脏扩大，心脏超声提示右杂音向胸骨左缘传导，X线显示心脏扩大，心脏超声提示右室肥厚，心导管检查可确诊。

7. 肝硬化性心肌病 诊断标准为患者有隐匿性收缩功能不全，表现在运动、血容量变化、药物刺激时，心输出量的增加受阻，休息时射血分数（ejection fraction，EF）＜55%；舒张功能不全，表现为E/A比例＜1.0，减速时间延长（＞200毫秒），等容舒张时间延长（＞80毫秒）；以及有Q–T间期延长、左心房扩大等。

【治疗】

（一）西医治疗

1. 一般治疗原则 肝硬化疾病的发展是一个动态的过程，治疗主要是预防和治疗肝硬化的并发症。针对病因进行治疗常可以改善肝脏结构和功能，进而逆转或减慢肝硬化的进程。如酒精性肝硬化患者必须戒酒，乙型肝炎和丙型肝炎肝硬化者须行抗病毒治疗，忌用对肝脏有损害的药物。

2. 一般治疗

（1）休息：代偿期患者可参加轻工作，失代偿期尤其出现并发症患者应卧床休息。由于直立体位激活RAAS及交感神经系统引起肾小球滤过减少和钠潴留，因此，卧床休息对于肝硬化腹水的住院患者有一定益处。

（2）饮食：肝硬化是一种慢性消耗性疾病，目前已证实营养疗法对于肝硬化患者特别是营养不良者降低病残率及死亡率有作用。肝硬化患者的饮食热量为35～40kcal/（kg·d），其中碳水化合物占

45% ～ 65%，蛋白质 1 ～ 1.5g/（kg·d）。应给予高维生素、易消化的食物，增加一次夜宵，严禁饮酒。可食瘦肉、河鱼、豆制品、牛奶、豆浆、蔬菜和水果。盐和水的摄入应根据患者水及电解质情况进行调整，食管静脉曲张者应禁食坚硬粗糙食物。

3. 病因治疗

（1）抗病毒治疗：代偿期乙肝肝硬化患者 HBV DNA > 2000U/mL（ALT 可正常）应抗病毒治疗。治疗目标是延缓和降低肝功能失代偿和 HCC 的发生。失代偿期乙肝肝硬化患者无论 HBV DNA 是否阳性，ALT 是否升高，均需要长期甚至终生口服抗病毒效力强不易耐药的核苷类似物如恩替卡韦或替诺福韦抗病毒治疗。治疗目标是通过抑制病毒复制，改善肝功能，以延缓或减少肝移植的需求。服药期间须随访。代偿期患者肝功能好的在严密监测下也可选择干扰素，疗程 1 年。新一代口服直接抗病毒药物（direct-acting antiviral drugs，DAAs）的问世，使 HCV 感染的治愈率达到 90% 以上。对进展性肝纤维化和失代偿期肝硬化应首先考虑该类药抗丙肝病毒治疗。后者服药后，如能达到持续性病毒学反应（SVR），则可以改善 MELD 和 Child-Pugh 评分，逆转失代偿症状，改善生存，但是其 SVR 明显低于代偿期肝硬化患者，特别是严重失代偿和门脉高压患者。

（2）抗纤维化药物：针对病因的治疗例如抗病毒治疗能够逆转和减轻肝纤维化。中西医结合肝纤维化诊治指南推荐扶正化瘀胶囊和复方鳖甲软肝片等药物，有抗纤维化作用。

（3）其他：酒精肝需戒酒、肝豆状核变性驱铜治疗、非酒精性脂肪性肝病针对代谢综合征的治疗等。

4. 腹水的治疗 腹水患者的治疗主要是减轻由于腹水或下肢水肿给患者带来的不适并防止腹水引起的并发症，如 SBP、脐疝的破裂以及进一步发展为肝肾综合征。因此主要目的是减少腹水以及预防复发。应测定体重、血清电解质、肾功能及 24 小时尿钠尿钾排出量，以指导治疗。

（1）腹水的一般治疗

1）控制水和钠盐的摄入：对有轻度钠潴留者，钠的摄入量限制在 88mmol/d（5.0g 食盐）可达到钠的负平衡。应用利尿剂时，可适度放开钠摄入，以尿钠排出量为给药指导。轻中度腹水在限钠饮食和卧床休息后可自行消退。稀释性低钠血症（＜130mmol/L），应限制水的摄入（800～1000mL/d）。

2）利尿剂的应用：经限钠饮食和卧床休息腹水仍不消退者须应用利尿剂，建议采用螺内酯与呋塞米的联合治疗，而不是序贯治疗（先使用螺内酯，随后加入呋塞米）。通常最初给予螺内酯 100mg 和呋塞米 40mg，每日早晨给药 1 次。对于腹水量少的瘦小患者，可采用更低剂量（例如，螺内酯 50mg 和呋塞米 20mg）。若应用 3～5 日后临床效果不明显或体重减轻程度不理想，则药物剂量可分别增加 100mg 和 40mg。若有需要，可以重复进行增量。推荐的最大剂量为螺内酯 400mg/d 和呋塞米 160mg/d。服药后体重下降为有效（无水肿者每天减轻体重 500g，有下肢水肿者体重减轻 1000g/天）。体重下降过多时，利尿剂需要减量。对于肾实质疾病患者，应用低于 100mg/40mg 比例的螺内酯与呋塞米（例如，100mg/80mg 或 100mg/120mg）。需要反复尝试来确定剂量，以达到不伴高钾血症的尿钠排泄。在某些情况下，不能使用螺内酯，特别是在肾小球滤过率极低或患者出现高钾血症时。避免采用静脉给予呋塞米，因为静脉给予呋塞米可能导致急性肾功能减退并可以导致逐渐加重的氮质血症，随后可能造成肝肾综合征假象。如出现肝性脑病、低钠血症（血钠＜120mmol/L）、肌酐＞120mmol/L 应停用利尿剂，可用胶体或盐水扩容或用 V_2 受体拮抗剂托伐普坦，但须避免 24 小时血钠上升＞12mmol/L。最新指南不推荐托伐普坦用于肝硬化患者低钠血症的常规治疗。

3）提高血浆胶体渗透压：对于低蛋白血症患者，每周定期输注白蛋白、血浆可提高血浆胶体渗透压，促进腹水消退。

对于血压逐渐下降的进行性肝硬化患者，停用或避免开始使用血管紧张素转换酶抑制剂（ACEI）、血管紧张素 Ⅱ 受体拮抗剂（ARB）及 β 受体阻断药（β-RB），对于顽固性腹水患者不使用 β 受体阻断药。应避免使用前列腺素抑制剂，如非甾体抗炎药（NSAIDs），因为这些药物可以降低尿钠排泄并诱发氮质血症。

（2）顽固性腹水的治疗：对大剂量利尿剂（螺内酯 400mg/d，呋塞米 160mg/d）缺少反应（无体重下降）或在小剂量利尿剂时就发生肝性脑病、低钠、高钾等并发症，均属于顽固性或难治性腹水（refractory ascites），其在失代偿期肝硬化患者中的发生率为 10%。治疗首先应针对导致顽固性腹水发生的一些可逆性原因，如：不适当的限钠、利尿；使用肾毒性药物；自发性细菌性腹膜炎；门静脉、肝静脉栓塞及未经治疗的活动性肝病。还可以用下列方法治疗：

1）排放腹水、输注白蛋白：对于顽固性大量腹水患者，如无其他并发症（肝性脑病、上消化道出血、感染），肝储备功能为 Child-Pugh A、B 级，无出血倾向（INR < 1.6，血小板计数 > $50\times10^9/L$）可于 1 ~ 2 小时内抽排腹水 4 ~ 6L，同时补充白蛋白 6 ~ 8g/L 腹水，以维持有效血容量，阻断 RAAS 系统激活。一次排放后仍有腹水者可重复进行，该方法腹水消除率达 96.5%，排放腹水后应用螺内酯维持治疗。

2）经颈静脉肝内门体分流术（transjugular intrahepatic portosystemic shunt，TIPS）：是目前治疗顽固性腹水患者最有效的措施。术后门脉压力下降，阻断钠潴留，改善肾脏对利尿剂的反应。可预防腹水复发。适应证是肝功能损害轻度而门脉高压显著者。终末期肝病模型（model of end-stage liver disease，MELD）积分 ≥ 15 的患者不宜做 TIPS，应该考虑肝移植 [MELD 积分 =9.6log（肌酐 mg/dL）+3.8（胆红素 mg/dL）+11.2log（INR）+6.4]。

5. 并发症的治疗

（1）食管胃底静脉破裂出血：食管胃底静脉破裂出血是肝硬化

严重并发症和死亡主要原因，应予以积极抢救。

1）重症监护：卧床，禁食，保持气道通畅，补充凝血因子，迅速建立静脉通道以维持循环血容量稳定，密切监测生命体征及出血情况，必要时输血。短期应用抗生素，不仅可以预防出血后感染，特别如 SBP，还可提高止血率、降低死亡率。可先予静脉用头孢曲松 1g/d，能进食时口服环丙沙星 0.4g，2 次 / 天，共 7 天。

2）控制急性出血

a. 血管活性药物治疗：一旦怀疑食管胃底静脉破裂出血，应立即静脉给予缩血管药物，收缩内脏血管，减少门静脉血流量，达到止血效果。诊断明确后继续用 3 ~ 5 天。常用药物有 14 肽生长激素、8 肽奥曲肽、三甘氨酰赖氨酸加压素、垂体后叶素（VP）。VP 不良反应多，有腹痛、血压升高、心绞痛等，有心血管疾病者禁用。如要使用应合并硝酸甘油 0.3 ~ 0.6mg（舌下含化或静脉滴），可减少 VP 不良反应，增强降门脉压力作用。

b. 气囊压迫术：使用三腔管对胃底和食管下段做气囊填塞。常用于药物止血失败者。压迫总时间不宜超过 24 小时，否则易导致黏膜糜烂。这项暂时止血措施可为急救治疗赢得时间，也为进一步做内镜治疗创造条件。

c. 内镜治疗：经过抗休克和药物治疗血流动力学稳定者应立即送去做急症内镜检查，以明确上消化道出血原因及部位。如果是食管静脉曲张性出血，应予以内镜下硬化剂注射止血或者使用皮圈进行曲张静脉套扎术；若胃静脉出血，宜注射组织胶。

d. 急症手术：上述急症治疗后仍出血不止，患者肝脏储备功能为 Child–Pugh A 级者可行断流术。

e. 介入治疗：上述患者如无手术条件者可行 TIPS 作为救命的措施。术后门脉压力下降，止血效果好，但易发生肝性脑病和支架堵塞。覆膜支架不仅可以控制出血和预防再出血，还可以延长生存期。对胃静脉曲张活动性出血药物和内镜治疗无效时可紧急做经皮经肝曲张静脉栓塞术。

3）预防再出血：在第一次出血后，一年内再出血的发生率约70%，死亡率为30% ~ 50%，因此在急性出血控制后，应采用以下措施预防再出血。

a.内镜治疗：单纯食管静脉曲张，可用内镜下食管静脉曲张套扎术（EVL）与硬化剂治疗，胃静脉曲张注射组织胶。推荐与药物联合应用。

b.药物治疗：非选择性 β 受体阻断药（普萘洛尔、纳多洛尔、替莫洛尔）通过其 β 受体阻滞作用，收缩内脏血管，降低门静脉血流量而降低门静脉压力（HVPG 平均下降 15%）。与对照组相比，预防出血效果确切。用法：普萘洛尔从 10mg/d 开始，每日增加 10mg，直至静息时心率下降到基础心率的 75% 作为维持剂量，长期服用，并根据心率调整剂量。15% 患者有禁忌证（窦性心动过缓，支气管哮喘、慢性阻塞性肺部疾病、心力衰竭、低血压、房室传导阻滞、胰岛素依赖性糖尿病）。另外有 15% 患者不能耐受，出现 SBP、顽固性腹水、肾损害低钠血症（< 130mEq/L）或低血压（< 90mmHg）而停用。卡维地洛作为普萘洛尔的替代药物，通过非选择性 β 受体阻滞和 $α_1$ 肾上腺能阻滞作用，同时降低门脉血流量和肝血管张力，其降低门脉压力的作用大于普萘洛尔。起始剂量 6.25mg/d，1 周后增加到维持量 12.5mg/d，不良反应有液体潴留、平均动脉压降低，影响长期应用。

c.外科减压或断流：如果患者为代偿期或 Child-Pugh A 级肝硬化，在药物或内镜治疗失败时也可考虑做远端脾肾吻合术或断流术。

d.TIPS：一线治疗失败后，选择覆膜支架 TIPS。食管静脉曲张、Ⅰ/Ⅱ型食管胃底静脉曲张出血且药物和内镜治疗失败率高的患者（HVPG > 20mmHg、CPC C 级 < 14 分或 B 级合并活动性出血者），应该早期（24 小时内）行覆膜支架 TIPS，可以延长生存期。

e.肝移植：终末期肝病伴食管静脉反复出血者是肝移植的适

应证。

4）预防首次出血：出血高危人群（CPC C 级、曲张的食管静脉直径＞5mm 伴红色征）应选择 EVL 或药物治疗。药物包括普萘洛尔、卡维地洛等。

（2）自发性细菌性腹膜炎（SBP）：主要致病菌为革兰阴性菌（70%），如大肠埃希菌（47%）、克雷伯杆菌（13%）。由于 SBP 后果严重，如临床上怀疑 SBP 或腹水中性粒细胞＞250/mm^3，应立即行经验性治疗。抗生素首选头孢噻肟 2g 每 12 小时 1 次，静脉滴注，或头孢曲松 2g 每日 1 次，静脉滴注，在用药后 48 小时再行腹水检查，如中性粒细胞数减少一半，可认为抗生素治疗有效，疗程5 ～ 10 天。腹水蛋白＜10g/L、已发生过一次 SBP 以及食管静脉破裂出血者是复发性 SBP 的高危患者，应口服环丙沙星 400mg/d 进行预防。SBP 最严重的并发症是肝肾综合征。一旦诊断 SBP 立即给予白蛋白输注 1.5g/（kg·d），48 小时后 1g/（kg·d），可预防 HRS，提高生存率。

（3）肝肾综合征：治疗原则是增加动脉有效血容量和降低门静脉压力，在积极改善肝功能前提下，可采取以下措施：①早期预防和消除诱发肝肾衰竭的因素，诸如感染、出血、电解质紊乱、不适当地放腹水、利尿等；②避免使用损害肾功能的药物；③输注白蛋白 1g/kg/24h，以后 20 ～ 40g/24h，持续 5 ～ 10 天，使血肌酐＜ 132.6μmol/L；④血管活性药物特利加压素 0.5 ～ 2mg 静脉注射（缓慢静脉推注 1 小时或用输液泵），12 小时 1 次，通过收缩内脏血管，提高有效循环血容量，增加肾血流量，增加肾小球滤过率，阻断 RAAS 激活，降低肾血管阻力。也可用去甲肾上腺素（0.5 ～ 3mg/h）或米多君（2.5 ～ 3.75mg/d）加奥曲肽（300 ～ 600μg/d）代替特利加压素；⑤ TIPS 有一定帮助，应用对象：SB ＜ 51μmol/L，Child-Pugh ＜ 12 分、无心肺疾患和肝性脑病者；⑥肝移植：对可能发生 HRS 的高危患者如稀释性低钠血症、低血压、低尿钠患者在发生 HRS 前行肝移植。

（4）肝性脑病（HE）

1）寻找并消除诱因：及时控制感染和上消化道出血并清除积血，避免快速和大量地排钾利尿和放腹水。注意纠正水、电解质和酸碱平衡失调。缓解便秘，并控制使用麻醉、止痛、安眠、镇静等药物。当患者狂躁不安或有抽搐时，用吗啡及其衍生物，水合氯醛，哌替啶及速效巴比妥类。必要时可减量使用（常量的 1/2 或 1/3）地西泮（安定）、东莨菪碱，并减少给药次数。异丙嗪、氯苯那敏（扑尔敏）等抗组胺药有时可作为安定替代药。

2）乳果糖：乳果糖在结肠内被乳酸菌、厌氧菌等分解为乳酸和醋酸，降低结肠 pH，使肠腔呈酸性，从而减少氨的形成与吸收；其轻泻作用有助于肠内含氮毒性物质的排出，肠道酸化后，促进乳酸杆菌等有益菌大量繁殖，抑制产氨细菌生长，氨生成减少。剂量为每次 15～30mL，每日 3～4 次口服。从小剂量开始，根据每天 2～3 次软便，调整剂量。严重肝性脑病时，可用乳果糖置入鼻胃管给药，一般为 15～45mL 每 8～12 小时 1 次；或乳果糖 300mL 置于 1L 水中灌肠保留 1 小时，每 2 小时 1 次，直到症状改善。乳果糖还可以用于复发性 HE 的预防，其可以改善轻微型肝性脑病（MHE）患者的认知和生活质量，用于 CHE 的治疗。

3）抑制肠道细菌生长：利福昔明 –α 是一种口服后肠道吸收极少的广谱抗生素，其对肝性脑病有良好的疗效，具有耐受性好、起效快等优点，可作为 Ⅰ～Ⅲ 度肝性脑病的治疗和预防复发性 HE 发作，推荐剂量是 800～1200mg/d，分次口服或与乳果糖合用。含有双歧杆菌、乳酸杆菌等的微生态制剂可起到维护肠道正常菌群、抑制有害菌群、减少毒素吸收的作用。

4）促进氨的转化和代谢：L– 鸟氨酸 –L– 天门冬氨酸（OA）中的鸟氨酸能增加氨基甲酰磷酸合成酶和鸟氨酸氨基甲酰转移酶活性，其本身也是鸟氨酸循环的重要物质，可促进尿素合成。天门冬氨酸可促进谷氨酰胺合成酶的活性，促进脑、肝、肾的利用和消耗氨以合成谷氨酸和谷氨酰胺而降低血氨，减轻脑水肿。每日静脉滴注20g，用于显性肝性脑病（OHE），能显著降低HE患者血氨，改善临床症状，安全性好。

（5）肝肺综合征：内科治疗无效，TIPS可改善患者症状，为肝移植创造条件。

（6）肝硬化性心肌病：治疗为非特异性，主要针对左心室衰竭，肝移植是唯一可治疗的手段。

（7）门静脉血栓形成：新近出现或进展性门静脉血栓（portal vein thrombosis）形成，早期可行低分子肝素抗凝治疗，抗凝前对有高危的静脉曲张者应给予β受体阻断药或EVL预防出血。用药2～3个月后影像学评估，如血栓形成继续进展，考虑TIPS；如有改善或稳定，继续抗凝直到肝移植。如果是稳定的陈旧性血栓或有门静脉海绵样变，在影响肠系膜上静脉的流量并且有易栓症情况下，进行抗凝；如不存在易栓症，影像学随访如血栓有进展，抗凝治疗。陈旧性血栓或有门静脉海绵样变的患者，肠系膜上静脉的流量未受影响的，则常规随访不必治疗。

（8）原发性肝癌：见本书"肝癌"部分。

（二）中医辨证论治

《肝硬化腹水中医诊疗专家共识意见（2017）》对此病的辨证论治进行了总结，可供临床参考，药物剂量可参考《方剂学》和《中药学》，具体如下：

1. 气滞水停证

证候特点： 腹大坚满，叩之如鼓，两胁胀满，胁痛走窜不定，饮食减少，食后作胀，嗳气不适，小便短少。

舌脉： 舌质淡红，苔白腻，脉弦。

治法： 疏肝理气，行水散满。

推荐方剂：柴胡疏肝散合胃苓汤。

基本处方：柴胡10g，枳壳10～15g，芍药10～15g，甘草6～10g，香附10～15g，川芎10～15g，茯苓10～30g，苍术10～15g，陈皮10～15g，白术10～30g，官桂6～10g，厚朴10～15g，泽泻10～15g，猪苓10～15g，生姜10～15g，大枣10～20g。

加减：腹胀明显者，加大腹皮、莱菔子、木香；两胁胀满疼痛者，加郁金、延胡索、苏木。

2. 脾虚水停证

证候特点：腹大胀满，按之如囊裹水，乏力，食欲不振，面色萎黄，颜面、下肢浮肿，小便短少，大便溏薄。

舌脉：舌苔白滑或白腻，脉缓。

治法：温中健脾，行气利水。

推荐方剂：四君子汤合实脾饮。

基本处方：人参10～30g，白术10～15g，茯苓10～15g，炙甘草5～15g，附子10～20g，干姜10～15g，厚朴10～15g，木香10～15g，草果10～15g，槟榔10～15g，木瓜10～15g，生姜10～15g，大枣10～20g。

加减：湿浊中阻，恶心呕吐者，加陈皮、竹茹；肢体沉困，小便短少者，加车前子、泽泻。

3. 湿热水停证

证候特点：腹大坚满，脘腹撑急，腹痛拒按，身目发黄，口干，口苦，渴不欲饮，小便短黄，大便秘结或溏垢。

舌脉：舌质红，苔黄腻，脉弦滑或数。

治法：清热利湿，攻下逐水。

推荐方剂：中消分满丸合茵陈蒿汤。

基本处方：厚朴10～15g，枳实10～15g，黄芩10～15g，黄连10～15g，知母10～15g，法半夏9g，陈皮10～15g，茯苓

10 ～ 15g，猪苓 10 ～ 15g，泽泻 10 ～ 15g，砂仁 6 ～ 10g，干姜 10 ～ 15g，姜黄 10 ～ 15g，人参 10 ～ 15g，白术 10 ～ 15g，甘草 6 ～ 10g。

加减：小便赤涩不利者，加滑石、通草；下肢浮肿明显者，加车前草、赤小豆。

4. 血瘀水停证

证候特点：腹大如鼓，腹壁青筋暴露，胁肋刺痛，固定不移，面色暗黑，面颈胸臂有丝状血痣，肌肤甲错，渴不欲饮。

舌脉：舌质紫红或有瘀斑，苔白润，脉细涩。

治法：活血化瘀，行气利水。

推荐方剂：调营饮或膈下逐瘀汤。

基本处方：川芎 10g，赤芍 10 ～ 15g，大黄 3 ～ 15g，莪术 10g，延胡索 10 ～ 15g，当归 10 ～ 15g，瞿麦 10 ～ 15g，槟榔 10 ～ 15g，葶苈子 10 ～ 15g，赤茯苓 10 ～ 15g，桑白皮 10 ～ 15g，大腹皮 10 ～ 15g，陈皮 10 ～ 15g，官桂 10 ～ 15g，细辛 3 ～ 6g，甘草 6 ～ 10g，五灵脂 10 ～ 15g，桃仁 10 ～ 15g，牡丹皮 10 ～ 15g，乌药 10 ～ 15g，香附 10 ～ 15g，红花 10 ～ 15g，枳壳 10 ～ 15g。

加减：胁下痞块，刺痛明显者，加丹参、鳖甲；腹水顽固不消，可加益母草、泽兰、水红花子。

5. 脾肾阳虚水停证

证候特点：腹大胀满，形似蛙腹，腹胀早轻暮重，形寒肢冷，面色㿠白，肢体浮肿，腰膝酸软，腹中冷痛。

舌脉：舌质淡胖，或有齿痕，苔薄白润，脉沉弦。

治法：温补脾肾，化气利水。

推荐方剂：附子理中丸合五苓散。

基本处方：制附片 3 ～ 15g，干姜 10 ～ 15g，人参 10 ～ 15g，白术 10 ～ 15g，甘草 3 ～ 10g，桂枝 10 ～ 15g，茯苓 10 ～ 15g，泽泻 5 ～ 10g，猪苓 5 ～ 10g。

加减：大便溏泻者，加山药、扁豆、砂仁；腹中冷痛者，加乌药、小茴香、荔枝核。

6.肝肾阴虚水停证

证候特点：腹大胀急，腰膝酸软，目睛干涩，面色晦暗，牙龈出血，口燥咽干，五心烦热。

舌脉：舌质红绛少津，苔少或花剥，脉弦细数。

治法：滋养肝肾，化浊利水。

推荐方剂：一贯煎合猪苓汤。

基本处方：沙参 10～15g，麦冬 10～15g，当归 5～15g，生地黄 10～30g，枸杞子 10～15g，川楝子 3～10g，猪苓 5～10g，茯苓 10～15g，泽泻 5～10g，阿胶 5～15g，滑石 10～15g。

加减：鼻衄、齿衄，阴虚内热者，加女贞子、旱莲草、茜草、仙鹤草。

（三）中医其他治疗

1.中成药或中药制剂 针对肝硬化，降低门静脉压力，预防腹水复发，可以用以下中成药：

（1）扶正化瘀片：活血祛瘀，益精养肝。用于乙型肝炎肝纤维化属瘀血阻络，肝肾不足证。

（2）复方鳖甲软肝片：软坚散结，化瘀解毒，益气养血。用于慢性乙型肝炎肝纤维化，以及早期肝硬化属瘀血阻络、气血亏虚兼热毒未尽证。

（3）安络化纤丸：健脾养肝，凉血活血，软坚散结。用于慢性乙型肝炎，乙型肝炎后早、中期肝硬化。

（4）和络舒肝胶囊：疏肝理气，清化湿热，活血化瘀，滋养肝肾。用于慢性肝炎及早期肝硬化。

（5）强肝胶囊：清热利湿，补脾养血，益气解郁。用于慢性肝炎、早期肝硬化、脂肪肝、中毒性肝炎等。

（6）大黄䗪虫丸：活血破瘀，通经消癥。用于瘀血内停证。

2. 中药灌肠　中药灌肠可以改善肠道环境，减少肠源性毒素的产生与吸收，促进腹水吸收。一般以健脾调肠、化湿解毒为主，也可配合通利泄水药物。中药灌肠可选用大黄、郁金、金钱草、赤芍等。

3. 中药敷脐　神阙穴是五脏六腑之本，冲脉循行之地，元气归藏之根，利用中药敷脐疗法辅助治疗肝硬化腹水，有着单纯口服中药不及的优势。敷脐中药可选用甘遂、炒牵牛子、沉香、木香、肉桂、附子等研末以醋（或蜂蜜）调，加冰片外敷于神阙穴，4～6h后取下，每日1次。

（四）中西医结合治疗

肝硬化腹水中西医结合治疗目标人群和策略：

轻度腹水对于无自发性细菌性腹膜炎、肝肾综合征、低钠血症等并发症的少量腹水，应卧床休息，中医辨治，加用小剂量利尿剂。

1. 治疗目标　①消退腹水，延缓病情进展；②减轻症状，提高生存质量；③减少并发症，延长生存时间。

2. 治疗原则　应重视肝硬化腹水病因治疗，例如抗病毒、戒酒、纠正代谢紊乱或自身免疫紊乱等。"本虚标实"是本病的基本特征，治则当权衡虚实，或扶正，或扶正与泻实并用，注意补虚不忘实，泻实不忘虚，切忌滥攻滥补，慎用峻下逐水药。

除中药内服外，可采用穴位贴敷、中药灌肠、耳穴压豆等方法。顽固性腹水多见于肝硬化病情骤变加重或晚期的患者，宜中西医结合治疗，扶正祛邪，病情缓解后应注意培固正气。

【转归、预后、随访】

肝硬化临床1到5期的年死亡率分别为1%，3.4%，20%，57%，＞60%。Child-Pugh分级也与预后密切相关，1年和2年的估计生存率分别为Child-Pugh A级100%，85%；B级80%，60%；C

级为 45%，35%。呕血、黄疸、腹水是预后不良因素。肝移植的开展已明显地改变了肝硬化患者的预后。移植后患者 1 年生存率 90%、5 年生存率 80%，生活质量大大提高。

肝硬化腹水的中医药治疗需坚持一段较长的时间，才能取得稳定的疗效。一般需要治疗 3 个月或以上，以后仍需定期随访，病情稳定后建议 3 个月随访 1 次。长期中医药治疗有助于减少复发，并可预防肝癌的发生。肝硬化腹水患者是肝癌的高危人群，建议每 3 ～ 6 个月复查 1 次腹部超声和甲胎蛋白，每年行腹部 CT 检查，以尽早发现肝癌前病变或肝癌，争取早期治疗。

【生活调护】

1. 心理健康　调畅情志，保持心情舒畅。慢性肝病患者病程长，病情重，患者往往伴有情绪低落、悲观失望，长时间承受较大心理压力可能会导致肝病患者病情复发或加剧。因此，患者保持积极乐观的精神状态，有利于疾病的康复。

2. 生活起居有规律　保证充足睡眠，保持大便通畅。疾病恢复期应注意休息，可适当做一些慢节奏的体育活动，增强体质，但应避免劳累，防止感染。

3. 饮食调摄　肝硬化患者饮食以清淡、易消化、营养丰富为原则，宜少食多餐，并补充足量维生素。食材需精工细作，细嚼慢咽。食疗时新鲜水果建议榨汁饮用，生食则应嚼汁吐渣。禁忌食用对肝脏有毒性的食物，如饮酒、含防腐剂的食品等，禁食损肝药物。同时，食疗宜结合当地饮食习惯，遵从专科大夫建议。忌食辛热刺激性食物：如辣椒、辣酱、洋葱、胡椒粉、咖啡、浓茶等，此类食品多性热，属阳，进入人体后易助热生湿，加重病情，故应忌食。忌食煎炒炸食物。合并肝性脑病发作时严格限制蛋白质摄入，而在肝性脑病缓解后由少量开始逐渐增加蛋白质摄入。可根据中医证型辨证食疗：寒湿困脾证宜温中化湿，忌食生冷油腻之品，可选赤豆苡仁红枣汤；湿热蕴结证，饮食宜清淡，忌辛辣之品，可选西瓜、藕及冬瓜赤豆汤等；脾肾阳虚证饮食以温热为宜，忌生冷瓜果，可选鲤鱼赤小豆汤；肝肾阴虚证，适量进食新鲜水果，可用山药、枸杞炖甲鱼。

【中西医最新研究进展】

（一）部分现代医家中医或中西医结合治疗肝硬化的经验

沙益辉等选取医院信息系统（HIS）中来自全国20家三甲医院的35984例患者信息，分析其基本信息、诊断信息及亚型分布、治疗结果、合并疾病等方面。结果发现中医证候中脾肾阳虚证占15.65%。肝硬化以男性患者多见，肝硬化（肝炎）治愈好转率高，肝硬化常合并肝恶性肿瘤，清热祛湿为中医治疗肝硬化的重要治则。甘霞等选入脾肾阳虚证肝硬化腹水患者104例，随机按照入院先后顺序分为对照组和治疗组各52例。两组均参照《肝硬化腹水的中西医结合诊疗共识意见》标准给予限钠、护肝和利尿治疗。对照组给予恩替卡韦片口服，0.5mg/次，1次/d。治疗组在对照组用药的基础上给予加味赤石脂禹余粮汤治疗，1剂/d，常规水煎煮，分早晚2次内服。两组患者均治疗4周。结果发现加味赤石脂禹余粮汤联合恩替卡韦片治疗肝硬化腹水脾肾阳虚证可明显改善患者中医临床症状，改善肝硬化门静脉高压，提高腹水临床治疗效果，可降低患者腹水中乳酸脱氢酶（LDH）和腹水葡萄糖（GLU）水平以及SAAG。李延玲等将118例患者按随机数字表法分为对照组58例和观察组60例。对照组卧床休息，减少钠盐摄入，限制患者液体输入量；纠正水、电解质紊乱和酸碱平衡；给予保肝、利尿等处理。观察组在对照组治疗的基础上给予加味附子理中汤内服，神阙穴贴敷和艾灸的中医综合疗法。两组疗程均为4周。结果发现，在西医常规治疗的基础上，中医综合疗法能改善肝硬化腹水（脾肾阳虚水停证）患者的肝功能，减轻临床症状、体征，促进腹水的消退，其综合疗效和中医证候疗效均优于单纯西医治疗。

临床上除了辨证论治，很多医家基于疾病的病机特点也采用协定处方进行治疗，取得了较好的疗效，举例如下：

健脾散精汤：苏洪佳等选取 120 例肝硬化腹水脾虚水停证患者，随机分为治疗组（60 例）和对照组（60 例），治疗组采用健脾散精汤＋常规西医方案，对照组采用安慰剂＋常规西医方案。对比两组患者治疗前后中医证候疗效，西医临床综合疗效（水肿、腹围、尿量、体质量），Child-Pugh 评分，彩超腹水深度，生活质量调查表（SF-36）的变化。结果：①两组患者治疗后中医证候疗效评定，西医综合疗效评定，Child-Pugh 评分，彩超腹水深度，SF-36 评分均较治疗前显著改善（$P < 0.05$）；②治疗后治疗组对改善中医证候，Child-Pugh 评分，彩超腹水深度，SF-36 评分均优于对照组（$P < 0.05$）；③治疗后治疗组与对照组对改善西医综合疗效总有效率分别为 96.55% 和 84.74%，治疗组优于对照组（$P < 0.05$）。

黄芪泽苓颗粒：党中勤等观察黄芪泽苓颗粒口服联合逐水膏脐贴辅助治疗中重度乙型肝炎肝硬化腹水的临床疗效，将 96 例中重度乙型肝炎肝硬化腹水患者随机分为治疗组与对照组各 48 例。对照组患者采用西医常规疗法治疗，治疗组患者在此基础上加用黄芪泽苓颗粒口服及逐水膏穴位贴敷神阙穴治疗，两组均治疗 8 周。发现黄芪泽苓颗粒口服联合逐水膏脐贴辅助治疗中重度乙型肝炎肝硬化腹水能够加速患者腹水消退，促进肝功能恢复，减少并发症发生。

（二）不同病因肝硬化不同病情状态下 LSM 的诊断界值

表 27-1　不同病因肝硬化不同病情状态下 LSM 的诊断界值

常见病因	肝功情况说明	肝硬化诊断界值（kPa）	肝硬化排除界值（kPa）
慢性乙型肝炎	ULN ＜ ALT ＜ 5 ×ULN，胆红素正常	17.0	10.6
	ALT、胆红素正常	12.0	9.0

常见病因	肝功情况说明	肝硬化诊断界值（kPa）	肝硬化排除界值（kPa）
慢性丙型肝炎	无说明	14.6	10.0
非酒精性脂肪性肝病	无说明	15.0	10.0
酒精性肝病	无说明	20	12.5

（三）《2020年英国胃肠病学会与英国肝病学会指南：肝硬化腹水管理》有关自发性细菌性腹膜炎（SBP）的处理

（1）对于入院时伴有腹水的肝硬化患者，应尽快行诊断性腹腔穿刺，以排除SBP的可能。

（2）对于存在消化道出血、休克、发热或其他全身炎症表现、消化道症状、肝性脑病以及肝、肾功能恶化的患者，应行诊断性腹腔穿刺。

（3）腹水中性粒细胞计数 > 250个/mm^{3}仍是诊断SBP的金标准，其计数结果可通过显微镜下直接计数或使用流式细胞仪对细胞进行自动计数和分类来获得。

（4）如怀疑腹水患者存在SBP，应于抗生素使用前，床旁抽取腹水后直接注入血培养瓶进行腹水培养。

（5）启动经验性抗感染治疗前，应充分考虑SBP的来源（社区获得性或医源性）、感染的严重性以及当地的细菌耐药特征。虽然关于头孢噻肟应用的研究已较为广泛，但抗生素的选择仍应以当地的细菌耐药特性及其针对性的治疗方案为指导。

（6）对于治疗效果欠佳或怀疑继发性细菌性腹膜炎的患者，应在开始治疗48h后行第2次诊断性腹腔穿刺，以评估抗生素的疗效。

（7）对于肝硬化伴腹水且存在消化道出血的患者，应进行预防性抗感染治疗（头孢噻肟虽已被广泛研究，但仍以当地的细菌耐药数据为指导），以预防 SBP 发生。

（8）对于 SBP 治愈后的患者，应考虑使用诺氟沙星（400mg，1 次 /d）、环丙沙星（500mg，1 次 /d，口服）或复方新诺明（磺胺甲噁唑 800mg，1 次 /d 和甲氧苄啶 160mg，1 次 /d，口服）进行治疗，以防止 SBP 再次进展。

（9）对于腹水蛋白浓度 < 1.5g/dL 的高危患者，应给予 SBP 的一级预防。然而，应与患者说明预防性治疗的潜在风险与收益以及存在的不确定性。

（王万卷）

第二十八章　原发性肝癌

原发性肝癌（以下简称肝癌）是指原发于肝细胞或肝内胆管细胞的恶性肿瘤，临床上以肝细胞性肝癌（hepatocellular carcinoma，HCC）最多见，是世界范围最常见的 10 种恶性肿瘤之一。起病隐匿，早期无症状或症状无特异性，中晚期主要表现为肝脏进行性肿大与疼痛、食欲减退、疲乏无力、消瘦、衄血等；或伴有腹胀、腹泻、发热等；及黄疸、腹水、上消化道出血和神昏。我国是肝癌高发国家，2002 年全球最新统计在 62.6 万肝癌患者中，发展中国家占 82%，55% 发生在我国，高居世界各国之首；全世界每年新增肝癌病例约 315000 人，占所有癌症总数的 5.7%，发病率在常见癌症中排行第六位。其发病有明显的区域性，主要分布在东亚和中非地区，北美与北欧则少见。我国大陆和台湾都是肝癌的高发地区，即使在大陆，分布也有地区的差异，以江苏启东、海门，上海崇明，福建同安、莆田，广西扶绥、崇左以及浙江的温州等地区高发。就全球而言，2000 年以来，肝癌在恶性肿瘤的死亡位次也由原来的第四位上升为第三位，在我国每年约有 11 万人死于肝癌，其中男性 8 万，女性 3 万，占全世界肝癌年死亡数的 45%，位次由原来的第三位上升为第二位。在农村仅次于胃癌，在城市则仅次于肺癌。肝癌的性别分布在高发地区男女之比为 3 : 1，一般地区及低发地区则为（1 ～ 2.5）: 1，发病年龄多为壮年，非洲为 30 ～ 40 岁，我国为 40 ～ 50 岁，美国为 55 ～ 65 岁，50 岁上下为死亡高峰。具有很高的恶性度，病情进展快，侵袭力强，预后差。

中医学并无原发性肝癌的病名，根据其临床表现多属于"肝积""脾积""癥瘕""积聚""黄疸""鼓胀""胁痛""肥气""癖黄"

等范畴。

【病因病机】

（一）中医

肝癌的发生，并非单因所致、朝夕使然，而是与情志酒食、邪毒肝病等内外因素密切相关。各种内外病因相互影响作用，导致机体脏腑功能失调，正气亏虚，进而产生气滞、血瘀、湿热、痰毒等病理产物互结于肝脏，日久而成肝癌。

1. 情志内伤 肝主疏泄，性喜调达。长期情志抑郁可使肝气郁结，气机不畅，气血涩滞，津聚痰阻水停，致使气滞、血瘀、痰凝、湿浊内生。同时肝气郁结，横逆犯脾，导致脾胃虚弱。脾虚不健，水谷精微失于输布而酿成湿浊，进一步阻碍气机，致使肝脾两脏功能失调。气滞、血瘀、痰凝、湿浊蕴结于肝脏，日久不化，终成肝癌。正如《灵枢·百病始生》曾言："内伤于忧怒则气上逆，气上逆则六俞不通，温气不行，凝血蕴里而不散，津液涩渗，著而不去，则积皆成矣。"

2. 饮食不节 脾主运化，喜燥恶湿。饮食不洁，霉腐不净，嗜酒肥甘，饥饱失宜，损伤脾胃。脾失健运，水湿内停，困遏脾阳，致使肝胆疏泄不利；或因酒毒伤肝，肝郁气滞，木壅土郁，肝失疏泄，致使气滞血瘀；气、血、瘀三者胶结难解，变生癥积，结于胁肋，发与肝胆，本病乃生。正如《卫生宝鉴》在论述积聚病因时所言"凡人脾胃虚弱，或饮食过度或生冷过度，不能克化，致成积聚结块。"现代研究证实，摄入高含量黄曲霉素、亚硝胺类物质饮食物，大量饮酒，饮用不洁用水的人，其肝癌的发生率显著高于普通人群，说明不洁饮食与不当的饮食习惯可诱发肝癌的发生。

3. 外邪内侵 肝为刚脏，体阴用阳。湿邪疫毒，内侵脏腑，循血入肝，蕴而化热，耗阴伤津，损伤肝体；蕴而化热，日久化火，火郁成毒，邪毒结聚，阻塞经络；湿热毒邪瘀滞于脉络，蕴结于肝胆，久而成疾。正如《灵枢·百病始生》曰："虚邪之中人也，始于皮肤……入则抵深……留而不去，传舍于肠胃之外、募原之间。留着于脉，稽留不去，息而成积。"

4. 肝病迁延　肝病日久，累及他脏，变生他疾。如胁痛、黄疸日久，正气渐伤，产生的湿热、邪毒内蕴，迁延难消。肝失疏泄，气血失和，津停水聚，瘀血痰浊内生，与迁延之湿热、邪毒相合，癥积乃成。肝病日久，木郁犯脾，脾失健运；或子病及母，水不涵木；故临床可见肝脾不调、肝肾阴虚之证。邪实难除，留恋不已；正虚渐显，元气大伤。因此，肝癌患者常常出现邪盛正虚的证候特征。正如《医宗必读·积聚》认为"积之成者，正气不足，而后邪气踞之"。肝硬化目前被认为是肝癌的发病原因之一。

（二）西医

原发性肝癌的病因尚不完全清楚，可能是多因素协同作用的结果。

1. 肝硬化　约70%的原发性肝癌发生在肝硬化的基础上，且多数是慢性乙型和慢性丙型肝炎发展而成的结节型肝硬化。虽然抗病毒治疗有助于阻止慢性乙型和慢性丙型肝炎进展为肝硬化，不过一旦形成肝硬化，即使采用规范的抗病毒治疗，其仍有进展为肝癌的风险。当HBV或HCV感染与酒精或非酒精性脂肪性肝病并存时，肝癌发生的风险性更大。不同病因肝硬化诱发肝癌的机制不同。由酒精性肝病、非酒精性脂肪性肝病、原发性胆汁性肝硬化以及血色病等导致的肝硬化也是肝癌发生的危险因素。

2. 病毒性肝炎　病毒性肝炎是原发性肝癌诸多致病因素中的最主要因素，其中以慢性乙型和慢性丙型肝炎最为常见。由于不同国家和地域病毒性肝炎的流行病学不同，原发性肝癌患者肝炎病毒的检出率不同。我国肝癌患者HBV的检出率高达90%，而在欧美及日本的肝癌患者中的HCV检出率最高。

HBV 诱发肝癌的机制复杂，目前多认为是由于 HBV DNA 与宿主 DNA 的整合、HBV 游离复制型缺陷病毒的存在以及 HBV 的某些基因产物使宿主基因组丧失稳定性，激活或抑制包括癌基因和抑癌基因在内的细胞生长调控基因的表达，进而促进肝细胞癌变。HCV 的致癌机制不同于 HBV，其可能是通过表达基因产物间接影响细胞的增殖分化而诱发肝细胞恶变。基因 1 型 HCV 感染者较其他基因型感染者易发生肝癌；HBV/HCV 重叠感染或合并 HIV（人类免疫缺陷病毒）感染者发生肝癌的风险性增加；血清肝炎病毒水平长期处于高水平者更易发展为肝癌。

3. 酒精性肝病　长期饮酒促进肝脏活性氧自由基（ROS）的释放，NF-κB 的产生，后者是炎症相关肿瘤的启动因子，可促进细胞间黏附分子 -1（intercellular cell adhesion molecule-1 ICAM-1）、血管细胞黏附分子 -1（vascular cell adhesion molecule1，VCAM-1）以及血管内皮生长因子（vascular endothelial growth factor，VEGF）等促肿瘤生成或促肿瘤转移分子的表达。另外，长期大量饮酒（> 50g/d）还可通过诱发肝硬化的机制，进而促进肝癌的发生。

4. 非酒精性脂肪性肝病（NAFLD）　以往并未将 NAFLD 作为肝癌发生的独立危险因素，认为其诱导肝硬化的概率小，所以很少导致肝癌。然而，近年研究发现非酒精性脂肪性肝炎（NASH）与代谢综合征（MS）或可增加原发性肝癌的患病风险。

【临床表现】

肝癌起病隐匿，早期缺乏典型症状与体征，经 AFP 普查检出或影像学发现的 5cm 以下小肝癌，约 70% 早期可无任何症状和体征，称为亚临床肝癌。一旦出现症状多属于中晚期，多病势进展迅速，通常在数周内即呈现恶病质，往往在几个月至 1 年内即衰竭死亡。

（一）由原发癌肿引起的症状与体征

1. 肝区疼痛（也称右上腹疼痛）　肝区疼痛最常见，多呈间歇性或持续性胀痛或隐痛，部分有肝区紧绷感，且疼痛以夜间明显。由癌肿迅速生长使肝包膜绷紧所致。如病变侵犯膈肌，可放射至右肩背。癌肿向后生长可致右腰疼痛。当肝表面的癌结节破裂，坏死的癌组织经血液流入腹腔时，可突然引起剧痛，产生急腹症表现。

2.肝肿大（腹部肿块）　90% 以上的患者进行性肝肿大是特征性体征之一，右叶肝癌可致肝上界上移，肋下可扪及肝脏但无结节；右下肝癌可直接于右肋下扪及肿块；左叶肝癌表现为剑突下肿块或左肋下肿块。肝质地坚硬，边缘不规则，表面呈结节状，部分伴有明显压痛。

（二）肿瘤局部扩展引起的症状与体征

1.腹胀、腹水形成　腹胀、腹水形成分别是中晚期肝癌的常见症状。多因肿瘤巨大、肝功能障碍以及肝静脉或门静脉瘤栓、肝硬化所引致。腹水常为黄色渗出液，血性或非血性腹水，且增长速度快，常系腹膜浸润或癌结节破裂出血所致。

2.消化系统症状与体征

（1）食欲减退最常见，或见饭后上腹饱胀，甚至出现腹胀、恶心、呕吐或腹泻，但没有特异性，如果同时伴有肝脏进行性增大，又无其他可解释的肝病原因应警惕。多因肝功障碍、肿瘤压迫或腹胀腹水形成等所引起。

（2）腹泻：有时会作为肝癌的首发症状，常被误认为胃肠道感染而误诊。腹泻不伴腹痛，多为不消化的食物残渣，进食即泻，无脓血，抗炎无效。病情严重时，每天大便十余次，可使病情迅速恶化。主要因肝功能不同程度的损害导致消化吸收能力的减退，或肝癌细胞转移形成门静脉癌栓所致。

3.其他　由于肿瘤本身血管丰富，当肿瘤压迫肝内大血管时，肝区有时可听到血管杂音。脾肿大多见于合并肝硬化与门静脉高压病例。脊神经损害时还引起截瘫。

（三）全身症状

1. 发热　肝癌发热多半在 37.5 ～ 38.0℃，少数可达 39℃，热型不规则，大多不伴有寒战。其特点是抗生素治疗往往无效。发热与癌组织坏死吸收和代谢加快有关，或因并发胆系感染所致。

2. 进行性消瘦与乏力　消瘦乏力是肝癌导致的机体消耗性表现，早期不明显，多为中晚期肝癌的主要临床表现，少数以乏力或短期之内体重下降明显而起病，严重时可出现恶病质。

3. 黄疸　黄疸为晚期体征，表现为巩膜皮肤黄染，由肝细胞损害、癌块压迫、胆道癌栓或肝硬化所致。有的癌肿破入肝内较大胆管或可引起胆道出血、胆绞痛，或发热、黄疸。

4. 出血　牙龈出血、鼻出血、皮下瘀斑等是肝癌患者凝血机制异常的表现，常因肝癌体积不断增大，正常肝组织逐渐减少导致的肝功能失代偿导致。还有蜘蛛痣、肝掌、皮下出血、男性乳房发育、下肢水肿等征象。

5. 旁癌综合征（肝癌的肝外表现）　旁癌综合征常见自发性低血糖症、红细胞增多症、血小板增多症，高血压、高血糖、高纤维蛋白原血症，高钙血症、高胆固醇血症等。罕见有皮肤卟啉症、肥大性骨关节炎、甲状腺病变、性早熟、类癌综合征、多发性神经病变等。

（四）常见转移癌的临床表现

肝癌转移某脏器和组织，则出现相应的体征。

1. 肺转移　肺转移最常见，占转移总数的 49.2%。咳嗽、咯血、呼吸困难一经发现已属晚期；胸膜转移可引起血性胸腔积液（多在右侧）。

2. 骨转移　骨转移常见部位有脊椎骨、肋骨、胸骨、髂骨和股骨等，局部疼痛、肿胀和功能障碍为主，也可见病理性骨折。

3. 颅内转移　颅内转移可出现相应的定位症状或体征，颅内高压可导致脑疝而突然死亡。有时患者以转移灶症状首发就诊。

【实验室和其他辅助检查】

（一）实验室检查

1. 甲胎蛋白（AFP） 是当前诊断肝细胞癌最特异的标志物。AFP 是胎儿时期肝脏合成的一种胚胎蛋白，当成人肝细胞恶变后又可重新获得这一功能。因此，检测血清 AFP，有助于原发性肝癌的早期诊断。

AFP 20 ～ 100μg/L 不似肝癌，100 ～ 350μg/L 复查，350 ～ 500μg/L 可能肝癌。

研究认为，500 ～ 1000μg/L 考虑肝癌；> 1000μg/L 必须除外肝癌。国外学者认为 AFP > 500μg/L 持续 4 周，AFP 200 ～ 500μg/L 持续 8 周在排除其他引起 AFP 增高的因素后，结合定位检查，即可做出肝癌诊断，重视后一标准有助于早期诊断。

AFP 浓度通常与肝癌大小呈正相关。此诊断可早于肝癌症状 6 ～ 12 个月出现。利用 AFP 还有助于鉴别肝的原发和继发性肿瘤，以及原发性肝癌或胆管细胞癌。由于检测方法灵敏度高，在部分肝炎、肝硬化，以及少数消化道癌症如胃癌、结肠癌、胰腺癌等患者中，也可测得 AFP 增高，但程度多不如肝癌明显，应结合临床观察。

2. γ- 谷氨酰转移酶同工酶 - Ⅱ（GGT- Ⅱ） 应用聚丙烯酰胺梯度电泳分离法分离出原发性肝癌的特异条带，在 AFP 低浓度时，GGT- Ⅱ 也可有较高的阳性率，与 AFP 同步检查，能提高小肝癌的早期诊断率。

3. 异常凝血酶原（DCP） 肝脏合成凝血酶原无活性前体，经维生素 K 依赖性羧化为活性形式。肝癌时，癌细胞本身有合成和释放谷氨酸羧化不全的异常凝血酶原的功能。国内用放射免疫法测定 DCP ≥ 250μg/L 为标准。多数资料表明，DCP 对原发性肝癌有约

80%的特异性阳性率。各种非癌肝病、继发性肝癌及良性肿瘤的假阳性率极低，可能成为有价值的肝癌标志物，尤其对亚临床肝癌有早期诊断价值。

4. 血清岩藻糖苷酶（AFU） AFU属溶酶体酸性水解酶类，主要生理功能是参与含岩藻糖基的糖蛋白、糖脂等生物活性大分子的分解代谢。AFU超过110nKat/L应考虑原发性肝癌。肝硬化、慢性肝炎时假阳性较高。

5. 肝功能与肝炎标志物 肝功能检查仅用于了解肝脏受损害的程度，利于选择治疗方式和判断预后；肝炎的血清学检查，以了解有无肝炎背景，尤其是乙型病毒性肝炎和丙型病毒性肝炎，并判断肝炎有无活动，病毒是否复制及传染力。

此外，除上述检查外，还有同工铁蛋白（AIF）、醛缩酶同工酶A（ALD-A）、α1-抗胰蛋白酶（AAT）、M2型丙酮酸激酶（M2-PyK）等检测，对肝癌的诊断均有一定的意义，但均不能取代AFP。联合检测优于单项检测，即血清AFP检测联合1～2项肝癌标志物可明显提高原发性肝癌的阳性率。

（二）影像学检查

1. B超 肝脏B超检查是诊断肝癌最常用的定性定位的方法，彩色多普勒血流成像已广泛用于临床。其价值：①可测出1～2cm直径占位；②能确定肝脏占位性病变的血流，推测病灶性质、病变部位及邻近组织的播散及转移情况；③可在超声引导下穿刺活检或癌瘤内局部注射；④提示占位性病变属性是液性还是实性。

2. CT 肝癌的CT平扫图通常表现为低密度灶。其价值：①了解病灶位置、大小、数目、与血管关系，检出下限约为1cm；②了解肝癌向邻近组织播散与浸润情况对治疗方案提供有价值资料。

3. 磁共振成像检查 磁共振成像检查（MRI）是非放射检查方法，可以反映横断面、矢状面和冠状面三方面成像，对软组织的分辨优于CT，通常检出下限为1cm。

4. 肝动脉造影　肝动脉造影对小肝癌的定位诊断是目前各种方法中最优者，但一般不作为常规检查。另外，基于肝动脉造影延伸出的肝动脉栓术等技术在近年发展迅速，但多用于肝癌的治疗。

5. 放射性核素扫描　放射性核素扫描能显示肝脏的形态及肝癌占位，诊断阳性率为 80%～90%。但对＜3cm 的肝癌不易分辨，且有较高的假阳性率。

（三）肝组织活检或细胞学检查

肝组织活检或细胞学检查是最有价值的诊断方法。但其阳性率不高，或可能导致出血、癌肿破裂和针道转移等，一般不作为常规方法。对无法确诊的肝内小占位，在 B 超下行细针穿刺活检，可望获得病理学证据。

（四）肝癌免疫功能检查

1. 常用的检查有结核菌素试验（OT 试验）、淋巴细胞转化试验、自然杀伤细胞（NK）检测、巨噬细胞活力检测等。有助于了解机体的抗病能力和治疗效果。

2. AFP mRNA 检测：研究表明，AFP mRNA 在肝癌组织中阳性表达率为 76.9%。肝癌患者 AFP mRNA 的过量表达与 HBV 标志无明显关系，而与肿瘤大小、血清 AFP 水平相关。发生转移的肝癌患者血清中 AFP mRNA 阳性表达率为 100%，无转移的肝癌患者 AFP mRNA 阳性率为 41%。

【诊断要点】

1. 病史追寻　一般对乙肝病毒携带者、中年、男性，注意询问与肝癌发生有关的病史，如肝炎或肝硬化背景或证据，乙肝家族病史，长期酗酒等。

2. 临床表现　肝区疼痛、上腹肿块、纳食减少、消瘦乏力，不明原因的发热、腹泻或右肩痛，肝大、结节感或右膈抬高，不明原因的黄疸、腹水、恶病质，无黄疸而 GGT、ALP 明显升高，有典型原发性肝癌影像学表现者，AFP 渐次增高（或 ≥ 200μg/L），持续至少 4 周而能排除假阳性者等均应怀疑肝癌，并进一步检查确诊。

3. 化验检测 肝癌患者的免疫与血清学检查，影像学检查，病理学与肝穿刺组织学检查等。

4. 临床诊断标准（中国抗癌协会肝癌专业委员会 2001 年制定）

（1）AFP ≥ 400μg/L，能排除妊娠、生殖系胚胎源性肿瘤、活动性肝病及转移性肝癌，并能触及肿大、坚硬及有大结节状肿块的肝脏或影像学检查有肝癌特征的占位性病变者。

（2）AFP < 400μg/L，能排除妊娠、生殖系胚胎源性肿瘤、活动性肝病及转移性肝癌，并有两种影像学检查有肝癌特征的占位性病变或有两种肝癌标志物（DCP、GGT–Ⅱ、AFU 及 CA19–9 等）阳性及一种影像学检查有肝癌特征的占位性病变者。

（3）有肝癌的临床表现并有肯定的肝外转移病灶（包括肉眼可见的血性腹水或在其中发现癌细胞）并能排除转移性肝癌者。

【鉴别诊断】

（一）继发性肝癌

原发于消化道、肺部、泌尿生殖系统、乳房等处的癌灶常转移至肝脏。一般 AFP 多为阴性，发展较缓慢；多数无肝硬化背景，体检时原发肿瘤部位的体表触诊往往较硬，而肝脏较软；HBV、HCV 多均阴性；通过病理检查和找到肝外原发癌可以确诊。

（二）肝硬化

肝硬化易与原发性肝癌相混淆，尤其在肝炎活动期时。但肝硬化病情发展较慢，且有反复 AFP 轻度增高，肝功能损害较重。B 超、CT 等影像学检查多可鉴别。

（三）肝非癌性占位性病变

肝血管瘤、多囊肝、包虫病等，通过 B 超、CT 检查有助于鉴别，必要时通过腹腔镜明确诊断。

1. 肝海绵状血管瘤　是最常见的须与 AFP 阴性肝癌鉴别的疾病。肝海绵状血管瘤一般无症状，病程长，无肝病背景，肝脏质软。直径＜ 2cm 的血管瘤在超声检查时有特异性。

2. 肝腺瘤　肝腺瘤女性多见，常无肝病背景，有口服避孕药史。各种定位诊断方法均难与肝癌区别，但 AFP 及肝炎标志物阴性，且 ^{99}mTc–PMT 延迟扫描呈强阳性显像。

（四）胃癌、胰腺癌伴肝转移

有肝转移的胃癌有 AFP 升高，偶见＞ 400μg/L，但多浓度较低，如肝内未发现占位性病变，应注意胃肠道的检查如 B 超、CT、钡餐等。肝病背景资料是辅助诊断的重要参考依据。

【治疗】

（一）西医治疗

1. 手术治疗　肝切除术是治疗肝癌最有效的方法。

（1）适应证：①患者全身情况良好，无严重心、肾、肺功能损害；②肝功能储备良好，无明显黄疸、腹水，下肢无浮肿；③无远处转移；④影像学检查提示肝内肿瘤局限，有切除可能，或尚可行姑息性外科治疗者；⑤较小或局限的复发性肝癌有切除可能者；⑥肝内占位经各种检查不能完全排除恶性肿瘤而又易于切除者。

（2）术式选择：根据患者的全身情况、肝硬变程度、肿瘤大小和部位以及肝脏代偿功能等而定。①癌肿局限于一个肝叶内，可做肝叶切除；②已累及一叶或刚及邻近叶者，可做半肝切除；③如已累及半肝，但没有肝硬变者，可考虑做三叶切除；④位于肝边缘区的肝癌，亦可根据肝硬变程度选用部分切除或局部切除；⑤对伴有肝硬变的小肝癌，采用距肿瘤 2cm 以外的根治性局部肝切除术。

肝切除手术中一般至少要保留正常肝组织的 30%，或硬化肝组织的 50%，否则不易代偿。

2. 化学药物治疗 肝癌化疗以肝动脉内灌注最为有效，而口服或经周围静脉全身化疗或直肠给药则疗效甚微。

（1）化疗的形式：手术中对不能切除肝癌患侧肝动脉结扎，远端插管以供术后化疗，或根治性切除后经胃、十二指肠动脉，胃网膜右动脉插管至肝动脉一次较大剂量灌注化疗。

（2）常见的化疗药物与方案

1）单药化疗

①氟尿嘧啶（5-FU）及其衍生物、阿霉素（ADM）、顺铂（DDP）等，所用剂量为推荐用量。

②阿霉素（ADM），60mg/ ㎡，静脉推注，每3周重复1次。

③伊立替康（CPT-11），125mg/ ㎡，静脉滴注，连用4周，停药2周。

④健择（Gem），1250mg/ ㎡，静脉滴注，每周1次，连用3周，停药1周。

2）联合化疗

① AFP 方案

A. 氟尿嘧啶（5-FU），600 ～ 800mg/ ㎡。

B. 顺铂（DDP），60mg/ ㎡。

C. 阿霉素（ADM），30mg/ ㎡。

上药分别加 0.9% 生理盐水 40 ～ 80mL，依次经肝动脉灌注，每 3 ～ 4 周 1 次。

② FAM 方案

A. 氟尿嘧啶（5-FU），600 ～ 800mg/ ㎡。

B. 阿霉素（ADM），30mg/ ㎡。

C. 丝裂霉素（MMC），8 ～ 12g/ ㎡。

上药分别加 0.9% 生理盐水 40 ～ 80mL，依次经肝动脉灌注，每 3 ～ 4 周 1 次。

③ AMP 方案

A. 丝裂霉素（MMC），8 ～ 12mg/ ㎡。

B. 顺铂（DDP），60mg/ ㎡。

上药分别加 0.9% 生理盐水 40 ～ 80mL，依次动脉灌注，每 3 ～ 4 周 1 次。

④ MeF 方案

A. 司莫司汀（Me–CCNU），150mg/ ㎡，口服（本化疗方案周期开始的第一天用该药，直至本治疗周期结束。待到第三化疗周期的第一天再使用本药）。

B. 氟尿嘧啶（5–FU），600 ～ 800mg/ ㎡。

上药分别加 0.9% 生理盐水 40 ～ 80mL，依次动脉灌注，每 3 ～ 4 周 1 次。

3. 放射治疗　肝癌有类似低分化鳞状细胞的放射敏感性，可采用全肝移动条照射、手术中准确定位局部照射和超分割放射等治疗肝癌。放射源主要选择 Co 和直线加速器。适应于一般情况较好，肿块比较局限（癌灶仅 10cm×10cm 大小），肝功能正常，无明显肝硬化表现，无黄疸、腹水及远处转移者。推荐剂量为局限野每次每野照射 2.5 ～ 3Gy。一般每周照射 5 天，每天照射一次，肿瘤总量或肝中平面量达 25Gy 以上，还可采用放射性核素进行内放射治疗，现多用植入性动脉泵，在泵内注入核素。全肝放射耐受剂量为 3 ～ 4 周 3000 ～ 3500Gy，每次 150 ～ 200Gy。

4. 介入治疗

（1）经皮股动脉穿刺肝动脉栓塞术（TAE）和经肝动脉介入化疗栓塞术（TACE）：是非手术治疗肝癌患者的首选方法，其原理是将提供肿瘤营养的肝动脉支进行插管栓塞，阻断癌组织血供，限制肿瘤生长，导致癌组织坏死和缩小，不造成肝功能衰竭。

1）常用的栓塞物质分短、中、长效三大类

①短效的（末梢栓塞剂）有自身血凝块、碘油乳剂、载药微球。

②中效的（近端栓塞剂）有明胶海绵、氧化纤维素、脂肪组织。

③长效的（近端栓塞剂）有液态硅胶、带纤维的不锈钢圈等。

2）TAE 和 TACE 适应证

①绝对适应证

A.肝癌只侵犯门脉的三级分支。

B.肝功能为 Child-Pugh A-B 级的不适于手术切除者。

C.对手术切除者，可行 TAE 治疗作为术前治，以提高手术切除率，减少术中出血，提高术后生存期。

D.肝癌破裂内出血。

②相对适应证

A.凡瘤体占肝体积 70% 以下而门脉主干无癌。

B.合并有大量腹水、重度食管静脉曲张，对症减少腹水和注射硬化剂或套扎曲张静脉后对症治疗。

③化疗药物：氟尿嘧啶（5-FU）、多柔比星（ADM）、表柔比星（表阿霉素）、顺铂（DDP）、丝裂霉素（MMC）等合应用方案与联合化疗大致用药相同，但用量一般要大。

（2）肝动脉灌注化疗：肝动脉灌注（HAI）化疗与 TACE 的途径和方法相同，广泛地用于治疗中晚期肝癌中不宜行肝动脉栓塞者，或由于血管变异，导管难以进入肝固有动脉者。灌注化疗药物主要有：MMC、ADM、表阿霉素（EADM）和 DDP，一般首选 DDP 配合另外 1 ～ 2 种药物。

（3）经皮无水乙醇直接注入瘤体内疗法：在 B 超或 CT 引导下，将穿刺针经皮穿刺入瘤体内，注入无水乙醇，以治疗肿瘤。有缩小、控制肿瘤和延缓肝癌生长的效果。

适应证：以肝癌结节直径 ≤ 3cm 或癌结节数在 3 个以内伴有肝硬化不能手术切除者。

5. 射频治疗 射频消融（RFA）是近年来用于肝脏肿瘤治疗的新技术，具有安全性高、并发症少、易耐受、重复性好等特点。由超声引导射频电极针送至肿瘤部位发挥热效应，达到毁损肿瘤的目的。对于直径 ≤ 3cm 的肿瘤，其完全坏死率可达 90% 以上。

6. 其他治疗

（1）微波治疗：微波治疗通过高温加热直接杀灭癌细胞，使肿瘤凝固坏死，延长中晚期患者生存期。也可与手术切除、血流阻断术、无水乙醇注射等联合应用。

（2）生物导向治疗：生物导向治疗主要用对肝癌有高亲和性的"载体"（多克隆抗体、单克隆抗体、亲肝癌化合物等）和能杀伤癌细胞的"弹头"（化疗药、放射性核素、毒蛋白等）交联而成。它能选择性地作用于肿瘤细胞，对原发部位和转移部位的肿瘤均有杀伤作用。

（3）冷冻治疗：冷冻治疗利用肝癌细胞较正常肝组织对冷冻损伤更敏感的特点，采用制冷剂使肝癌局部组织降温，达到对肝癌细胞杀伤的作用。目前多采用液氮（沸点 -196℃）、氧化亚氮（-40℃）、氟利昂 12（-30℃）、氟利昂 22（-40℃）、高压氧（-70℃）、固态二氧化碳等，其中液氮是最常用的冷冻剂，适用于肝表面的直径小于 5cm 的肝癌。

（二）中医辨证论治

肝癌为本虚标实之证，随着病程的变化，邪盛正衰亦有所不同。初期邪盛而正不衰，治疗当以攻邪为主，行气活血，化瘀散结；中期正邪互结，治疗当攻补兼施；末期邪盛正衰，治疗当以扶正培本为主，酌加理气、化瘀、消积之品。此外，在治疗肝癌的过程中，当忌峻攻，应以缓图，使用攻伐之药时，应当遵照《黄帝内经》"衰其大半而止"的原则，用之不宜过度，以免伤及正气。

1. 肝郁气滞证

证候特点： 胁肋胀满疼痛，情志抑郁不舒，或喜叹息，或急躁易怒，胸胁脘腹胀满，痛无定处，情志抑郁或喜叹息，嗳气或呃逆。

舌脉： 舌淡红，苔薄白，脉弦。

治法： 疏肝解郁，理气止痛。

推荐方剂：逍遥散加减。

基本处方：柴胡 10g，白芍 15g，当归 15～30g，白术 10～15g，茯苓 10～15g，甘草 6～10g，薄荷 6g，白花蛇舌草 15g，蒲公英 15～30g，生牡蛎 30g。

2. 肝血瘀阻证

证候特点：胁肋肿块刺痛拒按，面色晦暗，舌暗红或有瘀斑，情志抑郁，胁下积块，疼痛固定不移，面色晦暗或唇甲青紫，女子经行腹痛，经水色暗有块或经期延迟。

舌脉：舌质紫或见瘀斑瘀点，或舌下络脉曲张，脉涩。

治法：活血化瘀，通络止痛。

推荐方剂：膈下逐瘀汤加减。

基本处方：丹参 15～30g，牡丹皮 10～15g，桃仁 15～30g，当归 15～30g，川芎 15～30g，五灵脂 10～15g，延胡索 10～15g，水蛭 5～10g，红花 10～15g，乌药 10～15g，赤芍 10～15g，枳壳 10～15g，甘草 6～10g。

3. 脾气虚弱证

证候特点：乏力，纳差，或肢肿或有腹水，神疲乏力，面色萎黄，纳呆或食后脘腹胀满，大便溏薄。

舌脉：舌淡胖边有齿痕，脉弱。

治法：益气健脾，化湿和胃。

推荐方剂：香砂六君子汤加减。

基本处方：木香、砂仁、陈皮、半夏、党参、白术、茯苓、甘草。

4. 肝胆湿热证

证候特点：身目发黄，色泽鲜明，胁肋胀或胀痛，情志抑郁，恶心，甚则呕吐，下肢水肿，头身困重，发热口渴，口干苦，口臭，大便干结或小便黄。

舌脉：舌红苔黄腻，脉滑或数。

治法：清肝利胆，清热化湿。

推荐方剂：中满分消丸合茵陈蒿汤加减。

基本处方：黄芩 10 ～ 15g，黄连 10 ～ 15g，栀子 10 ～ 15g，大黄 10 ～ 15g，茵陈 15 ～ 30g，厚朴 10 ～ 15g，枳壳 10 ～ 15g，陈皮 10 ～ 15g，半夏 10 ～ 15g，知母 10 ～ 15g，泽泻 15 ～ 30g，茯苓 10 ～ 15g，猪苓 10 ～ 15g。

5.肝肾阴虚证

证候特点：情志抑郁，恶心，甚则呕吐，下肢水肿，头身困重，发热口渴，口干苦，口臭，大便干结或小便黄，胁肋隐痛，腰膝酸软，耳鸣如蝉，午后潮热或盗汗，头晕目眩，少寐多梦或失眠，形体消瘦，男子可有遗精，女子可有经少或经闭。

舌脉：舌红少津，脉细数。

治法：养血柔肝，滋阴补肾。

推荐方剂：一贯煎加减。

基本处方：沙参 10 ～ 12g，麦冬 10 ～ 12g，当归 10 ～ 15g，生地黄 10 ～ 15g，枸杞子 10 ～ 12g，川楝子 6 ～ 10g。

（三）中医辨病分治

1.肝癌初期　正邪相争，毒聚邪盛，正气未虚，治当祛邪为主，结合体质辨证施治。

（1）手术或介入术后多表现为两胁胀满作痛，或胁下疼痛，脘腹胀闷，嗳气泛酸，恶心纳减，大便不实，倦怠乏力等肝脾失调、气滞见症，治宜疏肝健脾理气，佐以活血化瘀，选柴胡、当归、白芍、桃仁、红花、白术、茯苓、鸡内金、橘叶、龙葵、八月札等。

（2）平素体虚又或放疗后，若形体肥胖、胸闷、舌胖边有齿痕、苔腻、脉滑，宜益气化痰，解毒散结，药选生黄芪、党参、山茱萸、茯苓、白术、陈皮、百部、浙贝母、海藻、昆布、夏枯草、七叶一枝花、半边莲等。

2. 肝癌中期 正邪交争，虚实寒热夹杂，病势发展极速，湿、热、毒互结，邪实正气尚存，治当攻补兼施，扶正攻癌，解毒散结。

（1）未行手术或复发转移者，见胁下癥块坚实，痛如锥刺，脘腹胀满，或腹大如鼓，目赤或黄疸，日渐加深，面色晦暗，肌肤甲错，或高热烦渴，小便黄赤，大便干黑，舌质红可见瘀斑，苔黄腻，脉弦滑数或涩，总以活血化瘀、清热解毒为主，选药茵陈、栀子、大黄、归尾、赤芍、丹参、红花、炮山甲、延胡索、地鳖虫、白花蛇舌草。如并发腹水者，腹大如鼓，胀急不适，可加茯苓、泽泻、槟榔、抽葫芦等；如吐血便黑，可加仙鹤草、蒲黄炭、槐花炭、参三七等。

（2）肝肾阴虚明显者，多见手足心热，目赤口干或双目干涩，心悸少寐或头晕，心烦口渴，可育阴以清热，选用旱莲草、女贞子、山茱萸、夏枯草、鳖甲、生地黄、麦冬、枸杞子、蔻仁、生白术等，若合并神智欠清、肢体震颤者，治宜平肝解毒，清心开窍，可用镇肝熄风汤合安宫牛黄丸、紫雪丹之类，甚至西医急救。

3. 肝癌晚期 正气已衰，因虚致实，治当扶正为主，佐以解毒散结消癥。

（1）若见瘀血毒热伤阴之象，形体羸瘦，头晕耳鸣，潮热盗汗，间或高热烦渴，或鼻衄牙宣，大便干结，小便短赤等，以养阴清热为主，兼以解毒祛瘀，选用生地黄、赤芍、水牛角、天花粉、鳖甲、银花、银柴胡、蜈蚣、牡丹皮、旱莲草、紫草根。

（2）若气虚及阳，阴虚及阳而阴阳两虚者见腹大胀满，癥块膨隆伴汗出，耳鸣，腰腿酸软，形体消瘦，畏寒肢冷，舌淡苔白，脉沉细。治宜脾肾双补，阴阳两调，药用黄芪、天冬、麦冬、五味子、黄精、附子、山茱萸等。

（四）中医其他治疗

1. 中药制剂及提取物

（1）参莲胶囊：每次6粒，一日3次，口服。功效：清热解毒，活血化瘀，软坚散结。适用于由气血瘀滞、热毒内阻而致的中晚期肝癌患者。

（2）西黄丸：每次3g，每日2次，温开水或黄酒送服。适用于痰热交结恶性肝癌患者。用于形气尚实者，气血虚者慎用，孕妇忌服。

（3）参一胶囊：每次2粒，每日2次，饭前空腹口服。有培元固本、补益气血之功效，可抑制术后及放、化疗后肿瘤的复发转移；明显提高放疗、化疗疗效，减轻毒副反应，提高免疫功能；明显改善肿瘤患者的食欲和精神状态，减轻疼痛，增加体重，提高机体免疫功能，提高生活质量。适用于中晚期肝癌患者。

（4）平消胶囊：口服，每次4～8粒，每日3次，可与手术、放化疗、介入治疗同时使用。有理气活血、祛瘀通络、攻坚破积等功效，对肿瘤具有一定的缓解症状、缩小瘤体、抑制肿瘤生长、提高人体免疫力、延长患者生命的作用。

（5）大黄䗪虫丸：口服，每次3～6g（1～2丸），每日2次。具有祛瘀生新、缓中补虚的功效。适用于肝癌证属气结血瘀，兼有阴虚者。

（6）抗癌平片：饭后半小时服，每次0.5～1g，每日3次。具有清热解毒、活血化瘀、消肿止痛之功效。适用于毒瘀互结之肝癌患者。

（7）复方苦参注射液：静脉滴注，一次10～20mL，用0.9%氯化钠注射液250mL稀释后应用，一日1次，儿童酌减，全身用药总量200mL为一疗程，一般可连续使用2～3个疗程。具有清热利湿、凉血解毒、散结止痛之功效。

（8）康莱特注射液：缓慢静脉滴注 100 ～ 200mL，21 天为 1 疗程，间隔 3 ～ 5 天，可进行下一疗程。联合放、化疗时，可酌减剂量。具有健脾利水、清热渗湿等功效。适用于不宜手术的气阴两虚、脾虚湿困的肝癌患者。配合放化疗有一定的增效作用，对于中晚期肿瘤肝癌具有一定的抗恶病质和止痛作用。

（9）榄香烯乳注射液：静脉滴注，每次 0.2 ～ 0.5g，每日 1 次，每 5 ～ 10 天为一疗程。榄香烯属细胞毒类抗癌中药，具有扶正抗癌作用，对肝癌有较好的疗效。

2. 外治法 肝癌患者通常伴有不同程度的肝区疼痛、腹水等症状，可在辨证施治口服中药的基础上加以中药外敷治疗。《理瀹骈文》云："外治之理，亦即内治之理"，根据中医内病外治理论和经络学说，采用活血化瘀、软坚散结、解毒止痛等中药，研末外敷肝区局部或穴位上（期门穴），达到消散肿块、活血止痛之目的。常用外敷药物有麝香、蟾蜍、雄黄、血竭、乳香、没药、马钱子、冰片等。应用麝香、生黄芪、牵牛子、甘遂等敷贴肚脐，配合内服中药有逐水不伤正之功。

（五）中西医结合治疗

1. 治疗原则 治疗肝癌倡导以手术切除为主的综合治疗，早期有效、综合、积极是治疗的三大原则。肝癌治疗 3 个目标：①根治；②延长生存期；③减轻痛苦，提高生存质量。小肝癌手术切除后 5 年生存率达 67%；对不能切除的肝癌，可通过手术或非手术的综合疗法，使肿瘤缩小后再行二期或两步切除，达到减缓肿瘤发展的目的；中期可采用动脉导管化疗栓塞术为治疗方法；晚期及术后复发者无法耐受各种治疗时，中医药作为重要的治疗手段对改善患者症状、提高生存质量、延长生存期有一定效果。

2. 治疗方法 在肝癌治疗的各个阶段，中医药均可以与手术、介入治疗、放疗、化疗等治疗方法联合应用，起到增效减毒、延长生存期、改善生活质量、改善并发症、提高患者免疫功能、防止复发和转移等作用。肝癌术后复发转移成为影响手术疗效的关键因素。其复发和转移的因素最主要的是机体免疫功能长期低下和肝癌的生物特性决定的。长期免疫力低下与肝癌复发密切相关，表现为免疫抑制期越长，则术后复发时间越早，复发率越高。由于肝癌确诊时多为中晚期且合并肝硬化，即使能手术切除，术后复发率也相当高，所以术后的巩固治疗是提高生存质量的关键，中医药在降低复发转移率，提高患者免疫状态方面具有良好作用，所以肝癌术后配合中药辅助治疗非常常见。

对于不能根治切除的肝癌，肝动脉介入治疗已成为非手术治疗的首选方法。但是由于其采用细胞毒性药物损害肝脏组织细胞，会加重肝功能的损害。此外，化疗药物还造成正常骨髓细胞抑制、白细胞降低，损害机体的免疫功能。所以，为了更好地达到防治肝癌的目的，中医药联合使用十分普遍。据报道，配合使用中药在提高机体对 TACE 耐受性、防治肝癌复发转移等方面有较好疗效。中药大都选用健脾益气药（党参、黄芪）、清热解毒药（白花蛇舌草）、活血化瘀药（赤芍、牡丹皮）及软坚散结药（鳖甲），尤以健脾益气药应用为最多。不仅如此，中药本身或中药联合西药介入治疗不仅可增加疗效，又能减少单纯西药介入引起的副反应，常用的灌注中药有榄香烯注射液、华蟾素、青蒿琥酯、复方苦参注射液、鸦胆子油乳剂等。全身化疗目前仍在肝癌治疗中使用，其适应证主要是那些术后，或不适宜采用手术和介入的患者。

该方法所引起的骨髓抑制、免疫力低下等不良反应较为突出。为了克服化疗不良反应，提高术后肝癌患者生存质量，大都配合中药进行治疗。中药联合全身化疗治疗肝癌主要有以下三种类型：①选用健脾益气类中药配合西药化疗，如党参、黄芪、白术等；②中药辨证结合药敏试验的化疗治疗；③中药配合小剂量化疗治疗晚期肝癌患者。

近来，晚期肝癌的免疫治疗引起人们关注。中药配合免疫治疗能够提高患者的免疫力，增加机体杀伤肿瘤细胞的能力，提高晚期肝癌疗效，减轻患者痛苦，延长带瘤生存时间。

【转归、预后、随访】

对大量临床资料的多因素统计分析表明，影响肝癌预后的因素包括：病期和临床表现、病理、治疗等。从病期和临床表现来看，肝癌患者病期早晚和肿瘤大小仍然是手术切除最主要的预后因素。能手术切除的肝癌患者（多为中早期，同时肝功能良好）的预后明显好于不能手术切除的肝癌患者（多为晚期，肝功能差）。就与病理的关系而言，单个结节者预后显著优于多结节者；癌结节包膜完整者亦显著优于包膜不完整者或无包膜者；肿瘤直径≤5cm 的小肝癌显著优于＞5cm 的大肝癌；无脉管浸润者显著优于有脉管浸润者等。从治疗的角度来讲，外科治疗仍是改善肝癌预后的最主要因素，能手术切除者好于不能手术者，能行切除以外的局部治疗及综合治疗者好于单纯药物治疗者。对于肝癌患者的随访，强调通过动态观察患者的症状、体征和辅助检查（主要是血清 AFP 和影像学检查）进行定期随访，应当监测疾病发展、复发或治疗相关不良反应。一般认为，随访频率在治疗后 3 年内应该每 3～4 个月一次；3～5 年期间，每 4～6 个月一次；5 年后如依然正常，可以改为 6～12 个月一次。

【生活调护】

原发性肝癌的预防应当重视病因，饮食因素在肝癌的发生中起着重要作用。自 20 世纪 70 年代开始，我国学者将肝癌的一级预防概括为"防霉、防水、防肝炎"7 字诀，其中的"防霉""防水"即是饮食预防。肝癌患者应当注意饮食卫生，忌食霉变的食物，尤其是霉变花生、玉米等，因为霉变食物中含有强致癌物质黄曲霉素；应忌食油炸、烟熏、盐腌食品，上述食品可诱发肝癌的发生；忌饮酒，酒精会加重肝脏负担，加重肝病。肝癌患者更应注意饮食，以免加重肝癌病情。具体而言，包括：①蛋白质不宜过高，以免增加肝脏负担，使病情加重。要选择生理价值高的蛋白质如牛奶、酸奶、禽蛋、鱼虾、鸡肉、兔肉及豆制品等。②肝癌的发生使肝细胞分泌的胆汁明显减少或胆汁排泄障碍，造成肠道内脂肪的消化吸收障碍。所以，肝癌患者饮食中的脂肪不宜过多。③多种维生素直接参与肝脏的代谢。B族维生素可促进消化，增加肝细胞的抵抗力，并有促进肝细胞的再生及肝糖的合成，改善新陈代谢、利尿、解毒、清除黄疸及降低转氨酶等功能。脂溶性维生素 A、维生素 D、维生素 E和维生素 K 对肝脏均有不同程度的保护作用。所以，肝癌患者要经常吃一些新鲜蔬菜和瓜果，以保证各种维生素的供应，满足机体的需要。④肝癌患者都有不同程度的消化道症状，如腹胀、纳差、消化不良等。患者饮食要少量多餐，食物宜软烂、易消化，以减轻胃肠负担。

【中西医最新研究进展】

（一）部分医家对病因病机的认识

原发性肝癌在早中晚等不同时期临床表现不一，其病机也各不相同。王磊等认为肝癌早期，多实多瘀；肝癌中期，邪盛正虚；肝癌晚期，多虚多瘀。花宝金教授认为正虚是原发性肝癌发生的根本，气滞、血瘀、痰浊、热毒蕴结是原发性肝癌形成的病机关键。任光荣认为肝癌病因病机十分复杂，但湿毒之邪导致肝失疏泄、瘀毒互结是肝癌发生的关键因素，因此临床治疗中以疏肝解毒为主。国医大师周仲瑛教授认为癌毒是形成肝癌最根本的原因，临床倡导以毒攻毒法治疗肝癌。肖跃红认为肝癌是多种因素共同作用的结果，其中正气亏虚是肝癌产生的根本原因，正气亏虚，血瘀、痰湿、热毒、气滞等乘虚而入，继而癌毒内发，导致肝癌的发生发展。张婷等认为肝癌的病机是脾虚肝郁，因此临床治疗中尤其重视理脾疏肝。肝癌患者术后病机以虚实夹杂为主，临床中医证型表现以肝郁脾虚型多见。虽然各临床医家从不同的角度阐述了肝癌的病机，意见不尽相同，但原发性肝癌的病理机制可以概括为正虚为本，邪实为标，本虚标实，虚实夹杂。

（二）部分现代医家中医或中西医结合治疗的经验

有学者认为，肝癌为因虚致病、本虚标实，在肝癌发展过程中，"瘀、毒、虚"贯穿始终。机体正气亏虚，脾为湿困，气滞血瘀，瘀血内阻，蕴蓄不解，后风寒暑湿等邪毒入侵，瘀毒互结，以致瘀中有毒，毒中有瘀，互为胶结，相互转化，久而久之便成癌。正邪交争之始，肝郁脾虚，未成积聚，日久乃成。正如《诸病源候论》所云："积聚者，由阴阳不和，脏腑虚弱，受于风邪，搏于脏腑之气所为也……诸脏受邪，初未能为积聚，留滞不去，乃成积聚。"病变日久，肝郁化火，气滞血瘀，形成肝郁血瘀、肝热血瘀之证；或痰浊、湿热蕴毒，形成湿热结毒、瘀毒互结之证。后期，郁火热毒伤阴，导致肝肾阴虚；或寒积、痰饮伤及阳气，导致脾肾阳虚；或久耗肝阴，肝血暗耗，致气阴两虚。

中医常将本病分为初期、中期和末期。初期，病邪初起，正气尚强，邪气尚浅，则任受攻；中期，受病渐久，邪气较深，正气较弱，任受且攻且补；末期，病魔经久，邪气侵凌，正气消残，则任受补。由此可见，Ⅰ期和Ⅱ期肝癌，多属于早期或中期的肝癌，此时患者机体邪气结聚，但尚未损伤机体正气，正气较为充沛，中药治以疏肝理气、攻毒散结为主，是应用调肝散结方的最佳时期，也是采取西医抗肿瘤治疗方案的最佳时期和控制病情的关键时期。这个阶段，若单纯采用中医药治疗，需在调肝散结方的基础上随证加减。也可以结合西医治疗方法，加大攻邪的力度。因西医的手术、微创、介入和靶向药物都属于中医理论"攻邪"范畴，都是中医"攻邪"药物的延伸。若采用了西医的抗肿瘤治疗方法，要根据采用方法的不同，采取不同的中药治疗：如手术最为克伐正气，术后3个月内遣方用药要顾护正气，多以六君子汤、八珍汤为主方加减；微创和介入多损伤脾胃，导致内生痰湿，多以枳实消痞丸、东垣清暑益气汤、补中益气汤、半夏泻心汤等方药为主；靶向治疗容易损伤肝肾阴血，出现发热、乏力，多以一贯煎为主方治疗。

　　原发性肝癌本虚标实，本虚为脾肾两脏亏虚，因此，治疗上重在培补脾肾，补肾健脾应贯穿肝癌治疗的始终。王文海等研究证实，补肾健脾方可明显提高中医证候疗效，提高生存率，提高患者生活质量，无明显不良反应。西医学也在积极探索健脾补肾中药治疗原发性肝癌的作用机制，钟薏等研究显示，补肾健脾中药对肝癌有协同增效的作用，在中晚期肝癌的治疗中应用广泛。进一步研究发现，补肾健脾中药能够抑制肝癌小鼠模型的血清血管内皮生长因子（VEGF）的表达，抑制癌细胞的生长，促进肝癌小鼠模型肿瘤细胞的凋亡，从而达到消灭癌细胞控制肿瘤的目的。罗春蕾等人使用补肾健脾方治疗60例肝癌患者，结果显示，补肾健脾方能够下调VEGF水平，抑制肿瘤血管内皮增生，能有效控制肝癌的复发转移。

　　现代中医研究证明，半枝莲、白花蛇舌草、蒲公英等清热解毒中药具有消灭癌细胞的功效，还能增强巨噬细胞吞噬作用，提高机体免疫力，从而控制肝癌扩散和转移。因此，清热解毒法在肝癌临床中得到了广泛的应用。刘梅举从清热解毒立法，自拟清热解毒方（肝岩胶囊）治疗中晚期原发性肝癌50例，并与单纯西药组对照，结果显示，清热解毒方组患者的生存期和生活质量都明显优于单纯西药组。另外，活血化瘀中药被认为不仅可以控制肝癌病情进展，如五灵脂、蒲黄、延胡索等活血化瘀中药还可以缓解肝癌患者的疼痛症状，从而提高患者生活质量。因此，活血化瘀法在原发性肝癌中医治疗中有明显的优势，值得临床推广应用。

　　现代药理学研究表明，黄芪、白术等益气中药具有增强机体抗肿瘤免疫功能，部分益气药如人参还有抑制肿瘤细胞增殖、调节人体免疫功能等作用；麦冬、生地黄等养阴类中药具有增强巨噬细胞功能、激发 T 淋巴细胞活性、提高免疫功能的作用。因此，晚期肝癌的治疗，当以益气养阴为重。李彦博等对肝癌小鼠动物实验研究证实益气养阴方对肝癌小鼠癌细胞有抑制作用，并且对肝癌小鼠机体的免疫系统具有一定的保护作用。张静等通过对肝癌的中医治疗文献检索发现，气阴两虚是肝癌的发生发展的根本，很多益气养阴古方和协定方对肝癌患者改善方面是多方位的，益气养阴法治疗肝癌优势明显。

临床实践表明，化疗前通过服用四君子汤、八珍汤等健脾益气中药可以改善患者的体质状态，保证患者能顺利完成化疗；化疗期间通过服用香砂六君子汤可以健脾和胃，减轻化疗药物的消化道反应；化疗结束后可以服用十全大补汤、归脾汤等气血双补中药以帮助身体恢复。同时，滋阴凉血中药能有效缓解分子靶向治疗药物导致的皮肤瘙痒不适症状；健脾和胃中药能改善患者服用分子靶向治疗药物所导致的胃肠道反应；益气养阴中药能帮助缓解干燥症状。因此，中药联合分子靶向治疗原发性肝癌有协同作用。

（三）《原发性肝癌诊疗规范（2019 年版）》描述的肝癌的局部消融治疗

尽管外科手术是肝癌的首选治疗方法，但因肝癌患者大多合并有肝硬化，或者在确诊时大部分患者已达中晚期，能获得手术切除机会的患者仅 20%～30%。近年来广泛应用的局部消融治疗，具有对肝功能影响少、创伤小、疗效确切的特点，使一些不适合手术切除的肝癌患者亦可获得根治机会。

局部消融治疗是借助医学影像技术的引导对肿瘤靶向定位，局部采用物理或化学的方法直接杀灭肿瘤组织的一类治疗手段。主要包括射频消融（radiofrequency ablation，RFA）、微波消融（microwave ablation，MWA）、无水乙醇注射（percutaneous ethanol injection，PEI）治疗、冷冻治疗、高强度聚焦超声（high intensity focused ultrasound，HIFU）消融、激光消融、不可逆电穿孔（irreversible electroporation，IRE）等。局部消融最常用超声引导，具有方便、实时、高效的特点。CT、MRI 及多模态图像融合系统可用于观察和引导常规超声无法探及的病灶。CT 及 MRI 引导技术还可应用于肺、肾上腺、骨等转移灶的消融等。消融的路径有经皮、腹腔镜或开放手术 3 种方式。大多数的小肝癌可经皮穿刺消融，具有经济、方便、微创的特点。位于肝包膜下的肝癌，特别是突出肝包膜外的肝癌、经皮穿刺消融风险较大、影像学引导困难的肝癌，或经皮消融高危部位的肝癌（贴近心脏、膈肌、胃肠道、胆囊等）且无法采用人工胸水或腹水等热隔离保护措施的，可考虑经腹腔镜消融和开放消融的方法。

局部消融治疗适用于中国肝癌分期方案（CNLC）Ⅰa 期及部分Ⅰb 期肝癌（即单个肿瘤、直径 ≤ 5cm；或 2 ～ 3 个肿瘤、最大直径 ≤ 3cm）；无血管、胆管和邻近器官侵犯以及远处转移，肝功能分级 Child–Pugh A/B 级者，可获得根治性的治疗效果（证据等级 1）。对于不能手术切除的直径 3 ～ 7cm 的单发肿瘤或多发肿瘤，可联合TACE（证据等级 1）。不推荐消融根治性治疗的患者，给予索拉非尼术后辅助治疗（证据等级 1）。

射频消融（RFA）是肝癌微创治疗常用消融方式，其优点是操作方便、住院时间短、疗效确切、消融范围可控性好，特别适用于高龄、合并其他疾病、严重肝硬化、肿瘤位于肝脏深部或中央型肝癌的患者。对于能够手术的早期肝癌患者，RFA 的无瘤存活率和总存活率类似或稍低于手术切除，但并发症发生率、住院时间低于手术切除（证据等级 1）。对于单个直径 ≤ 2cm 肝癌，有证据显示 RFA 的疗效类似或高于手术切除，特别是位于中央型的肝癌（证据等级3）。对于不能手术切除的早期肝癌患者，系统评价分析以及一些长期研究的结果表明 RFA 可获得根治性的疗效，应推荐其作为不适合手术的早期肝癌的一线治疗（证据等级 1）。与 PEI 相比，RFA 具有消融根治率高、所需治疗次数少和远期存活率高的显著优势（证据等级1）。RFA治疗的精髓是对肿瘤整体灭活和足够的消融安全边界，并尽量减少正常肝组织损伤，其前提是对肿瘤浸润的准确评估和卫星灶的识别。因此，十分强调治疗前精确的影像学检查。超声造影技术有助于确认肿瘤的实际大小和形态、界定肿瘤浸润范围、检出微小肝癌和卫星灶，为制定消融方案灭活肿瘤提供了可靠的参考依据。

（四）肝癌高危人群的辨识与分层

肝硬化及未抗病毒治疗或未获得SVR的慢性HBV或HCV感染者，是我国肝细胞癌的主要高危人群。

肝硬化患者肝细胞癌风险分层 肝硬化患者是全球各指南公认的肝细胞癌高危人群。但肝硬化发生肝细胞癌的风险，因病因等不同而异。根据这一特性，多伦多肝细胞癌风险指数（Toronto HCC risk index，THRI）纳入了年龄、性别、肝硬化病因（自身免疫性肝病0分，获得SVR的丙型肝炎0分，其他肝病36分，脂肪性肝炎54分，未治疗的慢性丙型肝炎或慢性乙型肝炎各97分）以及血小板计数4项变量，构建了总计366分的THRI模型。低危组（<120分）、中危组（120～240分）和高危组（>240分）5年肝细胞癌累积发病率分别为1.2%、4.4%和15.4%，10年肝细胞癌累积发病率分别为3%、10%和32%。THRI模型在我国也得到较好的验证，归类于低、中和高危组的肝硬化患者，5年肝细胞癌累积发病率分别为0.13%、13%和34%，预测模型曲线下面积为0.707。THRI模型意义是，即使在肝细胞癌高危的肝硬化患者中，仍有进一步风险分层的必要，即能区分出肝细胞癌的极高危人群。除肝硬化病因外，具备以下特征的肝硬化患者，发生肝细胞癌的风险更大：① US发现肝脏结节（1～2cm）或病理学为低度异型增生结节（LGDN）、高度异型增生结节（HGDN）。研究显示，LGDN、HGDN进展为肝癌的年发生率约分别为 10% 和 20%。②肝硬化合并糖尿病的患者，其肝细胞癌发生风险较不伴糖尿病的患者增加 2 ～ 3 倍。③肝硬化结节（≤ 1cm），未接受抗病毒药物治疗或治疗后仍持续存在低病毒载量 HBV DNA 患者，肝癌发生率显著增加。

（韩睿）

第二十九章　胆汁淤积性肝病和高胆红素血症

胆汁淤积（cholestasis）是指肝内外各种原因造成胆汁形成、分泌和排泄障碍，胆汁不能正常流入十二指肠而进入血液的病理状态，临床可表现为瘙痒、疲劳、尿色加深和黄疸等，早期常无症状，仅表现为血清碱性磷酸酶（alkaline phosphatase，ALP）和 γ - 谷氨酰转移酶（gamma-glutamyl transferase，GGT）水平升高，病情进展后可出现高胆红素血症，严重者可导致肝功能衰竭甚至死亡。以各种原因使肝脏病变导致胆汁淤积为主要表现的肝胆疾病统称为胆汁淤积性肝病，胆汁淤积本身也会进一步加重肝脏的损害。胆汁淤积性肝病根据发生部位可分为肝内胆汁淤积和肝外胆汁淤积。如胆汁淤积持续超过 6 个月，则称为慢性胆汁淤积。我国 1000 例病毒性肝炎患者胆汁淤积的横断面研究显示，56% 慢性病毒性肝炎患者出院时，ALP 或 GGT 仍高于正常值上限（ULN），且在这些指标异常的患者中肝纤维化和肝硬化的发生风险和病情严重程度显著增加。

当胆红素水平大于 3mg/dL，被称为高胆红素血症。高胆红素血症往往提示肝脏或胆道疾病病变，但它也可能是多种遗传原因或血液系统疾病的结果。

本病属于中医"黄疸"范畴。

【病因病机】

（一）中医

1. 外感疫毒　疫毒由表入里，或直中于里，郁而不散，阻滞中焦脾胃气机，使肝木不能调达，肝失疏泄，胆汁外溢，故身目、小便发黄；或疫毒蕴而化热，热毒熏蒸肝胆，迫气动血，使肝胆疏泄失常，胆汁外溢，致身目、小便发黄。如《诸病源候论·急黄候》云："脾胃有热，谷气郁蒸，因为热毒所加，故卒然发黄。"

2. 饮食不节　饮食不节，饥饱无常，损伤脾胃；或嗜食辛辣、肥甘厚腻，过嗜烟酒，蕴湿生热，伤脾碍胃。两者均可使脾胃气虚，水谷不化，湿浊内生。《金匮要略·黄疸病脉证并治》云："谷气不消，胃中苦浊，浊气下流，小便不通……名曰谷疸。"《景岳全书·黄疸》曰："因饮食伤脾而得者，曰谷疸；因酒后伤湿而得者，曰酒疸。"

3. 积聚转化　积聚日久，损耗气血，致脾胃气虚不能运化，肝血不足不能制阳，导致水谷内停，酿生湿浊，肝阳亢盛，迫胆汁外溢而生黄疸。如《张氏医通·杂门》云："有瘀血发黄，大便必黑，腹胁有块或胀，脉沉或弦，大便不利，脉稍实而不甚弱者，桃核承气汤，下尽黑物则退。"

4. 脾胃虚弱　素体脾胃阳虚，或病久脾阳受损，运化失司，津液聚而成湿，湿从寒化，致寒湿阻滞中焦，胆汁排泄受阻，溢于皮肤。如《类证治裁》云："阴黄系脾脏寒湿不运，与胆液浸淫，外渍肌肉，则发而为黄。"同时，脾虚不能化生气血，血败不能华色，可以发黄。如《景岳全书·黄疸》云："全非湿热，而总由血气之败。盖气不生血，所以血败；血不华色，所以色败。"

（二）西医

引起胆汁淤积的原因较多，常见病因主要有病毒、细菌、寄生虫、药物和（或）毒物、自身免疫、乙醇、结石、肿瘤和遗传代谢等，任何能引起肝细胞和胆管细胞损害以及胆管系统梗阻的因素均可导致胆汁淤积的发生。肝细胞功能障碍或毛细胆管、细胆管（$< 15\mu m$，亦称闰管或 Hering 管）和小叶间胆管（$15 \sim 100\mu m$）病变或阻塞所致胆汁淤积称为肝内胆汁淤积；间隔胆管（$> 100\mu m$）、区域胆管（300 ~ 400μm）、节段胆管（400 ~ 800μm）、左右肝管、胆总管至壶腹部的病变或阻塞所致胆汁淤积称为肝外胆汁淤积。大多数胆汁淤积性肝病是肝内胆汁淤积，而原发性硬化性胆管炎（PSC）可累及小和大肝内胆管和（或）肝外胆管，因此部分患者可同时有肝内和肝外部分病变。

1. 肝内胆汁淤积 根据细胞学损害的部位可分为肝细胞性和胆管细胞性：①肝细胞性胆汁淤积主要病因有败血症和毒血症、病毒性肝炎、酒精或非酒精性脂肪性肝炎（NASH）、药物或胃肠外营养、遗传性疾病［如良性复发性肝内胆汁淤积（benign recurrent intrahepatic cholestasis，BRIC）、进行性家族性肝内胆汁淤积］、妊娠期肝内胆汁淤积（intrahepatic cholestasis of pregnancy，ICP）、红细胞生成性原卟啉症、恶性浸润性疾病（如造血系统的霍奇金病和转移性肿瘤）、良性浸润性疾病（如淀粉样变性、肉芽肿性肝炎和肉芽肿病）、管壁发育异常（如先天性肝纤维化）、血管性疾病（如Budd-Chiari综合征和静脉闭塞性疾病）、肝硬化（各种原因）。②胆管细胞性胆汁淤积主要疾病和病因有原发性胆汁性肝硬化（PBC）、PSC以及合并自身免疫性肝炎（AIH）重叠综合征、特发性成人肝内胆管缺失症、管壁发育异常（如胆汁性错构瘤和先天性胆管扩张综合征）、囊性纤维化、药物性胆管病、移植物抗宿主病和继发性硬化性胆管炎，后者包括各种胆石症、缺血性胆管病（遗传性出血性毛细血管扩张症、结节性多动脉炎和其他类型的脉管炎）、获得性免疫缺陷综合征和其他类型的免疫抑制相关的感染性胆管炎等。肝细胞和胆管细胞均有损害者称为混合性胆汁淤积。

2. 肝外胆汁淤积 主要疾病和病因有PSC、胆管结石、先天性肝外胆管闭锁、胆总管/Oddi括约肌狭窄、胆管寄生虫病、胆总管囊肿、肿瘤性疾病（胆总管癌、肝细胞癌侵及胆管、壶腹部癌、胆总管旁淋巴结转移压迫）、胰腺疾病（胰腺癌、胰腺囊肿和慢性胰腺炎）等。

引起高胆红素血症的典型病毒是甲型肝炎病毒（HAV）、乙型肝炎病毒（HBV）、丙型肝炎病毒（HCV）和戊型肝炎病毒（HEV）。许多"非 A—E 病毒"也可能引起急性肝炎并导致高胆红素血症。爱泼斯坦－巴尔病毒、疱疹合胞病毒和巨细胞病毒均可引起肝炎，并且可能会导致严重的肝细胞损伤。出血性病毒会引起黄热病、拉沙热、埃博拉等疾病，也会引起急性肝炎。许多其他疾病也会导致原发性肝细胞损伤，从而导致黄疸，包括药物性和毒素性肝损伤、自身免疫性肝炎、缺血性肝炎、妊娠期肝病（溶血肝功能异常血小板减少综合征、妊娠期急性脂肪肝等）、酒精性急性肝炎、某些遗传性贮积症（Wilson 病、遗传性血色素沉着症、α1 抗胰蛋白酶缺乏症）、各种血管疾病（被动充血、休克肝、布加综合征、肝窦阻塞综合征等）、各种细菌或真菌感染、肝移植后疾病等。高胆红素血症还可能与许多不同的先天性疾病以及全身性疾病有关，如某些恶性肿瘤，无论是通过肝脏浸润还是通过副肿瘤现象，都可能产生肝内胆汁淤积和黄疸。淋巴瘤等恶性肿瘤会引起浸润性肝病。许多其他疾病也可导致肝脏浸润性疾病，并且通常以胆汁淤积为主，包括淀粉样变性、结节病、各种肉芽肿病、全身感染（结核病、真菌病）等。孤立性高胆红素血症通常见于遗传性肝内疾病。

【临床表现】

除引起胆汁淤积原发疾病的相关临床症状外，肝脏胆汁淤积本身可引起相关临床症状以及因胆汁淤积而致的继发性改变。患者早期可无不适症状，可有疲劳、纳差、恶心、上腹不适等非特异性症状，胆汁淤积相关的临床表现主要有黄疸、皮肤瘙痒、疲劳、脂肪泻、黄色瘤和骨质疏松等。

【实验室和其他辅助检查】

（一）实验室检查

胆汁淤积引起的黄疸以直接胆红素升高为主，肝细胞损害引起的黄疸因同时有摄取、结合、排泄的障碍，因此直接和间接胆红素均可升高，但一般直接胆红素升高的幅度较间接胆红素大。血清 ALP 和 GGT 升高是胆汁淤积最具有特征性的早期表现，两者升高提示出现胆汁淤积。ALP 和 GGT 均表达于肝细胞血窦侧和毛细胆管侧以及胆管细胞微绒毛上，经胆汁排入胆管系统。当胆汁排泄不畅时，毛细胆管内压增高，可诱发 ALP 产生增多，加之胆汁酸凭借其表面活性作用，将 ALP 从脂质膜上溶析出来，使血清 ALP 明显增高。除肝内外胆汁淤积相关疾病外，妊娠、儿童生长期、骨骼疾病以及部分肿瘤亦可出现 ALP 升高。GGT 增高较其他血清酶出现得更早，持续时间更长，在肝酶中敏感性最高，但特异性较低。血清 GGT 对胆汁淤积的诊断敏感性和特异性可能不低于甚至优于 ALP。在排除酗酒等其他肝损伤因素的情况下，若 ALP 和 GGT 同时升高，可确认存在肝细胞和胆管细胞损伤。若 GGT 升高而 ALP 正常，几乎也可判定存在肝毛细胆管和胆管上皮细胞损伤。

若 GGT 正常而 ALP 升高，则应考虑骨病等可能。在 ALP 升高的病例中，如不合并 GGT 升高，常可排除肝源性疾病。需注意的是，在一些特殊胆汁淤积性肝病如进行性家族性肝内胆汁淤积（progressive familial intrahepatic cholestatis，PFIC）1 型和 2 型以及良性复发性肝内胆汁淤积（BRIC）等，GGT 可不增高。胆汁酸在肝内合成、分泌，其血清水平升高是胆汁淤积敏感和早期特异性指标。正常人肝脏合成的胆汁酸包括胆酸（cholic acid，CA）、鹅去氧胆酸（chenodeoxycholic acid，CDCA）和代谢中产生的脱氧胆酸（deoxycholic acid，DCA），还有少量石胆酸（lithocholic acid，LCA）和微量熊去氧胆酸（ursodeoxycholic acid，UDCA），合称总胆汁酸（total bile acid，TBA）。血清胆汁酸的定量测定可作为检测胆汁淤积的一种敏感且特异的方法。发生胆汁淤积时，胆汁分泌下降，并迅速改变胆汁酸贮存量的分布，使血清和尿液中的胆汁酸浓度显著升高。

血清胆汁酸对诊断胆汁分泌受损较血清胆红素更为敏感，但对大多数胆汁淤积的敏感性不如 ALP，且许多肝病如肝硬化、急慢性肝炎均可有胆汁酸升高。正常空腹胆汁酸为 1.0 ～ 6.0μmol/L，餐后 2h 为 6.0 ～ 9.0μmol/L。胆汁淤积时胆汁酸超过 10μmol/L。胆汁酸 10 ～ 20μmol/L 为轻度增高，20 ～ 40μmol/L 为中度增高，40μmol/L 以上为重度增高。此外，甘胆酸（一种甘氨酸结合型胆汁酸）检测已进入临床应用阶段，动态观察有益于临床发现胆汁淤积，特别是对 ICP 的判断具有重要的临床意义，但由于目前检测方法缺乏标准致其临床价值受限。胆汁酸和甘胆酸虽然均是反映胆汁淤积的敏感指标，但检测方法缺乏标准，加上干扰因素多、特异性欠佳等因素，故目前国内外相关指南中未将其列入检测方法并细化判断标准。胆汁淤积时丙氨酸氨基转移酶（ALT）和天门冬氨酸氨基转移酶（AST）一般不高，仅当胆汁淤积引起肝细胞损害时才会出现 ALT 和 AST 升高，可伴有血清胆固醇、磷脂、三酰甘油均升高，血清脂蛋白异常。检测血清中自身抗体如抗核抗体（ANA）、抗平滑肌抗体（SMA）、抗肝肾微粒体抗体（LKM）、抗肝细胞胞浆抗原 1 型抗体（LC-1）、抗线粒体抗体（AMA）、抗 Sp100 抗体、抗可溶性肝抗原抗体（SLA/LP）等有助于进一步明确胆汁淤积的病因。

（二）影像学和内镜检查

腹部超声检查通常用于了解肝内外胆管是否阻塞扩张。腹部 CT 检查对胆管梗阻性病变的诊断有一定的价值。磁共振胰胆管造影（MRCP）是胆管系统安全而又准确的检查，对胆管系统梗阻诊断的准确性接近内镜逆行胰胆管造影（ERCP）。超声内镜（EUS）检查在检测胆管结石以及引起肝外胆管梗阻的病变方面的准确性与 MRCP 相当。诊断和治疗肝外胆管梗阻的金标准为 ERCP，但其具有创伤性。即使是经验丰富的操作者仍可导致较多的并发症，如手术相关胰腺炎、出血和胆管炎等。因此，在考虑肝外胆管梗阻且尚不确定是否需要内镜干预时，应首先行 MRCP 或 EUS，以避免不必要的 ERCP。如上述检查不能明确诊断，需行肝活组织病理学检查以进一步明确诊断。

（三）组织病理学检查

胆汁淤积的大体标本呈黄绿色，穿刺标本呈散在绿色斑点或通体深绿色。肝内胆汁淤积的组织病理特征是胆汁从肝小叶第三区肝细胞开始，表现为肝细胞内胆汁淤积，肝细胞呈羽毛状变性，伴毛细胆管扩张，胆栓形成。严重时以扩张含胆栓的毛细胆管为中心，肝细胞呈腺泡样排列，形成胆汁花环。肝窦内增生肥大的 Kupffer 细胞吞噬胆汁，门管区小叶间胆管胆汁淤积伴胆栓形成。电镜观察显示毛细胆管微绒毛水肿、变短，直至消失。肝外阻塞性胆汁淤积的组织病理学特征为门管区周边肝内胆汁湖伴胆汁肉芽肿形成，长期肝外阻塞可引起肝内继发性胆汁淤积。胆汁淤积后期可引起门管区纤维化，甚至胆汁性肝硬化。

【诊断要点】

（一）诊断

胆汁淤积性肝病诊断标准：目前尚无统一的诊断标准，以 ALP 和 GGT 作为诊断指标尚有一些争议。2009 年欧洲肝病学会（EASL）《胆汁淤积性肝病处理指南》建议：ALP 超过 1.5 倍 ULN 且 GGT 超过 3 倍 ULN 可诊断胆汁淤积性肝病。鉴于我国现状以及为有利于国际交流，推荐 2009 年 EASL 的指南作为胆汁淤积诊断标准。但需注意一些特殊胆汁淤积性肝病，如 PFIC 1 型和 2 型以及 BRIC 等，GGT 可不升高。

（二）诊断思路

诊断胆汁淤积性肝病分三个步骤。首先，确定胆汁淤积是否存在，可通过血清学方法确定；其次，影像学和内镜检查确定是阻塞性还是非阻塞性；再次，综合分析得出诊断（包括病因、肝组织病理学、ERCP 和经皮肝穿刺胆管造影以及基因检测等）。仔细询问病史和体格检查对诊断很重要，包括职业、药物史、饮酒史和家族史等。部分胆汁淤积性肝病仅见于某些特殊情况，如妊娠、儿童、肝移植、人类免疫缺陷病毒感染。腹部超声检查可了解有无肝内外胆管扩张。胆总管扩张且内径超过 8mm 高度提示肝外梗阻。MRCP 是检查胆管系统的安全又准确的方法。ERCP 是显示胆管和治疗肝外胆管梗阻的金标准，但即使是有经验的操作者，仍有较高的并发症发生率（3%～5% 发生胰腺炎；行括约肌切开术时，2% 合并出血，1%合并胆管炎，0.4% 发生操作相关的死亡）。因此，在考虑肝外胆管梗阻且尚不确定是否需行内镜干预时，应首先行 MRCP 或 EUS，然后再考虑 ERCP。排除肝外梗阻后，进一步的检查是检测血清肝炎病毒标记物、肝病相关的自身抗体如 AMA。高滴度 AMA（≥ 1/40）且 ALP 很高，并在缺乏其他解释时，可诊断为 PBC。对原因不明的胆汁淤积性肝病患者，如 AMA 阴性，下一步可行 MRCP，必要时行 ERCP。如诊断仍不明确，可行肝组织活检。行组织学评估时，应特别注意胆管病变；对于 AMA 阴性和肝组织活检未能确诊的患者，有条件者可考虑基因检测，如 ABCB4 等基因。

【鉴别诊断】

黄疸：胆汁淤积与黄疸不完全等同，胆汁淤积是包括胆红素在内的全部胆汁成分淤积。黄疸是血液胆红素浓度增高，使巩膜、皮肤等组织发生黄染的现象。有些疾病仅有胆红素代谢障碍，而胆汁其他成分分泌和排泄正常，如遗传性高胆红素血症（Gilbert 综合征、Crigler–Najjar 综合征、Dubin–Johnson 综合征和 Rotor 综合征等）和溶血性疾病，这些患者仅有胆红素升高，而 ALP、GGT 和胆汁酸并不升高。胆汁淤积早期，仅有 ALP、GGT 和胆汁酸升高，不一定出现黄疸，通常仅当胆红素超过 34.2μmol/L 时临床上才显现黄疸。因此黄疸患者需排除遗传性高胆红素血症和血液系统疾病。

【治疗】

（一）西医治疗

1. 治疗原则　去除病因和对症治疗。最有效的治疗是病因治疗，如手术或经内镜取结石，手术切除肿瘤，对 PBC 和 PSC 可用 UDCA，对药物性和酒精性肝病（ALD）及时停用有关药物和戒酒最为重要，乙型和丙型病毒性肝炎予抗病毒治疗，AIH 可用皮质激素取得缓解。

2. 药物治疗　药物治疗的目的是改善由胆汁淤积所致的临床症状和肝损伤。主要治疗药物为 UDCA 和 S- 腺苷蛋氨酸（S-adenosyl-L-methionine，SAM）。UDCA 可用于治疗 PBC、PSC、ICP、囊性肝纤维化、肝移植术后胆汁淤积、药物性胆汁淤积、PFIC 和 Alagille 综合征等。SAM 可用于肝细胞性胆汁淤积、ICP 和药物性胆汁淤积。初始治疗，肌内或静脉注射 SAM，每日 $0.5 \sim 1.0g$，共 2 周。维持治疗，口服 SAM 片，每日 $1.0 \sim 2.0g$。免疫介导的胆汁淤积可考虑应用肾上腺糖皮质激素，但需充分权衡治疗收益和可能的不良反应。其他正在研究且有应用前景的治疗药物包括奥贝胆酸和非诺贝特类药物。

3. 其他治疗　重度黄疸或严重瘙痒经积极内科治疗无效者可考虑应用非生物型人工肝方法治疗，主要包括血浆置换、胆红素吸附、血浆滤过透析和分子吸附再循环系统等，这些治疗方法需有经验的专科医师指导，并需患者和家属知情同意；对于患者远期生存的影响尚需进一步研究。经药物和上述治疗无效且出现肝功能衰竭者可考虑肝移植。有胆管狭窄或梗阻者可行 ERCP 干预治疗，如球囊扩张、内镜下乳头括约肌切开以及支架置入。

4. 肝外表现和处理

（1）瘙痒：瘙痒是胆汁淤积的并发症之一，是一种仅有皮肤不适感觉而无原发性皮肤损害的症状，这种感觉无论在性质、持续性和定位上均不同于触觉和痛觉。胆汁淤积性瘙痒的发病机制目前尚不清楚，大多数学者认为瘙痒可能与血清自分泌运动因子活性增加和溶血磷脂酸形成有关。此外，胆汁酸盐、内源性阿片肽、5- 羟色胺（5-HT）、感觉神经元过度兴奋、雌激素和孕激素、肝肠瘙痒原改变、遗传因素（如 ICP）等也可能与瘙痒有关。瘙痒的严重度评分有下列三种：①视觉模拟评分（visual analogue scale，VAS）：瘙痒的严重度按皮肤抓痕分为：抓痕、斑块、结节和（或）瘢痕，根据轻、中、重度分别评分 0 ～ 3（4）分，总分从 0 分无瘙痒到 10 分严重瘙痒；②瘙痒严重程度量表（itch severity scale，ISS）：包括频率、睡眠、心情、性欲、性功能、李克特量表（Likert scale）评估瘙痒强度、瘙痒涉及的体表面积 7 项，总评分范围可从 0 分无瘙痒到21 分最严重的瘙痒；③半定量评估瘙痒：根据瘙痒频率分为 4 个阶段：偶尔瘙痒、无临床症状的每天间断性瘙痒、出现临床症状的每天间断性瘙痒和持续性瘙痒。

多种药物可单独或联合应用治疗胆汁淤积性肝病瘙痒，包括考来烯胺（消胆胺）、抗组胺药、孕烷 X 受体激动剂、阿片受体拮抗剂、5-HT 受体拮抗剂，但具体的治疗机制仍未明确。考来烯胺是一种具有降低血清胆固醇水平作用的不吸收阴离子交换树脂，可减低胆汁酸肠肝循环，从而降低血清胆汁酸水平，减轻瘙痒。治疗瘙痒推荐剂量为 4g/d，不超过 16g/d。考来烯胺有异味，并可引起消化道症状，如便秘、腹胀等，因而耐受性较差，长期用药可加重脂肪泻，致脂溶性维生素缺乏。UDCA 和 SAM 在治疗胆汁淤积过程中对瘙痒症状也有改善作用。利福平一般以 150mg/d 单剂口服，有效后继续服用。如无效，可隔周递增至 600mg/d。利福平可改善继发于 PBC 的胆汁淤积性瘙痒，其确切机制尚未阐明。但有研究显示，用利福平治疗美沙酮（一种镇痛药）成瘾患者时可引起阿片戒断反应，因此利福平可能存在阿片拮抗作用，进而缓解胆汁淤积性瘙痒。值得注意的是，使用利福平后患者尿色变红，还可出现中毒性肾损害，偶有溶血发生。同时，治疗瘙痒剂量的利福平可有肝脏毒性，因此用药期间必须随访肝功能。此外，利福平可通过干扰维生素 D 的吸收而加重骨质软化；通过超敏反应引发胆汁淤积性肝炎，甚至发生胆汁淤积性瘙痒等并发症。事实上，由于利福平潜在的不良反应，胆汁淤积性肝病瘙痒的治疗应慎用。口服阿片受体拮抗剂纳曲酮 25mg/d 可用于治疗瘙痒，少数患者可有恶心、呕吐、轻度疼痛等不良反应。纳曲酮有一定程度的肝脏毒性，使用时需监测肝功能。纳曲酮的代谢产物可在失代偿期肝病患者体内积聚，因此这些患者使用时需谨慎。这类药物应先小剂量使用，再逐渐提高剂量，以免引起类似麻醉药的戒断反应。如上述药物均无效可应用选择性 5-HT 再摄取抑制剂舍曲林治疗，初始剂量建议 50mg/d，数周后可增至 100mg/d。近年来，紫外线照射、血浆置换、体外白蛋白透析和鼻胆管引流也用于改善胆汁淤积性瘙痒，并获得较好的疗效。肝移植可用于药物和其他方法疗效不佳的患者。

（2）疲劳：胆汁淤积患者常有疲劳症状，尤其是 PBC。疲劳是一个复杂的症状，包括持续的衰竭感觉、正常工作能力缺失、心理和生理功能下降。由于非特异性且缺乏客观的评估方法，因此疲劳至今仍被忽视。目前对疲劳的发病机制及其治疗仍不清楚，尚无有效改善胆汁淤积性肝病患者疲劳症状的治疗方法。需注意的是，治疗前需排除贫血、糖尿病、甲状腺功能减退、肾和肾上腺功能不全、抑郁等。目前可能的治疗药物有选择性 5-HT3 受体拮抗剂，如昂丹司琼，阿片受体拮抗剂和中枢神经兴奋药莫达非尼等治疗，莫达非尼起始剂量为 100mg/d，根据患者耐受情况和对药物的反应剂量逐渐增至 200mg/d，但其疗效有待进一步研究证实。

UDCA 是治疗 PBC 的有效药物，可延缓疾病进程，延长移植前的生存时间，然而对伴随的疲劳症状无明显改善作用。肝移植不能降低疲劳的发生，甚至在移植 1 年后，疲劳仍是使患者痛苦的症状，但程度减轻。避免刺激，提倡健康的生活方式，包括足够的睡眠、规律锻炼、戒酒和戒咖啡等均有好处。抗抑郁药可部分减轻抑郁患者的疲劳。

（3）骨质疏松：骨质疏松以单位体积骨组织总量减少为特征，骨松质表现为骨小梁明显减少、变薄，骨密质表现为骨皮质变薄、疏松。骨质疏松可引起骨折，尤其易发生在椎体、髋骨和前臂。终末期肝病和重度胆汁淤积患者骨质疏松风险增加，发生率为9%～60%，可能与维生素D缺乏、营养不良等有关。骨质疏松治疗包括健康的生活方式、补充钙剂和维生素D以及药物干预。应坚持健康的生活方式，包括摄入富含维生素D、钙，低盐和适量蛋白质的均衡膳食，避免嗜烟、酗酒，慎用影响骨代谢的药物，进行适度的肌力锻炼和康复治疗。国外推荐剂量为元素钙1500mg/d，维生素D 800IU/d。中国营养学会推荐成人每日钙摄入量800mg（元素钙）；绝经后妇女和老年人每日钙摄入推荐量为1000mg。维生素D的成年人推荐剂量为200IU/d；老年人因缺乏日照以及摄入和吸收障碍，故推荐剂量为400～800IU/d。维生素D用于治疗骨质疏松时，剂量应为800～1200IU/d。流行病学资料支持补钙（1000～1200mg/d）和增加维生素D（400～800IU/d）的摄入，可减少或逆转骨质自然丢失的速度，但无支持或反对的实验证据。激素替代疗法对绝经后的女性有效。由于存在诱发肝细胞癌的风险，男性患者应避免使用睾酮。研究证据支持使用二膦酸盐类如阿仑膦酸钠（10mg/d）治疗骨质疏松，支持雷洛昔芬和氟化钠的数据有限。骨矿密度测量可用于骨质疏松的治疗和随访。

（4）脂溶性维生素缺乏：胆汁淤积时肝脏分泌胆汁至小肠发生障碍，肠内胆盐减少，可出现脂溶性维生素缺乏和脂肪泻，因此需适当补充脂溶性维生素。如凝血酶原时间延长，肌内注射维生素K_1（10mg/d）直至正常。因维生素A缺乏所致的夜盲，可口服维生素A 25000～50000IU/d。维生素E缺乏少见，可口服予以补充。建议测定血液脂溶性维生素水平以指导其补充，但目前尚未得到普遍使用和推广。

（二）中医辨证论治

目前此病的中医辨证论治尚未形成统一的共识意见。《中华脾胃病学》中对此病的辨证论治进行了总结，可供临床参考，药物剂量可参考《方剂学》和《中药学》，具体如下：

1. 肝郁脾虚证

证候特点： 胁肋胀满或窜痛，善太息，情志不畅，纳差，便溏，神疲乏力。

舌脉： 舌质淡红，苔白腻，脉弦细。

治法： 疏肝健脾。

推荐方剂： 逍遥散或柴胡疏肝散加减。

基本处方： 醋柴胡 10～15g，当归 10～15g，芍药 10～15g，白术 10～30g，茯苓 10～30g，陈皮 10～15g，法半夏 9g，枳实 10～15g，丹参 10～20g，郁金 10～15g。

2. 湿热蕴结证

证候特点： 胁肋胀痛，恶心厌油，纳呆口苦，小便黄。

舌脉： 舌苔黄腻，脉弦滑。

治法： 清热利湿。

推荐方剂： 茵陈蒿汤加减。

基本处方： 茵陈 10～15g，栀子 3～10g，大黄 3～10g，茯苓 10～30g，猪苓 10～15g，泽泻 10～15g，白术 10～20g。

3. 气滞血瘀证

证候特点： 右胁胀满或刺痛，痛处固定不移，纳差，面色晦暗或紫暗。

舌脉： 舌质暗或舌边有瘀点，脉弱或细涩。

治法： 行气化瘀。

推荐方剂： 血府逐瘀汤或柴胡疏肝散加减。

基本处方：桃仁 10 ～ 15g，红花 10 ～ 15g，柴胡 10 ～ 15g，枳壳 10 ～ 15g，陈皮 10 ～ 15g，芍药 10 ～ 20g，当归 10 ～ 15g，丹参 10 ～ 20g，香附 10 ～ 15g。

4. 脾虚湿盛证

证候特点：胁肋胀满，纳差便溏，脘腹痞满，神疲乏力。

舌脉：舌淡红，苔白滑或白腻，脉虚而弦。

治法：健脾化湿。

推荐方剂：实脾饮或五苓散加减。

基本处方：白术 10 ～ 30g，茯苓 10 ～ 15g，大腹皮 10 ～ 15g，厚朴 10 ～ 15g，木香 10 ～ 15g，草果 10g，猪苓 10 ～ 15g，泽泻 10 ～ 15g，甘草 6 ～ 10g。

5. 肝肾阴虚证

证候特点：胁肋胀痛或隐痛，两目干涩，五心烦热，腰膝酸软，形体消瘦，神疲乏力，眩晕耳鸣，失眠多梦。

舌脉：舌质红绛，苔少，脉弦细数。

治法：滋养肝肾，清热活血。

推荐方剂：一贯煎加减。

基本处方：当归 10 ～ 15g，川楝子 3 ～ 10g，沙参 10 ～ 20g，枸杞子 10 ～ 15g，麦冬 10 ～ 15g，生地黄 10 ～ 20g，女贞子 10 ～ 15g，五味子 10g。

6. 脾肾阳虚证

证候特点：胁肋隐痛不适，脘闷纳呆，畏寒乏力，食少便溏，小便短少不利。

舌脉：舌质淡，脉沉无力。

治法：温补脾肾。

推荐方剂：附子理中汤加减。

基本处方：炮附子 6 ～ 10g，党参 10 ～ 15g，白术 10 ～ 30g，炮姜 6 ～ 10g，炙甘草 6 ～ 10g，桂枝 6 ～ 10g，茯苓 10 ～ 15g，猪

苓 10～15g，泽泻 10～15g。

（三）中医其他治疗

1. 中成药

（1）逍遥丸：口服，每次 3g，每日 3 次。用于肝郁脾虚证。

（2）茵栀黄颗粒：开水冲服，一次 1/3 袋，一日 3 次。用于湿热蕴结证。

（3）复方鳖甲软肝片：口服，每次 4 片，每日 3 次。鳖甲煎丸：口服，每次 3g，每日 2 次。大黄䗪虫丸：口服，每次 3g，每日 2 次。用于气滞血瘀证。

（4）参苓白术丸：口服，每次 6g，每日 3 次。用于脾虚湿盛证。

（5）六味地黄丸：口服，每次 6g，每日 3 次。知柏地黄丸：口服，每次 6g，每日 3 次。左归丸：口服，每次 6g，每日 3 次。用于肝肾阴虚证。

（6）附子理中丸：口服，每次 3g，每日 3 次。用于脾肾阳虚证。

2. 针灸 针刺加艾灸疗法可有效改善患者的胁痛、腹胀、纳差、乏力等症状。常选用针刺主穴有肝俞、膈俞、足三里、期门、阳陵泉等。脾虚湿盛加灸脾俞，脾肾阳虚加灸关元等穴。

【转归、预后、随访】

建议对伴有结肠炎的 PSC 患者在确立 PSC 诊断起，实行每年结肠镜加活检检查的监视方案。PSC 与肝胆道恶性肿瘤患病风险增高相关，尤其是胆管癌（CCA）。因此，建议：

1. 一旦 PSC 诊断建立，为证实无 IBD（Ⅲ/C1）并存需行全结肠镜加活检检查，如果 PSC 患者伴有结肠炎则在诊断 PSC 确立（Ⅲ/C1）时间起需每年重复 1 次（或根据个体情况每 1～2 年检查 1 次）结肠镜。

2. 有胆囊异常（Ⅲ /C2）者需考虑每年行超声影像检查。

3. 目前没有生化标志物或影像方法可推荐用于早期发现胆管癌。当临床提示有胆管癌可能，则建议行 ERCP 加细胞学刷检和（或）活检取细胞 / 组织标本（Ⅲ /C2）。

【生活调护】

1. 精神调摄　由于本病易于迁延、反复甚至恶化，因此，患病后一般思想顾虑较重，多虑善怒，致使病情加重。应及时为患者做好心理疏导，使患者从自身疾病的束缚中解脱出来，而不要为某些症状而惶惶不安，忧虑不宁。精神神经症状较重时，可以配合茯神、百合、酸枣仁或甘麦大枣汤等方药以解郁安神。

2. 饮食有节　患病后食欲减退，恶心呕吐，腹胀等症明显，所以调节饮食为主要的辅助疗法。白蛋白偏低者可高糖、高蛋白、高热量、低脂肪饮食，以保证营养供应，但应注意要适度，不可过偏，如疾病晚期肝功能衰竭，出现肝性脑病并发症时，则应低蛋白饮食。阳黄患者适合软食或半流饮食，以起到补脾缓肝的作用；禁食酒、辛热及油腻之品。阴黄患者也应进食富于营养而易消化的饮食，禁食生冷、油腻、辛辣之品，不吃油炸、坚硬的食物，避免损伤血络。

【中西医最新研究进展】

（一）部分现代医家中医或中西医结合治疗胆汁淤积性肝病的经验

全小林教授根据多年临床经验，精选三味药物——茵陈、赤芍、金钱草，组成三味小方，在治疗高胆红素血症、肝或胆道酶升高中，取得了良好疗效。此三种药物都归肝经，归经为中药作用的定位概念，表明茵陈、赤芍、金钱草都从肝启动，对肝的脏腑经络有着亲和作用，起着主要的治疗作用，三者相配清热、利湿、活血、退黄，从而达到保肝利胆的作用。现代药理学证明，此三味药分别有降胆红素和转氨酶的作用，从侧面证明了用药的精准。何瑾瑜等将来自陕西省中医医院肝病科符合胆汁淤积性肝病诊断标准和中医黄疸湿瘀互结型患者 75 例，随机分为两组。治疗组 38 例给予胆汁淤积西医基础治疗加金虎退黄汤，对照组 37 例给予胆汁淤积西医基础治疗。结果：治疗组临床总有效率为 83.3%，对照组总有效率为 63.9%，治疗组在改善患者相关体征、症状及生化指标方面，均优于对照组。结论：金虎退黄汤治疗湿瘀互结型胆汁淤积性肝病具有良好的临床，能有效地改善患者黄疸、瘙痒等临床症状、体征以及肝功能等相关指标，具有明显的退黄、降酶、修复肝损伤作用。

临床上除了辨证论治，很多医家基于疾病的病机特点也采用协定处方或中成药进行治疗，取得了较好的疗效，举例如下：

疸清颗粒：荀蕾等将 99 例符合要求的患者按随机数字表法分为观察组 50 例和对照组 49 例。对照组给予常规护肝、降酶等对症治疗，采用口服熊去氧胆酸片，250mg/ 次，3 次 /d；观察组在对照组治疗的基础上加用疸清颗粒，10g/ 次，3 次 /d，两组疗程均为 4 周。检测治疗前后总胆红素、碱性磷酸酶、γ-谷氨酰转移酶、总胆汁酸、谷氨酸氨基转移酶、天门冬氨酸氨基转移酶水平，每周进行肝胆湿热证评分，检测治疗前后 TNF-α、IL-6、IL-1、SOD 和 MDA 水平。发现疸清颗粒在对照组治疗的基础上治疗肝胆湿热证肝内胆汁淤积，能减轻临床症状，保护肝功能，提高疗效，其作用机制可能是通过减轻炎症损伤和抑制氧化应激来实现的。

茵陈加味汤：汪芬等选取 150 例妊娠期肝内胆汁淤积症患者临床资料，采用随机数字表法将所有妊娠期肝内胆汁淤积症患者分为治疗组与对照组，每组各 75 例。对照组采用基础西药治疗，治疗组采用茵陈加味汤联合基础西药治疗。比较两组患者的疗效，分析两组患者的肝功能指标水平，分娩结局，产后并发症和新生儿结局情况。结果茵陈加味汤联合基础西药治疗妊娠期肝内胆汁淤积症，可提高疗效，改善肝功能指标水平、分娩结局、产后并发症和新生儿结局。

古宇环等将 62 例慢性乙型肝炎后高胆红素血症患者随机分为治疗组和对照组各 31 例。对照组予胆维他治疗，治疗组患者在对照组基础上予金石残黄汤方加减中药颗粒剂（组成：海金沙 20g，滑石 20g，茵陈蒿 20g，赤芍 20g，桃仁 15g，泽兰 15g，柴胡、白术、党参、葛根各 15g。随证加减：热偏盛者，加黄芩、山栀子各 10g；湿偏盛者，加泽泻 15g，苍术 10g；血瘀偏盛者，加三七 10g，莪术 5g；阴虚者，加炙鳖甲 10g；阳虚者，加干姜 5g；血虚者，加何首乌 15g，阿胶 10g。1 剂 / 天，均治疗 6 个月，随诊 3 个月）。结果治疗组治疗 6 个月后 AST、TBIL、直接胆红素（DBIL）均较治疗前降低（$P < 0.05$）。金石残黄汤加减治疗慢性乙型肝炎后高胆红素血症有积极的疗效。

（二）妊娠期肝内胆汁淤积的门诊管理和药物治疗

1. 风险告知　一旦做出 ICP 的诊断，须告知患者 ICP 对胎儿的危害，并强调可能随时发生不可预测的突然的胎死宫内，以及新生儿可能发生早产、胎粪吸入、胆酸性肺炎、颅内出血等风险。

2. 药物治疗　目前，ICP 的治疗主要为门诊药物治疗，定期复查相关指标；一般通过药物治疗，症状及生化指标都能达到较好的控制。虽然现有的关于 ICP 药物治疗的研究基本都是小样本的观察性研究，目前并没有大样本的随机对照试验予以支持，但是现有指南仍推荐熊去氧胆酸作为首选药物，按照每日 15mg/kg 的剂量分 3 ～ 4 次口服。即使现有研究显示，其并不能降低胎儿不良结局的发生风险，但是其可以改善皮肤瘙痒症状，降低血清学指标（转氨酶及总胆汁酸）和延长孕周；另外目前的研究并不支持单用 S- 腺苷蛋氨酸（主要指思美泰）治疗 ICP，不过该药可以改善某些妊娠结局，如降低剖宫产率、延长孕周等，建议作为 ICP 临床二线用药或联合治疗，对于重度、进展性、难治性 ICP 患者可考虑两者联合治疗。在新版指南中 S- 腺苷蛋氨酸（思美泰）的推荐剂量为：静脉滴注每日 1g，疗程 12 ～ 14 天；口服 500mg，每日 2 次。我国的《胆汁淤积性肝病诊断和治疗共识（2015）》中提到，S-腺苷蛋氨酸的口服剂量可达 1 ～ 2g，每日 1 次。最新版指南及英国指南均提出支持产前使用维生素 K_1 减少出血风险。

（王万卷）

第三十章　胆石病

胆石病（cholelithiasis）是指胆道系统（包括胆囊和胆管）的任何部位发生结石的疾病，结石的种类和成分不完全相同，临床表现取决于结石是否引起胆道感染、胆道梗阻及梗阻的部位和程度。胆结石的发病率在不同国家、不同人种之间都存在差异。可能与遗传因素有关。不同国家间胆结石的类型也存在差异。在西方国家，75% 以上的胆结石为胆固醇型，通常发生在胆囊内；在非洲和亚洲，以胆色素结石为主并多见于胆管内。生活方式如饮食习惯也是导致差异的原因之一。我国胆结石的发病率随年龄增加而上升，在同一年龄组中，女性的发病率高于男性。

此病归属于中医学"胆胀""腹痛""胁痛"等范畴。

【病因病机】

（一）中医

根据《中华脾胃病学》，本病的中医病因病机如下：

1. 感受外邪　湿热之邪外袭，郁结少阳，枢机不利，肝胆经气失于疏泄，湿热蕴结胆腑而成砂石，湿热交蒸胆汁外溢而成黄疸。

2. 饮食不节　过食肥甘，损伤脾胃，湿浊阻滞，胆为中清之府，清净之液受邪所扰则为湿秽痰浊，痰湿内滞于肝胆则成砂石；或过食辛辣，湿热之邪灼伤肝阴，精亏血少，肝脉失于濡养而见胁络隐痛，肤色黄暗。

3. 情志失调　情志所伤，或抑郁忧思，或暴怒伤肝，可使肝失调达，胆气不畅，气阻络痹，发为肝郁胁痛。若气郁日久，血行不畅，瘀血阻于胆腑见上腹刺痛。

本病病位在肝胆，与脾胃相关，肝和胆疏泄功能失常是胆结石的基本病机。肝和胆在生理、病理上存在着密切的联系。《景岳全书·胁痛》曰："胁痛之病，本属肝胆经二经，以二经之脉皆循胁肋故也。"《类经》云："胆附于肝，相为表里。"在生理上肝胆互为表里，肝主疏泄，久则易化火。胆为六腑之一，以通为用，胆附于肝，肝之余气泄于胆，聚合而成胆汁。

疾病过程中可产生湿、热、瘀、毒等病理产物，使病情缠绵难愈。本病发作期多以标实为主，主要为湿热、痰瘀壅塞肝胆；缓解期多以虚证为主，或虚实夹杂，主要为正虚邪恋，津亏阴伤，肝脉失于濡润；本病不同症状的病机侧重点有所不同，以胆胀为主的病机重点是肝郁气滞，肝失调达；以黄疸为主者为湿热壅阻，胆汁疏泄不利，甚则湿热蕴积化毒，疫毒炽盛，深入营血，内陷心肝；腹痛主要病机是湿热蕴肠，气血不调，脉络阻滞，不通则痛；胁痛的主要病机多见于虚证肝阴不足，肝脉失于濡养；而瘀血阻滞则可见于各种症状的后期，久病入络，瘀血停着，痹阻胆腑及经络。

（二）西医

女性、多次生育、胆石症家族史与胆固醇结石的发生密切相关。肥胖、与代谢综合征相关的血脂异常（特别是以高甘油三酯血症和低高密度脂蛋白为主的高脂蛋白血症Ⅳ型）、高胰岛素血症、胰岛素抵抗或Ⅱ型糖尿病等均是胆石症发生的危险因素。

1.胆汁的形成 胆汁的溶质组分主要包括胆酸（80%），卵磷脂和其他磷脂（16%），未酯化的胆固醇（4%）。胆汁由水分（90%）和三种脂质即胆固醇（溶质重量的4%），磷脂（溶质重量的24%）和胆盐（溶质重量的72%）组成。肝脏分泌的基础胆汁量为$500 \sim 600mL/d$，调控胆汁流的主要因素包括肝细胞到胆小管的主动转运，有机阴离子的主动转运及胆管细胞的分泌。

2.胆汁酸的肠肝循环 在正常情况下胆汁酸的保存非常有效。结合和未结合胆汁酸在整个肠道被动吸收。结合胆汁酸在末端回肠的主动吸收更为重要。重新吸收的胆汁酸经门脉血流被肝细胞快速吸收，重新结合再分泌到胆汁中，这一过程称为肠肝循环。正常胆汁酸池的大小为 2 ～ 4g。在进餐过程中，胆汁酸池至少经过一次肠肝循环，通常情况下，胆汁酸池一天经过 5 ～ 10 个肠肝循环。肠道对胆汁酸的吸收率高达 95%。

3. 胆固醇结石的发病机制　体内总胆固醇池大部分为可溶性的胆固醇，不经修饰随胆汁分泌，或转变成胆汁酸排泄。胆汁中的胆固醇 80% 来源于肝脏内已形成的胆固醇池。和该池有关的因素包括贮存的胆甾烯酯的水解、食物中的乳糜微粒以及高密度脂蛋白（HDL）、低密度脂蛋白（LDL）和极低密度脂蛋白（VLDL）。胆结石的形成与血清中 HDL 的降低和 LDL 的升高有关。

非肥胖型的胆结石患者细胞内总的和游离的胆固醇的水平均升高，提示细胞内胆固醇转运的增加。肥胖、年龄、缺乏运动、药物作用和激素治疗等与胆道内胆固醇排泄增多有关。最近研究结果提示了 ApoE4 基因与人类胆固醇结石发病有关。

胆酸在肠道内的过度丢失或生成减少造成胆酸池的减少和排泄不足，胆汁酸的相对排泄不足造成胆汁的超饱和。回肠疾患、回肠手术、原发性胆汁性胆管炎、慢性淤胆可导致胆酸分泌相对减少。形成胆固醇结石的第一步是成核，即饱和胆汁中胆固醇晶体的形成。胆囊中高浓度的胆酸将囊泡中的磷脂动态地转移到微体，剩余的囊泡内的胆固醇和磷脂的比例增高而易于聚集和融合，是晶体形成的重要步骤。胆汁中的黏蛋白含量与过度分泌也与成核有关。钙盐存在于几乎所有胆固醇结石的核心基质中。钙复合物干扰胆酸溶解，在成核过程中起着重要作用。

胆囊在胆固醇结石的形成过程中也起着重要作用。胆囊切除可治愈反复发生的胆固醇结石。胆囊黏膜浓缩胆汁，当胆汁的酸化功能障碍时，钙盐更易沉淀，胆囊黏膜催化胆固醇酯化的酶的活性明显增高。胆囊的动力障碍是结石形成的危险因素，长期全肠外营养

（TPN）、高位脊索损伤、妊娠、口服避孕药、肥胖、糖尿病及奥曲肽治疗均与胆囊排空障碍和胆石病有关。

【临床表现】

胆石症的临床表现与结石所在的部位、大小、性质、并发症有关。理论上胆石症可分为 4 期：

第 1 期（"胆石生成期"）尚未具体形成胆石；第 2 期胆石已形成，但尚无症状；第 3 期是有症状胆石症（胆绞痛）：第 4 期出现胆石并发症，如急性胆囊炎、急性化脓性胆管炎；慢性胆囊炎、胆总管胆石梗阻、胆囊腺癌。流行病学调查显示，大多数胆石皆无症状，并可存在数十年之久。

（一）无症状胆囊结石

无症状性胆囊结石是指从未出现过症状的胆囊结石病，主要 B 超普查检出。

（二）胆绞痛

胆绞痛是最常见的主诉，由于结石堵塞胆道造成强直性痉挛所致的内脏痛。典型的胆绞痛为突然发作的剧痛，常由饱食诱发。通常位于中上腹或右上腹，偶见左上腹、心前区，疼痛可放射至肩胛间区。在 15 分钟之内疼痛加剧至最高峰并可持续 3 小时，消退较慢。可伴有呕吐和冷汗。两次发作间隔时间并无规律。

（三）急性胆囊炎

最常见的原因是结石堵塞胆囊管造成胆囊的急性炎症。可继发细菌感染，并可造成胆囊积脓。典型的急性胆囊炎的疼痛持续 3 小时以上，3 小时以后疼痛部位从剑突下转移至右上腹，并出现局限性的触痛。常伴有呕吐、低中度发热。在年老的患者，症状和体征不明显。体检可发现 Murphy 征阳性。30% ～ 40% 患者可触及包块，15% 急性胆囊炎患者可以有黄疸。

（四）慢性胆囊炎

慢性胆囊炎的患者多有急性胆囊炎和胆绞痛发作史，通常伴有胆结石，有胆囊壁增厚、纤维化。疼痛发作时，一般不能触及胆囊。可有反复发作的胰腺炎，胆总管结石和胆管炎。

（五）胆总管结石和胆管炎

大部分的胆总管结石为继发性的，小部分为原发性。胆总管结石是梗阻性黄疸的常见原因之一。胆道梗阻可造成黄疸和皮肤瘙痒。由于胆道梗阻不完全，白陶土样便并不常见。肝内和肝外胆管的扩张是诊断胆总管梗阻的有价值的征象。长期的梗阻可造成肝实质的损害，形成继发性胆汁性肝硬化，平均时间为 5 年。胆总管内的淤积可诱发急性胰腺炎。胆总管结石常见的并发症是胆管炎。梗阻和胆汁淤积可造成细菌感染。典型的临床表现是胆痛、黄疸和寒战，即 Charcot 三联征。临床体征没有特异性，可有轻度的肝大、触痛，偶尔可有反跳痛。随着病情的进展，可出现休克和神志改变（即 Reynolds 五联征），肝多发脓肿，或多脏器功能衰竭。血培养常阳性。最常见的病原菌为大肠埃希菌、克雷伯杆菌属、假单胞菌属肠球菌。合并厌氧菌感染的发生率为 15%。

（六）肝内胆管结石

肝内胆管结石是指发生于左右肝管汇合部以上的结石。可以原发，也可因胆囊或胆总管内的结石迁移到肝内胆管形成继发性肝内胆管结石。它可广泛分布于两肝叶胆管的各分支内，亦可局限于一处，一般以左肝外叶或右叶最为多见。可以没有症状，也可反复发作腹痛，常伴有黄疸、寒战和发热。

并发症：最严重的并发症是不同严重程度的急性胆囊炎，包括坏疽性、气肿性胆囊炎，胆囊周围脓肿和穿孔等。慢性结石性胆囊炎也是胆囊结石常见的并发症。此外还有胰腺炎、肝脓肿、胆管炎、上行性肝炎、门静脉炎和胆囊癌等。

【实验室和其他辅助检查】 ///////

（一）实验室检查

急性胆囊炎常见白细胞增多和核左移。间歇性的胰管梗阻造成血清淀粉酶的增高。胆囊的炎症和水肿可压迫胆总管，或胆总管炎症时转氨酶和碱性磷酸酶增高，增高水平与梗阻的程度相平行。

（二）影像学检查

1. 腹部平片 价值不大，只有 13% ~ 17% 的胆结石可以显影。若存在气肿性胆囊炎，可见到黏膜内气体勾勒出的胆囊外形。

2. 超声检查 诊断胆结石的特异性和敏感性均较高，应作为首选检查。超声下结石表现为高振幅回声及声后阴影。还可见胆囊壁的增厚（> 2mm），黏膜内气体及胆囊周围积液。肝内、肝外胆道扩张提示肝外胆道梗阻。

3. 超声内镜（EUS） 诊断胆总管结石病的敏感性和特异性均较高。因其不依赖结石的大小和胆管的直径，因此对于无扩张的胆总管内小结石的诊断尤其有价值。既往有过胃手术史的患者其诊断的可靠性较差。

4. CT 检查 CT 可显示胆管的扩张、结石和肿块，另外若高度怀疑肿瘤造成的胆总管梗阻，则可行 CT 检查。和超声检查相比，CT 对于胆结石的诊断并不具优势。

5. 胆管造影 经内镜逆行胰胆管造影（ERCP）或经皮肝穿刺胆管造影（PTC）可较精确地显示胆道系统，ERCP 更适用于显示较低部位的梗阻，是诊断胆总管结石的金标准，而 PTC 显示较高部位或近端的梗阻。PTC 也是诊断肝内胆管结石较可靠的方法。

6. 磁共振胰胆管造影（MRCP） 是诊断肝内胆管结石较有价值的方法。为非侵入性检查，避免了 ERCP 和 PTC 所带来的风险。诊断胆管内疾病、胆管扩张和胆道狭窄的特异性和敏感性均较高。

【诊断要点】

诊断有赖于临床表现和影像学检查。典型的胆绞痛也应通过影像学的检查进一步证实。

【鉴别诊断】

发现胆结石并不能排除其他能引起相似临床表现的疾病，应通过适当的检查，排除其他内脏包括上消化道、结肠、肾脏和胰腺的疾病。一些腹腔外疾患如心绞痛、降主动脉瘤、脊髓神经痛、胸膜炎、心包炎及不常见的代谢性疾病如遗传性血管性水肿、急性间歇性卟啉病，B超有助于鉴别低位胆囊和肝下的阑尾。急性胰腺炎可由胆结石诱发，急性胆囊炎血清淀粉酶可轻度升高，B超和CT均有助于诊断。消化性溃疡的穿孔所致的疼痛更剧烈并伴有腹膜刺激征。腹部平片和CT扫描可发现膈下游离气体。注意继发性胆汁性肝硬化和原发性胆汁性胆管炎、结石所致的胆管炎与硬化性胆管炎的鉴别。

【治疗】

（一）西医治疗

无症状胆石症患者出现症状和并发症的比例很低，一般无须治疗。是否需要行胆囊切除术基于以下三方面的评估：症状发生的频率和严重程度是否影响患者日常生活；既往曾有过胆石症相关的并发症；存在出现胆石症并发症的风险因素。结石直径＞3cm或胆囊先天异常者也建议预防性胆囊切除术。一旦出现症状或并发症，应充分考虑手术或药物治疗。总之，胆囊切除术是治疗有症状或有并发症的胆石症的有效方法。体外冲击波碎石术对患者也有益。

1. 手术治疗

（1）腹腔镜胆囊切除术：适应证为有症状的胆囊结石，急性胆囊炎早期（确诊1周之内）。绝对禁忌证为不能耐受全麻和无法控制的凝血障碍。相对禁忌证包括结疤或炎症，弥漫性腹膜炎等。目前普遍认为术中行胆管造影还是较安全的。若术中发现胆总管结石、解剖异常、手术视野无法充分暴露，可将手术转变为开腹方式并行胆总管探查。

（2）开腹胆囊切除术：适用于大部分有症状的胆结石患者，与腹腔镜胆囊切除术相仿，是有并发症患者的第一选择。胆总管结石患者应行胆囊切除术加胆总管探查和取石。肝内胆管结石伴局限性的肝硬化或肝内胆管狭窄者，首选肝叶切除术。

（3）内镜治疗：是胆总管结石的首选治疗方法，可行内镜下十二指肠乳头括约肌切开（EST），乳头切开后，直径小于1cm的结石可自行排出，1～2cm的结石可经网篮取出，2cm以上的结石可经碎石网篮或激光、超声等器械碎石后排出。直径1.5cm以上的结石，如初次行乳头切开后无法取出，可放置支架或鼻胆管引流预防急性胆管炎的发生。常见并发症有十二指肠穿孔、出血、急性胰腺炎和急性胆管炎。近来超声内镜引导下胆囊结石取出（保胆取石）及胆囊球部短路等技术已有报道，该治疗技术保留了患者的胆囊，是值得尝试的新方法。

2. 药物溶石　目前口服胆酸溶石仅限于无法行腹腔镜或开腹手术的胆固醇结石患者。熊去氧胆酸用于有症状的患者。

3. 体外震波碎石　适用于结石大小0.5～2cm且胆囊收缩功能正常的患者。不良反应包括胆绞痛、胰腺炎。并发急性胆管炎、凝血功能障碍、长期服用抗凝药患者及妊娠妇女均视为禁忌。对于经ERCP括约肌切开后未能清除的胆总管结石可考虑联合运用体外冲击波碎石术。

（二）中医辨证论治

参考《胆石症中西医结合诊疗共识意见（2017年）》，药物剂量可参考《方剂学》和《中药学》，具体如下：

1. 肝郁气滞证

证候特点：右胁胀痛，可牵扯至肩背部疼痛不适，食欲不振，遇怒加重，胸闷嗳气或伴恶心，口苦咽干，大便不爽。

舌脉：舌淡红，苔薄白，脉弦涩。

治法：疏肝理气，利胆排石。

推荐方剂：柴胡疏肝散加减。

基本处方：柴胡10g，白芍10～15g，枳壳10～15g，香附10～15g，川芎10g，陈皮10～15g，金钱草10～20g，炙甘草6～10g。

加减：伴有口干苦，失眠，苔黄，脉弦数，气郁化火，痰火扰心者加牡丹皮、栀子、黄连；伴胸胁苦满疼痛，叹息，肝气郁结较重者，可加川楝子、香附。

2. 肝胆湿热证

证候特点：右胁或上腹部疼痛拒按，多向右肩部放射，小便黄赤，便溏或便秘，恶寒发热，身目发黄，口苦口黏口干，腹胀纳差，全身困重乏力，恶心欲吐。

舌脉：舌红苔黄腻，脉弦滑数。

治法：清热祛湿，利胆排石。

推荐方剂：大柴胡汤加减。

基本处方：柴胡、黄芩、厚朴、枳实、金钱草、茯苓、茵陈、郁金、大黄、甘草。

加减：热毒炽盛，黄疸鲜明者加龙胆草、栀子；腹胀甚，大便秘结者，大黄用至20～30g，并加芒硝、莱菔子；小便赤涩不利者加淡竹叶。

3. 肝阴不足证

证候特点：右胁隐痛或略有灼热感，午后低热，或五心烦热，少寐多梦，急躁易怒，口燥咽干，双目干涩，头晕目眩。

舌脉：舌红或有裂纹或见光剥苔，脉弦细数或沉细数。

治法：滋阴清热，利胆排石。

推荐方剂：一贯煎加减。

基本处方：生地黄、沙参、麦冬、阿胶、赤芍、白芍、枸杞子、川楝子、鸡内金、丹参、枳壳。

加减：咽干、口燥、舌红少津者加天花粉、玄参；阴虚火旺者加知母、黄柏；低热者加青蒿、地骨皮。

4. 瘀血阻滞证

证候特点：右胁部刺痛，痛有定处、拒按，入夜痛甚，口苦口干，胸闷纳呆，大便干结，面色晦暗。

舌脉：舌质紫暗，或舌边有瘀斑、瘀点，脉弦涩或沉细。

治法：疏肝利胆，活血化瘀。

推荐方剂：膈下逐瘀汤加减。

基本处方：灵脂（炒）、当归、川芎、桃仁（研泥）、牡丹皮、赤芍、乌药、延胡索、甘草、香附、红花、枳壳。

加减：瘀血较重者，可加三棱、莪术、虻虫活血破瘀；疼痛明显者，加乳香、没药、丹参活血止痛。

5. 热毒内蕴证

证候特点：寒战高热，右胁及脘腹疼痛拒按，重度黄疸，尿短赤，大便秘结，神昏谵语，呼吸急促，声音低微，表情淡漠，四肢厥冷。

舌脉：舌质绛红或紫，舌质干燥，苔腻或灰黑无苔，脉洪数或弦数。

治法：清热解毒，泻火通腑。

推荐方剂：大承气汤合茵陈蒿汤加减。

基本处方：大黄、芒硝、厚朴、枳实、茵陈蒿、栀子、蒲公英、金钱草、虎杖、郁金、青皮、陈皮。

加减：黄疸明显者加茵陈蒿、金钱草用至 30 ～ 60g；神昏谵语者，倍用大黄。

（三）中医其他治疗

1. 中成药

（1）胆宁片：疏肝利胆清热。组成：大黄、虎杖、青皮、陈皮、郁金、山楂、白茅根。用法：2～3粒/次，3～4次/d。适于肝胆湿热证。

（2）胆石利通片：理气散结，利胆排石。组成：硝石（制）、白矾、郁金、三棱、猪胆膏、金钱草、陈皮、乳香（制）、没药（制）、大黄、甘草。用法：6片/次，3次/d。适于肝郁气滞或瘀血阻滞证。

（3）利胆排石片：清热利湿，利胆排石。组成：金钱草、茵陈、黄芩、木香、郁金、大黄、槟榔、枳实（麸炒）、芒硝、厚朴（姜炙）。用法：6～10片/次，2次/d。适于肝胆湿热证。

（4）利胆石颗粒：疏肝利胆，和胃健脾。组成：茵陈、郁金、枳壳、山楂、麦芽、川楝子、莱菔子、香附、紫苏梗、法半夏、青皮、陈皮、神曲、皂荚、稻芽等15味。用法：1袋/次，2次/d。适于肝郁气滞证。

（5）胆舒胶囊：疏肝理气，利胆。组成：薄荷素油。用法：4粒/次，3次/d。适于各型胆石症。

2. 针灸 体针取穴常选阳陵泉、丘墟、支沟、胆囊穴、日月、期门、胆俞、足三里等。肝郁气滞者加行间、太冲，用泻法；瘀血阻滞者加膈俞、血海、地机、阿是穴，用泻法；肝胆湿热者加中脘、三阴交，用泻法；肝阴不足者加肝俞、肾俞，用补法。用毫针刺，随证补泻。耳针常取胆（胰）、肝、小三焦、脾、十二指肠、胃、肾、交感、神门、肠、耳迷根等。也有以王不留行籽贴压耳穴。

3. 穴位注射 选右上腹压痛点、日月、期门、胆囊、阳陵泉，用山莨菪碱注射液，1～2穴/次，5mg/穴。

（四）中西医结合治疗

胆囊炎可采取中西医结合的治疗方式，根据发病急缓、是否合并胆囊结石、是否有症状、是否合并并发症分别进行个体化治疗。急性胆囊炎采取手术治疗及非手术治疗的方式；慢性胆囊炎一般采取内科保守治疗，治疗目标为控制症状，预防复发，防治并发症。

【转归、预后、随访】

胆石症患者若失治误治，病情控制不佳，可伴有全身中毒症状，出现急性化脓性胆管炎、胆囊穿孔、脓毒血症等并发症，应及时行外科手术治疗。

对于胆石症术后患者，10% ～ 15% 有复发，每年至少 1 次复查B 超、CT 或 MR 检查，以防结石复发。

【生活调护】

1. 饮食调理 据临床观察，胆石症临床发作与饮食不慎有很大的关系，常见于油腻饮食或饱餐后诱发，因此饮食调控很重要。饮食治疗原则：①限制脂肪类食物的摄入。由于胆石症的形成与体内胆固醇过高密切相关，因此不要过多的摄入脂肪和胆固醇含量高的食物，例如肥肉、动物内脏、蛋黄、鱼子酱等。②饮食规律，重视早餐：胆石症的形成与胆汁的分泌排泄有密切相关，储存在胆囊中的胆汁如果得不到及时排泄会诱导结石形成，尤其是肝脏整夜的分泌后，没有早餐饮食的刺激排泄，不利于预防控制胆石症。③避免酒等刺激食物和过饱的饮食。味道浓烈的食物会刺激胆道的运动，容易诱发胆石症的发作，例如酒、煎、炸食物等。过饱饮食会刺激 Oddi 括约肌的运动，加重胆、胰的工作量，诱发胆石症的发作。④多吃一些利胆和富含维生素 A 的食物。例如菠菜、青笋、南瓜、莲藕、番茄、胡萝卜等，维生素 A 丰富，又有一定的利胆溶石作用。

2. 情志调理 对于部分胆石症，年纪较大，或不愿意手术者，可以通过中医辨证论治的方法控制胆石症的发作，与胆结石和平共处。除了药物的干预治疗，饮食的调理，情绪的畅通，心情的愉悦也很重要。

【中西医最新研究进展】

（一）部分现代医家中医或中西医结合治疗胆石症的经验

尹常健教授用药以疏肝利胆、溶石排石为主，辅以化痰散结、健脾行气、活血止痛，临床多以消石方加减治疗，组方为陈皮、青皮各12g，柴胡、鸡内金、海蛤壳、海金沙、郁金、金钱草、白芍、牡蛎各15g，枳实、厚朴、浙贝母、木香、熟大黄各9g，取得良好疗效。张绪初将符合纳入标准的120例肝胆湿热型胆石症患者根据随机对照的研究方法分为2组，对照组和观察组各60例，治疗组采用穴位埋线和口服三金排石汤（金钱草50g，茵陈20g，海金沙20g，石苇15g，萹蓄15g，车前子15g，枳壳10g，鸡内金10g，大黄9g，柴胡9g，黄芩9g）加减的方法进行治疗，而对照组仅口服三金排石汤加减进行治疗，两组患者分别治疗两个疗程，对以上两组患者治疗前后的主要症状、胆囊壁厚度及胆汁透声度进行比较，进而对临床疗效进行组间比较观察，评价临床治疗效果。结果：治疗两个疗程后，观察组总有效率为93.33%，明显高于对照组（80%）（$P < 0.05$）；治疗后观察组和对照组的中医临床体征积分均减少（$P < 0.01$），观察组积分减少更明显（$P < 0.01$），观察组和对照组的胆囊壁厚度均降低（$P < 0.05$），观察组降低明显（$P < 0.05$）；两组的胆汁透声度明显得到改善（$P < 0.05$），观察组改善更明显（$P < 0.05$）。治疗组白细胞计数、中性粒细胞比值以及血清总胆红素均显著改善，差异具有统计学意义。

临床上除了辨证论治，很多医家基于疾病的病机特点也采用协定处方进行治疗，取得了较好的疗效，举例如下：

欧阳坤根用利胆化石汤（金钱草30g，广郁金20g，虎杖30g，鸡内金10g，威灵仙30g，茵陈30g，陈皮15g）治疗胆石病254例，结果中药组总有效率77.5%，对照组总有效率77.5%。许庸勋等收集2013年5月～2014年5月上海青浦区老中医工作室门诊部收治的 60 例典型的胆石症患者，随机分为治疗组与对照组，每组 30 例。对照组患者口服十味蒂达胶囊，治疗组口服胆石利通片，4 周为 1 个疗程。治疗 2 个疗程后观察患者的临床疗效和症状改善情况。结果胆石利通片治疗组总有效率为 93.3%，对照组总有效率为 86.7%，两组比较差异有统计学意义（$P < 0.05$）。治疗组治疗后临床症状均明显改善或消失，与治疗前相比差异有统计学意义（$P < 0.05$）。对照组治疗后部分临床症状明显改善，与治疗前相比食欲不振、胃脘痞满差异有统计学意义（$P < 0.05$）。韩柯鑫等使用随机平行对照方法，将 56 例住院患者按病志号抽签方法简单随机分为两组。对照组 26 例治予胆石片，6 片 / 次，3 次 / 天，口服。治疗组 30 例治予疏肝利胆汤，金钱草 50g，柴胡、郁金、青皮、黄芩各 20g，白芍、厚朴、枳实各 15g，甘草 5g，大黄 10g（后下）。1 剂 / 天，水煎 400mL，早餐前 30 分钟及晚餐后 1 小时温服。连续治疗 1 个月为 1 疗程。观测临床症状、不良反应。连续治疗 3 疗程（3 个月），判定疗效。结果治疗组痊愈 8 例，显效 6 例，有效 11 例，无效 5 例，总有效率 83.33%；对照组痊愈 5 例，显效 3 例，有效 7 例，无效 11 例，总有效率 57.69%；治疗组疗效优于对照组（$P < 0.05$）。

（二）《2016 年欧洲肝病学会临床实践指南：胆石病的预防、诊断和治疗》推荐意见中关于胆管结石伴急性胆管炎的处理

对于无凝血障碍的患者，Ⅰ级和Ⅱ级胆管结石伴急性胆管炎应采用 EST 一次兼顾引流及取石，相关文献已证实这一方法与一期引流和二期取石的方法成功率相同，同时，出血的相关并发症也并无不同。同时，对于多发或较大的结石，应先引流后择期取石。对于有凝血障碍的患者，首先应行内镜下经乳头胆管引流（ETBD）引流，由于经皮肝穿刺胆道引流术（PTCD）有出血的可能性，所以应当禁止采用。若患者正在使用阿司匹林，则可直接使用 EST 取石，若患者使用其他抗血小板药物如噻吩并吡啶，则需先停药 5 ～ 7d，若有形成血栓栓塞的风险，则建议将药物在临床医师的指导下更换

为阿司匹林或西洛他唑，再行 EST 取石。如患者是由相关疾病造成的凝血障碍如肝硬化等，则内镜下十二指肠乳头括约肌球囊扩张术（endoscopic papillary balloon dilation，EPBD）因更低的出血率而成为更优的选择。若患者的胆道因手术导致异常解剖形态，在技术条件允许的情况下首选球囊小肠镜辅助内镜逆行胰胆管造影（balloon enteroscopy-assisted ERCP，BE-ERCP）引流。

（三）《〈2016 年日本胃肠病学会胆石症循证临床实践指南〉推荐意见》描述的胆囊结石的治疗

本指南依据 GRADE 系统进行推荐强度及证据质量分级。推荐等级分为：1（强烈建议），2（弱建议）。证据质量等级分为：A（高质量），B（中等质量），C（低质量），D（极低质量）。

临床问题 1：无症状的胆囊结石是否应该治疗？

推荐意见：

（1）在充分评估胆囊壁的前提下，建议无症状的患者不实施治疗（2C）。

（2）为了预防肝功能不全或胆囊癌的发生，推荐每年进行体格检查、腹部超声检查等适当的方法来判断（2C）。

临床问题 2：有症状的胆囊结石应该如何治疗？

推荐意见：

（1）建议任何有症状的胆囊结石患者行胆囊切除术（1B）。

（2）对于不同意手术的患者，建议口服药物进行溶石治疗或行体外冲击波碎石术（extracorporeal shock wave lithotripsy，ESWL）治疗（2B）。

临床问题 3：腹腔镜胆囊切除术是首选的手术方法吗？开放手术的适应证是什么？

推荐意见：

（1）具有足够经验的机构，腹腔镜胆囊切除术是值得推荐的首选手术方法（1A）。

（2）开放手术的适应证是：①建议在术前确诊合并胆囊癌时接受开放手术（2B）。②建议在术中发现合并胆囊癌时应中转为开腹手术（2B）。③患者合并严重感染，在治疗胆囊结石合并胆总管结石时解剖关系模糊，建议直接或中转开放手术（2B）。

临床问题 4：腹腔镜胆囊切除术有何并发症？

推荐意见：腹腔镜胆囊切除术中并发症包括胆管损伤、出血及其他脏器损伤。术后并发症包括出血、胆漏、切口感染、肩痛、皮下气肿（无推荐级别）。

临床问题 5：溶石治疗的适应证有哪些？

推荐意见：对于胆囊功能正常的、X 线阴性的胆固醇性胆囊结石，口服胆汁酸制剂溶石治疗是有效的（2A）。

临床问题 6：ESWL 的适应证是什么？

推荐意见：

（1）ESWL 对于胆囊功能正常患者的非钙化胆固醇胆结石的治疗是有效的，因此可对此类患者行 ESWL（2B）。

（2）适应证：①X 线阴性胆固醇胆结石。超声检查提示有特征性的超声图像且 CT 值小于 50HU 的单纯胆固醇结石，效果最佳。②胆囊功能正常（胆囊可以通过静脉内胆管造影术观察）。

临床问题 7：Mirizzi 综合征的患者如何治疗？

推荐意见：

（1）建议有足够经验的机构行开放胆囊切除术或腹腔镜胆囊切除术（2C）。

（2）由于内窥镜胆道引流对于解除胆道梗阻是有用的，因此应该使用（2C）。

临床问题 8：如何治疗复杂胆囊炎患者？

推荐意见：

（1）建议及早行胆囊切除术（1A）。

（2）对于有并发症或一般状况较差，伴有器官损伤的严重病例并且具有高手术风险的患者，建议在胆囊引流和改善患者的一般状况后行胆囊切除术（1B）。

临床问题9：并发胆汁性腹膜炎或周围脓肿的患者如何治疗？

推荐意见：

（1）建议急诊行外科治疗（胆囊切除术，腹腔引流术）（1B）。

（2）对于高危手术或一般身体状态不佳的患者，建议急诊胆囊穿刺引流并改善患者的一般身体状况后行胆囊切除术（1B）。

（王万卷）

第三十一章　急性胆囊炎

急性胆囊炎（acute cholecystitis）是一种常见疾病，是由于胆囊管梗阻、化学性刺激和细菌感染所引起的急性胆囊炎症性病变，以胆囊炎症为主要病理表现。临床症状以右上腹痛、发热、恶心、呕吐、轻度黄疸和外周血白细胞计数增高等为主要表现。

古代医籍并无此病名，根据临床特点，急性胆囊炎可归于"胁痛"范畴。

【病因病机】

（一）中医

1. 饮食偏嗜　多食油腻厚味炙煿之物，伤及脾胃，气机壅塞，升降失常，土壅木郁，肝胆疏泄失职，而成胆胀；或酿生湿热，阻于肝胆，使肝失疏泄，胆失通降，而成胆胀，胁痛。

2. 忧思暴怒　肝气郁结，疏泄失常，胆失通降，久郁蕴热，而成胆胀，甚或黄疸等。

3. 寒温不适　易感外邪，使胆之疏泄通降失常，而致胆胀，胁痛。

4. 素体湿热　内蕴阻于肝胆，使肝失疏泄，胆失通降而致胆胀，胆汁流出不畅，胆道淤塞不通，胆汁外溢，可致黄疸。肝胆之热郁久化火，酿成热毒炽盛，致热深厥深，而危及生命。

总之，本病病位为肝胆、脾胃、肾，而病理因素是湿、热、气滞、血瘀、气虚、毒盛。中医学认为其主要发病因素为饮食偏嗜、忧思恼怒、沙石阻滞等因素导致胆腑气机通降失常。

本病病位在胆腑，与肝、胃关系最为密切。故湿热蕴结，气滞胆腑是急性胆囊炎的基本病机，多属实证，如急性胆囊炎反复发作，迁延不愈，发展成慢性胆囊炎，则属本虚标实。

（二）西医

急性胆囊炎是胆囊结石最常见的并发症。其病因主要有：

1. 胆囊管梗阻、胆汁排出受阻，其中80%是由胆囊结石引起的，尤其小结石易于嵌顿在胆囊颈部引起梗阻。其他原因有胆囊管扭转、狭窄等。梗阻后局部释放炎症因子，包括溶血卵磷脂、磷脂酶A及前列腺素等，引起急性腹痛。

2. 致病菌入侵，大多数致病菌通过胆道逆行进入胆囊，也可自血循环入侵，主要为G杆菌、厌氧菌等。一旦胆囊胆汁排出不畅或梗阻时，胆囊的内环境则有利于细菌繁殖和生长。

【临床表现】

急性胆囊炎常在进脂肪餐后或夜间发作，表现为右上腹部的剧烈绞痛或胀痛，疼痛常放射至右肩或右背部，伴恶心呕吐，合并感染化脓时伴高热，体温可达40℃。急性非结石性胆囊炎的临床表现不甚典型，但基本相似。

急性胆囊炎患者很少出现黄疸，或有轻度黄疸。如果嵌于胆囊管或Hartmann囊的结石引起胆囊炎，同时压迫胆总管，引起胆总管堵塞（type Ⅰ）；或者胆结石嵌入肝总管，产生胆囊胆管瘘，引起胆管炎或黄疸（type Ⅱ），称为Mirizzi综合征。表现为反复发作的胆囊炎、胆管炎及梗阻性黄疸。

早期可有右上腹压痛或叩痛。胆囊化脓坏疽时可触及肿大的胆囊，压痛明显，范围增大，可出现反跳痛和肌紧张。用手压于右上腹肋缘下，嘱患者腹式呼吸，如出现突然吸气暂停，称为Murphy征阳性，是急性胆囊炎的阳性体征。

【实验室和其他辅助检查】

血白细胞明显增高者提示胆囊化脓或坏疽，血清转氨酶和血清总胆红素可能有升高。

超声检查为首选诊断方法，可显示胆囊增大，囊壁胆囊结石增厚，并可探及胆囊内结石影像。CT 可获得与 B 超相似的效果。胆道核素扫描可提示胆囊管有无梗阻，对诊断也有一定帮助。

【诊断要点】

根据临床表现、体检所见及影像学检查，确诊多无困难。参考《急性胆道系统感染的诊断和治疗指南（2011 版）》意见，急性胆囊炎的诊断标准如下：

1. 症状和体征 右上腹疼痛（可向右肩背部放射），Murphy 征阳性，右上腹包块 / 压痛 / 肌紧张 / 反跳痛。

2. 全身反应 发热，C 反应蛋白升高（ ≥ 30mg/L），白细胞升高。

3. 影像学检查 超声、CT、MRI 检查发现胆囊增大，胆囊壁增厚，胆囊颈部结石嵌顿、胆囊周围积液等表现。

注：确诊急性胆囊炎：症状和体征及全身反应中至少各有 1 项为阳性；疑似急性胆囊炎：仅有影像学证据支持。

【鉴别诊断】

1. 急性后位或高位阑尾炎 高位阑尾炎发病开始时腹痛在上腹部或脐周围，随后转移至右上腹或右侧腹部而与急性胆囊炎相混淆，B 超检查没有急性胆囊炎征象有助于两者鉴别。

2. 右肾结石 右肾结石所致的肾绞痛可位于右上腹部，有可能误诊为胆绞痛，肾结石多伴腰背痛，放射至会阴部，肾区有叩击痛，往往有肉眼血尿或显微镜下血尿，发热不多见，X 线腹部平片可显示阳性结石，B 超显示肾结石或伴右肾扩张。

3. 急性胰腺炎 尽管急性胆囊炎病例中有部分病例血清淀粉酶升高，或因胆石性胰腺炎使急性胆囊炎和急性胰腺炎鉴别困难，但两者同时存在者比较少见。急性胰腺炎患者腹痛和压痛多在上腹正中或偏左侧，血清淀粉酶升高幅度较急性胆囊炎为高，B超显示胰腺肿大水肿、边界不清等急性胰腺炎征象，CT检查对诊断急性胰腺炎B超更为准确。

4. 胃及十二指肠急性穿孔 多数患者有溃疡病史，腹部板样强直，压痛、反跳痛明显，肠鸣音消失，X线平片或透视腹腔内有游离气体，鉴别诊断多不难。

5. 右侧大叶性肺炎和胸膜炎 两者均可出现右上腹痛，右上腹部也可有压痛和肌紧张而误诊。但多有咳嗽、胸痛等症状，大叶性肺炎早期有高热、血白细胞计数增高，胸部检查呼吸音减弱、啰音或胸膜摩擦音，X线胸片检查有助于诊断。

6. 心绞痛 可表现为严重的上腹或胸骨后疼痛，伴气短，多见于肥胖患者，有时与急性胆绞痛、胆囊炎相混，心电图检查有助于鉴别。

【治疗】

（一）西医治疗

急性单纯性胆囊炎病情有缓解趋势者，可采用禁食、解痉、输液、抗生素等方法治疗，待病情缓解后再择期手术。如病情无缓解或者已诊断为化脓性或坏疽穿孔性胆囊炎，需尽早手术治疗。

开腹胆囊切除术是急性胆囊炎、胆囊结石治疗的常规术式。手术的方法有顺行性和逆行性切除法两种，主要的区别是前一种方法先解剖胆囊颈部，分离出胆囊管和胆囊动脉后先予以分别切断和妥善结扎，再做胆囊切除；后一种方法，先自胆囊底向胆囊颈方向剥离胆囊，再将胆囊动脉妥善结扎，最后切断、结扎胆囊管。其中逆行性切除术较为安全。胆囊切除术最重要的技术要点是必须认清胆囊管与肝总管、胆总管三管的关系，保留 0.5cm 长的胆囊管残端，避免胆管损伤。

在极特殊情况下，包括患者情况极差，不能耐受此手术；或者手术技术条件差，不能胜任胆囊切除术，也可行胆囊切开取石胆囊造口术，胆囊炎症较轻者可应用腹腔镜胆囊切除术（LC）。但急性化脓、坏疽性胆囊炎不宜采用 LC，即使在 LC 施行过程中如发现胆囊管炎症重、周围组织粘连等，应果断地中转为开腹手术，确保安全。胆囊切除困难时，也可先切开胆囊、吸去脓汁、取出胆结石、切除大部分胆囊壁，胆囊床残留的胆囊黏膜用氩气刀或电刀喷凝处理，胆囊管常规结扎（Pribram 技术）。

术后合理应用抗生素。

（二）中医辨证论治

急性胆囊炎以"热、毒"为主，多为实证，辨证参考《急性胆囊炎中西医结合诊疗共识意见（2018）》，药物剂量可参考《方剂学》和《中药学》，具体如下：

1. 胆腑郁热证

证候特点：上腹持续灼痛或绞痛，胁痛阵发性加剧，甚则痛引肩背，晨起口苦，时有恶心，饭后呕吐，身目黄染，持续低热，小便短赤，大便秘结。

舌脉：舌质红，苔黄或厚腻，脉滑数。

治法：清热利湿，行气利胆。

推荐方剂：大柴胡汤。

基本处方：柴胡 15 ～ 30g，黄芩 9g，芍药 10 ～ 30g，法半夏 9g，生姜 6g，枳实 9g，大枣 12g，生大黄 6 ～ 12g。

加减：身目黄染者，加茵陈、栀子；心烦失眠者，加合欢皮、栀子、淡豆豉；恶心呕吐者，加竹茹、旋覆花、代赭石；壮热者，可加石膏、蒲公英、虎杖。

2. 热毒炽盛证

证候特点：持续高热，右胁疼痛剧烈、拒按，身目发黄，黄色鲜明，大便秘结，小便短赤，烦躁不安。

舌脉：舌质红绛，舌苔黄燥，脉弦数。

治法：清热利湿，行气利胆。

推荐方剂：茵陈蒿汤合黄连解毒汤。

基本处方：茵陈 15～30g，栀子 10～15g，生大黄 6～12g，黄连 9g，黄柏 9g，黄芩 10g。

加减：小便黄赤者，加滑石、车前草；大便干结者，加麻仁、芒硝；身目黄染重者，加金钱草。

（三）中医其他治疗

1. 中成药

（1）益胆片

药物组成：郁金、白矾、硝石、玄参、金银花、滑石粉、甘草。

功能主治：行气散结，清热通淋。用于胆结石、肾结石、膀胱结石、阻塞性黄疸、胆囊炎等病见湿热蕴结之证者。

用法用量：口服，一次 3 片，一日 2 次。

（2）大柴胡颗粒

药物组成：柴胡、大黄、枳实（炒）、黄芩、半夏（姜）、芍药、大枣、生姜。

功能主治：和解少阳，内泻热结。用于因少阳不和、肝胆湿热所致的右上腹隐痛或胀满不适、口苦、恶心呕吐、大便秘结、舌红苔黄腻、脉弦数或弦滑，胆囊炎见上述证候者。

用法用量：开水冲服。一次 1 袋，一日 2 次。

（3）消炎利胆片／胶囊／颗粒

药物组成：穿心莲、溪黄草、苦木。

功能主治：清热，祛湿，利胆。用于肝胆湿热引起的口苦、胁痛；急性胆囊炎、胆管炎。

用法用量： 片剂，口服，一次 6 片，一日 3 次。胶囊，一次 3～6 粒，一日 3 次。颗粒，用温开水送服，一次 2.5g（1 袋），一日 3 次。7 天为 1 个疗程，连服 1～2 个疗程。

（4）胆康胶囊

药物组成： 茵陈、蒲公英、柴胡、郁金、人工牛黄、栀子、大黄、薄荷素油。

功能主治： 疏肝利胆，清热解毒，消炎止痛。用于急、慢性胆囊炎，胆道结石等胆道疾患。

用法用量： 口服，一次 4 粒，一日 3 次。

2. 中药保留灌肠

大柴胡汤（《伤寒论》）

药物组成： 柴胡 10g，黄芩 10g，芍药 15g，（法）半夏 9g，生姜 10g，枳实 10g，大枣 10g，大黄 12g。

功效主治： 清热利湿，行气利胆。

用法用量： 水煎至 200mL，保留灌肠，灌肠液温度 40℃左右，一日 1 次。

禁忌证： 急性化脓性胆囊炎、急性坏疽穿孔性胆囊炎、严重痔疮者禁用。

3. 中药外敷

双柏散

药物组成： 黄柏 500g，大黄 1000g，泽兰 500g，薄荷 500g，侧柏叶 1000g。

功效主治： 清热解毒，消肿止痛。

用法用量： 双柏散 100g，开水、蜜调敷，蜜为赋形剂，敷贴 7 小时，外敷腹哀穴，一日 2 次。

禁忌证： 对双柏散药物过敏者、皮肤破损者禁用。

4. 针灸

（1）常用穴：阳陵泉、太冲、胆俞、至阳。

（2）操作方法：用提插泻法施术 3min，得气后留针 30min。

（3）辨证配穴：发热加大椎、曲池；胆绞痛加章门、阴陵泉。

（四）中西医结合治疗

急性胆囊炎起病急，为细菌感染性疾病，病情易产生变证，在治疗方案的选择上应根据病情而定。轻度急性胆囊炎可考虑纯中医治疗，但中重度急性胆囊炎需中西医结合治疗，必要时外科手术。西医学对急性胆囊炎的内科治疗大部分取决于抗生素的敏感性，但随着抗生素的耐药率逐渐成为世界范围的难题，超级细菌的诞生日益威胁着我们举步维艰的抗感染治疗，中医治疗发挥越来越重要的作用。特别是在中重度急性胆囊炎中，中医辨证治疗，使中西医结合治疗相得益彰。具体而言，包括用攻里通下法，加强清热解毒治疗，及早加用活血祛瘀之剂和加强扶正固本等方法。

【转归、预后、随访】

由于大多数急性胆囊炎患者病程较短，能及时就医，且对治疗反应良好，故一般不会发生并发症，仅少数患者可产生胆囊穿孔、胆石性肠梗阻和 Mirizzi 综合征等并发症。老年患者更容易发生并发症，而且症状非常不典型。急性重症胆管炎是胆道感染中最严重的一种疾病，具有发病急骤，病情重，变化快，并发症多，死亡率高等特点，并发中毒性休克、肾衰竭及 DIC 等，预后差，但若能及早诊断，尽快手术则亦可控制病情。

【生活调护】

1. 饮食　有规律的进食（一日三餐，定时定量）是预防结石的最好方法。少食高脂肪类饮食，适当摄取优质蛋白质，大量饮水，多食用蔬果类。做到"四忌"：忌食高胆固醇类的食物、忌食高脂肪性食物、忌暴饮暴食、忌烟酒咖啡。

2. 生活起居 ①养成良好的生活规律，避免劳累及精神高度紧张，保证充足的睡眠，避免寒冷刺激；②加强体育锻炼，如快走、慢跑、游泳等，防止过度的肥胖，因为肥胖是胆囊炎或胆囊结石的重要诱因。

【中西医最新研究进展】

（一）部分现代医家中医或中西医结合治疗急性胆囊炎的经验

魏道祥探讨开泄复方治疗急性胆囊炎肝胆湿热证的临床疗效。将 68 例急性胆囊炎肝胆湿热证患者随机分为 2 组。治疗组 42 例，以开泄复方治疗。对照组 26 例，采用西医常规治疗。治疗前后均进行症状体征、实验室和超声检查等检测。结果两组临床疗效比较，差异有统计学意义（$P < 0.05$）。两组治疗后症状体征消失、实验室、超声检查恢复时间比较，差异均有统计学意义（$P < 0.05$）。张惠颖将患者 90 例按照随机数字表法分为对照组与观察组各 45 例，对照组给予西医常规治疗，观察组（急性胆囊炎肝郁气滞证）在对照组治疗基础上口服疏肝利胆汤［柴胡 20g，厚朴 15g，白芍 15g，枳实 10g，薏苡仁 20g，黄芩 15g，郁金 10g，连翘 10g，大黄 10g（后下），鸡内金 10g，甘草 10g］。4 周后观察两组患者的临床疗效，比较腹痛、黄疸、嗳气、口干、食欲不振中医证候积分，IgA、IgG、IgM、TNF-α、CRP 和 IL-6 水平。结果治疗 4 周后，观察组总有效率为 93.33%，高于对照组的 77.78%（$P < 0.05$）。

临床上除了辨证论治，很多医家基于疾病的病机特点也采用协定处方进行治疗，取得了较好的疗效，举例如下：

双柏散：王百林等将符合非手术治疗指征的急性胆囊炎患者 86 例随机分为双柏散组和对照组各 43 例。双柏散组采用双柏散外敷联合西医基础治疗，对照组仅采用西医基础治疗，观察两组治疗 3 天和 7 天后的临床疗效。结果治疗 3 天后，双柏散组的总有效率为

95.3%，对照组为 74.4%，两组比较差异有统计学意义（$P < 0.05$）。治疗 7 天后，双柏散组的治愈率为 79.1%，对照组为 58.1%，两组比较差异有统计学意义（$P < 0.05$）。

龙胆泻肝汤：姜凯等选取急性胆囊炎患者 70 例，随机分为两组，对照组 35 例，予乳酸左氧氟沙星、阿托品、头孢菌素等西药常规治疗，2 周为一个疗程；实验组 35 例，在西药常规治疗的基础上加用龙胆泻肝汤，1 剂／天，分两次服用，2 周为 1 个疗程。两个疗程的治疗周期结束后，对比治疗前后患者血液分析（血中白细胞和中性粒细胞的比例）、影像学检测（胆囊形态、胆囊壁及胆汁流向）及中医症状（腹部疼痛、胀满纳呆、心下痞满）等参数。结果发现加用龙胆泻肝汤可有效降低患者血中白细胞和中性粒细胞比例，改善胆囊及胆道壁状态，减少胆囊积液。

（二）《急性胆道系统感染的诊断和治疗指南（2011 版）》描述的急性胆囊炎严重程度分级

表 31-1 《急性胆道系统感染的诊断和治疗指南（2011 版）》描述的急性胆囊炎严重程度分级

严重程度	评估标准
轻度	胆囊炎症较轻，未达到中、重度评估标准
中度	1. 白细胞 $> 18 \times 10^9$/L。 2. 右上腹可触及包块。 3. 发病持续时间 > 72 小时。 4. 局部炎症严重：坏疽性胆囊炎、胆囊周围脓肿、胆源性腹膜炎、肝脓肿
重度	1. 低血压，需要使用多巴胺 $> 5\mu g$／（kg·min）维持，或需要使用多巴酚丁胺。 2. 意识障碍。

严重程度	评估标准
	3. 氧合指数 < 300mmHg（1mmHg=0.133kPa）。
	4. 凝血酶原时间国际标准化比值 > 1.5。
	5. 少尿（尿量 < 17mL/h），血肌酐 > 20mg/L。
	6. 血小板 < 10×10^9/L

（三）急性胆囊炎、胆管炎东京指南（TG13）中关于急性胆管炎诊断标准和严重程度标准

表 31-2　TG13 急性胆管炎诊断标准

A. 全身炎症

　A-1. 发烧和 / 或发冷。

　A-2. 实验室数据：炎症反应的证据。

B. 胆汁淤积

　B-1. 黄疸。

　B-2. 实验室数据：肝功能检查异常。

C. 成像

　C-1. 胆道扩张。

　C-2. 影像学病因的证据（狭窄、结石、支架等）。

疑似诊断：A 项 +B 或 C 项。

明确诊断：A 项一项，B 项一项，C 项一项。

备注：

A-2：白细胞计数异常，血清 C 反应蛋白水平升高，以及其他表明炎症的变化。

B-2：血清 ALP、γGTP（GGT）、AST 和 ALT 水平升高。

其他有助于诊断急性胆管炎的因素包括腹痛 [右上腹（RUQ）或上腹部] 和胆道疾病史，如胆结石、既往胆道手术和胆道支架置入术。

在急性肝炎中，很少观察到明显的全身炎症反应。当鉴别诊断困难时，需要进行病毒学和血清学检测。

续表

阈值			
A-1	发热		BT > 38℃
A2	炎症反应的证据	白细胞（×1000/μL）	< 4，或 > 10
		CRP（mg/dL）	≥ 1
B-1	黄疸		T-Bil ≥ 2（mg/dL）
B-2	肝功能检查异常	碱性磷酸酶（IU）	> 1.5 × 标准差
		γGTP（IU）	> 1.5 × 标准差
		AST（IU）	> 1.5 × 标准差
		ALT（IU）	> 1.5 × 标准差

表 31-3　TG13 急性胆管炎严重程度评估标准

Ⅲ级（重度）急性胆管炎

"Ⅲ级"急性胆管炎定义为与下列器官 / 系统中至少一个出现功能障碍相关的急性胆管炎：

1. 心血管功能障碍　　需要多巴胺 ≥ 5μg/（kg·min）或任何剂量的去甲肾上腺素的低血压。

2. 神经功能障碍　　意识障碍。

3. 呼吸功能障碍　　PaO_2/FiO_2 比 < 300。

4. 肾功能不全　　少尿，血清肌酐 > 2.0mg/dL。

5. 肝功能障碍　　PT-INR > 1.5。

6. 血液功能障碍　　血小板计数 < 100000/mm^3。

II级（中度）急性胆管炎

"II级"急性胆管炎与以下任何两种情况有关：

WBC 计数异常（ > 12000/mm³， < 4000/mm³ ）。

高烧（ ≥ 39℃ ）。

年龄（ ≥ 75 岁 ）。

高胆红素血症（总胆红素 ≥ 5mg/dL ）。

低白蛋白血症（ < STD×0.7 ）。

I级（轻度）急性胆管炎

"I级"急性胆管炎初诊不符合"III级（重度）"或"II级（中度）"急性胆管炎标准。

备注：

早期诊断、早期胆汁引流和 / 或病因治疗以及抗生素给药是急性胆管炎的基本治疗，不仅分为III级（严重）和II级（中度），而且还分为I级（轻度）。

因此，建议对初始药物治疗（一般支持治疗和抗菌治疗）无反应的急性胆管炎患者进行早期胆汁引流或针对病因进行治疗

（王万卷）

第三十二章　慢性胆囊炎

慢性胆囊炎（chronic cholecystitis）是急性胆囊炎反复多次发作或长期存在胆囊结石的后果，致使胆囊萎缩，囊壁增厚，内含胆结石。大部分慢性胆囊炎在镜下见黏膜萎缩，胆囊壁各层有明显的结缔组织增生，淋巴细胞和单核细胞浸润，黏膜上皮向囊壁内凹陷生长，有时深达肌层，形成罗－阿窦（rokitansky-aschoff sinus）。

慢性胆囊炎归属于"胆胀"范畴。

【病因病机】

（一）中医

中医学认为胆囊炎是由于肝胆气滞，湿热壅阻，影响肝脏的疏泄和胆腑的通降功能而发病，与饮食不节，寒温不适，情志不畅，胆石阻滞等因素有关。急性发作期以实证为主，慢性或缓解期以本虚标实为主。

1. 饮食偏嗜　多食油腻厚味炙煿之物，伤及脾胃，气机壅塞，升降失常，土壅木郁，肝胆疏泄失职，而成胆胀。

2. 忧思暴怒　肝气郁结，疏泄失常，胆失通降，久郁蕴热，而成胆胀，甚或黄疸等。

3. 寒温不适　易感外邪，使胆之疏泄通降失常，而致胆胀。

4. 素体湿热　湿热内蕴，煎熬胆汁，聚而为石，阻滞气机，胆失通降而致胆胀，胆汁流出不畅，胆道淤塞不通，胆汁外溢，可致黄疸。肝胆之热郁久化火，酿成热毒炽盛，致热深厥深，而危及生命。

总之，本病病位在胆腑，与肝、胃关系最为密切，病理因素是湿热、气滞、血瘀、气虚。病机为气滞、热郁、瘀血、沙石、湿阻致使肝胆气郁，胆失通降。慢性胆囊炎多属本虚标实，主要为正虚邪恋，运化失健，本虚多呈脾虚，亦有兼肝肾亏虚者，标实多为气滞、湿热阻滞，胆腑通降失常。

（二）西医

慢性胆囊炎西医常见病因如下：

1. 慢性结石性胆囊炎

（1）胆囊结石：是慢性胆囊炎最重要的病因，胆囊结石间断阻塞胆囊管，引起胆囊慢性炎症。胆囊结石长期机械性刺激胆囊壁，反复损伤胆囊黏膜，也和慢性胆囊炎发病相关。

胆囊反复发生炎症，其黏膜和肌层明显增厚，纤维结缔组织增生，可导致胆囊萎缩，称为慢性萎缩性胆囊炎。部分患者由于炎症及粘连，导致胆囊完全阻塞，胆囊内残留胆汁部分成分被吸收，胆囊黏膜上皮不断分泌黏液，导致胆囊内充满透明水样液体，即"白胆汁"。

（2）细菌感染：正常胆汁无细菌，但在肠道菌群紊乱、Oddi 括约肌功能障碍等情况下，肠道细菌经过胆道逆行进入胆囊导致胆囊炎症。

2. 慢性非结石性胆囊炎

（1）胆囊动力异常：胆囊内淤积的胆汁是慢性非结石性胆囊炎的重要病因。在无结石存在的患者中，当胆囊收缩素刺激闪烁显像（CCK–HIDA）报告胆囊喷射指数降低（< 35%），则高度提示为慢性非结石性胆囊炎。

（2）胆囊缺血：多种重症疾病如败血症、休克、严重创伤、烧伤、使用缩血管升压药以及大型非胆道手术等，均可导致胆囊黏膜缺血、发生局部炎性反应甚至坏死。

（3）病毒、寄生虫感染：慢性病毒性胆囊炎是在长期反复发作的病毒性肝炎基础上，引起的胆囊慢性炎症。慢性寄生虫性胆囊炎系蛔虫残体、角皮或虫卵存留于胆囊内，形成的结石核心或虫体将细菌直接带入胆囊内等因素所致。血吸虫成虫的毒素或代谢产物、华支睾吸虫、梨形鞭毛虫等均可导致慢性胆囊炎。

（4）饮食因素：长期饥饿、过量进食、营养过度等均可能参与慢性非结石性胆囊炎发生。

急性结石性或非结石性胆囊炎的反复迁延发作，可使胆囊壁纤维组织增生，胆囊壁增厚，囊腔萎缩狭小甚至消失、丧失正常功能，出现胆囊萎缩。

【临床表现】

临床症状常不典型，大多数患者有胆绞痛的病史，而后有厌油脂食物、腹胀、嗳气等消化不良的症状。也可有右上腹隐痛，很少有发热。体检可发现右上腹胆囊区有轻压痛或不适。超声发现胆囊缩小、壁厚、内存结石或充满结石，胆囊收缩功能很差，诊断常无困难。

【实验室和其他辅助检查】

影像学诊断

1. 腹部超声 常规腹部超声检查是诊断慢性胆囊炎、胆囊结石最常用、最有价值的检查方法，对胆囊结石诊断准确率可达95%以上。

超声内镜对常规腹部超声检查未发现的胆囊微小结石有较高的检出率。研究报道，常规腹部超声检查阴性的胆绞痛患者再行超声内镜检查，52.4%可发现胆囊结石。

2. CT CT检查对慢性胆囊炎的诊断价值与腹部超声相似，但对胆囊结石的诊断不具优势。

3. MRI MRI检查在评估胆囊壁纤维化、胆囊壁缺血、胆囊周围组织水肿、胆囊周围脂肪堆积等方面均优于CT检查，主要用于鉴别急性和慢性胆囊炎。在腹部超声检查显示胆囊病变不清晰时，可选用 MRI 检查。

4. 胆囊收缩素胆囊闪烁造影术（cholecystokinin cholescintigraphy，CCK-HIDA） CCK-HIDA 是评估胆囊排空的首选影像学检查，可鉴别是否存在胆囊排空障碍。如果无结石患者 CCK-HIDA 检查胆囊喷射指数降低（< 35%），则高度提示慢性非结石性胆囊炎。但国内尚未开展 CCK-HIDA，缺乏相关研究结果。

【诊断要点】

1. 反复发作性上腹部疼痛，发生于上腹部或右季肋部，呈隐痛、胀痛，或向左腰背部、右肩胛区下部放射。

2. 可有餐后上腹部饱胀、嗳气打嗝、消化不良等，多在进油腻食物后症状明显。可有胆绞痛及急性胆囊炎发作史。

3. 中上腹压痛或叩击痛，胆囊区可有压痛，可扪及肿大的胆囊，也可无阳性体征。

4. B 超检查胆囊缩小，胆囊壁增厚，粗糙或胆结石光团及声影。

5. 腹部 X 线平片显示阳性结石及胆囊钙化，胆囊造影提示胆囊缩小、变形及胆石，胆囊收缩功能差或无收缩功能。

6. 十二指肠引流液有助于胆囊炎的病因诊断。

【鉴别诊断】

（一）胆囊胆固醇沉积症

这是一种胆囊内胆固醇代谢紊乱所造成的疾病，约半数以上的胆固醇沉积症同时有胆固醇结石。胆固醇沉积症的胆囊黏膜的外观酷似草莓，临床上又称之为"草莓样胆囊"。

（二）胆囊腺肌增生症

胆囊黏膜腺体和肌层组织明显增生，病变部位胆囊壁明显增厚。

（三）胆囊神经瘤病（neuromatosis of gallbladder）

本病较少见，胆囊组织内有大量神经纤维的增生。

【治疗】

（一）西医治疗

1. 一般治疗原则　对症状较轻，胆囊内没有结石，胆囊的浓缩和收缩功能只有轻度减退的患者，可以采用内科治疗。如慢性胆囊炎伴有胆石者，症状反复不缓解，无其他严重疾病，可行外科手术治疗。如患者有急性发作，按急性胆囊炎处理（详见急性胆囊炎）。

2. 治疗方法

（1）慢性胆囊炎的内科治疗：内科治疗主要包括低脂饮食，口服硫酸镁、消炎利胆片、中药等利胆，腹痛明显者可用抗胆碱能药物解除平滑肌痉挛。溶石疗法仅适用于胆固醇结石，可口服去氧胆酸以及熊去氧胆酸等。伴有明显消化不良表现者可适当加用复方消化酶等改善症状。如慢性胆囊炎急性发作时可根据症状给予抗感染治疗。

（2）慢性胆囊炎的手术治疗：反复发作的慢性胆囊炎，尤其是伴有结石或胆囊壁钙化者，应手术治疗。80% 的胆囊癌并有慢性胆囊炎、胆石症，手术可起到预防胆囊癌的作用。可选择腹腔镜下胆囊切除术。如怀疑伴有胆总管结石，也可做 ERCP 和肝胰壶腹括约肌切开取石术。

（二）中医辨证论治

慢性胆囊炎不伴息肉、结石者，治疗多采用非手术疗法，但部分患者治疗效果欠佳，往往迁延多年，严重影响患者的生活质量。中医药治疗慢性胆囊炎与常规西药治疗慢性胆囊炎相比，在治愈率、总有效率、疼痛积分和缩短住院时间方面可能存在优势。慢性胆囊炎反复发作，可兼见"脾虚、阴虚"之证。

目前此病的中医辨证论治尚未形成统一的共识意见。《中华脾胃病学》中对此病的辨证论治进行了总结，可供临床参考，药物剂量可参考《方剂学》和《中药学》，具体如下：

1. 肝胆气郁证

证候特点：右上腹隐痛或钝痛，或胀痛，部位游走不定，疼痛与情绪相关，善太息，嗳气频作，口苦，咽干。

舌脉：舌苔薄白或微黄，脉弦。

治法：疏肝利胆，理气解郁。

推荐方剂：柴胡疏肝散。

基本处方：柴胡 10～15g，川芎 10g，香附 10g，陈皮 10g，枳壳 10g，芍药 15g，炙甘草 6～10g。

2. 肝胆湿热证

证候特点：上腹部绞痛，阵发性加剧，或见黄疸，口苦咽干，心烦喜呕，尿少色黄，大便秘结或黏滞，身目发黄。

舌脉：舌质红，苔黄或厚腻，脉弦滑数。

治法：清热利湿，利胆通腑。

推荐方剂：大柴胡汤。

基本处方：柴胡 3～10g，金银花 10～30g，蒲公英 10～30g，枳实 10～30g，厚朴 10g，黄芩 10g，茵陈蒿 10～15g，大黄 3～10g，白芍 10～30g，栀子 3～10g，金钱草 30～60g。

3. 气滞血瘀证

证候特点：胁痛刺痛，痛处固定拒按，入夜尤甚。

舌脉：舌质紫暗，脉沉弦。

治法：利胆通络，活血化瘀。

推荐方剂：四逆散合失笑散。

基本处方：柴胡 3～10g，枳实 10～30g，白芍 10～30g，甘草 3～10g，五灵脂 3～10g，蒲黄 3～10g，郁金 5～12g，延胡索 3～10g，川楝子 3～10g。

4. 肝郁脾虚证

证候特点：右胁隐痛，胸闷善太息，神疲乏力，嗳气频作，食少纳呆，大便稀溏。

舌脉：舌淡嫩，苔薄白，脉弦细或细。

治法：疏肝健脾，理气通降。

推荐方剂：逍遥丸或柴芍六君子汤加减。

基本处方：当归 5 ～ 15g，柴胡 3 ～ 10g，白芍 10 ～ 30g，茯苓 10 ～ 20g，白术 10 ～ 30g，薄荷 3 ～ 6g，党参 10 ～ 30g。

5. 阴虚胆郁证

证候特点：胁痛隐隐，绵绵不已，口干咽燥，目睛干涩，心中烦热。

舌脉：舌红少苔，脉弦细。

治法：滋阴柔肝，养血通络。

推荐方剂：一贯煎。

基本处方：生地黄 10 ～ 30g，枸杞子 10 ～ 15g，沙参 10 ～ 15g，麦冬 10 ～ 15g，当归 5 ～ 15g，川楝子 3 ～ 10g。

（三）中医其他治疗

1. 中成药

（1）胆舒胶囊

药物组成：薄荷素油。

功能主治：疏肝解郁，利胆溶石。本品用于慢性结石性胆囊炎、慢性胆囊炎及胆结石。

用法用量：口服，饭后服，一次 1 ～ 2 粒，一日 3 次。

（2）胆宁片

药物组成：大黄、虎杖、青皮、白茅根、陈皮、郁金、山楂。

功能主治：疏肝利胆，清热通下。用于肝郁气滞、湿热未清所致的右上腹隐隐作痛、食入作胀、胃纳不香、嗳气、便秘；慢性胆囊炎见上述证候者。

用法用量：口服，一次 5 片，一日 3 次，饭后服用。

（3）鸡骨草胶囊

药物组成：鸡骨草、茵陈、三七、栀子、人工牛黄、猪胆汁等。

2. 针灸

（1）常用穴：阳陵泉、胆囊、肩井、日月、丘墟。

（2）操作：采用捻转强刺激手法，每隔 3～5min 行针 1 次，每次留针时间为 20～30min。也可采用电刺激。

（3）辨证配穴：肝郁气滞者加太冲，疏肝理气；瘀血阻络者加膈俞，化瘀止痛；肝胆湿热者加行间，疏泄肝胆；肝阴不足者加肝俞、肾俞，补益肝肾。

3. 推拿

（1）常用穴：膈俞、肝俞、胆俞、心俞、督俞、巨阙、胆囊、中脘、建里。

（2）操作：以拇指指腹，大、小鱼际，或掌根部在相应取穴处按揉，以腕关节转动回旋来带动前臂进行操作，每分钟 80～100 次。

4. 穴位埋线

（1）常用穴：阳陵泉、中脘、胆俞、阳陵泉、足三里、肝俞、期门、胆囊。

（2）器具：埋植用羊肠线。

（3）操作：标记预计埋线穴位后，以一次性的 7 号注射针头前端内装入 00 号 1～1.5cm 羊肠线，后接针芯（0.35mm×40mm 的 1.5 寸针灸针），右手持针刺入皮下至所需要的深度，当出现针感后，边推针芯边退针管，使羊肠线埋植在穴位皮下组织或肌层内，外敷无菌敷料，胶布固定 24h。

5. 耳穴

（1）常用穴：胰胆、肝、十二指肠、内分泌、神门、三焦、交感、耳迷根、皮质下。

（2）配穴：腹胀，加脾、胃、三焦；腹泻，加大肠、小肠；恶寒发热，加耳尖；疼痛向右肩放射，加肩穴。

（3）操作：主穴选取 3～5 个，并结合兼症选取 1～2 个配穴。采用王不留行籽常规消毒后，以胶布将其固定于相应耳穴上，每日按 5 ～ 7 遍，每次每穴按压 15 ～ 20 次，强度以患者能够耐受为宜。每次贴压单侧耳穴，每次贴 3 日，两侧交替使用。

（四）中西医结合治疗

慢性胆囊炎病程长，反复发作，对大部分的结石性慢性胆囊炎多主张手术治疗，对于非结石性慢性胆囊炎，西医治疗无特异性药物，一般以对症、利胆治疗为主，但疗效一般，影响部分患者的生活质量。中医药治疗本病疗效肯定，副作用小，因此在慢性胆囊炎的治疗中发挥越来越重要的作用。我们应该根据病情适当选择治疗方法，发挥中西医各自的优势。

对临床症状明显又伴胆囊结石者，应行胆囊切除术，既可解除症状又可防止恶性变。对年迈体弱或伴有重要器官严重器质性病变者，可采用非手术治疗，包括限制脂肪饮食，口服胆汁酸、利胆药物或中西医结合治疗。

【转归、预后、随访】

慢性胆囊炎一般预后较好，但若急性发作，甚则因机体免疫力低下或对抗生素不敏感，或胆石阻塞胆道发展至急性重症胆道感染时应果断采取手术治疗。对于症状反复的结石性慢性胆囊炎多选择手术治疗，手术引起的严重并发症和死亡很少见，手术死亡率在 50 岁以下的患者中约为 0.1%，50 岁以上者为 0.5%。手术死亡常见于术前被认为是危险较大的患者。约 95% 的病例，手术后症状可得到缓解。临床调查分析提示约 18% 的非结石性慢性胆囊炎患者，最终可能因发生胆囊息肉样病变或胆囊结石，或症状频繁需手术治疗。所以对慢性胆囊炎的患者，建议每年行 B 超检查，如发现新出现的胆囊结石，症状反复者应考虑手术治疗。

【生活调护】

1.饮食按时、规律饮食，忌食高脂饮食、忌暴饮暴食、忌烟酒咖啡。

2.生活起居规律，避免劳累及精神高度紧张，保证充足的睡眠，避免寒冷刺激。

3.锻炼身体，控制体重，避免肥胖。

【中西医最新研究进展】

（一）部分现代医家中医或中西医结合治疗慢性胆囊炎的经验

对于慢性胆囊炎的中医治疗，目前医家大多以柴胡剂治疗，举例如下：

柴胡桂枝干姜汤：顾瑞等将收治的129例慢性胆囊炎患者，采取随机数字表法将其分成观察组（65例）与对照组（64例），剔除遗失与脱落病例，观察组和对照组均实际完成61例。对照组给予常规治疗，观察组在此基础上内服柴胡桂枝干姜汤加味治疗，所有患者均治疗3周。对比两组临床疗效，治疗前后中医证候积分、炎症因子（IL-6，TNF-α）血清水平、胆囊功能及胃肠功能指标（MTL、VIP）水平变化，毒副反应发生情况。结果发现柴胡桂枝干姜汤加味治疗胆热脾寒型慢性胆囊炎能有效促进患者机体炎症反应的缓解，加速胃肠功能及胆囊收缩功能的恢复，疗效确切，患者耐受性较好。

柴胡疏肝散：聂山文等将60例慢性胆囊炎患者随机分为试验组及对照组各30例。对照组给予单纯茴三硫胶囊治疗，每次25mg，每日3次。试验组在对照组基础上给予柴胡疏肝散（陈皮10g，南柴胡10g，川芎10g，枳壳10g，白芍15g，炙甘草10g，香附10g）随症加减，每日1剂。两组疗程均为1个月。治疗前后观察胸胁胀痛、心下痞满、纳差情况进行中医症状评分；彩超检测胆囊壁的厚度、毛糙及胆汁透声变化，判定影像学及综合疗效。结果试验组影像学、综合疗效总有效率分别为96.67%、93.33%，对照组分别为76.67%、73.33%，试验组影像学、综合疗效均明显优于对照组（$P < 0.05$）。两组患者治疗后中医症状积分均明显下降（$P < 0.05$）；

治疗后试验组中医症状积分明显低于对照组（$P < 0.05$）。

柴金化瘀汤：赵润元等选取门诊或住院治疗的 130 名慢性胆囊炎患者，随机分为治疗组（65 例）、对照组（65 例）。治疗组给予柴金化瘀方（柴胡 15g，郁金 12g，醋青皮 12g，金钱草 30g，海金沙 30g，鸡内金 30g，蒲公英 15g，茯苓 12g，厚朴 15g，黄芩 12g，白芍 20g，薏苡仁 30g，茵陈 15g），对照组给予消炎利胆片治疗，对比疗效。结果治疗组临床总有效率 89.23%，对照组总有效率 76.92%，二者存在显著差异，且治疗后患者单项症状、中医证候、彩超结果、生活质量方面均较治疗前明显好转，治疗组疗效均优于对照组。

柴芍疏肝利胆排石汤：娄静等将收治的胆结石并慢性胆囊炎患者分为对照组和观察组，各 65 例，对照组采用口服熊去氧胆酸和甲硝唑治疗，在对照组的基础上，观察组给予柴芍疏肝利胆排石汤（北柴胡 6g，赤芍 20g，木香 10g，郁金 10g，金钱草 15g，鸡内金 15g，青皮 10g，陈皮 10g，川楝子 10g，海金沙 30g，皂角刺 10g，大黄 6g，炙甘草 6g）水煎服。治疗前后观察两组患者的中医症状评分、IL-6、TNF-α、超敏 C 反应蛋白（hs-CRP）、SOD、MDA、CA19-9、CEA、胃动素（MOT）、胃泌素（GAS）、生长抑素（SS）、ALT、AST、TBIL、TBA、总胆固醇（TC）水平，并观察两组的疗效、不良反应及复发情况。结果：观察组的炎症疗效、结石消融疗效、临床疗效均明显优于对照组（Z=2.329，$P < 0.05$；Z=2.686，$P < 0.05$；Z=2.940，$P < 0.05$）。

大柴胡汤：栾晓峰等选取慢性胆囊炎患者 110 例，采用随机数字表法分为两组。对照组给予消炎利胆片治疗，观察组加用大柴胡汤治疗，分析两组患者治疗后的临床效果。结果观察组总有效率（90.91%，50/55）高于对照组（76.36%，42/55），6 个月后复发率（3.64%，2/55）低于对照组（20.00%，11/55），差异具有统计学意义（$P < 0.05$）。大柴胡汤辅助治疗慢性胆囊炎可减轻炎症反应，降低

β‐内啡肽、LEP 的表达水平，缩短疼痛、发热时间，提高疗效。

除了中药内服，部分医家亦采用针灸方法治疗慢性胆囊炎。温峰云将 60 例慢性胆囊炎患者随机分为肩井组和非穴组，每组 30 例。肩井组针刺右侧肩井穴，非穴组针刺第 6 与第 7 颈椎棘突间右侧旁开 2 寸处，均留针 30min。分别于针刺前，针刺 15min 时及出针 30min 后采用彩色多普勒超声测量胆囊的长径、宽径、厚度，计算胆囊容积，并分别评价两组治疗后肩背及右上腹疼痛，胃胀恶心变化情况。结果发现肩井穴能双向良性调节胆囊炎患者胆囊收缩功能，明显缓解胆绞痛及其所引起的肩背部牵涉痛。

（二）《中国慢性胆囊炎、胆囊结石内科诊疗共识意见（2018年）》描述的慢性胆囊炎的手术适应证和常见并发症的处理

1. 手术适应证　目前尚缺乏对无症状胆囊结石患者行预防性胆囊切除的随机对照研究，鉴于无症状胆囊结石患者未来较低的症状和并发症发生率，建议在充分评估胆囊壁的前提下对无症状患者随访观察，不推荐行预防性胆囊切除术。

慢性胆囊炎、胆囊结石患者在内科治疗的基础上，如出现以下表现，则需考虑外科治疗：疼痛无缓解或反复发作，影响生活和工作者；胆囊壁逐渐增厚达 4mm 及以上或胆囊壁局部增厚或不规则疑似胆囊癌者；胆囊壁呈陶瓷样改变；胆囊结石逐年增多和增大或胆囊颈部结石嵌顿者，合并胆囊功能减退或障碍。

2. 常见并发症的处理

（1）慢性胆囊炎急性发作：慢性胆囊炎急性发作时，会导致胆囊内胆汁淤积合并感染，如果感染未能及时控制，胆囊壁会出现坏疽，最终可导致胆囊穿孔，临床上可出现感染性休克症状，危及生命，此时应以外科治疗为主。

（2）急性胆源性胰腺炎：对于急性胆源性胰腺炎伴胆总管梗阻、胆管炎的患者，宜行经内镜逆行胰胆管造影（ERCP）、经皮穿刺肝胆管引流术或手术治疗。对于急性胆源性胰腺炎伴胆囊结石、胆囊

炎的患者，宜尽早行胆囊切除，防止急性胰腺炎复发。

（3）Mirizzi综合征：Mirizzi综合征的解剖成因是胆囊管与肝总管伴行过长或者胆囊管与肝总管汇合位置过低，临近胆囊壶腹（Hartmann袋）的结石压迫肝总管或胆总管，炎症反应反复发作可导致胆囊肝总管瘘管，胆囊管消失，结石部分或全部堵塞肝总管。Mirizzi综合征患者的治疗以外科手术为主。

（4）结石性肠梗阻：结石性肠梗阻约占所有肠梗阻的1%，是在胆囊与肠道间形成瘘管（以胆囊十二指肠瘘最为常见，占68%），因结石通过瘘管进入肠道所致，多于回盲部发生肠梗阻。结石性肠梗阻治疗以外科干预解除梗阻为主。

（5）胆囊癌：胆囊癌是慢性胆囊炎、胆囊结石最为严重的并发症。除了临床表现（如右季肋区疼痛、包块、黄疸等）和实验室检查以外，胆囊癌诊断主要依赖影像学检查，包括腹部超声、CT、MRI和超声内镜等。由于胆囊癌预后较差，高度怀疑胆囊癌的患者无论是否存在症状均应预防性切除胆囊。

（三）幽门螺杆菌感染和慢性胆囊炎的关系

Liang Wang等进行了系统回顾和Mate分析，以调查幽门螺杆菌和慢性胆囊炎/胆石症的关系。研究人员搜索了PubMed、Embase和Cochrane图书馆数据库，以获取2020年7月之前发表的所有相关和符合条件的研究。汇总优势比（OR）和相应的95%置信区间（CI）由随机效应模型计算，并且进行了亚组分析，异质性、发表偏倚和敏感性分析。Mate分析纳入了20项研究，涉及1735名参与者和1197名慢性胆囊炎/胆石症患者。研究者发现，胆囊的幽门螺杆菌感染与慢性胆囊炎和胆石症的风险增加呈正相关，尤其是幽门螺杆菌（OR=3.05；95%CI，1.81–5.14；I^2=23.5%）。此外，基于国家的亚组分析还显示胆囊幽门螺杆菌阳性与慢性胆囊炎/胆石症风险之间呈正相关。对于亚洲和非亚洲国家研究，OR分别为4.30（95%CI，1.76–10.50；I^2=37.4%）和2.13（95%CI，1.23–3.70；I^2=0.0%）。使用胆汁样本和脲酶基因引物时，这种关联更为明显。总之，这项 Mate 分析提供的证据表明，胆囊中的幽门螺杆菌感染与慢性胆囊炎和胆石症的风险增加之间存在正相关关系。

（王万卷）

第三十三章　胆囊切除术后综合征

胆囊切除术患者于胆囊切除术后出现或再次出现腹痛、消化不良、腹胀、腹泻、胆道感染、黄疸等临床症状称为胆囊切除术后综合征（postcholecystectomy syndrome，PCS）。分为广义及狭义，广义 PCS 包括所有原因所致者，狭义 PCS 是指其中无明显器质性病变者，又称为胆囊切除术后胆道功能障碍。

PCS 是胆囊切除术后出现一系列症候群的概括，临床症状多种，在中医学中无特定病名，根据其症状表现将其归属为"痞满""腹痛""胁痛""黄疸""泄泻"等范畴。

【病因病机】

（一）中医

1. 饮食不节　《素问·痹论》有"饮食自倍，肠胃乃伤"，《景岳全书·胁痛》认为"以饮食劳倦而致胁痛者，此脾胃之所传也"，患者平素饮食不节，或暴饮暴食，或恣食生冷，或过食肥甘厚味，日久均可损伤脾胃，脾胃失于健运，纳化无权，气机升降失常而发病。

2. 情志所伤　《景岳全书·痞满》中道："怒气暴伤，肝气未平而痞"，《素问·六元正纪大论》道："木郁之发，民病胃脘当心而痛"，《证治汇补·腹痛》云："暴触怒气，则两胁先痛而后入腹"，严用和在《济生方·胁痛评治》中认为情志不遂可令人"胁痛"，可见急躁暴怒，或忧思抑郁皆可致肝失调达，胆失疏泄，犯及脾胃而发为本病。

3. 素体虚弱　《素问病机气宜保命集》云："脾不能行气于脾胃，结而不散，则为痞"，素体禀赋不足，或年老体弱，或久病缠绵，或劳倦过度耗气，或术后正气受损，均可损伤脾胃而致病。《证治汇补·心痛》曰："服寒药过多，致脾胃虚弱，胃脘作痛"，病情缠绵，或过用苦寒之品，损伤正气而发病。

凡脏腑十二经之气化，皆必藉肝胆之气化以鼓舞之，始能调而不病。胆为六腑之首，又为奇恒之腑，形呈囊状，若悬瓠，附于肝，与肝相表里。胆贮藏、排泄胆汁的功能与肝气调达、脾胃气机升降互相影响。胆囊切除后，胆囊的功能缺失，术后饮食不节、劳倦醉饮、情志不畅等因素均可诱发本病，病位主要在肝胆，与脾胃相关，病机为肝胆疏泄失常，脾胃升降失调。也有医家认为手术时伤及人体气血脉络，总的病因病机概括为术后机体失养，气阴两伤；肝胆郁滞，络脉瘀阻；脾胃失运，湿热内生，胆汁煎炼为石。

（二）西医

西医病因包括胆道原因和非胆道原因。

1. 胆道原因　包括胆总管残余结石或再发结石、胆管损伤、胆囊管残留过长、残余胆囊、十二指肠乳头憩室、十二指肠乳头良性狭窄、Oddi 括约肌功能障碍等。其中胆总管结石是 PCS 最常见的病因，多为手术前诊断不全面，漏诊术前合并胆总管结石；也由术中胆囊小结石掉入胆总管所致，一般认为术后 3 年以上出现的结石多为再发性结石。胆管损伤是腹腔镜胆囊切除术最严重的并发症，发生率为 0.2%。十二指肠乳头憩室也可导致 PCS 的发生，其是一种先天性畸形，普通人群发病率约为 10%，而 PCS 患者中的发生率达 38.5%。胆囊管残端以保留 0.3 ～ 0.5cm 为宜，如果残端超过 0.5cm 即为残留过长，残留胆囊管内炎症病变或结石，可引起残留胆囊管进行性增大而形成残留胆囊，结石发生率可达 22%。

十二指肠乳头良性狭窄也是导致 PCS 的重要原因之一，可于胆总管下端炎性狭窄、胰头部炎症压迫及胆道探查损伤等导致。

2. 非胆道原因　包括功能性和器质性疾病，常见有消化性溃疡、胃炎、胰腺炎、胃肠道功能性和动力性疾病、肝脏疾病、心血管系统疾病、胃肠道恶性肿瘤等。这部分患者的胆道以外症状在胆囊切除术前就已经存在，但胆囊病变的症状较这些类似于胆道疾病的症状严重，或术前未综合考虑到合并的胆道外疾病。

此外，微量元素镁缺乏、神经功能紊乱、精神因素等均参与PCS的发病。

胆囊切除术后综合征的主要机制为术后胆道平滑肌舒缩活动的紊乱，胆囊运动受内分泌和神经机制的调控，内分泌调控主要指作用于胆囊并产生调控效应的激素。这些激素有两类：一类为促动力激素包括胆囊收缩素、胃泌素、胰抑素、胃动素、蛙皮缩胆囊肽、神经肽 Y 和 P 物质等；另一类为抑制胆囊运动激素，包括血管活性肠肽、生长抑素、胰多肽、YY 肽等。这些物质与神经冲动一起和谐地调节着胆道不同部位的舒缩活动，胆囊切除术后这种平衡受到破坏，绝大多数人能通过神经体液的机制适应和代偿这种失衡，不会产生不良反应；少部分患者则难以适应或者产生错误的代偿，造成消化道协同运动紊乱，进而产生相应症状。

【临床表现】

胆囊切除术后综合征的临床表现复杂，病程漫长。归纳起来有三类：

1. 消化道症状　如恶心、呕吐、食欲不振、腹胀、腹泻、消化不良等。

2. 胆道结石和胆道感染的症状　如正中或右上腹突然发作疼痛、寒战、发热甚至黄疸等。

3. 胰腺炎的症状　如左上和中腹部及腰背疼痛等。体检除右上腹或上腹正中腹肌稍紧外，无其他阳性发现。实验室检查可有淀粉酶，碱性磷酸酶和血中白细胞增高。有时疼痛是唯一而顽固的症状，甚至持续数小时，需解痉剂或镇痛剂才能缓解。一般来讲，除某些胆总管结石引起的疼痛可连续不断外，其余原因所致疼痛可间隔数周或数月发作 1 次。

【实验室和其他辅助检查】

（一）B 超

B 超已广泛普及，价格低，是诊断胆道系统疾病的首选方法，但在许多 PCS 患者 B 超检查无明显阳性结果，可作为普查项目。

（二）上消化道钡餐和内窥镜检查

其主要用来排查胃肠道疾病，对非胆道原因所致的胆囊切除术后综合征的患者更显重要，可明确是否有食管裂孔疝、消化性溃疡、胃炎、胃肠道恶性肿瘤等。

（三）ERCP

其可观察结石分布情况，可全面了解是否伴有胆道狭窄及其狭窄程度，对于 PCS 的诊断价值很大。目前认为 ERCP 为诊断胆道和胰腺疾病的金标准，敏感性达到 100%，特异性为 95.2%。因此，胆囊切除术后反复出现症状的 PCS 患者可行 ERCP 检查，以便明确病因和制定治疗方案。

（四）经内镜十二指肠乳头内插管测定技术

其可明确乳头病变和乳头功能紊乱。

（五）其他

上述检查未发现明确病因时，可行 CT、结肠镜、泌尿系造影、胸片、心电图等相关检查，可用于排查肝脏、胰腺、肠道、泌尿系统、心血管系统疾病。除外以上常见检查，某些刺激胰腺分泌的试验已开始用于诊断十二指肠乳头病变，吗啡 – 新斯的明激发试验可用于诊断 Oddi 括约肌功能障碍的诊断。

【诊断要点】

对于 PCS 的诊断应以临床症状和体征为基础，参考血生化指标，借助磁共振胰胆管造影（MRCP）、经内镜逆行胰胆管造影（ERCP）、联合 CT 的 T 管造影（SCTC）、EUS 等多项检查以明确病因。

1. 血生化　血常规、血清酶学，胆红素及肝功能，肿瘤标志物 AFP、CA19-9、CEA 可初步筛查肝胆胰及胃肠疾病。

2. MRCP、ERCP 和 SCTC 检查　MRCP、ERCP、SCTC 可对胆道树进行良好的显影，都能够明确胆道内病变的部位、大小及数量，很好地评估胆道狭窄、扩张及程度。ERCP 显影效果最好，但可出现胰腺炎（3% ～ 5%）、重症胰腺炎（0.4%），病重者甚至死亡（0.11%），以及胆管炎、消化道出血和穿孔等并发症。MRCP 对胆管结石和肿瘤的诊断敏感度为 95% ～ 100%，特异度 88% ～ 89%，与 ERCP 相当，并具有无创、无 X 线辐射、安全性高等优点，所以诊断性检查可首选 MRCP。SCTC 也有较好的显影效果且检查时间短，但仅限有 T 管者。三者均能为胆管残石及胆道的肿瘤、炎症及狭窄提供很好的评估和诊断依据，但对细小及泥沙样结石都有假阴性发生的可能。

3. EUS、CT 和 T 管造影　EUS 是胆总管及乳头结石及占位病变最有效的诊断方法之一，诊断胆总管结石的敏感度高于 ERCP，特别是在细小结石（直径＜4mm）和泥沙样结石诊断方面 EUS 更具优势，敏感度分别为 90% 和 23%。Rana 等对 40 例 MRCP 检查阴性的患者进行 EUS 检查，结果发现有 15 例患者有胆总管结石，所以 EUS 是临床怀疑胆总管结石首选的检查方法。CT 显影客观，对肝内外胆管结石及胆管有无扩张、胆系占位等诊断的敏感度、特异度均较高，但对直径＜8mm 的结石诊断敏感度低，其检出率明显低于 MRCP，可作为初筛检查。T 管造影仅限于有 T 管者，且结果阴性并不表示胆管内一定无胆石残留。超声因受肠管气体的影响，对胆管远端病变诊断的临床价值有限。

4. Oddi 括约肌功能的检测　目前临床尚无非侵入性的检查方

法能确诊 Oddi 括约肌功能紊乱（SOD），Oddi 括约肌测压能够直接检测 Oddi 括约肌动力功能，也是 SOD 诊断的金标准。但由于其对操作技术要求较高，还有约 30% 胰腺炎发生率等并发症，需要进行反复测压等原因，临床应用受到限制。动态肝胆闪烁显像能够动态观察胆系的形态和功能，对胆囊和胆总管疾病的诊断与术中发现的符合率分别为 96% 和 97%，对 SOD 的检出率达到 95%，扫描胆道排空时间＞45min，对 SOD 具有重要的诊断价值，其具有无创性的优点，临床应用价值较高，特异性高但敏感性不稳定，罗马Ⅳ已经将动态肝胆闪烁显像作为诊断 SOD 的指标之一。经 T 管胆道镜下 Oddi 括约肌测压，也是诊断 SOD 的有效方法，限有 T 管的患者。

【鉴别诊断】

由于胆囊切除术后综合征的症状可能源于胃肠道的其他器质性疾病，因此鉴别诊断可能很困难且通常范围很广。为了识别潜在的器质性疾病，全面的病史、体格检查、实验室研究、腹部影像学和/或内窥镜检查可能有用，这将有助于识别或排除 PCS 的胆源性或非胆源性病因。

患者胆囊切除术后出现右上腹痛、黄疸、恶心及呕吐等上消化道症状，不应草率地诊断为 PCS。PCS 的诊断首先应为排除性诊断。患者入院要通过询问病史，完善 X 胸片、钡餐透视、心电图、胃镜、CT 等检查排除胃溃疡、反流性食管炎、食管裂孔疝、冠心病等非胆道因素相关性疾病。同样由于 PCS 与胆囊切除术后并发症存在混淆的可能，临床医生可采用递进式辅助检查，通过肝功能和 B 超检查明确是否存在胆道器质性病变。当发现转氨酶和胆红素升高、胆总管扩张直径＞12mm 时，均应考虑术后胆管结石残留、复发性结石或 SOD 的可能。

【治疗】

（一）西医治疗

PCS 治疗的关键是查明病因，对因治疗才能取得良好效果。由于 PCS 的病因较多，临床上应该根据不同病因采用相应治疗，治疗方法包括内科保守治疗，内镜治疗及外科手术治疗等。

1. 保守治疗 其主要适应证：胆管蛔虫症、胆道感染尚无明显胆管梗阻，胆系外疾病如消化性溃疡、慢性胰腺炎者等。可采取的治疗方法有：注意控制饮食、抗感染、抑酸保护胃黏膜、促胃肠动力、驱虫等。

2. 内镜治疗 对胆管残留及再发结石可行内镜乳头括约肌切开术和内镜乳头气囊扩张术（EPBD）后取石；对乳头炎性狭窄行乳头括约肌切开（EST）或 EPBD 治疗；对乳头旁憩室压迫乳头开口和 Oddi 括约肌功能紊乱（SOD）行 EPBD 治疗；对乳头肿瘤和肝门胆管癌行内镜胆管金属内支架治疗（EMBE）；对化脓性胆管炎，继发性胆总管多发结石、结石难一次取净及术后胆瘘，胆管中段狭窄行内镜下鼻胆管引流术（ENBD）。

3. 手术治疗 胆囊或胆囊管残留过长者，可再次行手术切除残留胆囊或胆囊管。胆管结石内镜治疗无效者可行胆总管切开取石术等。Oddi 括约肌狭窄内镜治疗失败者可行括约肌切开成形术或胆肠吻合术。胆管狭窄者可行胆总管成型修复术，或胆道消化道重建术，包括胆总管十二指肠吻合术、胆管空肠 Roux–Y 式吻合术等。

（二）中医辨证论治

目前关于胆囊切除术后综合征的中医辨证论治尚未形成统一的共识意见。《中华脾胃病学》中对泄泻的辨证论治进行了总结，可供临床参考，药物剂量可参考《方剂学》和《中药学》，具体如下：

1. 寒湿内盛

证候特点：泄泻清稀，甚则如水样，食少恶寒，腹痛肠鸣，或兼恶寒，发热，头痛，肢体酸痛等表证。

舌脉： 舌苔白或白腻，脉濡缓。

治法： 芳香化湿，解表散寒。

推荐方剂： 藿香正气散加减。

基本处方： 藿香 10～15g，苍术 10～15g，茯苓 10～30g，半夏 9g，陈皮 10～15g，厚朴 10～15g，大腹皮 10～15g，紫苏 10～15g，白芷 10～15g，桔梗 10～20g。

2. 湿热伤中

证候特点： 泄泻腹痛，泻下急迫，粪色黄褐，气味臭秽，肛门灼热，烦热口渴，小便短黄。

舌脉： 舌质红，苔黄腻，脉滑数或濡数。

治法： 清热燥湿，分利止泻。

推荐方剂： 葛根芩连汤加减。

基本处方： 葛根 10～20g，黄芩 10g，黄连 3～10g，木香 10g，车前草 10～30g，茯苓 10～30g，甘草 6～10g。

3. 食滞肠胃

证候特点： 腹满胀痛，泻下粪便臭如败卵，泻后痛减，嗳腐吞酸，不思饮食。

舌脉： 舌苔垢浊或厚腻，脉滑。

治法： 消食导滞，和中止泻。

推荐方剂： 保和丸加减。

基本处方： 神曲 10～15g，山楂 10～15g，莱菔子 10～30g，半夏 9g，陈皮 10～15g，茯苓 10～30g，连翘 10～15g。

4. 脾气亏虚

证候特点： 大便时溏时泻，夹有不消化食物，迁延反复，纳差食少，食后脘闷不舒，稍进油腻食物，则大便次数增加，神疲倦怠。

舌脉： 舌质淡，苔白，脉细弱。

治法： 健脾益气，化湿止泻。

推荐方剂：参苓白术散加减。

基本处方：人参 10～20g，白术 10～30g，茯苓 10～20g，甘草 6～10g，砂仁 6g，陈皮 10～15g，桔梗 10～20g，扁豆 10～15g，山药 10～15g，莲子肉 10～20g，薏苡仁 10～30g。

5. 肾阳虚衰

证候特点：黎明前脐腹作痛，肠鸣即泻，完谷不化，脐腹冷痛喜暖，形寒肢冷，腰膝酸软。

舌脉：舌淡苔白，脉沉细。

治法：温肾健脾，固涩止泻。

推荐方剂：四神丸加减。

基本处方：补骨脂 6～15g，肉豆蔻 3～9g，吴茱萸 2～5g，五味子 3～6g，附子 3～15g，炮姜 3～6g。

6. 肝气乘脾

证候特点：泄泻肠鸣，腹痛攻窜，矢气频作，泻后痛减，伴有胸胁胀闷，嗳气食少，每因抑郁恼怒，或情绪紧张而发。

舌脉：舌淡红，脉弦。

治法：抑肝扶脾。

推荐方剂：痛泻要方加减。

基本处方：白芍 10～30g，白术 10～15g，陈皮 10～15g，防风 3～10g。

【转归、预后、随访】

PCS 关键在于预防，胆囊手术前应完善相关检查，设法排除胆囊以外疾病所引起的症状，做出全面而明确的诊断。因胆总管结石为 PCS 最常见原因，若术前诊断明确可明显减少 PCS 发病率。另外，手术过程中需注意手法，避免损伤胆总管、避免遗留结石、避免将结石挤入胆总管中。还应严格掌握胆囊切除的手术适应证，可通过脂餐试验等检查判断术前胆囊功能分级，综合考虑是否行胆囊切除术。

【生活调护】

对患者强调改善饮食习惯，低脂饮食，端正心态，调畅情志，避免过度劳累。

【中西医最新研究进展】

（一）部分现代医家中医或中西医结合治疗胆囊切除术后综合征的经验

目前对于此病的临床辨证分型及治疗，各医家尚未形成统一的认识。尹哲等将本病辨证分为肝郁气滞、气滞血瘀、肝胆湿热、脾胃亏虚、脉络失养五个证型；余首德认为本病分为肝郁气滞证、脾胃亏虚证、气滞血瘀证、肝胃不和证、肝胆湿热证及肝络失养证。徐学义教授认为肝与胆密不可分，胆病需从肝而治，肝以血荣体，以气为用，因此将调气治血之品贯穿于治疗中，使其刚柔并济，消补并行。徐老以疏肝健脾、行气活血法为主治疗 PCS，自拟以"竹叶、柴胡、郁金、川楝子、黄芩、白芍、白术、姜半夏、枳壳、川芎、丹参、虎杖、焦山楂、合欢皮、干姜、甘草"为基础方，随症加减，在临证中取得较好的疗效。张维波等选取 2017 年 1 月～ 2019 年 7 月在某院脾胃病科门诊求诊的寒热错杂型 PCS 患者 80 例，按随机数字表法分成对照组与观察组各 40 例，对照组给予四联疗法治疗，观察组在对照组治疗基础上给予半夏泻心汤加减（半夏 10g，干姜 6g，黄连 6g，黄芩 10g，党参 20g，大枣 10g，甘草 6g）口服。治疗 2 周后，比较两组疗效及治疗前后临床症状积分变化情况。结果观察组总有效率为 90.00%，高于对照组的 77.50%（$P < 0.05$）；治疗后两组临床症状积分较治疗前均有明显降低（$P < 0.05$），而观察组降低更为显著（$P < 0.05$）。单兆伟教授依据中医学的整体观，通过辨证论治，从肝脾论治 PCS，采用理气调肝、运脾疏肝、温脾

补肝、柔肝健脾等法，使肝气得疏，脾易升清，胃能降浊，调畅全身气机升降，让 PCS 患者的临床症状得到明显好转。

临床上除了辨证论治，很多医家基于疾病的病机特点也采用协定处方或中医针灸进行治疗，取得了较好的疗效，举例如下：

金鑫等观察大黄利胆胶囊治疗胆囊术后综合征的临床疗效，将144 例诊断胆囊术后综合征患者分为观察组及对照组，观察组和对照组分别口服大黄利胆胶囊和消炎利胆片治疗 6 个月，观察临床疗效及前后视觉模拟评分（VAS 评分）自身对照。发现观察组疗效显著优于对照组（t=2.079，P=0.020），大黄利胆胶囊治疗胆囊术后综合征有确切疗效。吴晓兵等收集行腹腔镜胆囊切除术后出现胃肠功能紊乱的患者 104 例，依据随机数字表法分为对照组和治疗组，各52 例。对照组予以禁食、胃肠减压、电解质补液及抗感染等西医常规治疗；治疗组在对照组的基础上加艾灸足三里联合腹针治疗，两组患者均治疗 4 周。结果治疗组临床总有效率为 96.15%，对照组临床总有效率为 73.07%，两组结果具有显著差异（P < 0.05）。表明艾灸足三里联合腹针对腹腔镜胆囊切除术患者术后胃肠功能恢复具有较好的治疗意义，起到调畅气机、疏通经络、促进胃肠蠕动及恢复排气排便的临床治疗作用。魏锋等将 90 例胆囊切除术后综合征患者按随机数字表法分为对照组（45 例）和试验组（45 例），对照组给予胆舒胶囊 2 粒 / 次，3 次 / 天，和消炎利胆片 6 片 / 次，3 次 / 天，试验组在对照组治疗基础上给予疏肝柴胡散（柴胡 10g，香附 10g，川芎 10g，陈皮 10g，枳壳 10g，芍药 10g，甘草 10g）口服治疗，1剂 / 天。治疗 1 个月后观察两组患者的临床疗效，腹痛、腹胀、纳差、恶心等临床症状和不良反应，采用焦虑自评量表（SAS）和抑郁自评量表（SDS）评价患者的不良情绪。结果试验组总有效率为97.78%（44/45），高于对照组的 77.78%（35/45）（P < 0.05）。

（二）胆囊切除术后肠道微生态相关研究

高婧雅等将126例良性胆囊疾病患者按年龄分为青年组（＜45岁）37例、中年组（45～60岁）70例、老年组（＞60岁）19例，三组均行腹腔镜胆囊切除术（LC），比较各组手术前后粪便优势菌双歧杆菌（Lgg）、乳酸菌（Lac）、大肠杆菌（E.coli）和肠球菌（Ecc）计数及差值。结果与同组术前比较，青年组术后Lgg计数减少，中年组和老年组Lgg、Lac计数减少，E.coli、Ecc计数增加（$P < 0.05$）。与青年组比较，中年组E.coli、Ecc及老年组Lgg、Lac、E.coli、Ecc计数差值增加（$P < 0.05$）；与中年组比较，老年组Lgg、Lac、E.coli、Ecc计数差值增加（$P < 0.05$）。LC可以引起良性胆囊疾病患者肠道菌群变化，这种变化随着年龄的增长更加明显，老年组LC术后肠道菌群失调较中、青年组严重，且表现为Lgg和Lac等益生菌减少，因此肠道微生态制剂应注重制剂种类和剂量对不同人群的针对性，以获得更好疗效。习意平将72例胆囊切除术后腹泻患者随机分为观察组与对照组。两组均给予饮食调整和蒙脱石散口服等治疗。观察组加用双歧杆菌四联活菌片1.5g/次，3次/天，温水送服，连用8周。评估两组治疗前后肠道菌群数量［乳酸杆菌、双歧杆菌、大肠杆菌、双歧杆菌（B）与大肠杆菌（E）的比值］及血清胃肠激素［血管活性肠肽（VIP）和5-羟色胺（5-HT）］的变化，并比较其临床效果。结果：治疗8周后，两组双歧杆菌、乳酸杆菌数量及B/E比值与其治疗前数据比较上升，大肠杆菌数量与其治疗前数据比较下降（$P < 0.05$或$P < 0.01$），且治疗后观察组改善更显著（$P < 0.05$）；两组血清VIP和5-HT与其治疗前数据比较下降（$P < 0.05$或$P < 0.01$），且治疗后观察组下降更显著（$P < 0.05$）；同时观察组总有效率较对照组更佳（$\chi^2 = 5.26$，$P < 0.05$）。双歧杆菌四联活菌片治疗胆囊切除术后腹泻（PCD）的

疗效确切，能调节肠道菌群紊乱，重建肠道微生态平衡；并能调节血清胃肠激素的分泌，降低血清 VIP 和 5-HT 水平，改善肠道功能。

（王万卷）

第三十四章　急性胰腺炎

急性胰腺炎（acute pancreatitis，AP）是胰腺的急性炎症和细胞损害过程，在不同程度上波及邻近组织和其他脏器系统。其临床表现为腹痛、恶心及呕吐，伴有血淀粉酶、脂肪酶升高，或伴有胰腺炎症、水肿或坏死的影像学表现。急性胰腺炎可分为轻症急性胰腺炎（mild acute pancreatitis，MAP）、中重症急性胰腺炎（moderately severe acute pancreatitis，MSAP）和重症急性胰腺炎（severe acute pancreatitis，SAP）三型。急性胰腺炎的年发生率为 13 ～ 45/10 万不等。近年来急性胰腺炎发病呈逐年增加趋势，与胆石症、饮酒、高脂饮食增加有关。CT、EUS 和 ERCP 等检查手段的广泛使用也使急性胰腺炎的诊断率更高。

急性胰腺炎属于中医"腹痛""脾心痛""胰瘅"范畴。

【病因病机】

（一）中医

1. 感受外邪　蛔虫上扰或肝胆湿热，胆汁郁结，煎熬成石，肝胆失于疏泄，通降受阻，阻塞胆腑气机，不通则痛。外感六淫之邪，传里化热，热郁中焦，里热积滞，因热致瘀，热毒血瘀互结。

2. 饮食不节　过食辛辣肥甘、暴饮暴食及饮酒过度等饮食不节皆可致肝胆疏泄失司，胃肠熟腐传导失司，实热内积，湿热邪毒壅积，腑气不通。

3. 情志失调　情志不畅，或暴怒伤肝或忧思多虑，致肝气郁结或脾失健运，不通则痛。

AP 病性以里、实、热证为主。病位在脾、胃、肝、胆，并涉及心、肺、肾、脑、肠。病机演变以湿、热、瘀、毒蕴结中焦而致脾胃升降传导失司，肝失疏泄为中心。基本病机为"不通则痛"。可分为初期、进展期、恢复期。初期：正盛邪轻，多为气滞邪壅。进展期：正盛邪实，多为湿热内蕴、瘀毒互结、邪热内陷、上迫于肺、热伤血络，成气血逆乱之危症。瘀、毒互结是疾病加重及变证的病理基础，重症急性胰腺炎存在着邪从热化、热从燥化的病机特点。恢复期：正虚邪恋，多伴气血阴阳不足。

（二）西医

1. 病因分类　引起急性胰腺炎的病因很多。

（1）常见病因：胆石症、酒精和高脂血症，约占 70% 以上。

（2）其他病因：约占 10%，包括自身免疫性、先天性、医源性、感染性、代谢性、坏死性、梗阻性、中毒性、创伤性、血管源性等。

（3）特发性：指经各项检查仍不能确定病因者。

2. 发病机制　各种胰酶原的不适时提前激活是急性胰腺炎形成的主要始动因素。正常情况下，胰腺腺泡细胞内酶蛋白的形成与分泌过程处于与细胞质隔绝状态。胰腺实质与胰管、胰管与十二指肠之间存在压力差，胰液的分泌压也大于胆汁分泌压，一般情况下，十二指肠液和胆汁不会反流进入胰腺，激活胰酶。同时，正常胰管具有黏膜屏障作用可以抵挡少量蛋白酶的消化作用。如胆汁中的细菌等有害因子破坏了胰管的黏膜屏障后，胰腺就有可能因各种自身酶的消化而产生炎症。

另外，胰腺有多种机制应对酶原的自体激活，如胰腺分泌小粒中存在胰分泌性胰蛋白酶抑制剂（PSTI），可与胰蛋白酶的活化位点 1：1 结合，抑制其活性。但如被激活的胰蛋白酶原超过 10%，该机制就失去作用。任何负性影响该机制的因素均可导致胰腺炎。

（1）共同通道梗阻。

（2）十二指肠液反流：十二指肠内压力异常增高（呕吐、肠系膜上动脉压迫综合征）或感染等因素引起肝胰壶腹部括约肌松弛，可致十二指肠液反流，通过与前述类似的机制诱发急性胰腺炎。

（3）酗酒：长期饮酒可明显增强胰腺对胆碱能和促胰酶素的反应，引起富含酶的胰液分泌增加。同时，长期饮酒者胰腺溶酶体的脆性增加，溶酶体酶可激活胰蛋白酶。酒精代谢酶 5'-二磷酸尿嘧啶核苷葡萄糖醛酸转移酶的基因多态性与酒精性胰腺炎的易感性有关，环境因素、抽烟和高脂肪膳食等亦可影响机体对酒精性胰腺炎的易感性。

（4）胰管梗阻：结石、虫卵、肿瘤使胰管发生完全或不完全阻塞，胰液分泌物不能通过胰管及时排泄，导致胰管内压力增高而胀破胰管，胰液反流入胰实质破坏胰腺。

（5）高脂血症：胰腺毛细血管床中的脂肪酶作用于血清中高水平的甘油三酯，产生有毒性的游离脂肪酸，损伤胰腺小血管内皮，产生炎症细胞和血栓。该型胰腺炎血清淀粉酶可不升高，但脂肪酶升高。

（6）炎症介质：胰腺炎期间，产生并释放出多种炎症介质，募集活化炎症细胞，贴附于血管壁，或直接造成细胞损伤，也可引起系统性炎症反应综合征，发生多系统脏器衰竭。

【临床表现】

（一）症状

1. 腹痛 95% 的急性胰腺炎患者有腹痛，多呈突然发作，与饱餐和酗酒有关。腹痛为持续性刀割样，也可为束带样，多位于中上腹，其次可见于右上或左上腹，脐周和下腹部极少见。50% 的腹痛可向左背部放射，呈"一"字样分布；蜷曲体位和前倾体位可使疼痛缓解。腹痛通常可持续 48 小时，偶可超过 1 周。腹痛的机制主要为：①胰腺的急性水肿、炎症刺激和牵拉其包膜上的神经末梢；②胰腺的炎性渗出液刺激毗邻的腹膜和腹膜后组织，产生局限性腹膜炎；③胰腺炎症累及肠道，引起肠充气和麻痹性肠梗阻；④胰管阻塞或伴胆囊炎、胆石症引起疼痛。极少数患者可以无腹痛，仅表现为明显腹胀。

2. 发热　多为中度发热，少数为高热，一般持续 3 ～ 5 天。如发热不退或逐日升高，尤其持续 2 ～ 3 周以上者，要警惕胰腺脓肿可能。发热由胆道感染或胰腺炎症、坏死组织吸收等引起。

3. 恶心、呕吐　多数患者有恶心、呕吐。酒精性胰腺炎患者的呕吐常于腹痛时出现，胆源性胰腺炎患者的呕吐常于腹痛发生后出现。呕吐物为胃内容物，重者可混有胆汁，甚至血液。呕吐后患者无舒适感。

4. 黄疸　病情较轻的急性胰腺炎可无黄疸。下列原因可引起黄疸：①胆道感染、胆石症引起胆总管梗阻；②肿大的胰头压迫胆总管；③合并胰腺脓肿或胰腺假囊肿压迫胆总管；④合并肝脏损害等情况，不同原因导致的黄疸持续时间不同。

（二）体征

1. 患者常表现为腹胀伴肠鸣音减弱。临床体征轻者有上腹部或全腹部的轻压痛；重者可出现肌紧张、压痛、反跳痛等腹膜刺激三联征。三联征可局限于左上腹，也可累及整个腹腔。

2. 10% ～ 20% 的患者可在上腹部扪及块状物。块状物常为急性胰腺假囊肿或胰腺脓肿，一般见于起病 4 周以后。

3. 大多数患者有持续 24 ～ 96 小时的假性肠梗阻表现。

4. 少数重症患者可出现皮下青紫表现，出现在两肋部者，称为 Grey-Tuner 征；出现在脐部者，称为 Cullen 征。Grey-Tuner 征是由于血性液体从肾旁间后面渗透至腰方肌后缘，然后再通过肋腹部筋膜流到皮下；Cullen 征是由于后腹膜出血渗入镰状韧带，随后由覆盖于韧带复合体周围的结缔组织进入皮下。

5. 其他如气急、胸腹水等。

（三）局部并发症

1. 急性胰周液体积聚　发生于病程早期，表现为胰周或胰腺远隔间隙液体积聚，缺乏完整包膜，可单发或多发。

2. 急性坏死物积聚　发生于病程早期，表现为混合有液体和坏死组织的积聚，坏死物包括胰腺实质或胰周组织。

3. 胰腺假性囊肿　起病 4 周后，随着时间的推移，持续存在的急性胰周液体积聚形成囊壁包裹，称为胰腺假性囊肿。

4. 包裹性坏死　是一种包含胰腺和（或）胰周坏死组织且具有清晰界限炎性包膜的囊实性结构，多发生于起病 4 周后。

（四）全身并发症

1. 低血压及休克　重症者常有低血压及休克，患者烦躁不安，皮肤苍白、湿冷，呈花斑状，脉搏细弱，血压下降，少数患者可在发病后短期内死亡。

2. 消化道出血　可表现为呕血或便血，呕血是应激性溃疡或胃黏膜糜烂，或胃黏膜下多发性脓肿引起；便血可由胰腺坏死穿透横结肠引起，便血者预后极差。

3. 细菌及真菌感染　重症患者的机体抵抗力低下，极易发生感染。感染一般出现在起病后 2 周至 2 个月内，可引起胰周脓肿、腹腔脓肿、败血症及呼吸道、泌尿道感染等。早期病原菌以革兰阴性菌为主，后期常为双重或多重细菌感染。大量使用广谱抗生素造成严重菌群失调时，加上机体抵抗力明显低下，极易引起真菌感染，常见病原菌为白念珠菌和酵母菌。

4. 慢性胰腺炎和糖尿病　慢性胰腺炎与胰腺腺泡大量破坏及胰腺外分泌功能不全有关，糖尿病发生与胰腺细胞破坏、胰岛素分泌减少有关，发生率为 4%。

5. 代谢异常　重症患者可有下列代谢异常：①低钙血症：有 30% ～ 60% 患者出现，血钙 < 2mmol/L（8mg/d）。血钙 < 1.75mmol/

（7mg/d）且持续数天者，预后多不良。其产生机制：磷脂酶 A 和脂肪酶激活，产生脂肪酸，脂肪酸与血钙发生皂化作用；重症时，白蛋白水平降低可使总钙的测定数值降低；降钙素分泌增加时血钙下降；钙甲状旁腺轴失平衡，后者对低血钙的反应性减弱，钙被转移至脂肪、肌肉和肝组织中。②高脂血症：约 20% 患者可发生，患者可出现血清脂质微粒凝聚，产生脂肪栓塞。③糖代谢异常：约 50% 患者出现暂时性高血糖，30% 患者有糖尿，偶可发生糖尿病酮症酸中毒或高渗性昏迷；1%～5% 患者可并发低血糖，糖代谢异常与急性胰腺炎时胰岛素、胰高血糖素、生长抑素及糖皮质激素的浓度及相互作用有关。

6. 血液学异常　包括贫血、DIC、门静脉和（或）脾静脉栓塞。重症急性胰腺炎时，患者纤维蛋白原和凝血因子Ⅷ升高，引起高凝状态，出现血栓形成和局部循环障碍，严重时可发生 DIC。

7. 心功能不全或衰竭　50% 患者可有 ST-T 改变、传导阻滞、期前收缩为主的心电图变化。少数患者还可出现心力衰竭和严重心律失常。

8. 肾功能不全或衰竭　20% 重症患者可出现肾衰竭，与其有关的死亡率可达 80%，发生原因与低血容量、休克和激肽缓激肽系统作用有关。

9. 呼吸功能不全或衰竭　是最严重的并发症。可能是呼吸功能不全的唯一症状，如不注意观察和及时诊断治疗，患者往往会发展到急性呼吸衰竭（成人呼吸窘迫综合征，ARDS），可有明显气急、发绀等，常规的氧气疗法不能缓解；血气分析 $PaO_2 < 8.0kPa$（60mmHg）。为减少 ARDS 的发生和及早发现、及早治疗，建议在重症患者入院初期，每日至少做 2 次动脉血气分析。

10. 胰性脑病　发生率为 5.9%～11.9%，表现为神经精神异常，定向力缺乏，精神错乱，伴有幻想、幻觉、躁狂状态等。常为一过性，可完全恢复，也可留有精神异常。

11. 多脏器功能衰竭 包括心功能不全、肾功能不全、呼吸功能不全等。

【实验室和其他辅助检查】

（一）实验室检查

1. 血淀粉酶 急性胰腺炎起病 6 小时后，淀粉酶＞500U/L（Somogyi 单位）或 12 小时后尿淀粉酶 1000U/L（Somogyi 单位）可作为参考。血清酶活性高低与病情程度无相关性。

2. 淀粉酶同工酶 淀粉酶有腮腺型和胰腺型两种同工酶，测定淀粉酶同工酶有利于急性胰腺炎的诊断。胰腺型淀粉酶同工酶的参考值：血清＜53U/L，尿液＜325U/L。

3. 血脂肪酶 急性胰腺炎时血清脂肪酶水平增高与淀粉酶平行。但脂肪酶增高持续时间较长，有助于发作后胰腺炎的诊断。应注意在巨淀粉酶血症和腮腺炎时脂肪酶水平正常。

4. 血清标志物 C 反应蛋白（CRP）发病 72 小时后 150mg/L，提示胰腺组织坏死。动态测定 IL-6 水平增高提示预后不良。

5. 血常规 白细胞计数与分类均增高，重者有血细胞比容降低。

6. 血钙 血钙值的明显下降提示胰腺有广泛脂肪坏死，血钙＜1.75mmol/L（7mg/d）提示预后不良。

7. 其他 约半数病例可见血清胆红素和转氨酶、碱性磷酸酶的水平增高，与胰腺发炎压迫胆总管，或病变严重时伴随非梗阻性胆汁淤积有关。白蛋白从腹膜后炎症区和腹膜表面外渗，可使血中白蛋白水平减低。所有患者都应测定血清甘油三酯的水平。酗酒者甘油三酯多呈中度暂时增高，因此可能只是胰腺炎的表象而非真正的病因。

（二）影像学检查

1. 胸、腹部 X 线平片 对发现有无胸腔积液、肠梗阻有帮助。

2. B 超 轻型急性胰腺炎时，可见胰腺弥漫性、均匀地增大、外形饱满，界限模糊，内部回声减弱，但比较均匀，也可有胰腺局部肿大。重症急性胰腺炎时，胰腺实质肿胀，失去正常形态，内部回声不规则，可表现为回声减弱或增强，或出现无回声区，回声的改变取决于胰腺坏死和内出血的情况。B超还可用于判断有无胆道结石和胰腺水肿、坏死。

3. CT扫描　能确切显示胰腺解剖，是诊断急性胰腺炎的标准方法，可确定急性胰腺炎是否存在及其严重程度以及有无局部并发症，鉴别囊性或实质性病变，判断有无出血坏死，评价炎症浸润的范围，且不受肠道气体的干扰。平扫CT对坏死性胰腺炎诊断的敏感性较低，增强CT敏感性明显提高。改良的CT严重指数评分（modified CT severity index，MCTSI）常用于炎症反应及坏死程度的判断，轻症急性胰腺炎的MCTSI评分<4分，中重症及重症急性胰腺炎的MCTSI评分≥4分。

表34-1　改良的CT严重指数评分

特征	评分
胰腺炎症反应	
正常胰腺	0
胰腺和（或）胰周炎症改变	2
单发或多个积液区或胰周脂肪坏死	4
胰腺坏死	
无胰腺坏死	0
坏死范围≤30%	2
坏死范围>30%	4
胰腺外并发症，包括胸腔积液、腹水、血管或胃肠道受累等	2

注：MCTSI评分为炎症反应与坏死评分之和。

4. MRI　MRI检查对于胰腺炎的诊断价值并不优于CT。可通过磁共振胰胆管造影（MRCP）判断有无胆胰管梗阻。

5. ERCP和超声内镜（EUS）　对急性胰腺炎的诊治均有重要作

用。EUS 主要用于诊断，尤其对于鉴别诊断恶性肿瘤和癌前病变（如壶腹部肿瘤、微小结石病等）有重要意义。ERCP 主要用于治疗，但对于一些少见病因（如 Oddi 括约肌功能障碍等）有帮助诊断作用。

【诊断要点】

任何有上腹疼痛，难以解释的休克或血尿淀粉酶增高的患者，均应考虑急性胰腺炎的可能。急性胰腺炎的诊断标准为：①与急性胰腺炎相符合的腹痛症状；②血清淀粉酶和（或）脂肪酶至少高于正常上限 3 倍；③腹部影像学检查符合急性胰腺炎影像学改变。具有上述 3 项中的 2 项标准可诊断急性胰腺炎。

当急性胰腺炎有：① B 超检查见胆总管内结石或胆总管扩张 > 4mm（胆囊切除者胆总管扩张 > 8mm）；②血清胆红素 > 40mol/L；③胆囊结石伴碱性磷酸酶和（或）ALT 高于正常上限的 3 倍，即可诊断为胆源性胰腺炎。

多数急性胰腺炎为轻症，且多为自限性，仅需短期住院治疗。重症急性胰腺炎占 15% ～ 20%，根据是否出现持续的器官衰竭（> 48 小时），可分为中重症急性胰腺炎和重症急性胰腺炎。同时根据急性生理学与慢性健康评估 Ⅱ（APACHE Ⅱ）评分、Ranson 评分、急性胰腺炎严重程度床边指数（BISAP）评分等动态评估急性胰腺炎的严重程度及其预后。

1. 轻症急性胰腺炎　不伴有器官功能衰竭及全身并发症，通常在 1 ～ 2 周恢复，病死率极低。Ranson 评分 < 3 分，APACHE Ⅱ 评分 < 8 分，BISAP 评分 < 3 分，MCTSI 评分 < 4 分。

2. 中重症急性胰腺炎　伴有一过性（≤ 48 小时）的器官功能障碍，或伴有局部或全身并发症而无持续器官功能衰竭。早期病死率低，后期如坏死组织合并感染，病死率增高。Ranson 评分 ≥ 3 分，APACHE Ⅱ评分 ≥ 8 分，BISAP 评分 ≥ 3 分，MCTSI 评分 ≥ 4 分。

3. 重症急性胰腺炎　占急性胰腺炎的 5% ～ 10%，伴有持续

（>48小时）的器官功能衰竭。重症急性胰腺炎早期病死率高，如后期合并感染则病死率更高。器官功能衰竭的诊断标准依据改良Marshall评分系统，任何器官评分≥2分可定义为存在器官功能衰竭。

Ranson标准是最为人熟知的重症胰腺炎的评估标准，包括11项特征。BISAP系统可用于住院48小时内的任何时间，虽仅有5个参数，但对预后评估的准确性与Ranson标准相似。APACHE Ⅱ系统采用14项常规检查指标，较复杂，多用于重症监护室（ICU）。

此外，还有一些有临床价值的严重度判别指标，如体质指数（BMI）>28kg/m^2、胸膜渗出尤其双侧胸腔积液、72小时后C反应蛋白>150mg/L并持续升高等。

【鉴别诊断】

（一）消化性溃疡急性穿孔

有典型的溃疡病史，腹痛突然加剧，腹肌紧张，肝浊音界消失，X线透视见膈下有游离气体等可资鉴别。

（二）胆石症和急性胆囊炎

常有胆绞痛史，疼痛位于右上腹，常放射到右肩部，Murphy征阳性，血及尿淀粉酶轻度升高。B超及X线胆道造影可明确诊断。

（三）急性肠梗阻

腹痛为阵发性，腹胀，呕吐，肠鸣音亢进，有气过水声，无排气，可见肠型。腹部X线可见液气平面。

（四）心肌梗死

有冠心病史，突然发病，有时疼痛限于上腹部。心电图显示心肌梗死图像，血清心肌酶升高。血、尿淀粉酶正常。

【治疗】

（一）西医治疗

1. 轻症急性胰腺炎 以内科治疗为主，但对于有胆囊结石的轻症急性胰腺炎患者，在病情控制后应尽早行胆囊切除术；胆源性轻症急性胰腺炎在治疗过程中出现病情进展，可行鼻胆管引流或内镜下十二指肠乳头括约肌切开（endoscopic sphincterotomy，EST）。

（1）支持治疗：早期足量的静脉水化，给予每小时 250～500mL 的等渗晶体液（如乳酸林格氏液），除非患者存在心血管或肾脏疾病等禁忌证。在早期 12～24 小时内给予足量的静脉水化，获益最大，超过此时间窗后获益减少。在起病后 24～48 小时，以降低尿素氮为足量静脉水化的目标，同时结合患者病情，每隔 6 小时重新评估患者所需补液量。

（2）抑制胰腺分泌

1）禁食及胃肠减压：可减少胰腺分泌。轻症急性胰腺炎待恶心呕吐和腹痛消失，即可逐步开放进食，可先给予少量无脂流质，逐步过渡到低脂固体饮食。若有复发表现，需再度禁食。

2）H_2 受体阻断药或质子泵抑制剂：抑制胃酸以保护胃黏膜及减少胰腺分泌。

3）生长抑素及类似物：具有多种内分泌活性，如抑制胃酸分泌；抑制胰腺外分泌，使胰液、碳酸氢盐、消化酶分泌减少；抑制胰岛素、胰高血糖素、胆囊收缩素等，被认为对胰腺细胞有保护作用，可阻止急性胰腺炎的进展。早期应用能迅速控制病情、缓解临床症状，使血淀粉酶快速下降并减少并发症，提高治愈率。施他宁的剂量为首剂 250μg 加入 10% 葡萄糖溶液 20mL 中缓慢静脉推注，继而 3～6mg 加入 10% 葡萄糖溶液 500mL 静脉滴注维持 12～24 小时。善宁首剂为 0.1mg 加入 10% 葡萄糖溶液 20mL 缓慢静脉推注，继而 0.6mg 加入 10% 葡萄糖溶液 500mL 静脉滴注维持治疗

12 ～ 24 小时。

（3）抗生素胆源性急性胰腺炎：可选用氨基糖苷类、喹诺酮类、头孢菌素类及抗厌氧菌药物，其他病因的轻型急性胰腺炎不推荐静脉使用抗生素预防感染。

（4）抑制胰酶活性，减少胰酶合成

1）抑肽酶：抑制肠肽酶，中断瀑布效应，应早用，剂量宜大。参考剂量：第 1 天 50000U/h，总量 100000 ～ 250000U，随后 20000 ～ 40000U/d，疗程 1 ～ 2 周。

2）加贝酯：为一种非肽类蛋白分解酶抑制剂，对胰蛋白酶、血管舒缓素、磷脂酶 A2 等均有极强的抑制作用，并有松弛肝胰壶腹部 Oddi 括约肌作用。用法：100mg 加入 250mL 液体内，3 次 / 日，静脉滴注 3 天，症状减轻后 100mg，1 次 / 日，静脉滴注，疗程 7 ～ 10 天，滴速为 1mg/（kg·h），不宜 > 2.5mg/（kg·h）。用药期间要注意皮疹及过敏性休克。

3）乌司他丁：为一种蛋白酶抑制剂，可抑制胰蛋白酶等各种胰酶，还可稳定溶酶体膜、抑制溶酶体酶释放、抑制心肌抑制因子产生和炎性介质释放。用法：100000U+ 液体 500mL，静脉滴注，1 ～ 2 小时内滴完，1 ～ 3 次 / 日。

（5）镇痛：急性胰腺炎患者常有明显疼痛，甚至可导致休克，因此镇痛非常重要。常用的有山莨菪碱或哌替啶肌内注射、0.1% 普鲁卡因静脉滴注，一般不用吗啡和胆碱能受体抑制剂。

2. 中重症急性胰腺炎及重症急性胰腺炎

（1）内科治疗

1）禁食和胃肠减压：可减少胰腺分泌，减少胃酸的刺激及减轻胀气和肠麻痹。

2）营养支持：营养支持对保护肠黏膜屏障功能、降低感染等并发症十分重要，应贯穿中重症急性胰腺炎及重症急性胰腺炎的整个治疗。在血流动力学和心脏功能稳定情况下，应早期进行营养支持，初期主要是肠外营养，但应尽早（发病 48 小时内）过渡到肠内营养。重症急性胰腺炎患者胃肠功能一旦恢复，即应实施肠内营养。发生中重症及重症急性胰腺炎时，炎症反应、肠道菌群失调、生长因子缺乏和肠黏膜上皮细胞过度凋亡等因素可导致肠黏膜屏障损伤，进而发生肠道衰竭，导致细菌及内毒素易位，肠源性细菌到达胰腺，形成胰腺及胰腺周围组织继发感染与脓毒症，与 MOF 的发生密切相关。因此，肠道衰竭被称为 MOF 的"发动机"。肠内营养是防止肠道衰竭的重要措施，可维持肠屏障功能，增加肠黏膜血流灌注和促进肠蠕动，避免肠道菌群易位，维持肠道内细菌平衡，改善肠道通透性，限制由肠道介导的全身炎症反应。

3）液体复苏：液体复苏、维持水电解质平衡和加强监护是早期治疗的重点，由于系统性炎症反应综合征（SIRS）引起毛细血管渗漏综合征，导致血液成分大量渗出，造成血容量丢失与血液浓缩。复苏液首选乳酸林格氏液，对于需要快速复苏的患者可适量选用代血浆制剂。补液速度控制在 250 ～ 500mL/h，但扩容治疗需避免液体复苏不足或过度，可通过动态监测中心静脉压（CVP）或肺毛细血管楔压（PWCP）、心率、血压、尿量、血细胞比容（HCT）及混合静脉血氧饱和度（SvO_2）等指标作为指导。建议以下患者转入重症监护室（ICU）进行治疗：持续性呼吸困难或心动过速者；入院 6 ～ 8 小时内对初始复苏无应答的呼吸衰竭或低血压者；呼吸衰竭须机械通气者；肾功能不全须透析者。

4）抗生素：无感染的急性胰腺炎不推荐静脉使用抗生素预防感染。伴有感染的中重症及重症急性胰腺炎应常规使用抗生素。选择抗生素应注意：①抗菌谱广，因为每一病例都可分离出数种病原菌；②对主要病原菌应有强大的杀灭、抑制作用；③兼顾厌氧菌，推荐方案为碳青霉烯类、第三代头孢菌素联合抗厌氧菌药物、青霉素联合内酰胺酶抑制剂。疗程 14 天，可根据病情延长应用时间。临床上无法用细菌感染来解释发热等表现时，应考虑到真菌感染的可能，可经验性应用抗真菌药，同时进行血液或体液真菌培养。

5）生长抑素和生长激素联合疗法：生长激素的作用主要是促进蛋白合成、调节免疫和可能的抗感染。生长激素用量一般为 4 ～ 8U 皮下注射，每日 2 次，应注意高血糖等不良反应。

6）糖皮质激素：一般不用，除非出现重要脏器严重并发症，常用甲基泼尼松龙，40 ～ 80mg/d，静脉滴注，每天 1 ～ 2 次。

7）血浆置换：如有严重高脂血症（血甘油三酯 > 11.3mmol/L），可用血浆置换法降低血中甘油三酯含量，尽量降至 5.65mmol/L 以下，对于高脂血症性急性胰腺炎，要限用脂肪乳剂，避免应用升高血脂的药物。

（2）减少腹腔内有毒液体：重症急性胰腺炎患者腹腔内积液中有大量血管活性物质及毒性细胞因子，对胰腺炎的恶化和全身病理生理影响很大。传统方法为手术清除加引流，但创伤大、感染机会多，目前国内有人试用在腹腔镜下腹腔灌洗，并获初步成功。

（3）手术治疗：主要针对胰腺局部并发症继发感染或产生压迫症状，如消化道梗阻、胆道梗阻等，以及胰瘘、消化道瘘、假性动脉瘤破裂出血等。胰腺及胰周无菌性坏死积液无症状者无须手术治疗。

（4）内镜治疗：条件具备时应尽早行内镜下诊断与处理。对疑有胆源性胰腺炎的患者早期（发病后 24 ～ 72 小时内）进行 ERCP，可清除胆管结石、恢复胆流，并减少胆汁性胰腺炎的反流，使患者病情迅速改善并减少复发，疗效优于传统常规治疗，成功率可达 90% 以上。

（5）对重要脏器衰竭的处理：可参阅其他有关章节。

（6）对局部并发症的处理：大多数急性胰周液体积聚在发病后数周内可自发吸收，一般不发生感染。在这个阶段穿刺引流可继发感染，故应避免干预。仅在感染性急性胰周液体积聚时才有穿刺引流的指征。假性囊肿亦很少需要干预，仅在感染或有症状时考虑穿刺引流。临床上出现脓毒血症、CT 检查出现气泡征、细针穿刺抽吸物涂片或培养找到细菌或真菌时，可诊断为感染性坏死。EUS 引导下胰腺假性囊肿和胰腺脓肿穿刺引流术已在临床广泛应用，能对胰腺假性囊肿、胰腺脓肿进行准确的定位评估，并对进针过程实时监测，可准确穿刺并引流病灶，与传统引流术及外科手术相比，创伤小，安全性高，且术后并发症较少。

（二）中医辨证论治

《急性胰腺炎中西医结合诊疗共识意见（2017 年）》中对此病的辨证论治进行了总结，可供临床参考，药物剂量可参考《方剂学》和《中药学》，具体如下：

I. 早期

1. 肝郁气滞证

证候特点：右中上腹痛，两胁胀痛、矢气则舒，抑郁易怒，善太息，恶心呕吐，嗳气呃逆，大便不畅。

舌脉：舌淡红，苔薄白或薄黄；脉弦紧或弦数，左关脉明显。

治法：疏肝理气。

推荐方剂：柴胡疏肝散合清胰汤加减。

基本处方：醋柴胡 10g，枳壳 10g，泽泻 10g，川芎 10g，陈皮 10g，法半夏 9g，厚朴 10g，郁金 10g，丹参 10g，白芍 10g，大黄 3g，生甘草 6g。

2. 肝胆湿热证

证候特点：胁肋胀痛，口苦泛恶，身目发黄，大便不调，小便短黄，乏力纳差。

舌脉：舌质红，苔黄腻或薄黄，脉弦数或弦滑数，左关脉为主。

治法：清利肝胆湿热。

推荐方剂：茵陈蒿汤合龙胆泻肝汤或清胰汤加减。

基本处方：茵陈 10g，龙胆草 10g，大黄 3g（后下），栀子 10g，柴胡10g，枳实10g，木香10g，黄连6g，延胡索10g，黄芩10g，车前子10g，通草10g，生地黄10g，当归10g。并发黄疸时可从阴黄、阳黄辨证论治。

3. 结胸里实证

证候特点：胸胁上腹硬满，疼痛拒按，胸胁苦满，寒热往来，心烦喜呕，小便短赤涩痛，大便秘结。

舌脉：舌红苔黄腻或黄厚而燥，脉滑数或沉紧、沉数有力。

治法：通里攻下，理气活血。

推荐方剂：清胰汤合大陷胸汤加减。

基本处方：柴胡10g，黄芩10g，枳实10g，厚朴10g，牡丹皮10g，延胡索10g，川楝子10g，生大黄10g，芒硝10g（冲服），甘遂末3g等。

4. 瘀热（毒）互结证

证候特点：腹部刺痛拒按，痛处不移，出血，皮肤青紫瘀斑。发热夜甚，小便短赤，大便燥结，腹部可扪及包块。

舌脉：舌质红或有瘀斑，脉弦数或涩。

治法：清热泻火，祛瘀通腑。

推荐方剂：泻心汤或大黄牡丹皮汤合膈下逐瘀汤加减。

基本处方：大黄10g，黄连10g，黄芩10g，当归10g，川芎10g，桃仁10g，红花10g，赤芍10g，延胡索10g，生地黄10g，丹参10g，厚朴10g，炒五灵脂10g，牡丹皮10g，芒硝3g（冲服）。

5. 内闭外脱证

证候特点：寒战发热，烦渴多汗，呼吸喘促，烦躁不宁，恶心呕吐，神志不清，二便不通，皮肤花斑。

舌脉：舌质干绛，苔灰黑而燥，或苍老无苔，脉沉细而弱，或细数。

治法：通腑逐瘀，回阳救逆。

推荐方剂：小承气汤合四逆汤加减。

基本处方：生大黄 3～10g（后下），厚朴 10g，枳实 10g，熟附子 10g，干姜 10g，甘草 10g，葛根 10g，赤芍 10g，红花 10g，生晒参 10g（另炖）。并发神志改变等胰性脑病时，进行相应辨证论治。

Ⅱ.后期

1.脾气虚证

证候特点：腹胀纳差，少气懒言，神疲乏力，恶心呕吐，呕吐清水，大便稀溏，面色萎黄或㿠白。

舌脉：舌淡红，苔薄白；脉沉弱，右关弱而无力，或双寸沉弱无力，尺脉不弱者。

治法：益气健脾。

推荐方剂：补中益气汤加减。

基本处方：黄芪 10g，炙甘草 10g，人参 10g，当归 10g，橘皮 10g，升麻 10g，柴胡 10g，白术 10g，丹参 10g 等。中焦阳虚明显可加理中汤。脾虚湿盛者可与参苓白术散加减。

2.气阴两伤证

证候特点：少气懒言，潮热盗汗，短气自汗，口干舌燥，五心烦热，食欲不振。

舌脉：舌淡或舌红少苔，左脉细，或双寸脉细或细数。

治法：益气养阴。

推荐方剂：生脉散与益胃汤加减。

基本处方：人参 10g，麦冬 10g，五味子 10g，生地黄 10g，玄参 10g，玉竹 10g，北沙参 10g。

3.中焦虚寒证

证候特点：腹部拘急疼痛，喜温喜按，心悸虚烦，虚怯少气，面色无华，乏力纳差。

舌脉：舌淡或舌红少苔，左脉细，或寸脉微弱而涩，尺脉紧弦，或右脉沉弱，左脉细弦而紧。

治法：温中补虚，和里缓急。

推荐方剂：小建中汤加减。

基本处方：饴糖10g，桂枝10g，芍药10g，生姜10g，大枣10g，炙甘草10g，丹参10g。

4.寒热错杂证

证候特点：心下痞满不痛，呕吐下利，口干口苦，纳差，少气懒言，呃气频频。

舌脉：舌淡，舌苔黄白相间或黄厚腻、干，右关轻取浮滑，沉取无力。

治法：寒热平调，消痞散结。

推荐方剂：半夏泻心汤加减。

基本处方：半夏9g，黄连10g，黄芩10g，干姜10g，甘草10g，大枣10g，人参10g，丹参10g。

5.瘀血阻滞证

证候特点：腹部包块，口干不欲饮，局部刺痛或压痛，皮下瘀斑。

舌脉：舌淡暗、紫暗，苔薄白或黄白，脉沉弦或涩。

治法：活血化瘀，行气止痛。

推荐方剂：血府逐瘀汤加减。

基本处方：桃仁10g，红花10g，当归10g，生地黄10g，牛膝10g，川芎10g，桔梗10g，赤芍10g，枳壳10g，甘草10g，柴胡10g。

（三）中医其他治疗

1.中成药

（1）香砂六君子丸：木香、砂仁、陈皮、制半夏、党参、白术、茯苓、炙甘草。具有益气健脾，理气和胃之功，用于脾虚气滞的治疗。6～9g/次，2次/天。

（2）理中丸：人参、白术、干姜、甘草。具有温中散寒，健脾和胃之功。用于脾胃虚寒，呕吐泄泻，胸满腹痛，及消化不良见上述证候者。8丸/次，3次/天。

（3）桂枝茯苓丸：桂枝、茯苓、牡丹皮、赤芍、桃仁。具有活血、化瘀、消癥之功。用于血瘀证，瘀血积液集聚阻滞于左侧者。1丸/次，1～2次/天。

（4）血府逐瘀口服液（片）：桃仁、红花、当归、川芎、地黄、赤芍、牛膝、柴胡、枳壳、桔梗、甘草。具有活血化瘀，行气止痛之功。用于瘀血内阻证。一次2支或6片，2次/天。

（5）康复新液：美洲大蠊干燥虫体提取物。具有通利血脉，养阴生肌之功。外用或内服用于瘀血阻滞证，术后伤口愈合、溃疡出血等情况。10mL/次，3次/天。

（6）复方谷氨酰胺胶囊：L-谷氨酰胺、白术、茯苓、甘草。具有健脾益气之功，用于ＡＰ后肠道功能紊乱，促进肠道功能的恢复、改善食欲。2～3粒/次，3次/天。

2. 中医外治法

（1）中药膏剂外敷：选择六合丹或自制活血止痛膏剂，根据积液、囊肿或包裹性坏死在腹腔的位置、腹腔室隔综合征的分型，外敷在相应部位。6～8小时/次，1次/天。

（2）针灸：取足三里、三阴交、阳陵泉、内关、支沟、合谷，以1.5寸毫针刺入。根据辨证论治结果进行穴位加减、采用不同补泻手法，结合电针。每次取6～12个穴位，留针30min，1～2次/天，治疗1～3周。

（3）穴位注射：选取双侧足三里，心率＞100次/min，无心脏病病史和前列腺肥大者，注射新斯的明1mL/次；有上述病史者，胃复安10mg/次，2～3次/天，疗程3～7天，视胃肠动力和大便情况决定使用频次并停用。

（4）其他：选择精制细颗粒芒硝，棉布包装，根据腹腔积液和胰腺及其周围组织水肿的范围、部位，外敷在相应部位。2～

8 小时 / 次，1 ～ 3 次 / 天。

3. 心理治疗　为患者提供安静舒适环境，与患者多交流，进行必要解释，在必要而有效的镇痛镇静基础上，帮助患者消除恐惧，树立战胜疾病的信心。

（四）中西医结合治疗

中西医结合早期治疗的首要目标是维持内环境稳定、改善胃肠动力、抑制炎症损伤以维护重要器官功能，减少器官衰竭的发生以降低早期病死率；后期以恢复器官功能、减少感染和局部并发症为主要目标，降低手术率、中转 ICU 比率，缩短住院时间并降低病死率。

中西医结合治疗的选择及应用：AP 是临床上常见的急腹症，其中 MAP 经积极治疗后多可痊愈，少部分患者的病情可能恶化，发展成为 SAP，临床经过凶险。西医的常规治疗主要是纠正水、电解质紊乱，支持治疗，补液，镇痛，抑制胰腺外分泌，应用胰酶抑制剂等。近年来随着对该病认识的不断深入，加之外科手术的诸多弊端，中药在 AP 治疗中显现出很好的前景。研究表明，在西医治疗基础上，中药的介入，能使 AP 的并发症的发生率、死亡率等明显下降，更好地改善全身的症状、促进肠道功能恢复、修复胰腺组织等，而且中药具有价格便宜、多靶点作用、毒副作用少等诸多优势。目前，中西医结合治疗的重点主要是 SAP，基本方法包括以下几个方面。

1. 中医单味药配合西医治疗　现代药理学研究证实，某些中药可通过降低血管通透性、抑制巨噬细胞和中性粒细胞活化、清除内毒素达到治疗功效。在西医常规治疗和中医辨证论治基础上，可选用的中药有：①生大黄：其主要化学成分为蒽醌类化合物，其中游离型蒽醌类有大黄素、大黄酸、芦荟大黄素、大黄酚等，结合型蒽醌类主要包括蒽醌苷和双蒽醌酮苷。可改善微循环，促进肠蠕动恢复，抑制细菌移位，抑制白细胞释放炎性介质，阻断 SIRS 与胰腺自身消化的恶性循环，促进胰腺组织恢复，对胃肠黏膜屏障有明显的保护作用。②丹参：其主要化学成分为脂溶性的丹参酮类化合物和水溶性的酚酸类化合物。能够抑制 TNF-α，IL-6，IL-8 等促炎因子分泌并上调 IL-10、IL-4 等含量，提高抗氧化酶的活性，可以直接捕获清除氧自由基，改善微循环，阻止钙内流。

2. 中医辨证分期论治联合西医治疗

（1）以防止非感染性多器官功能障碍综合征（MODS）为主要内容的早期治疗：从发病初期开始，延续 7～10 天。从病理生理学来看，主要是胰腺、胰周渗液及血液中血管活性毒性物质引起的全身性损害。主要表现为血容量减低、末梢循环不全、肺功能障碍、肠麻痹及肾功能损害，这是 SAP 的第一个 MODS 高峰。从中医辨证来看，多属于少阳阳明合证或阳明腑证，严重患者亦可表现为结胸里实证。首先给予患者积极的全身支持治疗，同时重用中医通里攻下药物，消除腹胀，保持大便通畅。原则上以大承气汤或清胰陷胸汤为主方，根据患者情况随症加减。要抓紧入院后前 3 天的治疗，每日中药 2 剂，分 4 次服。

（2）以控制细菌感染，防治感染性并发症为主要内容的进展期治疗：从发病后 10～14 天开始，由于胰腺和（或）胰周组织感染而出现全身感染症状。患者开始出现寒热往来，或壮热不退，腹痛及腹胀再度加重，严重者表现为第二个 MODS 高峰。进展期的全身支持疗法除前述的措施外，还应加强营养支持及抗感染治疗。此期的中药治疗以清热解毒及活血化瘀为主，辅以通里攻下，代表的方剂为清胰承气汤加减。

（3）恢复期的中西医结合治疗：腹腔感染已经得到控制，周身情况稳定，患者就进入恢复期。此期的主要治疗目标是调理脾胃，补益气血，恢复胃肠的消化吸收功能，增强机体的免疫抗病能力，方用六君子汤或平胃散加减。另外，择期手术解决胰腺坏死所遗留下的问题。

3. 中药外治法结合西医治疗 目前报道在 AP 治疗过程中，可同时应用双柏散、芒硝大黄冰片散、六合丹（大黄、黄柏、白及等七味药）、金黄散，外敷上腹部，可达局部清热解毒、消痈排脓之功，对于炎症吸收、缓解疼痛、胰周液体及囊肿吸收起了一定的促进作用。

【转归、预后、随访】

急性胰腺炎的总体病死率为 1%～2%，中重症急性胰腺炎患者预后较好，重症急性胰腺炎患者病死率较高，为 34%～55%，伴有 MOF 者，病死概率达 100%。

【生活调护】

主要针对诱发胰腺炎的危险因素进行预防和调摄，加强健康教育，如清淡饮食，避免暴饮暴食。另外积极治疗原发疾病可预防胆源性胰腺炎的发生，避免酗酒可防止酒精性胰腺炎的发生，尽可能避免引起胰腺炎发生的诱发因素。急性期注意卧床休息，禁饮食（不禁药），必要时需胃肠减压；出院后节饮食、戒烟酒、调情志、避寒暑、慎起居、适劳逸，饮食宜清淡而富于营养，忌食辛辣油腻之品。

【中西医最新研究进展】

（一）部分现代医家中医或中西医结合治疗急性胰腺炎的经验

黄晓佩等观察大黄逐瘀汤内服与灌肠治疗重症急性胰腺炎瘀毒互结证的临床疗效及对血清炎症因子的影响，将 2017 年 9 月至 2018 年 12 月河南省人民医院收治的重症急性胰腺炎瘀毒互结证患者 68 例，采用随机数字表法分为治疗组和对照组各 34 例。对照组采用西医常规治疗；治疗组在对照组的基础上采用大黄逐瘀汤内服与灌肠治疗，两组均治疗 7d，治疗前后分别进行腹痛、腹胀、恶心呕吐症状评分；进行血清淀粉酶（AMS）、脂肪酶（LPS）、IL-6、IL-10、TNF-α 水平检测，记录腹痛消失时间，腹胀消失时间及排气恢复时间。结果治疗后，两组腹痛评分、腹胀评分、恶心呕吐评分，血清 AMS、LPS、IL-6 及 TNF-α 水平较本组治疗前均降低（$P < 0.05$），且治疗组低于对照组（$P < 0.05$）。治疗后两组 IL-10 较本组治疗前均升高（$P < 0.05$），且治疗组高于对照组（$P < 0.05$）。治疗组腹痛消失时间，腹胀消失时间，排气恢复时间均短于对照组（$P < 0.05$）。治疗组总有效率高于对照组（$P < 0.05$）。杨国红等将 126 例早期 AP 患者随机分为治疗组与对照组，各 63 例，对照组予常规西医治疗，治疗组在对照组治疗方案基础上，予中医辨证四联治疗（中药灌胃，胃肠实热证采用大承气汤加减，肝胆湿热证采用大柴胡汤加减；中药灌肠，采用大承气汤加减；中药外敷，采用清热散结方；静脉滴注活血化瘀药，灯盏花素注射液），疗程均为 2 周。结果发现中医辨证四联疗法能明显改善 AP 患者临床症状、体征，实验室指标，MCTSI 评分，能够早期下调血清 TNF-α，IL-6 水平，上调血清 IL-10 水平。易琼等选择 2015 年 5 月至 2019 年 5 月在湖南中医药大学第一附属医院重症医学科（ICU）住院，西医符合 SAP 合并 MODS 诊断标准，中医诊断符合腑实热结证的患者共 100 例，随机分为对照组和观察组，各 50 例。对照组患者予以禁食禁饮、胃肠减压、胰蛋白酶抑制剂、胃黏膜保护、早期空肠营养、减轻炎症反应、连续性床旁血液净化（CBP）、机械通气、循环支持等综合治疗，观察组患者在常规综合治疗的基础上，辨证论治经鼻空肠管注入清胰汤加减，疗程为 7d。发现 SAP 患者并发 MODS 时，使用血液净化联合清胰汤加减，可以促进胰腺修复，抑制炎症反应，改善脏器功能，对于改善症状、缓解中医证候、延缓病程进展、减少住院时间、降低病死率起到了重要作用。

临床上除了辨证论治，很多医家基于疾病的病机特点也采用中医综合疗法进行治疗，取得了较好的疗效，举例如下：

卢丽珠等纳入急性胰腺炎（腑实热结证）患者 94 例分为对照组和干预组各 47 例。对照组给予常规治疗，干预组在对照组常规治疗的基础上加用中医特色疗法。①中药灌肠：柴胡 15g，枳实 10g，法半夏 15g，黄芩 15g，生大黄 10g（后下），芒硝 30g（冲），白芍 15g，栀子 15g，连翘 15g，桃仁 15g，红花 15g，厚朴 15g，黄连 15g，加水 1000mL 浸泡 30min 后煎煮至 500mL，待冷却至 40℃左右，装入灌肠袋内，将肛管置入患者的结肠内 25～30cm，药液高度距肛门≤30cm，药液在肠内保留 30min 以促进充分吸收。灌肠过程中注意观察患者的神志、血压、心率、呼吸、脉搏等，避免发生严重的不良反应。②穴位贴敷：大黄 10g，牵牛子 15g，丁香 15g，吴茱萸 15g。药材研末加蜂蜜调成糊状，然后蘸取贴于胶布上，将胶布贴敷于中脘、内关、天枢、神阙等穴位，一次 30min，每日 1 次。连续治疗 7d。比较两组的总有效率、中医证候积分、改良的 CT 严重指数评分（MCTSI）、急性生理学与慢性健康评估Ⅱ（APACHE Ⅱ）评分、临床症状（腹胀、腹痛、肛门排气、肠鸣音恢复）缓解时间、血液生化指标〔AMS、尿淀粉酶（UAMY）、WBC、LPS〕恢复正常的时间、住院时间、并发症发生率、死亡率。结果：治疗后，干预组的总有效率显著高于对照组（$P < 0.05$）；两组的中医证候积分、MCTSI 评分、APACHE Ⅱ评分均较治疗前降低（$P < 0.05$），且治疗后干预组显著低于对照组（$P < 0.05$）；干预组 UAMY、WBC、LPS 水平恢复正常时间和住院时间均显著短于对照组（$P < 0.05$）；干预组并发症发生率显著低于对照组（$P < 0.05$）。结论：中医综合特色疗法治疗急性胰腺炎（腑实热结证）可以缓解症状，提高临床疗效，减少并发症。

（二）《2019 版：中国急性胰腺炎诊治指南》推荐的急性胰腺炎的早期液体复苏

早期液体复苏目的是改善有效循环血容量和器官灌注不足，建议采用"目标导向治疗"策略。具体补液措施可分为快速扩容和调整体内液体分布 2 个阶段，必要时使用血管活性药物（如去甲肾上腺素或多巴胺）维持血压。补液量包括基础需要量和流入组织间隙的液体量。输液种类包括胶体物质（天然胶体如新鲜血浆、人血白蛋白）、0.9%NaCl溶液（生理盐水）和平衡液（乳酸林格氏液）。扩容时应注意晶体与胶体的比例（推荐初始比例为晶体：胶体 =2 ：1），并控制输液速度［在快速扩容阶段可达 5 ～ 10mL/（kg·h）］。

液体复苏在保障初期快速扩容的同时，也应避免过度的液体复苏，否则可能加重组织水肿并影响脏器功能。复苏成功的指标包括：尿量 > 0.5 ～ 1mL/（kg·h）、平均动脉压（MAP）> 65mmHg（1mmHg=0.133kPa）、心率 < 120 次 /min、BUN < 7.14mmol/L（如果 BUN > 7.14mmol/L，在 24h 内下降至少 1.79mmol/L）、HCT 在 35% ～ 44%。入院后的 24 ～ 48h，应每隔 4 ～ 6h 评估液体需求。在达到复苏指标后，应控制液体输注速度和输液量，并可小剂量应用利尿剂避免组织水肿。

液体复苏晶体液的选择中，对使用乳酸林格氏液或生理盐水不做倾向性推荐，但亦有研究表明乳酸林格氏液更有优势。胶体液的选择中，应用羟乙基淀粉可能增加多器官功能衰竭以及持续性肾脏替代治疗（continuous renal replacement therapy，CRRT）的比例，且对生存率无明显改善，故不推荐应用 HES 作为胶体液应用于液体复苏。

（王万卷）

第三十五章　慢性胰腺炎

慢性胰腺炎（chronic pancreatitis，CP）是一种多因素的纤维炎症综合征，其中胰腺炎症的反复发作导致广泛的纤维组织替代，导致慢性疼痛，胰腺外分泌和内分泌功能不全，生存质量降低和预期生命缩短。临床以反复发作的上腹疼痛和（或）胰腺内、外分泌功能不全为主要症状。全球发病率每年 4.4/10 万～ 11.9/10 万，我国患病率约为 13/10 万，且有逐年增多的趋势。男女比为 1.86 ：1。男女发病年龄无显著差异。

中医古代医籍无此病名，根据其病因、发病部位及临床特点，属"腹痛""脾心痛""胃心痛""胰瘅""脾实""结胸"等范畴。

【病因病机】

（一）中医

1. 感受外邪　或因金刃所伤，气血瘀滞；或因虫积、沙石阻滞，肝胆疏泄失司，湿热蕴结，气滞血瘀而腹痛。

2. 饮食不节　酒食不节、恣食肥甘厚味导致肝胆脾胃功能失调，肝胆失疏，脾胃失和，导致湿热郁结中焦，气机郁滞，血运不畅。

本病病位在中焦，病机涉及脾胃肝胆，由胆道沙石、暴饮暴食、肝胆瘀滞引发急性胰腺炎，若因疾病未愈，或反复发作可产生湿热、食滞、痰浊、血瘀等病理产物，而这些病理产物又可再伤脾胃，病情缠绵难愈。气滞血瘀、脾胃虚弱是其基本病机，属正虚邪实之证。发作期以邪实为主，主要为肝胆湿热，脾胃升降失司，气滞血瘀。缓解期为脾胃虚弱，运化失调，气血亏虚，甚或虚及阴阳。

慢性胰腺炎因症状不同，其病机特点有所不同。以腹痛为主者，其病机特点主要为肝脾失调，湿热内蕴，气血瘀滞。以泄泻为主者，其病机特点为脾胃运化失健，清浊不分，混杂而下，重可累及脾肾阳虚。若以虚劳为主要表现者，病机特点表现为气虚、血虚、阴虚、阳虚，或相间而虚。若气血瘀滞，痰湿瘀阻则见局部积聚肿块。

（二）西医

1. 胆道疾病　胆道疾病者占病因 36% ～ 65%。胆囊、胆管结石约占 77%，其次为胆囊炎、胆道狭窄、肝胰壶腹括约肌功能障碍等。胆道疾病可诱发频发的胰腺炎，胰腺弥漫性纤维化，胰管狭窄、钙化。胆囊炎还可通过淋巴管炎而引起慢性胰腺炎。

2. 慢性酒精中毒　发达国家最主要的病因。患者的纯酒精摄入量≥（70 ～ 80）g/d，嗜酒史 5 ～ 15 年。由于酒精本身及（或）其代谢产物的毒性和低蛋白血症，造成胰实质进行性的损伤和纤维化；酒精刺激胰腺分泌，使胰液中胰酶和蛋白质的含量增加，钙离子浓度增高，形成小蛋白栓阻塞小胰管，导致胰腺结构发生改变，形成慢性胰腺炎。酒精性慢性胰腺炎胰腺钙化较多。

3. 自身免疫因素　约占 2.8%。

4. 营养因素　亚非发展中国家，最常见类型是营养不良诱发的（热带）胰腺炎。这些地区的食用植物木薯，能使血清硫氰酸水平增高，细胞内自由基生成增多，造成胰腺损伤。此外，低脂肪、低蛋白饮食，硒、铜等微量元素缺乏，维生素 A、维生素 B 等不足可能与之有关。

5. 基因突变　如阳离子胰蛋白酶原（PRSS1）基因、丝氨酸蛋白酶抑制剂 Kaza I 型基因、囊性纤维化跨膜传导调节因子基因、糜蛋白酶原 C 基因、钙离子敏感受体基因为常见突变基因。

6. 高钙血症　约 10% 甲状旁腺功能亢进患者发生慢性胰腺炎。始动因素是高钙血症，其机制有：①钙沉积形成胰管内钙化，阻塞胰管；②钙促进胰蛋白酶原活化，促发自身消化；③直接影响胰腺腺泡细胞的蛋白分泌。高钙血症也见于维生素 D 中毒、甲状旁腺癌、多发性骨髓瘤等疾病。

7. 高脂血症　家族性高脂血症中Ⅰ、Ⅳ、Ⅴ型患者易致胰腺炎反复发作。其机制可能为：①过高的乳糜微粒血症使胰腺的微血管阻塞；②胰腺毛细血管内高浓度的甘油三酯被脂肪酶大量分解，所形成的大量游离脂肪酸引起毛细血管栓塞或内膜损伤致胰腺炎发生。

8. 其他因素　①吸烟可显著增加慢性胰腺炎发病危险性；②上腹部手术后，可致肝胰壶腹部括约肌痉挛、狭窄，胰腺损伤或供血不良而引起胰腺炎；③一部分复发性和急性重症胰腺炎可发展成慢性胰腺炎；④胰供血动脉硬化，及胃十二指肠后壁穿透性溃疡等，均可引起慢性胰腺炎。

9. 特发性　占 6% ～ 37.5%，多见于年轻人和老年人，发病率无明显性别差异。随着诊断手段的不断提高，所占比例将逐渐下降。已发现一部分"特发性慢性胰腺炎"与肝胰壶腹括约肌功能异常有关。除上述传统的病因分类，目前国际上普遍使用的还有 TIGAR 危险因子分类。

【临床表现】

临床表现轻重不一。可无症状或轻度消化不良。而中度以上的 CP 可有腹痛、腹胀、黄疸等胰腺炎急性发作症状，胰腺内、外分泌功能不足表现，腹水、感染等。

1. 腹痛　占 60% ～ 100%，疼痛间歇性或慢性，常在上腹部，可放射至左、右季肋部，左侧肩部及背部。开始时，持续几小时到几天，随疾病进展，腹痛日趋频繁，持续时间增加。腹痛在仰卧位时加剧，屈膝位或俯卧位时缓解；饮酒、进油腻食物可诱发腹痛。后期随着胰腺内、外分泌功能下降，疼痛可能会减轻，甚至消失。

2. 胰腺外分泌不足的表现　轻中度患者仅有食欲减退、腹胀等消化不良症状。脂肪酶排量降低到正常的 10% 以下时才会出现脂肪泻，排出大量恶臭有油脂的粪便。同样，胰蛋白酶低于正常 10% 时才会有粪便中蛋白丢失。由于害怕疼痛而进食很少，体重减轻，并有多种维生素特别是脂溶性维生素缺乏的表现。

3.胰腺内分泌不足的表现 6%～46%患者有糖尿病或糖耐量异常。糖尿病常在出现临床症状后5～10年内发生。

4.黄疸 发生率为1%～28.2%。主要是由于胰头显著纤维化或假性囊肿压迫胆总管下段所致。

5.体征 上腹部压痛，急性发作时可有腹膜刺激征。当并发巨大假性囊肿时可扪及包块。由于消化吸收功能障碍可导致消瘦，亦可出现其他并发症相关体征。

6.并发症 患者除脂肪泻和糖尿病或糖耐量减退外，尚可有下列并发症：

（1）胰源性门静脉高压和上消化道出血：可出现呕血和黑便。其病因：①胰源性门静脉高压：脾静脉受压及血栓形成引起区域性门静脉高压，脾大和胃底静脉曲张破裂出血；②胰腺假性囊肿壁的大血管或动脉瘤受胰腺分泌的消化酶侵蚀而破裂出血；③胰腺分泌碳酸氢盐减少并发消化性溃疡和出血。

（2）胰腺假性囊肿：见于10%的患者。胰管内压力增高致胰管破裂，胰液外渗。因无活动性炎症，胰液常为清亮。活动性炎症合并脂肪坏死（也可能有胰腺实质的坏死），胰液自小胰管外渗。因含坏死组织，胰液常有变色。

（3）胆道或十二指肠梗阻：见于5%～10%的患者，主要是由于胰头部炎症或纤维化、假性囊肿所致。

（4）胰源性胸、腹水：形成的机制可能是由于胰管破裂，与腹腔和胸腔形成瘘管，或是假性囊肿的破溃致胰液进入胸、腹腔。胰源性胸、腹水可呈浆液性、血性或乳糜性，后两者较少见，胰源性胸腔积液以左侧多见，具有慢性、进行性、反复发作及胸腔积液量多的特点。

（5）胰腺癌：约4%患者在20年内并发胰腺癌。

（6）胰瘘：包括胰腺外瘘和内瘘。外瘘常发生于胰腺活检、胰腺坏死、外科引流术后、手术中的胰腺损伤或腹部钝伤后。内瘘常发生于慢性胰腺炎主胰管或假性囊肿破裂后，酒精性胰腺炎易出现内瘘。

（7）其他：少数患者可有胰性脑病，胰腺与脾粘连或胰腺假性囊肿侵蚀促发脾破裂，皮下脂肪坏死和骨髓脂肪坏死等。

【实验室和其他辅助检查】

（一）实验室检查

1. 粪便的显微镜检查　粪便中含有未消化的肌肉纤维和脂肪滴。

2. 胰腺外分泌功能测定　分为直接外分泌功能试验和间接外分泌功能试验两大类，两者均通过测量胰腺分泌的胰液量、胰液电解质浓度和胰酶量来评估胰腺外分泌的功能。包括胰泌素试验，Lundh 试餐试验，血、尿苯甲酰 – 酪氨酰 – 对氨基苯甲酸（BT–PABA）试验，胰月桂酸试验，粪便试验（苏丹三染色、粪便脂肪定量测定和弹力蛋白酶 1 测定）及核素胰腺外分泌功能试验（1– 甘油三酯 / 油酸吸收试验、双标记 Schilling 试验及 ^{13}C 呼气试验）等。仅在胰腺功能严重受损时才有阳性结果，且难以和小肠吸收障碍性疾病相区别。

3. 胰腺内分泌功能测定　包括糖耐量异常，血胰岛素、C 肽和血浆胰多肽（PP）减少。继发于慢性胰腺炎的糖尿病归类为 Ⅲ C 型，诊断标准为糖化血红蛋白（HbA1c）≥ 6.5%，空腹血糖（FBG）≥ 7mmol/L，但只有晚期（胰腺功能损失 90% 以上）方出现变化，敏感度低。

4. 血清 CCK 测定　正常为 30 ～ 300pg/mL，CP 患者可高达 8000pg/mL。

5. 其他实验室检查　急性发作期时血清淀粉酶、脂肪酶可升高；胰源性胸水中淀粉酶明显升高，血清 CA19-9 值可增高，但通常升幅较小，如明显升高，应警惕合并胰腺癌可能，其他指标如 IgG4、血钙、血脂、甲状旁腺素、病毒等检查有助明确 CP 病因。

（二）影像学检查

1. 腹部平片 腹部 X 线平片可发现部分患者胰腺区域的钙化灶、结石影。

2. 超声及其相关技术

（1）腹部超声：可见胰腺形态改变；胰腺纤维化时，胰腺内部回声增强；胰管有不规则扩张及管壁回声增强；有结石或钙化时可见光团及声影；有囊肿时可见液性暗区。敏感度和特异度较差，可作为 CP 的初筛检查。

（2）超声内镜（EUS）：避免了肠道气体和肠壁脂肪的干扰，克服了体外超声诊断胰腺疾病的不足，主要表现为胰实质回声增强、主胰管钙化等。但 EUS 对慢性胰腺炎的早期诊断尚不敏感，超声内镜引导下细针穿刺活检（EUS-FNA）可提高敏感性和特异性。

（3）胰管内超声（IDUS）：是将超声探头经十二指肠乳头逆行插至主胰管中，可对主胰管内局灶性狭窄病变进行鉴别诊断。

3. 胰腺 CT 首选检查方法。可见胰腺失去正常结构，呈弥漫性增大或萎缩，密度不均；胰管不规则扩张或粗细不匀；胰管内结石或钙化征象。对中晚期慢性胰腺炎诊断准确性较高，对早期的诊断价值有限。CT 有助于并发症的诊断，包括假性囊肿、门脾静脉血栓、假性动脉瘤以及胰管胸膜瘘。

4. 磁共振成像（MR） 对慢性胰腺炎诊断价值优于 CT，尤对胰实质异常改变敏感，主要包括 T1 抑脂加权像信号强度降低，加对比剂后延迟增强，且增强不明显。

5. 胰胆管影像学检查 包括经内镜逆行胰胆管造影（ERCP）和磁共振胰胆管造影（MRCP）。ERCP 主要显示胰管形态改变，以往是重要诊断依据。但是有创性检查，仅在诊断困难时选用，更多是一种治疗手段。MRCP 可清楚显示胰管病变的部位、程度和范围。剑桥分类是最常用的胰管造影标准。胰泌素增强 MRCP 能观察胰管顺应性，评估胰管分支数量或出现的新分支，通过碳酸氢盐及胰液的分泌量间接评估胰腺外分泌功能。

6. 胰管镜检查 胰管镜检查可直接观察胰管内病变，如狭窄、结石、阻塞等，同时还能进行组织学活检、收集胰液及细胞学刷检等，对 CP 早期诊断及胰腺癌鉴别诊断有意义。

7. PET（正电子发射体层成像） 18 氟 - 脱氧葡萄糖 - 正电子发射计算机断层显像（^{18}FDG-PET）对不明原因的胰腺肿块进行检查有助于与胰腺癌鉴别，胰腺癌可表现为核素浓聚区，但在合并急性炎症时可出现假阳性结果。

8. 胰腺活检 组织活检是诊断的金标准，主要用于与胰腺癌鉴别诊断。方法包括 CT 或超声引导下经皮胰腺穿刺活检；EUS 引导下胰腺活检，包括细针穿刺抽吸（EUS-FNA）及活检（EUS-FNB）；手术或腹腔镜下胰腺活检。

【诊断要点】

主要诊断依据：①典型临床表现，如反复发作上腹痛或急性胰腺炎等；②影像学检查提示胰腺钙化、胰管结石、胰管狭窄或扩张等；③病理学特征性改变；④胰腺外分泌功能不全表现。其中②或③可确诊，①＋④拟诊。

根据临床表现、形态学改变和胰腺内外分泌功能受损程度，慢性胰腺炎分为四期：

1. 早期 出现腹痛、血清或尿淀粉酶升高等临床症状，CT、超声检查多无特征性改变，EUS、ERCP 或组织学检查可有轻微改变。

2. 进展期 主要表现为反复腹痛或急性胰腺炎发作，胰腺实质或导管出现特征性改变，胰腺内外分泌功能无显著异常，病程可持续数年。

3.并发症期 临床症状加重，胰腺及导管形态明显异常，胰腺实质明显纤维化或炎性增生改变，可出现假性囊肿、胆道梗阻、十二指肠梗阻、胰源性门静脉高压、胰源性胸腹水等并发症。胰腺内外分泌功能异常，但无显著临床表现。

4.终末期 腹痛发作频率和严重程度可降低，甚至疼痛症状消失；胰腺内外分泌功能显著异常，临床出现腹泻、脂肪泻、体重下降和糖尿病。

【鉴别诊断】

（一）胰腺癌

两者鉴别甚为困难。可用的方法：①血清 CA19-9、CA125、CA50、CA242，在胰腺癌诊断中有一定参考价值，但有假阳性；②胰液检查：通过 ERCP 获取胰液，如检出癌细胞，则确诊；同时胰液 CA19-9 及 kras 基因检测有一定鉴别诊断价值；③实时超声及 EUS-FNA，如发现癌细胞，可确诊，但阴性不能排除诊断；④ CT、MRI 和 PET 有助于鉴别。

（二）消化性溃疡

十二指肠球部后壁穿透性溃疡可与胰腺粘连而引起顽固性疼痛。内镜检查可鉴别。

（三）原发性胰腺萎缩

本病多见于 50 岁以上的患者。无腹痛、脂肪泻、体重减轻、食欲减退和全身水肿等临床表现，超声及 CT 检查等一般能鉴别。

【治疗】

慢性胰腺炎的治疗原则为去除病因、控制症状、改善胰腺功能、治疗并发症和提高生活质量等。

中医治疗首分疾病的分期及病性的虚实，实证应辨别湿、热、瘀、毒、食积、气滞、痰浊的不同；虚证应辨别气血阴阳之不足。

根据实则泻之、虚则补之的原则进行治疗。对于虚实夹杂、寒热错杂者，应根据具体临床情况，分清标本缓急、寒热轻重，确定相应的治法。迁延发作期需兼顾其正气；缓解期当扶助正气，兼清余邪。其中医药治疗可分为内治法和外治法，内服汤剂 7 ～ 14 天为 1 个疗程，需随病情变化辨证施治，调整用药。迁延发作期参照急性胰腺炎进行辨证论治。

（一）西医治疗

1. 去除病因　戒酒和积极治疗胆道疾病。戒酒能使半数以上酒精性慢性胰腺炎患者疼痛缓解，延缓胰实质破坏进展。甘油三酯 TG ＞ 500mg/d 需以他汀类药物控制。硫唑嘌呤等药物能引起胰腺炎，故应注意清除这些可能的原因。

2. 急性发作期的治疗　治疗原则同急性胰腺炎。

3. 胰腺外分泌功能不全的治疗　主要应用外源性胰酶制剂替代治疗并辅助饮食疗法，有助于改善消化吸收不良、脂肪泻。比较理想的胰酶制剂应是肠溶型、含高活性脂肪酶、超微微粒型，建议餐中服用。

4. 止痛

（1）胰酶制剂等非镇痛药物：胰酶可抑制 CCK 的释放和胰酶分泌而缓解疼痛。H_2RA 或 PPI 可减少胰液分泌，降低胰管内压，减轻疼痛，可增加胰酶制剂疗效，因为保持胰酶活性的最佳 pH 应＞ 6.0，CCK 受体拮抗剂（丙谷胺 600mg/d）也有一定疗效。如经治疗疼痛无改善甚或加重者，可试用生长抑素衍生物奥曲肽治疗，每次餐前 100 ～ 200g，皮下注射。

（2）镇痛药物：宜以醋氨酚和非甾体抗炎药物开始，效果不佳可选择弱阿片类药物，仍不能缓解甚或加重选用强阿片类镇痛药物。吗啡能使肝胰壶腹部括约肌痉挛，应避免使用。

（3）腹腔神经丛麻醉或内脏神经切除：上述方法不能缓解的非梗阻性疼痛者，可使用 CT 或 EUS 介导的腹腔神经丛阻滞治疗。

5. 内分泌不足的替代治疗　主要是糖尿病的治疗采用强化的常规胰岛素治疗方案，维持 CP 患者最佳的代谢状态。由于慢性胰腺炎合并糖尿病患者对胰岛素较敏感，应注意预防低血糖的发生。

6. 营养　营养不良者给予足够的热能、高蛋白、低脂饮食（脂肪摄入量限制在总热量的 20% ～ 50% 以下，一般不超过 50 ～ 75g/d），严重脂肪泻患者可静脉给予中长链三酰甘油补充脂溶性维生素及水溶性维生素 B_2、叶酸等，有条件者可应用要素饮食或全肠外营养。

7. 内镜介入治疗　内镜治疗主要用于胰管减压和取石，及胰腺假性囊肿等。包括十二指肠乳头括约肌切开鼻胆管和鼻胰管引流、胰管胆管支架置入和扩张、内镜下网篮取石及气囊扩张取石、碎石、囊肿引流等，对内镜取出困难的、大于 5mm 的胰管结石，可行体外冲击波碎石术（ESWL）。

8. 外科治疗　手术的目的为解除胰管梗阻、缓解疼痛及保证胰液和胆汁流出的通畅。手术治疗分为急诊手术和择期手术。急诊手术适应证：慢性胰腺炎并发症引起的感染、出血、囊肿破裂等。择期手术适应证：①内科和介入治疗无效者；②压迫邻近脏器导致胆道、十二指肠梗阻，内镜治疗无效者；③假性囊肿、胰或胰源性腹水，内科和介入治疗无效者；④不能排除恶变者。

（二）中医辨证论治

慢性胰腺炎整个病机演变多由实转为虚实夹杂或正虚邪实，脾胃虚弱、气血阴阳不足为本，湿热、食积、气滞、血瘀、痰浊为标。迁延发作期与急性胰腺炎等同处理。

以下各证型可兼见湿热、食积、气滞、血瘀、痰浊。

1. 脾胃虚弱证

证候特点：脘腹胀满或隐痛，劳累或食后加重，倦怠乏力，大便溏薄，食欲不振，纳谷不化，肠鸣辘辘，面色萎黄，消瘦。

舌脉：舌质淡胖或有齿痕，舌苔薄白或厚腻，脉缓或虚弱。

治法：补气健脾，理气和胃。

推荐方剂：参苓白术散或（香砂）六君子汤合升阳益胃汤加减。

基本处方：莲子肉 12g，薏苡仁 15g，砂仁 6g，桔梗 6g，白扁豆 15g，茯苓 15g，人参 10g，炙甘草 3g，白术 10g，山药 15g。或：党参 10g，白术 12g，茯苓 15g，半夏 6g，陈皮 6g，广木香 6g，砂仁 6g（后下），炙甘草 3g。

加减：泄泻甚者加肉豆蔻、诃子；脾虚甚者，加黄芪，以红参易党参；血虚加当归、熟地黄；胸闷、纳呆、身重倦怠、舌苔白腻兼有湿浊者，加藿香、苍术、厚朴；腹痛甚者，加白芍、甘草，缓急止痛；血瘀内停，加红花、川芎；若兼食积，合保和丸健脾助运，消补兼施。

2. 肝胃不和证

证候特点：脘腹胀满或窜痛，一侧或双侧胁痛拒按，疼痛多与情志不畅相关，恼怒常使病情加重，嗳气、矢气后痛减，患者平素喜怒或抑郁，倦怠乏力，嗳气，纳呆，恶心呕吐，大便干或溏。

舌脉：舌暗苔薄，脉弦、细或兼涩、数。

治法：疏肝理气，消导和中。

推荐方剂：柴胡疏肝散加减。

基本处方：柴胡 10g，白芍 12g，白芥子 6g，郁金 10g，苍术 10g，厚朴 12g，陈皮 10g，延胡索 15g，山楂 10g，大黄 6g，甘草 3g。

加减：热结较重者，可加黄芩、黄连、芒硝，大黄加量；痛甚者，加乳香、没药活血定痛；血瘀甚者，加红花、桃仁、三棱、莪术活血化瘀散结；食欲不振者，加焦神曲、焦麦芽、石菖蒲消食开胃；脾胃亏虚甚者，加党参、白术、山药；肝血虚者，加当归、枸杞子。

3. 脾胃虚寒证

证候特点：上腹隐隐作痛，喜温喜按，形寒肢冷，手足不温，气短懒言，胁下胀满，纳差，呕逆，面色晦暗少华，便溏或便秘。

舌脉：舌质淡有齿痕，苔薄白，脉沉细弱。

治法：温运脾阳，健胃和中。

推荐方剂：黄芪建中汤合理中汤加减。

基本处方：干姜10g，人参6g，白术10g，黄芪12g，桂枝6g，白芍12g，生姜12g，炙甘草6g，大枣3枚，饴糖15g。

4.气阴亏虚证

证候特点：发热，手足心热，腹满，口渴咽干欲饮，全身乏力，气短懒言，消瘦，脐腰隐痛，夜尿多，食少纳差，大便秘结。

舌脉：舌质暗红，有裂纹，少苔，脉沉细或细数。

治法：补气养阴，理气和胃。

推荐方剂：四君子汤合一贯煎。

基本处方：人参10g，茯苓12g，白术12g，炙甘草6g，北沙参10g，麦冬10g，当归10g，生地黄10g，枸杞子12g，川楝子3g。

（三）中医其他治疗

中成药

（1）人参健脾丸（片）

组成：人参、茯苓、白术、黄芪、山药、陈皮、砂仁、木香、酸枣仁、远志、当归。

功能主治：健脾益气，和胃止泻。用于脾胃虚弱所致的饮食不化、脘闷嘈杂、恶心呕吐、腹痛便溏、不思饮食、体弱倦怠。

（2）四君子丸（颗粒）

组成：人参、白术、茯苓、甘草。

功能主治：益气健脾。用于脾胃气虚、胃纳不佳、食少便溏。

（3）柴芍六君丸

组成：柴胡、白芍、党参、白术（麸炒）、法半夏、陈皮（制）、茯苓、炙甘草。

功能主治：疏肝解郁，健脾和胃，益气养血。用于脾胃虚弱、肝胃不和之脾虚溏泄、呕吐吞酸、腹胀腹痛。

（4）逍遥丸

组成：柴胡、当归、白芍、炒白术、茯苓、炙甘草、薄荷、生姜。

功能主治：疏肝健脾养血。用于肝气不疏所致胸胁胀痛、头晕目眩、食欲减退。

（5）舒肝止痛丸

组成：柴胡、当归、白芍、赤芍、白术（炒）、香附（醋制）、郁金、延胡索（醋制）、川楝子、木香、半夏（制）、黄芩、川芎、莱菔子（炒）。

功能主治：疏肝理气，和胃止痛。用于肝胃不和，肝气郁结，胸胁胀满，呕吐酸水，脘腹疼痛，食欲不振，呃逆呕吐，大便失调。

（6）附子理中丸

组成：附子（制）、党参、白术（炒）、干姜、甘草。

功能主治：温中健脾。用于脾胃虚寒、脘腹冷痛、呕吐泄泻、手足不温等。

（7）小建中片（胶囊、颗粒）

组成：白芍、大枣、桂枝、炙甘草、生姜、饴糖。

功能主治：温中补虚，缓急止痛。用于脾胃虚寒、脘腹疼痛、喜温喜按、嘈杂吞酸、食少心悸。

（8）参麦颗粒

组成：红参、麦冬。

功能主治：养阴生津。用于治疗气阴亏虚所致发热，手足心热，口渴咽干欲饮，全身乏力，气短懒言，消瘦，脐腰隐痛，夜尿多，食少纳差，大便秘结，舌质暗红，有裂纹，少苔，脉沉细或细数。

（四）中西医结合治疗

中西医结合治疗 CP 急性发作期的原则遵循急性胰腺炎相关诊疗指南，首要目标是有效止痛，维持内环境稳定，改善胃肠动力，液体治疗，抑制炎症损伤以维护重要器官功能，减少器官衰竭的发生以降低早期病死率；祛除病因、控制症状、改善胰腺内分泌及外分泌功能不全、防治并发症等；其治疗一般遵循"保守—内镜—手术"三步走或创伤递升式（step-up）治疗理念。缓解期以恢复脾胃功能，防止复发，减少或控制局部并发症，降低手术率，维持胰腺内外分泌功能，以治未病、防复发的思想防治胰腺纤维化的进展，以改善患者生活质量。治疗过程中应定期监测血清 IgG 4 及影像学变化以评估疗效，调整用药方案。

【转归、预后、随访】

慢性胰腺炎诊断后的 20 ～ 25 年内死亡率为 50%，15% ～ 20% 的患者死于并发症。

【生活调护】

主要针对诱发胰腺炎的危险因素进行预防及调摄，加强健康教育，尽可能避免引起胰腺炎发生的诱发因素，戒除不良习惯、减少酒精摄入、合理饮食，是做好 CP 迁延发作一级预防的重要措施。迁延发作期注意卧床休息，禁饮食（不禁药），必要时需胃肠减压。出院后节饮食、戒烟酒、调情志、避寒暑、慎起居、适劳逸，饮食宜清淡而富于营养，忌食辛辣油腻制品。若胆道疾病为病因或诱因，应积极治疗胆道疾病。此外，还应控制糖尿病、补充营养等，以祛除病因、缓解症状、改善预后。患者应长期避免多脂肪食物，宜摄取低脂肪、高蛋白、高碳水化合物的食物，勿过早进食或进油腻食物，避免暴饮暴食，生活饮食规律，保持良好的心理状态。

【中西医最新研究进展】

（一）部分现代医家中医或中西医结合治疗慢性胰腺炎的经验

乔雅兰等检索慢性胰腺炎文献报道，发现此病中医证型虚证部分多表现为脾气虚，实证部分有肝胆湿热、胃肠实热、气滞、血瘀、食积等因素，且可有合并证型，如气滞血瘀证合并脾气虚证、肝郁证合并脾胃不和证，一如临床上的虚实夹杂表现，同时印证了 CP 的疾病复杂性。王绵之教授认为，胰腺的病证应属中医学的"脾病"的一部分，治当从脾论治，用药益心脾之气以治其本。王德明教授认为，调治肝脾、重在治脾为治疗慢性胰腺炎的关键。治疗要点为化瘀，出现泄泻宜运脾祛湿，治疗总则应以运脾祛湿为主，实证多以湿盛为主，当重以化湿，参以淡渗；久泄以脾虚为主，当重以健脾，参以化湿。魏品康教授认为慢性胰腺炎主要存在"痛、胀、泻、饱"四大症状，致病之本在于痰，治疗以消痰为要，并注重调和中焦，健运枢机，利湿祛浊，调畅气机，解瘀散结，攻坚通络。余在先等将慢性胰腺炎分为 3 型：湿热内蕴、气机阻滞型，脾虚湿阻、气滞血瘀型，以及气阴两虚、瘀血阻滞型，根据不同的病因及主要病机给予清化湿热、理气活血，消积止痛。其次根据脏腑气、血、阴、阳的盛衰给予健脾、益气、养阴等法。

临床上除了辨证论治，很多医家基于疾病的病机特点也采用中医针灸进行治疗，取得了较好的疗效，举例如下：

薛有平等观察"胰腺穴"结合体征诊断治疗慢性胰腺炎的临床效果，并设立诊断标准，治疗上制定以胰腺穴为主组成的针灸标准处方，治疗慢性胰腺炎。将在临床上误诊的 45 例患者，通过自身对照，观察诊断、治疗效果。结果制定以"胰腺穴"为主，配伍中脘、阳陵泉等针灸标准处方，可以在 2 周内治愈、缓解慢性胰腺炎；痊愈 32 例，显效 6 例，有效 5 例，无效 2 例。李仕维等将经彩超及中医舌象观察诊断为肝郁脾虚血瘀型慢性胰腺炎患者 102 例，随机分为中药组、针刺组和针药结合组 3 组，各 34 例。中药组患者给予自拟临床经验方疏肝健脾化瘀汤（柴胡 25g，茵陈、青皮、栀子、炙甘草、生大黄、厚朴、川楝子、木香各 15g，白芍 20g，清半夏、虎杖、威灵仙、黄连各 15g，当归 20g，莪术、五灵脂、红花各 15g）加减治疗；针刺组患者给予针刺穴位治疗；针药结合组患者给予针刺疗法结合疏肝健脾化瘀汤治疗。治疗 8 周后，观察三组临床疗效及治疗前后患者血清 IL-6、IL-8 水平的变化。结果：针药结合组临床显效率和总有效率优于针刺组与中药组，差异有统计学意义（$P < 0.05$）；患者血清 IL-6、IL-8 水平明显低于针刺组与中药组，差异有统计学意义（$P < 0.05$ 或 $P < 0.01$）；各组治疗后舌象变化与影像学检查结果基本相同。其机理可能与降低患者血清 IL-6、IL-8 水平有关。

（二）2020 年《欧洲临床营养和代谢学会急慢性胰腺炎临床营养指南》中描述的关于慢性胰腺炎的临床营养干预

新指南关于饮食以及脂肪、碳水化合物和蛋白质的摄入建议，CP 患者不需要限制饮食。营养状况正常的 CP 患者应坚持均衡饮食（GPP 级，强烈共识）。营养不良的 CP 患者应每天 5～6 顿小餐进食高蛋白、高能量的食物（GPP 级，强烈共识）。应避免高纤维饮食（B 级，强烈共识）。在 CP 患者中，除非脂肪泻无法控制，否则无需限制饮食中的脂肪。对于口服指示剂中注明或不含有中链甘油三酸酯（MCT）的问题，仅在口服营养不足以达到卡路里和蛋白质目标的情况下，才应向营养不良的患者开具全蛋白的口服营养补充（ONS）（GPP 级，强烈共识）。如果在排除肠道菌群失调和适当补充酶治疗的情况下，吸收不良及其伴随症状仍未缓解，则可以使用 ONS 和 MCT（0 级，强烈共识）。建议检测出微量营养素低浓度或出现不足的临床表现的患者和已知吸收不良的患者补充微量营养素（GPP 级，强烈共识）。肠内营养（EN）如果不允许使用标准配方，则可以使用带有中链甘油三酸酯的半配方。如果表现出外分泌衰竭迹象，则需要对 EN 患者补充胰腺酶（GPP 级，强烈共识）。通过临床症状和体征和（或）吸收不良的实验室检查诊断出胰腺外分泌功能不全（PEI）时，应启动标准胰酶替代疗法（PERT）。同时由于 PEI 的诊断具有挑战性，必须进行准确的营养评估以早期发现吸收不良患者。pH 敏感的肠溶微球胰酶替代制剂也可应用于治疗 PEI

（A级，强烈共识）。口服胰酶应随餐和点心一起服用（B级，强烈共识）。补充酶的最佳剂量针对个人需要，并取决于疾病的严重程度和餐食的成分。实际上，应与主餐一起服用至少20000～50000PhU（预备给药）的脂肪酶剂量，余下的随零食服用。补充酶或PERT的疗效应通过胃肠道症状的缓解和营养参数的改善（人体测量和生化指标）来评估。对于无反应的患者，评估应扩展至胰腺功能检查（粪便脂肪排泄或$^{13}C-MTG-$呼气试验）（B级，强烈共识）。如果临床反应不满意，应增加PERT剂量或添加蛋白泵抑制剂（PPI）。如果这些方法失败，则应排除其他吸收不良的原因，例如小肠细菌过度生长（SIBO）（B级，强烈共识）。对于CP的手术技术对PERT和营养状况的影响，长期PERT和营养状况同样受到所有外科手术的影响。组织保留程序应为首选。

（三）《2020年国际指南：慢性胰腺炎内镜介入治疗》关于慢性胰腺炎并发胰腺假性囊肿的治疗策略

对引起症状和（或）有并发症的胰腺假性囊肿，应行内镜干预或手术治疗。（证据等级：中；推荐强度：强；一致性：强）

对有症状和（或）有并发症的潜在主胰管狭窄或破裂，若囊肿直径小于5cm并与主胰管相通，应采用内镜下经十二指肠乳头放置胰管支架。（证据等级：中；推荐强度：有条件；一致性：有条件）

直径大于5cm的无症状或无并发症的胰腺假性囊肿在6周内若不能消退，可选择EUS引导下经胃十二指肠壁引流治疗。（证据等级：低；推荐强度：弱；一致性：弱）

若怀疑是肿瘤性囊性病变，可行诊断性的细针穿刺活检术。（证据等级：低；推荐强度：弱；一致性：弱）

若内镜下假性囊肿引流失败或需反复引流，尤其是胰管离断综合征、炎性肿块和胰管内结石伴狭窄时，应考虑外科手术治疗。（证据等级：低；推荐强度：有条件；一致性：强）

CP患者中胰腺假性囊肿发生率为20%～40%，其中约20%的病例假性囊肿可自发消退。胰腺假性囊肿的并发症包括囊肿感染、胆管或胃流出道梗阻或十二指肠狭窄、腹腔窦道形成、胰胸膜瘘、门静脉或脾静脉血栓等。胰胆管破裂、狭窄可导致胰腺假性囊肿延迟愈合或复发。胰管支架置入术可改善胰管狭窄或胰漏。当假性囊肿与主胰管（MPD）相通时，建议行经乳头支架置入术。对于较大的假性囊肿，内镜下经胃壁引流术成功率超过90%，国内外指南均推荐EUS引导下引流。在无症状的情况下，预防性假囊肿引流的适应证包括大血管压迫、胰胸膜瘘、假囊肿直径大于5cm且在发现6周后没有任何消退、假性囊肿壁大于5mm，以及与晚期MPD改变或胰胆管结石相关的假性囊肿等。出血性假性囊肿是内镜下引流的禁忌证，多需要血管介入和外科手术联合治疗。

（王万卷）

第三十六章　胰腺癌

　　胰腺癌指发生于胰头、胰体及胰尾部的外分泌系统恶性肿瘤，可起源于导管上皮细胞，也可来自胰腺泡细胞，临床多表现为进行性黄疸、食欲减退、消瘦、上腹痛或向背部放射，晚期则可见腹部包块、腹水、恶病质及远处转移症状等，是较为常见的消化系统恶性肿瘤。近年来，世界各地胰腺癌的发病有明显增高趋势，各国统计5年生存率仅2%～10%。根据世界卫生组织公布的统计资料，2002年全球胰腺癌新发病例占全部恶性肿瘤新发病例的2.1%，居第十三位，同年胰腺癌死亡例数与发病例数接近，占全部恶性肿瘤死亡的3.4%，位居恶性肿瘤死亡的第八位。全球癌症统计数据《Global Cancer Statistics 2018》指出，2018年全球范围内因胰腺癌死亡例数占全部恶性肿瘤死亡例数的4.5%，居恶性肿瘤死亡率第7位。在发达国家和地区，男女性胰腺癌标准化发病率分别为7.9/10万和5.0/10万，而发展中国家和地区则为2.5/10万和1.7/10万，约占全身各种癌肿的1%～4%，占消化道恶性肿瘤的8%～10%，位居肿瘤死因第四位。我国胰腺癌死亡率上海市最高，其次为天津市和辽宁省，最低的为湖南省和广西壮族自治区。胰腺癌的发病，男性明显高于女性，男女之比约为1.52：1，其发病与年龄增长也有一定关系，从年龄发病率曲线上看，30岁以下的病例极为罕见，30岁以后胰腺癌发病率逐渐增长，中老年发本病者占83.7%，其中60岁以上为发病高峰。因胰腺位置特殊，胰腺癌发病早期症状隐匿，确诊时大多已处于晚期，80%的患者已失去手术机会，且其后续治疗效果欠佳，故发病率和死亡率呈逐年上升趋势。近年来，中医药在胰腺癌的治疗中发挥出显著优势，可以有效减少放化疗不良反应，延长患者中位生存期，提高生活质量。

中医古籍中无胰腺癌之名，但依据其症状体征，将其纳入"伏梁""痞气""脏结""阴黄""癖黄""癥积""癥瘕"等病证范畴。《素问·腹中论》曰："病有少腹盛，上下左右皆有根……病名曰伏梁……裹大脓血，居肠胃之外。"《素问·平人气象论》中记载："寸口脉沉而横，曰胁下有积，腹中有横积痛。"《伤寒论·辨太阳病脉证并治》曰："病胁下素有痞，连在脐旁，痛引少腹，入阴筋者，此名脏结，死。"《诸病源候论·黄病诸候》曰："气水饮停滞，结聚成癖，因热气相搏，则郁蒸不散，故胁下满痛而身发黄，名曰癖黄。"

【病因病机】

（一）中医

胰腺癌是消化系统的常见恶性肿瘤，中医认为其发病因素是内外因相互作用的结果，内因包括后天失养、年老体衰、饮食失调、七情郁结，外因为湿、热、毒邪直接侵袭人体。在内因和外因的作用下，湿、热、毒、邪互结，久之积而成瘤。这与西医学认为肿瘤是由于机体免疫监控功能失调，在诱因作用下导致基因突变的观点相一致。

1. 素体虚弱 中医认为中焦脾胃功能失调是其发病基础，脾虚则木郁，土虚则生湿，湿郁化热，气滞血瘀，痰瘀湿热相搏结而成本病。

2. 饮食不节 饮食不节，如喜食肥甘厚味，酒食湿热之品，伤及脾胃，湿热内蕴，日久成积。

3. 情志失调 内伤忧思，思则伤脾，脾虚肝乘，脏腑失于调和，气机阻滞，痰浊内生，血行瘀滞，痰瘀搏结成积。

4. 外感邪毒 起居失宜，外感湿毒，损伤脾气，脾失健运，湿浊内生，日久化积。或由他病迁延不愈，正气亏虚，邪毒不去，结而成积。

本病的病位在胰腺，与肝脾两脏关系密切，肝主疏泄，主藏血；脾主运化，司统血，如肝气不疏，脾失健运，肝脾失调，气血涩滞，壅塞不通，形成腹内积块，导致本病发生。其基本病理变化为正气亏虚，气滞、血瘀、痰结、湿聚、热毒互结。病理属性总属本虚标实，多是因虚而得病，因虚而致实，是一种全身属虚，局部属实的疾病。初期邪实而正虚不甚，故以气滞、血瘀、痰结、湿聚、热毒等实证为主，疾病日久，病势较深，正气耗伤，可转为虚实夹杂之证，疾病后期由于癌肿耗伤人体气血津液，故多出现气血、阴阳两虚等病机转变，由于邪愈盛而正愈虚，本虚标实，病机错综复杂，病势日益深重。可出现一系列严重变证，如肝脾两伤，藏血与统血失职，或瘀热灼伤血络，迫血妄行，可导致出血；若湿热瘀结，肝脾失调，胆汁外溢，可出现黄疸；若气血瘀阻，水湿泛滥，可出现腹满肢肿。

（二）西医

西医学认为，胰腺癌的发病与许多因素有关，比如：

1. 吸烟因素　许多研究资料表明，吸烟与胰腺癌的发病关系密切，吸烟者胰腺癌的发病率比不吸烟者高 2～3 倍，且发病的平均年龄或可提前 10～15 年。研究发现，吸烟者胰液中能检测到亚硝胺类化合物和尼古丁的相关代谢产物，因此吸烟所产生的致癌物被认为可经过呼吸及消化系统进入全身循环进而影响胰腺，或者肠道吸收进而影响胰腺。

2. 饮食因素　有研究认为胰腺癌的发生与长期大量饮酒有关，可能是由于酒精摄入对胰腺细胞分泌活性的持续刺激，引起胰腺炎症，进而导致胰腺损害或酒精中含有亚酰胺等。流行病学调查显示，胰腺癌的发病率与饮食中动物的脂肪含量有关，摄入高脂肪饮食可促进胃泌素、胰泌素、胆泌素、胆囊收缩 - 促胰酶素（CCK-PZ）等胃肠道相关激素的大量释放，使胰管上皮增生、间变和促进细胞更新，并增加胰腺组织对致癌物质的易感性。

3. 环境因素 多数学者认为职业性接触某些化学物质和某些金属、焦炭、煤气厂工作、石棉、干洗中祛脂剂及 β - 萘酚胺、联苯胺、甲基胆蒽、N- 亚硝基甲等化学制剂可能对胰腺有致癌作用。

4. 内分泌代谢因素 糖尿病与本病的关系尚不十分清楚。在胰岛素依赖型，尤其是女性糖尿病患者中，胰腺癌发病率大大增高。多次流产后、卵巢切除术后或子宫内膜增生等情况时可引起内分泌功能紊乱伴胰腺癌发病率增高，提示性激素可能在胰腺癌的发病中起一定作用。

5. 遗传因素 胰腺癌的发病被认为与遗传因素具有一定关系。研究发现黑人胰腺癌发病率高于白种人，在美国的犹太人群发病率也高于其他人群。曾有研究报道，一家兄妹 5 人中，有 3 人分别于54、48 或 55 岁时发生胰腺癌，均经手术病理证实。

【临床表现】

胰腺癌的临床表现取决于癌肿的部位、病程早晚、胰腺破坏的程度、有无转移以及邻近器官累及的情况。其临床特点是整个病程短、病情发展快和迅速恶化。

1. 腹痛 半数以上患者有腹痛，多数由轻逐渐加重。腰背痛常见，进展期病变腰背痛更加剧烈，或限于双季肋部呈束带状，提示癌肿沿神经鞘向腹膜后神经丛转移。典型胰腺癌的腹痛常在仰卧时加重，坐起或向前弯腰、屈膝可减轻疼痛，有时患者夜间辗转不眠，可能是由于癌肿浸润压迫腹腔神经丛所致。

2. 体重减轻 胰腺癌造成的体重减轻突出，可达 15kg 以上，伴有衰弱、乏力等症状。体重下降的原因是由于食欲缺乏，或因进食后上腹部不适或诱发腹痛而不愿进食。此外，胰腺外分泌功能不良或胰液经胰腺导管流出受阻，影响消化和吸收功能，也有一定的关系。

3. 黄疸 黄疸是胰腺癌，特别是胰头癌的重要症状。黄疸为进行性，虽可有轻微波动，但不可能完全消退。黄疸的暂时减轻，在早期可能与伴有的壶腹周围炎症消退有关，晚期则由于侵入胆总管下端的肿瘤溃烂所致。胰体尾癌在波及胰头时才出现黄疸。近半数的患者可触及肿大的胆囊，与胆管下段梗阻有关。临床上有梗阻性黄疸伴有胆囊肿大而无压痛者称为胆总管渐进阻塞征（Courvoisier征），对胰头癌有一定的诊断意义。

4. 腹块　腹块多数属晚期体征。肿块形态不规则，质坚固定，可有明显压痛。腹块相对多见于胰体尾部癌。

5. 症状性糖尿病　少数患者起病的最初表现为糖尿病的症状；也可表现为原有糖尿病的患者病情突然加重。因此，若糖尿病患者出现持续性腹痛，或老年人突然出现糖尿病，或原有糖尿病而近期突然病情加重时，应警惕胰腺癌可能。

6. 血管血栓性疾患　有10%～20%的胰腺癌患者出现游走性或多发性血栓性静脉炎，并以此为首发症状。胰体尾癌发生血栓性静脉炎的机会较多，且多发生于下肢，在分化较好的腺癌中更易发生。尸检资料显示动脉和静脉血栓症的发生率占25%左右，尤以髂静脉、股静脉栓塞最多见，但可无临床症状出现。动脉血栓多见于肺动脉，与癌肿可能分泌某种促使血栓形成的物质有关。

【实验室和其他辅助检查】

（一）实验室检查

1. 血清学标记物　CA19-9可异常表达于多种肝胆胰疾病及恶性肿瘤患者，是最有诊断价值且应用最广泛的肿瘤相关抗原，对诊断胰腺癌灵敏度80%，特异度82%～90%。但需要注意的是，部分胰腺癌患者具有阴性的Lewis血型抗原，因此CA19-9并不会异常升高。CA19-9在某些良性疾病所致的胆道梗阻或胆道炎症患者也可升高。CA19-9水平检测亦是判断术后肿瘤复发、评估放化疗效果的重要手段。联合CA242、CA50、CEA可以提高诊断的灵敏度和特异度。

2. 胰腺癌基因标志物 因肿瘤的发生均先有基因异常，故联合检测 K-ras 基因、p53 基因、p16 抑癌基因以及端粒酶活性有助于胰腺癌的早期诊断，有利于指导胰腺癌的基因治疗。

（二）影像学检查

1. 超声 超声广泛应用于胰腺肿瘤的筛查，优点是操作简便、安全价廉，但易受胃肠道气体干扰及操作者经验水平影响，灵敏度特异度不高。

2. CT 和 CTA 胰腺癌在 CT 检查时多数呈等密度或稍低密度改变，还可显示肿瘤与周围结构以及了解血管受侵犯情况。常规 CT 诊断 ≤ 2cm 胰腺癌的敏感性为 27% ～ 65%，CT 薄层动态增强扫描的检出率可达到 80%，对进展期胰腺癌诊断的敏感性为 95.13%，特异性为 59.21%。因此薄层增强 CT 扫描已成为当前胰腺癌分期评估的首选检查方法。CTA 判断胰腺癌对血管侵犯的准确性可达到 95%。

3. MRI、MRCP（磁共振胰胆管造影）和 MRA（磁共振血管造影） 近年来 MRI 的成像质量已接近 CT，与 CT 同等重要。MRCP 可以清晰地显示类似 ERCP 的胰胆管影像学效果，无须造影剂、无创伤，对胰腺癌诊断正确性为 70% ～ 100%。MRA 能获得类似血管造影的三维动静脉成像，较 CT 更为直观清晰，从而成为准确的评价肿瘤与周围血管关系的首选方法。

4. ERCP（经内镜逆行胰胆管造影） ERCP 主要表现为主胰管及其主要分支的狭窄、扩张、阻塞、扭曲、充盈缺损、不显影等，另外可显示主胰管和胆总管呈双管征等特征性改变。由于胰腺癌中 85% ～ 90% 起源于导管上皮，因此 ERCP 对胰腺癌的诊断率可达 85% ～ 90%，甚至可能发现 < 1cm 的微小胰腺癌。另可抽取胰液或细胞刷刷取细胞进行病理或肿瘤标志物检查。

5. 超声内镜（EUS） EUS 从胃后壁和十二指肠探测整个胰腺，能避免胃肠道气体和腹壁脂肪的干扰，对胰腺癌，包括早期胰腺癌的诊断有较大的价值，可准确描述是否有区域淋巴结转移及血管累及。目前认为 EUS 诊断胰腺占位的敏感性为 95% ～ 100%，准确率超过 90%。

6. 胰管内超声（IDUS）　将高频超声微探头，经由内镜活检钳孔道插入，深入胰管中进行实时腔内扫描，主要用于检测导管内乳头状黏液性肿瘤，判断其范围及是否没有浸润等，对微小胰腺病灶的检出率明显优于 US，CT 和 ERCP 等。

7. 经口胰管镜检查　细胰管镜（直径 3.3 ～ 4.5mm）可行活检，但需行 EST 才能进入主胰管。超细胰管镜（直径 0.75 ～ 0.8mm）无须行 EST，但不能取活检。

8. 选择性动脉造影　通过腹主动脉将导管插入腹腔动脉、肠系膜上动脉及其分支行造影，对胰腺癌诊断准确性约 90%。单纯诊断性的动脉造影已较少应用，而更多的是结合经导管进行动脉化疗。

9. 腹腔镜和腹腔镜超声（LUS）检查　对于瘤体较大，疑有腹腔种植或远处转移的患者，腹腔镜探查可以避免不必要的剖腹探查。正电子发射断层扫描（PET）作为 CT 和 MR 的补充，在检测肿瘤远处转移方面具有优势。

10. 影像学引导下胰腺活检和细胞学检查　术前或术中细针穿刺胰腺活检（FNA）以诊断胰腺癌，获取胰腺细胞的方法有：经十二指肠从胰管、十二指肠壁穿刺胰腺或抽取胰液或细胞刷刷取细胞；经超声、EUS 或 CT 引导下穿刺胰腺组织；术中直视下穿刺胰腺。

【诊断要点】

由于胰腺癌早期诊断十分重要，如出现明显上腹痛、与体位有关的腰痛、进行性消瘦、梗阻性黄疸、B 超显示胰腺占位，多数已属晚期，丧失根治手术的机会，早期诊断应重视下列胰腺癌的高危人群：①年龄＞ 40 岁，有上腹部非特异症状患者，伴有乏力和进行性消瘦；②上腹不适的部位较深，范围较广，不适与饮食的关系不密切；③有胰腺癌家族史者；④慢性胰腺炎患者；⑤家族性腺瘤息肉病患者；⑥突发糖尿病；⑦上腹痛或背痛伴多发性静脉血栓形成或血栓性静脉炎；⑧长期吸烟、酗酒及长期接触有害化学物质者。联合肿瘤标志物检测加上增强 CT、MRI、MRCP、PET-CT 及 EUS-FNA 等先进的影像学技术有助于诊断早期胰腺癌。

【鉴别诊断】

（一）慢性胰腺炎

以缓起的上腹部胀满不适、消化不良、腹泻、纳差、消瘦等为主要临床表现的慢性胰腺炎须与胰腺癌鉴别，尤其是肿块型慢性胰腺炎。慢性胰腺炎常呈慢性病程，有反复的急性发作史，腹泻（或脂肪泻）较著，而黄疸少见。如影像学检查发现胰腺部位的钙化点，则有助于慢性胰腺炎的诊断。有时鉴别仍较困难，即使在手术中慢性胰腺炎的胰腺亦可坚硬如石，或呈结节样改变。若剖腹探查鉴别仍有困难时，需做深部细针穿刺或胰腺活组织检查加以鉴别。

（二）自身免疫性胰腺炎

本病多表现有血清 IgG4 升高，激素治疗有效。

（三）肝胰壶腹癌和胆总管癌

胆总管、肝胰壶腹和胰头三者的解剖位置邻近，三者发生肿瘤的临床表现十分相似，但在外科手术疗效和预后方面，胆总管和壶腹癌比胰头癌好，故鉴别诊断十分必要。

【治疗】

（一）西医治疗

胰腺癌的治疗包括外科手术、化学治疗、放射治疗、介入治疗和基因治疗等。

1. 外科手术 手术治疗至今仍是唯一能治愈胰腺癌的方法。只要条件许可应力争根治性切除。

2. 化学治疗　对胰腺癌有效的有氟尿嘧啶、吉西他滨、白蛋白结合型紫杉醇、奥沙利铂等。经动脉局部灌注化疗疗效优于全身静脉化疗。

3. 放疗以及放疗加化疗　胰腺癌对放射不太敏感，但放疗可使30% ～ 50% 患者腹痛和背痛得到缓解，并在一定程度上抑制肿瘤的发展。某些化疗药物如 5-Fu 及其衍生物、健择等有放射增敏作用，而放疗由于改变了血胰屏障增加了胰腺对化疗药物的通透性，因而又能增加化疗效果。

4. 介入治疗　随着超声内镜和微创外科的发展，介入治疗在胰腺癌，尤其是无法外科手术的晚期胰腺及其并发症的治疗中发挥越来越大的作用。

（1）解除梗阻性黄疸：内镜下鼻胆管引流术（ENBD）、内镜下胰胆管支架术［内镜下胆道内支架引流术（ERBD）/ 内镜下胰管内支架引流术（ERPD）］，对于 ERCP 插管失败的病例可行超声内镜引导下胰胆管造影（EGCP）及引流术或经皮肝穿刺胆道引流术（PTCD）联合 ERCP 引流术。支架堵塞是介入治疗的主要问题，为减少支架堵塞，各种新材料如塑料支架、覆膜金属支架和放射性金属支架均有报道，如在积极研究开发中的含 192 铱或 103 钯的放射性金属支架因对局部肿瘤内照射的治疗作用，较不易发生支架堵塞。

（2）解除消化道梗阻：常用十二指肠支架置入术。采用自膨式金属支架用于解除恶性十二指肠梗阻，无须对狭窄部位先行扩张，且操作简便安全、微创伤，为晚期胰腺癌患者提供了行之有效的治疗。

（3）晚期胰腺癌镇痛：超声内镜引导下腹腔神经丛阻滞术（EUS–CPN）或毁损，是通过向腹腔动脉干根部两侧腹腔神经节注射化学药物起到阻滞神经或使神经坏死，以缓解各种原因所致腹痛的作用，尤其适用于不能手术的晚期胰腺癌患者，是晚期胰腺癌安全、高效、经济的镇痛方案。常用的药物有无水乙醇和（或）布比卡因（或利多卡因），酌情加用糖皮质激素。

（4）瘤内注射治疗：在 B 超、CT 或 EUS 引导下将各种抗肿瘤药直接注射到瘤体内，通过化学、物理或生物效应杀灭肿瘤细胞，优点是创伤小、全身不良反应轻。目前临床上报道的注射药物有顺铂、无水乙醇、25I 粒子、重组人 p53 腺病毒等。

（5）经导管动脉灌注化疗（transcatheter arterial chemotheraphy，TAC）：区域性的动脉灌注化疗能使药物在靶器官区域达到高浓度分布，提高抗肿瘤效果而减少全身化疗的不良反应，还可能减少肿瘤耐药性，并可能抑制 TNF、IL-1、IL-6 的产生和释放，从而抑制肿瘤生长和转移。

（6）腔内近程放疗（intraluminal brachytheraphy，ILBT）：将放射源置于空腔脏器腔内，在局部对肿瘤释放高剂量的射线而不累及周围器官，是一种安全可行的方法。常采用 192Ir 作为放射源，可缓解胆胰管恶性狭窄引起的黄疸和梗阻性疼痛，但能否延长存活期尚需进一步研究。

5. 生物治疗 常用的抗肿瘤生物制剂有胸腺肽与转移因子、IFN、IL-2、TNF、LAK 细胞、T 细胞等，但未见单独应用有效的报告。

6. 支持治疗 支持治疗对晚期胰腺癌及术后患者均十分重要，可选用静脉高能营养和氨基酸液输注以改善营养状况；给予多种维生素及胰酶片、多酶片等口服。中链脂肪酸可减轻脂肪泻。

（二）中医辨证论治

本病属于正虚邪实，邪盛正虚的一类疾病，所以治疗的原则是扶正祛邪，攻补兼施，辨证施治，做到"治实当顾虚，补虚勿忘实"。初期邪实而正虚不明显，当先攻之；中期宜攻补兼施；晚期正气大虚，不耐攻伐，当以补为主，扶正培本以抗邪气。扶正之法主要是根据正虚侧重的不同，并结合主要病变脏腑而分别采用补气、补血、补阴、补阳的治法；祛邪主要针对病变采用理气、除湿、化痰散结、活血化瘀、清热解毒等法，并应适当配伍有抗肿瘤作用的中药。早期发现、早期诊断、早期治疗对预后有积极的意义。做好预防对减少发病有重要意义。既病之后要加强饮食调养，调畅情志，注意休息，有利于疾病的康复。

1. 湿热郁阻证

证候特点：身目俱黄，脘腹胀闷，时或疼痛，口苦纳呆，大便秘结或溏薄，小便短赤，消瘦，发热。

舌脉：舌质红，苔黄腻，脉滑数。

治法：清热祛湿，散郁解毒。

推荐方剂：茵陈蒿汤加减。

基本处方：茵陈 15 ～ 30g，薏苡仁 15g，郁金 10g，黄芩 10g，生大黄 6 ～ 10g（后下），虎杖 10g，茯苓 15g，猪苓 15g，白术 10g，神曲 10g，半枝莲 30g，木香 10g，栀子 10g，白毛藤 30g。

2. 气滞血瘀证

证候特点：腹上区痛剧，胸腹胀满，恶心呕吐或呃逆，食少纳呆，口干口苦，形体消瘦，腹部可扪及包块。

舌脉：舌质紫暗，边有瘀斑，脉细涩或弦涩。

治法：行气化瘀，软坚散结。

推荐方剂：膈下逐瘀汤加减。

基本处方：当归 10g，川芎 10g，延胡索 10g，川楝子 12g，桃仁 10g，莪术 15g，炮山甲 10g，浙贝母 10g，乌药 10g，白屈菜 30g，白花蛇舌草 30g，丹参 30g，八月札 10g，藤梨根 30g。

3. 阴虚热毒证

证候特点：低热不退，消瘦神疲，口干，烦躁失眠，食少纳呆，腹部闷痛，大便干，小便黄，或有腹水。

舌脉：舌质鲜红或嫩红或暗红，少津，舌苔少或光，脉象弦细数或虚。

治法：养阴生津，泻火解毒。

推荐方剂：一贯煎加减。

基本处方：生地黄15g，沙参15g，玄参15g，黄芩10g，石斛10g，知母10g，金银花12g，半边莲30g，白花蛇舌草30g，白茅根15g，天花粉15g，太子参12g，全瓜蒌12g，川楝子9g，鸡内金10g。

4. 气虚湿阻证

证候特点：乏力消瘦，身目发黄，色泽晦暗，脘腹闷胀，呕恶纳呆，上腹疼痛，大便溏薄，可有下腹部肿胀或腹水，腹部可触及包块。

舌脉：舌质淡红，或有齿痕，舌苔腻，脉象细濡。

治法：益气化湿，健脾软坚。

推荐方剂：五苓散加减。

基本处方：熟附片9g，党参12g，白术12g，茯苓15g，黄芪15g，泽泻9g，猪苓15g，乌药9g，木香9g，白毛藤30g，石见穿30g，穿山甲9g，炙甘草6g，薏苡仁15g，鸡血藤15g。

（三）中医其他治疗

1. 中药制剂及提取物

（1）平消胶囊：口服，1次4～8粒，一日3次。功能主治为活血化瘀，止痛散结，清热解毒，扶正祛邪。可与手术、放疗、化疗同时使用。适用于胰腺癌等癌瘤。

（2）西黄丸：口服，一次3g，一日2次。功能主治为清热解毒，和营消肿。用于热毒炽盛之胰腺癌疼痛，症见上腹部剧痛，局部灼热，拒按，高热，神昏、谵语，舌红苔黄，脉数。可与手术治疗、放疗、化疗同时进行。也可用醋调糊外敷于痛处，每日1次，每次持续8小时，用于胰腺癌痛剧者。

（3）华蟾素胶囊：口服，一次2粒，一日3～4次。功能主治为清热解毒，利水消肿，软坚散结。可与手术治疗、放疗、化疗同时进行。适用于胰腺癌等癌瘤。

（4）槐耳颗粒：口服，一次20g，一日3次，或遵医嘱。功能主治为扶正固本，活血消癥。适用于正气虚弱，瘀血阻滞证，有改善肝区疼痛、腹胀、乏力等症状的作用。用于胰腺癌肝转移者。

（5）复方苦参注射液：肌内注射，一次 2 ～ 4mL，一日 2 次；或静脉滴注，一次 12mL，用氯化钠注射液 200mL 稀释后应用，一日 1 次，儿童酌减，全身用药总量 200mL 为 1 个疗程，一般可连续使用 2 ～ 3 个疗程。功能主治为清热利湿，凉血解毒，散结止痛。用于癌性疼痛及出血。

（6）艾迪注射液：静脉滴注，一次 50 ～ 100mL，以 0.9% 氯化钠或 5% ～ 10% 葡萄糖注射液 400 ～ 450mL 稀释使用，一日 1 次。30 天为 1 个疗程。功能主治为清热解毒，消瘀散结。适用于瘀血内结及阴虚毒热型胰腺癌。

（7）康莱特注射液：缓慢静脉滴注 200mL，每日 1 次，20 天为 1 个疗程，间隔 3 ～ 5 天，可进行下一疗程。联合放、化疗时，可酌减剂量。具有祛邪扶正抗癌作用，用于中、晚期胰腺癌的治疗。

2. 中药外治

（1）中药封包外治以活血化瘀、软坚散结、抗肿瘤：蟾酥 10g，三七 10g，白术 30g，壁虎 10g，薏苡仁 30g，土贝母 10g，土茯苓 30g，龙葵 30g，蛇舌草 30g，山慈菇 30g，乳香 30g，没药 30g，冰片 3g，研成细末，调匀敷于患处，2 周为 1 个疗程。

（2）热敷包外治：雄黄 60g，明矾 60g，冰片 10g，青黛 60g，皮硝 60g，乳香 60g，没药 60g，血竭 30g，研细末和匀，以布包好入锅，加水 3000mL，煮沸后加入治疗巾，同煮 1 小时，取出甩干，温度降至 40℃进行外敷，每日 1 次，每次 30 ～ 40 分钟，治疗 14 天休息 7 天为 1 个疗程。

3. 针灸 体针取三阴交、太冲、公孙，耳针取交感、神门、三焦、脾。

【转归、预后、随访】

胰腺癌死亡率很高，其5年生存率低于5%，中位生存期不到20个月，出现转移后的中位生存期小于6个月。由于临床确诊者大多属于肿瘤的中、晚期，手术切除率只有10%～20%，术后5年生存率5%～20%，术后平均生存17.6个月。

【生活调护】

避免食用含有致癌物质的食物，如含有大量亚硝酸盐的食物（如腌制品、烟熏制品、霉变不新鲜的食物），以及一些食用附加剂农药污染的农产品等。

摄取含有丰富蛋白质、氨基酸、维生素及高营养的食物，根据所患肿瘤的特点，选择适宜的营养食品，总的原则是低蛋白、低脂肪、少糖、多纤维，易消化，且少量多餐。另外可选择性食用一些具有特殊功效的食物：如绿豆、赤小豆、冬瓜等利水之物，可以促进毒物排泄；海带、紫菜、牡蛎、竹笋、大蒜具有软坚散结、消瘤作用；洋白菜、甘蓝、菜花的球茎含有芳香基羟化酶的诱导物。

【中西医最新研究进展】

（一）证候学与辨证规律研究

中医治疗上大多数医家以调治肝脾为关键。何裕民等专家认为胰腺癌病位在胰，实则在肝脾。患者多脾虚，临床表现为热毒痰凝、气滞血瘀等证，治疗须以健脾益气为基本原则，奉行"调整为先""零毒为佳""护胃为要"的中医治癌新思路，总结出了以健脾益气、清热化湿、疏肝理气、解毒化瘀为主的治疗大法。吴承玉认为脾胃虚损是胰腺癌发病之本，痰、瘀为其发病之标，虚、痰、瘀是胰腺癌的基本病性，同时可有湿、热、气滞、阳虚、阴虚等相兼病性。郁仁存等专家认为"有形实邪"为胰腺癌基本病因病机，最终由于脏腑生理功能紊乱导致瘀血、痰湿等病理产物积聚而发病。

总之，根据疾病进展的不同阶段，采用或攻或补、或攻补兼施的治疗原则，辨证论治。

（二）治则治法研究

胰腺癌临床上往往表现为全身属虚、局部属实、虚实夹杂的证候，虚者多见脾胃气虚或气血两虚之证，实者多见气滞、痰湿、毒瘀之证。临证时须抓住其主要病机，分清标本虚实，灵活运用健脾理气、化痰祛湿、祛瘀散结等治法，然"扶正祛邪"为本病的主要治疗原则，应根据疾病的不同阶段和邪正盛衰情况有所侧重。

（三）辨证用药及相关中药有效成分研究

李成丽等发现，固本化积方治疗中晚期胰腺癌能有效改善胰腺癌炎症微环境，降低血清 CRP、IL-6 水平，增强机体免疫防御能力，从而达到改善患者临床症状、提高生活质量的目的。李晨将 60 例胰腺癌术后患者随机分为两组，每组 30 例。治疗组给予芪舌饮加术后营养支持治疗，对照组只给予术后营养支持治疗。两组患者治疗后1 个月中医症状改善率总构成比情况和 Karnofsky 功能状态评分标准（KPS）评分比较差异具有统计学意义（$P < 0.01$），治疗组优于对照组。张鑫进一步研究发现，芪舌饮对胰腺癌术后未化疗患者的食欲有明显促进作用。

陈联誉研究发现，清胰化积方可以有效抑制胰腺癌细胞的增殖及远处转移，且可通过抑制肿瘤相关成纤维细胞（CAFs）的增殖以及抑制 CAFs 分泌 CXCL1、CXCL2、CXCL8 间接地达到抗胰腺癌的作用。王凤娇等进一步研究发现，清胰化积方可有效下调免疫抑制因子，改善免疫抑制状态，抑制 CAFs，改善肿瘤微环境，下调转移相关基因 Ski，降低 S 期细胞比例，调节 Notch 信号通路抑制蛋白表达。曹妮达等通过实验发现，中药灌胃可以改善人胰腺癌 BxPC-3细胞悬液皮下接种瘤裸小鼠的营养状况和体质量。健脾中药复方可以提高人胰腺癌 BxPC-3 细胞悬液皮下接种瘤裸小鼠血清自然杀伤

（NK）细胞水平，降低 CA19-9 水平，并可能延长带瘤生存期。徐新生发现，DcR3 基因在胰腺癌发生、发展过程中起重要作用，加入莪术溃坚方后胰腺癌小鼠肿瘤体积明显缩小，并证实柴胡皂苷 a 与柴胡皂苷 d 对人胰腺癌细胞系的生长具有抑制作用，可以抑制肿瘤细胞迁移、侵袭和诱导肿瘤细胞的凋亡。

鸦胆子具有清热燥湿、杀虫、止痢等功效，鸦胆子素（Bruceine）则是存在于其中的苦木苦味素。王飞达等实验研究发现鸦胆子素 D 可显著抑制人胰腺癌 Panc-1 细胞生长并促进其凋亡，其作用机制可能是通过促进 Bax 的表达、降低 Bcl-2 的表达实现的。黄玉玉等研究发现鸦胆子素、紫杉醇均可抑制人胰腺癌 Capan-2 细胞的增殖并促进其凋亡，且两者联合使用具有一定的协同作用，其作用机制可能与激活 Caspase 通路以及 JNK 磷酸化等途径有关。

北豆根具有清热解毒、消肿利咽等作用，蝙蝠葛酚性碱（phenolic alkaloids of Menispermum dauricum，PAMD）是从北豆根中提取的有效成分，其主要有效成分包含蝙蝠葛碱（dauricine，Dau）和蝙蝠葛苏林碱（daurisoline，DS）。实验表明，不同浓度的 PAMD、DS、Dau 及比例组（除 Dau 和 DS 低剂量组外）较空白对照组对 BxPC-3 细胞均有增殖抑制作用，且 PAMD 高剂量组对 BxPC-3 细胞的抑制率达到了 93.27%。武传秀等研究发现，PAMD 是通过抑制 Hh 信号通路的相关基因和蛋白的表达，从而抑制胰腺癌 BxPC-3 细胞的生长增殖，促进肿瘤细胞凋亡，起到抗胰腺癌的目的。刘玉斌等通过实验证明 PAMD 能降低 K-ras 蛋白的表达并升高 DPC4 蛋白的表达，影响转化生长因子 -β 信号传导通路，从而达到抑制肿瘤生长的目的。

张惠子等发现加味乌梅丸可抑制胰腺癌移植瘤的生长，与吉西他滨联合有协同抑制作用，其主要是通过促进肿瘤细胞的凋亡来达到抑制肿瘤生长的作用，而其凋亡机制则与降低凋亡抑制蛋白 Bcl-2 的表达、升高凋亡促进蛋白 Bax 的表达有关。

（四）胰腺癌的新辅助治疗方案选择

新辅助治疗的方案选择一直是研究的热点与难点，目前仍无明确的最佳方案。新辅助治疗的方案应在患者能够耐受的前提下最大限度地提高客观缓解率：《中国胰腺癌诊治指南 2021》根据体能状态将新辅助治疗方案分为联合化疗方案与以吉西他滨、氟尿嘧啶为基础的放化疗。对于体能状态好的患者应尽量采用联合化疗方案，以获得更高的客观缓解率。目前，FOLFIRINOX、改良 FOLFIRNOX、吉西他滨 + 白蛋白紫杉醇及吉西他滨 + 替吉奥是报道频率较多的联合治疗方案。尽管目前已有少数回顾性研究比较了 FOLFIRINOX 方案与吉西他滨 + 白蛋白紫杉醇方案的优劣，但研究存在选择偏倚。虽然 KULFIKINOX 方案倾向于获得更长的生存期，但其不良反应相对于其他方案大，体能状态较差的患者对其耐受性欠佳。梁廷波教授团队改良的 FOLFIRNOX 方案在我国人群中具有良好的耐受性及治疗效果，也是该指南中可调整 FOLFIKINOX 方案的参考依据。

放疗在新辅助治疗中的作用仍有争议：目前普遍认为放疗不单独作为治疗手段，而是与化疗结合增加放疗敏感性，该指南未针对放疗做出专门的推荐意见，尽管目前多个前瞻性研究均采用了放化疗，但关于新辅助化疗与新辅助放化疗的对比只有少数的小样本回顾性研究。相比于新辅助化疗，新辅助放化疗虽然增加 R0 切除率、降低了淋巴结阳性率，但并未改善预后，同时也降低了切除率。值得注意的是，关于新辅助化疗与新辅助放化疗的对比目前已有前瞻性随机对照试验开展，有望提供更高等级的循证医学证据。

（韩睿）